国家职业教育医学检验技

高等职业教育医学检
一体化新形态系列教

U0683419

临床检验
基础技术

主编 严家来 桂重阳 丁海峰

中国教育出版传媒集团

高等教育出版社·北京

内容简介

　　本书是国家职业教育医学检验技术专业教学资源库配套教材,也是高等职业教育医学检验技术专业课－岗－证一体化新形态系列教材之一。

　　全书共13章,内容包括血液学一般检验、血细胞分析仪检验、血型与输血检验、血栓与止血检验、尿液检验、粪便检验、脑脊液检验、浆膜腔积液检验、阴道分泌物检验、前列腺液检验、精液检验、其他体液检验及临床细胞学检验。

　　本书各章开始设有"学习目标""思维导图",引导学生学习;正文中穿插有"知识链接""案例分析"等栏目,增强教材的趣味性、思想性和实践性;每章后附有思考题,链接有在线测试,以检测学习效果。本书数字化资源丰富,有微课、视频、动画等,通过扫描书中二维码,可实现自主学习;同时,本书还配套建设有数字课程,学习者可以登录"智慧职教"网站(www.icve.com.cn)浏览课程资源,详见"智慧职教"服务指南。教师可以发送邮件至编辑邮箱 gaojiaoshegaozhi@163.com 获取教学课件。

　　本书可供高等职业教育医学检验技术、卫生检验与检疫技术及临床医学、口腔医学、护理等相关医学专业学生使用,同时也可供相关专业从业人员阅读参考。

图书在版编目（ＣＩＰ）数据

临床检验基础技术 / 严家来,桂重阳,丁海峰主编
. -- 北京:高等教育出版社,2025.7
　　ISBN 978-7-04-060649-2

　　Ⅰ.①临…　　Ⅱ.①严…②桂…③丁…　　Ⅲ.①临床医学－医学检验－高等职业教育－教材　　Ⅳ.① R446.1

　　中国国家版本馆 CIP 数据核字(2023)第 110680 号

临床检验基础技术
LINCHUANG JIANYAN JICHU JISHU

| 策划编辑 | 陈鹏凯 | 责任编辑 | 陈鹏凯 | 封面设计 | 王　鹏 | 版式设计 | 徐艳妮 |
| 责任绘图 | 于　博 | 责任校对 | 吕红颖 | 责任印制 | 刁　毅 | | |

出版发行	高等教育出版社	网　址	http://www.hep.edu.cn
社　址	北京市西城区德外大街 4 号		http://www.hep.com.cn
邮政编码	100120	网上订购	http://www.hepmall.com.cn
印　刷	鸿博汇达(天津)包装印刷科技有限公司		http://www.hepmall.com
开　本	787mm×1092mm　1/16		http://www.hepmall.cn
印　张	25		
字　数	630千字	版　次	2025 年 7 月第 1 版
购书热线	010-58581118	印　次	2025 年 7 月第 1 次印刷
咨询电话	400-810-0598	定　价	65.00元

本书如有缺页、倒页、脱页等质量问题,请到所购图书销售部门联系调换
版权所有　侵权必究
　物 料 号　60649-00

"智慧职教" 服务指南

"智慧职教"(www.icve.com.cn)是由高等教育出版社建设和运营的职业教育数字教学资源共建共享平台和在线课程教学服务平台,与教材配套课程相关的部分包括资源库平台、职教云平台和 App 等。用户通过平台注册,登录即可使用该平台。

● **资源库平台**:为学习者提供本教材配套课程及资源的浏览服务。

登录"智慧职教"平台,在首页搜索框中搜索"临床检验基础技术",找到对应作者主持的课程,加入课程参加学习,即可浏览课程资源。

● **职教云平台**:帮助任课教师对本教材配套课程进行引用、修改,再发布为个性化课程(**SPOC**)。

1. 登录职教云平台,在首页单击"新增课程"按钮,根据提示设置要构建的个性化课程的基本信息。

2. 进入课程编辑页面设置教学班级后,在"教学管理"的"教学设计"中"导入"教材配套课程,可根据教学需要进行修改,再发布为个性化课程。

● **App**:帮助任课教师和学生基于新构建的个性化课程开展线上线下混合式、智能化教与学。

1. 在应用市场搜索"智慧职教 icve"App,下载安装。

2. 登录 App,任课教师指导学生加入个性化课程,并利用 App 提供的各类功能,开展课前、课中、课后的教学互动,构建智慧课堂。

"智慧职教" 使用帮助及常见问题解答请访问 **help.icve.com.cn**。

《临床检验基础技术》编写人员名单

主　审　杨晓斌

主　编　严家来　桂重阳　丁海峰

副主编　徐群芳　刘剑辉　李庆华　孙　莉

编　者　(按姓氏笔画排序)

丁海峰　黄冈职业技术学院

王　红　湖北中医药高等专科学校

刘剑辉　辽宁医药职业学院

孙　莉　襄阳职业技术学院

严家来　安徽医学高等专科学校

李　江　中日友好医院

李庆华　岳阳职业技术学院

李贵敏　石家庄医学高等专科学校

张咏梅　保山中医药高等专科学校

陈　洋　沧州医学高等专科学校

林雪金　福建卫生职业技术学院

桂重阳　永州职业技术学院

徐素仿　安徽省第二人民医院

徐群芳　益阳医学高等专科学校

黄金香　永州职业技术学院

曾镇桦　福建省漳州市医院

谢荣华　湖南环境生物职业技术学院

前　言

为响应党的二十大号召,落实立德树人根本任务,提升医学检验技术专业的教学质量,培养我国医疗卫生发展需要的医学检验技术人才,在高等教育出版社的组织下,全国兄弟院校资深教师和行业专家共同编写本教材。

"临床检验基础技术"是医学检验技术专业的核心课程之一。本教材的编写以高等职业教育医学检验技术专业教学标准为依据,以《医学实验室——质量和能力的专用要求》(ISO 15189)、《医学实验室—质量和能力的要求》(GB/T 22576.1—2018)和《医疗机构临床实验室管理办法》(卫医发〔2006〕73号)等文件为指南,结合医学检验技术专业特点和临床实验室工作实际,力求反映当前医学检验发展的现状和趋势,体现"三基"(基本理论、基本知识和基本技能),突出"五性"(思想性、科学性、先进性、启发性和实用性)。

本教材具有以下特点:

1. 融入更多数字资源。党的二十大报告指出,推进教育数字化,建设全民终身学习的学习型社会、学习型大国。本教材编写团队与时俱进,通过扫描书中二维码,即可在移动端学习国家职业教育医学检验技术专业教学资源库中的微课、视频、动画等数字资源。

2. 内容编排循序渐进。全书共13章,包含血液学一般检验、血细胞分析仪检验、血型与输血检验、血栓与止血检验、尿液检验、粪便检验、脑脊液检验、浆膜腔积液检验、阴道分泌物检验、前列腺液检验、精液检验、其他体液检验及临床细胞学检验,以检验标本分类编排,先后顺序合理。每种标本介绍一般性状检验、化学成分和显微镜检验及其他检验。白细胞手工检验内容比红细胞检验内容简单、易掌握,从循序渐进的角度出发,将白细胞计数内容调整至红细胞计数内容前。由于本系列教材另有《临床输血检验技术》和《血液学检验技术》,故"血型与输血检验"和"血栓与止血检验"分别单列一章,相对简单明了。

3. 内容选取和体例设计符合教育教学规律。每个检验指标质量保证包括分析前、分析中和分析后质量控制和管理内容。重要试验有详细操作步骤,重点描述注意事项、生物安全等细节问题。在不同标本的各项检验中,增加了器材、试剂及操作步骤的内容,以保证"教、学、做"理实一体化教学的实施。为了便于学习、总结和复习,每章设有"学习目标""思维导图""本章小结"和"思考题"。同时,教材中设有"知识链接"和"案例分析",引导学生思考检验项目的应用。

　　本教材在编写过程中得到永州职业技术学院杨晓斌教授的悉心指导和审阅,在此表示衷心的感谢。感谢襄阳职业技术学院孙莉老师制作了全书风格统一的思维导图,感谢上海市松江区中心医院夏万宝老师为本书提供部分高质量的图片;感谢所有被引用的参考文献的作者,是他们的工作和劳动成果为本教材的编写提供了基石;同时,也感谢各位编者及所在单位,是他们的真诚合作和大力支持,保证本教材得以顺利出版。

　　尽管各位编者在编写过程中倾心尽力,但鉴于编者水平与编写时间有限,书中难免存在疏漏之处。恳请使用本书的师生以及临床检验工作者提出宝贵意见,以便今后再版时能够日臻完善。

编　者

2024 年 4 月

目　录

第一章　血液学一般检验

学习目标

1. 掌握皮肤采血法、静脉采血法和血液标本抗凝技术。
2. 掌握改良牛鲍计数板、微量吸管的使用,显微镜血细胞计数和白细胞分类计数的技术。
3. 掌握血涂片制备与瑞特染色技术以及正常血细胞瑞特染色形态。
4. 掌握 HiCN 法血红蛋白测定、魏氏法红细胞沉降率测定、网织红细胞显微镜计数法。
5. 熟悉血液一般检验项目检验原理、参考区间及临床意义。
6. 熟悉异常血细胞形态及临床意义。
7. 熟悉血液标本采集、血液一般检验项目质量保证及血液标本生物安全要求。
8. 了解嗜酸性粒细胞计数、嗜碱性点彩红细胞计数、红斑狼疮细胞检验方法及临床意义。
9. 能够完成血液一般检验的工作任务。
10. 会分析血液一般检验项目的结果。

思维导图

第一节　血液标本采集与处理

血液由血浆和血细胞两部分组成(图 1-1),通过循环系统与全身各组织器官密切联系,参与机体的各项生理活动,维持机体正常新陈代谢和内外环境平衡。病理情况下,血液系统疾病不仅直接累及血液,亦可影响全身组织器官,全身其他组织器官的病变也可直接或间接地引起血液发生变化。血液标本是临床检验应用最多的检验标本,血液标本的采集与处理是血液一般检验分析前质量保证的主要环节,正确地采集和处理血液标本是获得准确可靠的检验结果的关键,也是血常规检验、临床生化检验分析前质量保证的重要环节。

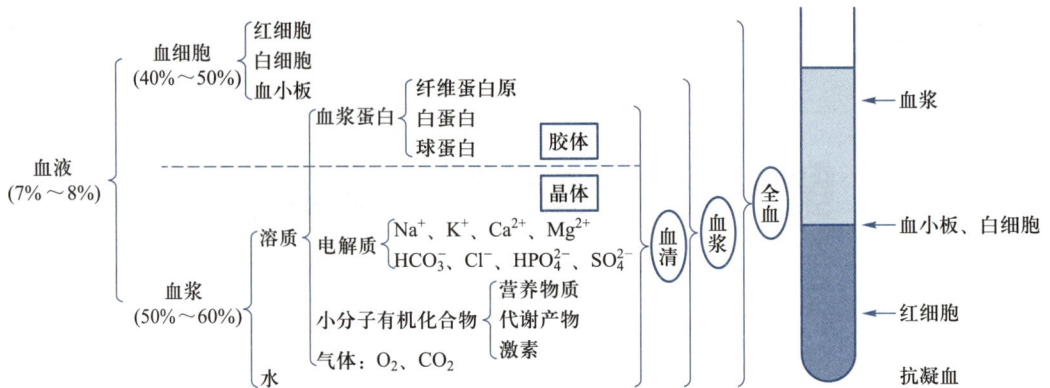

图 1-1　血液的成分

一、血液标本的类型

（一）全血（whole blood）

1. 静脉全血　来自静脉的全血标本应用最广泛。常用的采血部位有肘前静脉、手腕静脉，幼儿和新生儿有时采用颈静脉和股静脉。

2. 动脉全血　主要用于血气分析，采血部位有股动脉、肱动脉和桡动脉。

3. 末梢全血　适用于某些仅需微量血液的检验项目，采血部位有指端、耳垂，小儿有时为拇趾或足跟。

（二）血浆（plasma）

全血标本经抗凝离心去除血细胞成分后的淡黄色液体即为血浆，主要用于化学和凝血项目检验等。

（三）血清（serum）

血清为血液离体凝固后分离出来的液体，主要用于化学和免疫学等项目检验。血清与血浆比较，主要是血清缺乏纤维蛋白原及某些凝血因子。

（四）血细胞（blood cell）

根据需要从全血中提取特定的血细胞，如浓集的粒细胞、淋巴细胞和分离的单个核细胞等，主要用于某些特殊项目的检验。

二、血液标本的添加剂

使用全血和血浆标本时，通常需要加入抗凝剂进行抗凝；为了快速获得血清，有时要使用促凝剂和分离胶等添加剂。

（一）抗凝剂

采用物理或化学的方法去除或抑制某种凝血因子的活性,以阻止血液凝固的方法称为抗凝。能够阻止血液凝固的化学物质称为抗凝剂(anticoagulant)或抗凝物质。常用的抗凝剂有以下几种。

1. 枸橼酸钠(trisodium citrate) 又称柠檬酸钠,有 $Na_3C_6H_5O_7 \cdot 2H_2O$ 和 $Na_3C_6H_5O_7 \cdot 11H_2O$ 等多种水合物,通常用前者配成 109 mmol/L(32 g/L)浓度的水溶液。

(1)抗凝原理:枸橼酸钠能与血液中的 Ca^{2+} 结合形成可溶性螯合物,使 Ca^{2+} 失去凝血作用,从而阻止血液凝固。

(2)临床用途:枸橼酸钠通常以 1:9(V:V)的比例用于血栓与止血检验,1:4(V:V)的比例用于魏氏法红细胞沉降率(简称血沉)测定。因其毒性较小,也用于配制血液保养液。

2. 乙二胺四乙酸(ethylene diamine tetraacetic acid,EDTA)盐 有 EDTA-Na_2、EDTA-K_2、EDTA-K_3,我国主要使用 EDTA-K_2。

(1)抗凝原理:EDTA 盐均可与血液中的 Ca^{2+} 结合形成螯合物,从而阻止血液凝固。

(2)临床用途:1.5～2.2 mg EDTA-$K_2 \cdot 2H_2O$ 可阻止 1 ml 血液凝固,适用于全血细胞分析,尤其适用于血小板计数。但因其影响血小板聚集及凝血因子检验,不适合做凝血因子和血小板功能检验。国际血液学标准化委员会(International Committee for Standardization in Haematology,ICSH)建议,血细胞计数用 EDTA-K_2 作抗凝剂,用量为 EDTA-$K_2 \cdot 2H_2O$ 1.5～2.2 mg/ml 血液。实验室常配成 15 g/L 水溶液,取 0.5 ml 放入试管或小瓶中,干燥后可抗凝血液 5 ml。

3. 肝素(heparin) 广泛存在于肺、肝、脾,以及肥大细胞、嗜碱性粒细胞的颗粒中,是一种含有硫酸基团的黏多糖,分子量为 15 000。

(1)抗凝原理:肝素可加强抗凝血酶Ⅲ(AT-Ⅲ)灭活丝氨酸蛋白酶,促进其对凝血因子Ⅻ、凝血因子Ⅺ、凝血因子Ⅸ、凝血因子Ⅹ和凝血酶活性的抑制,抑制血小板聚集从而达到抗凝。

(2)临床用途:肝素具有抗凝能力强、不影响血细胞体积、不引起溶血等优点,是一种较好的抗凝剂,适用于血细胞比容测定和临床生化项目的检验,但不适用于凝血功能、白细胞计数和白细胞分类计数检验(可使白细胞聚集并使血涂片染色后产生蓝色背景)。通常用肝素粉剂(100～125 U/mg),配成 1 g/L 水溶液,取 0.5 ml 放入小瓶中,37～50℃烘干后,可使 5 ml 血液不凝固。

4. 草酸钠(sodium oxalate) 又称乙二酸钠,其分子式为 $Na_2C_2O_4$。

(1)抗凝原理:草酸钠可与血液中的 Ca^{2+} 形成草酸钙沉淀,从而阻止血液凝固。

(2)临床用途:草酸钠通常用 0.1 mol/L 浓度,与血液按 1:9 比例使用。主要用于血栓与止血检验,但目前已很少使用。

5. 双草酸盐 含草酸钾与草酸铵。

(1)抗凝原理:与草酸钠相同。

(2)临床用途:草酸钾可使红细胞体积缩小,草酸铵则可使红细胞胀大,两者按适当比例混合后,恰好不影响红细胞形态和体积,因此可用于血细胞比容、血细胞计数、网织红细胞计数等项目的检验。但双草酸盐可使血小板聚集并影响白细胞形态,故不适用于血小板计数和白细胞分类计数,目前已很少使用。100 ml 抗凝剂中含草酸钾 0.8 g、草酸铵 1.2 g,通常取此液 0.2～0.5 ml 放于小瓶中,在 80℃ 以下的温度烘干,可抗凝 2～5 ml 血液。干燥时温度不可过高,否则草酸盐会分解成碳酸盐而失去抗凝作用。

在特殊情况下,可采用物理方法获得抗凝血液标本。将血液注入有玻璃珠的器皿中,并不停地轻轻转动,使纤维蛋白缠绕于玻璃珠上,从而防止血液凝固,此方法常用于血液培养基的羊血采集。另外,也可用竹签搅拌去除纤维蛋白,以达到物理抗凝的目的,此方法主要用于检验结果易受抗凝剂影响的血液标本抗凝,如用于红斑狼疮细胞检验等。

(二) 促凝剂

真空采血时,为了快速分离血清和防止溶血,常在真空管内预添促凝剂。促凝剂是采用非活性硅石等非生理性促凝成分,经特殊加工制成。常用的促凝剂有凝血酶、蛇毒、硅石粉和硅碳酸等。

1. 促凝原理　促凝剂能激活纤维蛋白酶,使可溶性纤维蛋白变成不可溶性的纤维蛋白聚体,进而形成稳定的纤维蛋白凝块。

2. 临床用途　加速血液凝固,快速分离血清标本,缩短检验时间,具有很高的实用价值,特别适用于急诊化学检验。但离心后,常常还会有少量的纤维蛋白凝块或凝丝悬浮在血清中。

(三) 分离胶

分离胶是一种聚合高分子物质,不溶于水,具有抗氧化、耐高温、抗低温、高稳定性等特性。

1. 分离原理　分离胶的比重介于血清与血细胞之间,在 1 100～1 500 g 离心力作用下液化移动到管中央,离心后固化在血清与血细胞之间形成隔离层,使血清和血细胞完全分离。

2. 临床用途　分离胶能保证血清化学成分的稳定,在冷藏状态下 48 h 无明显改变。适用于生化、血清学等相关检验。但分离胶的质量可以影响分离效果和检验结果,且其成本较高。

三、血液标本采集

血液标本的采集方法按采集部位可分为皮肤采血法、静脉采血法和动脉采血法。

(一) 皮肤采血法

皮肤采血法又称为毛细血管采血法,主要用于需要微量血液的检验项目和婴幼儿血常规检验。皮肤采血法所获得的血液标本是微动脉血、微静脉血和毛细血管血混合的末梢全血。

1. 采血针皮肤采血法　也称末梢采血法。

（1）主要器材：一次性采血针、微量吸管（图 1-2）、消毒用品等。

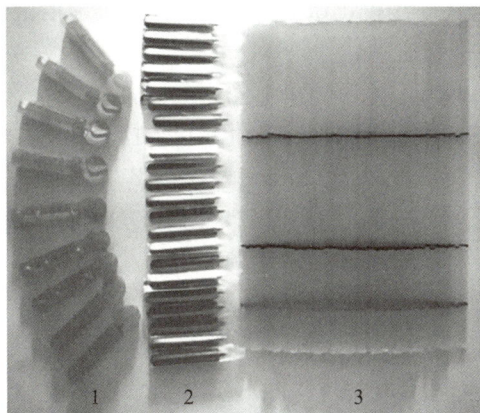

1. 三棱采血针；2. 笔尖式采血针；3. 一次性微量吸管。

图 1-2　一次性采血针和微量吸管

（2）采血部位：一般采用手指指端或耳垂，婴幼儿可选择拇趾或足跟内外侧缘。世界卫生组织（World health Organization，WHO）推荐采取毛细血管血的部位为左手中指或环指指端内侧。局部有水肿、发绀或冻疮等病变均不可作为采血部位；严重烧伤的患者，可选择皮肤完好处采血。

（3）操作步骤

1）准备：上述器材和试剂。

2）选择采血部位：如选择手指，轻轻按摩受检者左手中指或环指指端内侧（图 1-3），使局部组织自然充血。

3）消毒：用 75% 乙醇棉球擦拭采血部位，并充分干燥。

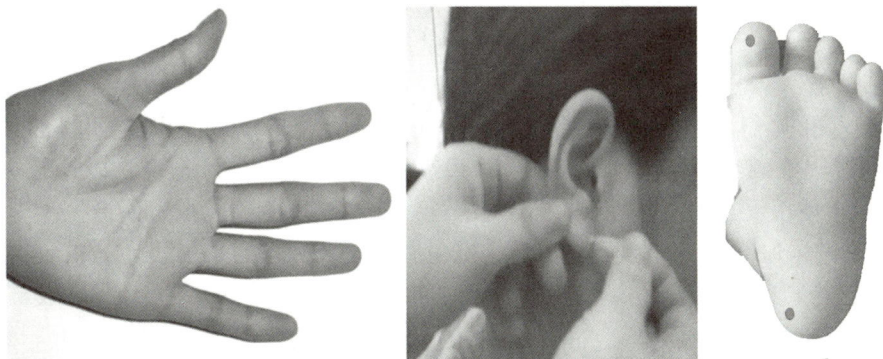

图 1-3　采血部位示意图

4）针刺：操作者用左手拇指和示指固定采血部位，右手持一次性采血针，自指端腹内侧迅速刺入，立即退出采血针。

5）取血：首先用消毒干棉球拭去混有组织液的第一滴血，待血液自然流出时，用一次性微量吸管吸血至 10 μl 刻度，以无菌干棉球擦净微量吸管外部余血后，将吸管插入盛有红细胞稀释液的试管底部，慢慢排出吸管内的血液，并用上清液反复冲洗管内余血 2～3次，立即混匀。或者直接推制血涂片。

6）止血：用无菌干棉球压住针刺点止血。

（4）注意事项：① 采血时必须注意严格消毒和生物安全防范。② 采血针应为一次性使用的"专用采血针"，针刺深度以 2～3 mm 为宜。③ 取血时可稍加挤压，但切忌用力过大，以免使过多组织液混入血液中。④ 采血要迅速，防止流出的血液发生凝固。⑤ 采用手工法进行多项常规检验时，血液标本采集顺序为血小板计数、红细胞计数、血红蛋白测定、白细胞计数及血涂片制备、血型鉴定等。

2. 激光皮肤采血法　激光皮肤采血法属于非接触式采血法，在一次性耗材（镜头片）的配合下，激光采血器（图 1-4）能在极短时间内发出一束特定波长的激光束，接触皮肤后瞬间在采血部位产生高温，使皮肤气化形成一个 0.4～0.8 mm 的微孔，血液自微孔流出，从而实现采集末梢全血的目的。该方法具有感染机会少、受检者痛感轻和工作人员工作强度低等优点。

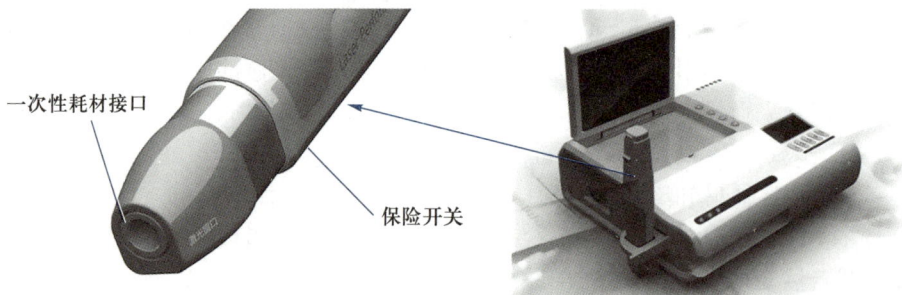

一次性耗材接口

保险开关

图 1-4　激光采血器

（1）主要器材：激光采血器、一次性激光防护罩、微量采血管、消毒用品等。

（2）采血部位：手指指端（其他要求与采血针皮肤采血法相同）。

（3）简要操作：准备材料→选择采血部位→消毒→激光照射→取血→止血。

（4）注意事项：① 禁止在易燃、易爆气体环境中使用激光采血器，以免发生爆炸事故。② 在使用过程中，禁止用肉眼观看激光窗口，或将激光窗口对准采血部位以外的身体其他位置；禁止使用反光镜或其他反光器材观察激光窗口，以免造成视力损害。③ 采血时防护罩要紧贴采血部位，不能倾斜或悬空，以免影响血液标本的采集效果。④ 激光采血器的透镜是其重要的部件之一，在使用一段时间后会有挥发物附着于表面，一般工作 50次后需要清洁 1 次。

（二）静脉采血法

静脉采血法是临床广泛应用的采血方法,所采集的静脉血能准确反映全身血液的真实情况,因其不易受气温和末梢循环变化的影响,更具有代表性。静脉采血法根据采血方式不同可分为普通采血法和负压采血法。

1. 普通采血法　即传统的静脉采血方法。

（1）主要器材:试管、注射器及消毒用品等。

（2）采血部位:凡位于体表的浅静脉均可作为采血部位,通常采用肘部静脉。当肘部静脉不明显时,可采用手背部、手腕部和外踝部静脉。幼儿可采用颈外静脉采血,必要时还可以从股静脉、大隐静脉及锁骨下静脉等处采血,但在这些部位采血时,必须在有经验者的指导下进行,或由临床医师、护士采集,以免发生意外。

（3）操作步骤

1）清洁双手:采血前,操作者应用肥皂或消毒液清洁双手。

2）标记试管:仔细核对受检者检验申请单,确定采血量,选择适宜的注射器,准备每个检验项目所需的试管(需抗凝者应加相应抗凝剂)并按一定的顺序排列。在每支试管上贴标签,标记好受检者的姓名及编号(与申请单编号相符)等。

3）检验注射器:打开一次性注射器包装,取下针头无菌帽,左手持针头下座,右手持针筒,将针头与针筒紧密连接,针头斜面对准针筒刻度,抽拉针栓检验有无阻塞和漏气,排尽注射器内的空气,最后套上针头无菌帽,备用。切记使用前保持针头处于无菌状态。

4）选择静脉:受检者取坐位,前臂水平伸直置于桌面垫枕上,掌心向上,充分暴露穿刺部位,通常选择容易固定、明显可见的肘前静脉。

5）消毒皮肤:先用 30 g/L 碘酊棉签自所选静脉穿刺处由内向外、顺时针方向消毒皮肤,待碘酊挥发后,再用 75% 乙醇棉签以同样方式脱碘,待干。或以聚维酮碘溶液(碘伏)按同样方式消毒,待干。

6）扎压脉带:在穿刺点上端约 5 cm 处扎紧压脉带,即将压脉带绕手臂一圈打活结,压脉带末端向上(注意勿污染消毒区域),并嘱受检者握紧拳头,使静脉充盈显露。压脉带的松紧度应能减缓远端静脉血液回流,又不能太紧而压迫动脉血流。

7）穿刺:取下针头无菌帽,以左手拇指固定静脉穿刺部位下端,右手拇指和中指持注射器针筒,示指固定针头下座,保持针头斜面和针筒刻度向上,沿静脉走向使针头与皮肤成 30°,快速刺入皮肤,然后成 5° 向前刺破静脉壁而进入静脉腔。见回血后,确认穿刺入静脉中心位置,并沿静脉走向顺势将针头再推入 10～15 mm,以免采血时针头滑出,但不可用力深刺,以免穿破静脉造成血肿。

8）抽血:穿刺成功后,以右手固定注射器,左手松开压脉带,再缓缓抽动注射器针栓至所需血量。

9）止血:嘱受检者松拳,用消毒干棉签压住穿刺点,拔出针头。嘱受检者继续按压穿刺点 5 min。

10）放血:取下注射器针头,将血液沿试管壁缓缓注入试管中(图 1-5)。含抗凝剂的试管需立即轻轻颠倒混匀 8 次以上。

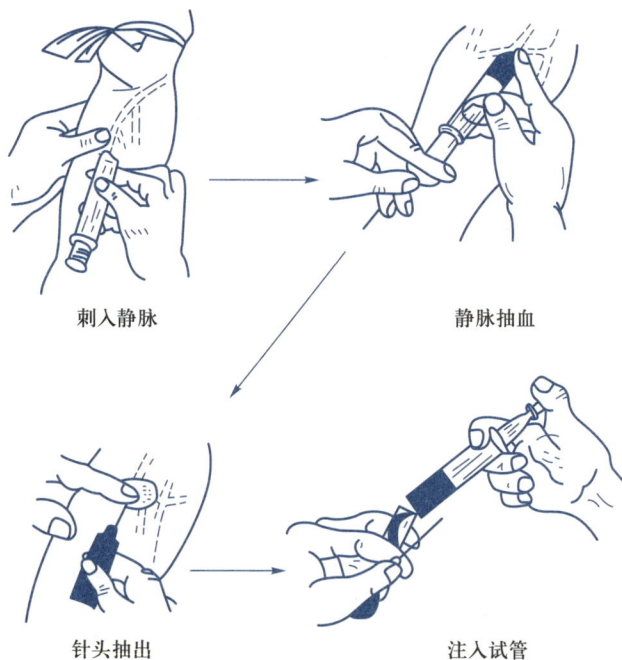

刺入静脉　　　　　　　　　　　　　静脉抽血

针头抽出　　　　　　　　　　　　　注入试管

图 1-5　静脉采血示意图

知识链接

　　血管穿刺不成功不仅增加患者的痛苦,还降低工作效率和医疗服务质量,甚至可能引发医疗纠纷。在临床上,静脉穿刺几乎可以说是医务人员的看家本领。看似简单,但因患者静脉粗细、深浅不一,故难度不定,即使医务人员采血再熟练,也难免会有疏漏,尤其是新生儿、儿童、老年人、大出血患者和某些肤色较深的患者,以及因肥胖、消瘦、贫血、血压过低、红细胞增多症等导致静脉质量差(肿胀、过细、过深、弹性差、活动度大等),或因寒冷、恐惧、焦虑、脓毒症、血管痉挛等导致外周血管收缩情况。目前,国内已有部分医疗机构使用红外静脉采血系统(infrared venous blood sampling system)。

　　红外线波长为 700～900 nm,对人体组织穿透深度强于可见光,且静脉血液中脱氧血红蛋白对近红外线能量吸收明显高于脂肪和黑色素等血管周边组织,因此,采用近红外线成像的方法可以显著提高静脉血管与周围组织的对比度,得到比较清晰的静脉结构图像,即可视化血管。21 世纪初静脉可视化产品问世,该系统是由数字光处理(digital light processing,DLP)装置、红外线摄像头和红外光发光二极管(LED)等构成。向手臂照射红外线 LED,并利用红外线摄像头拍摄所照射的部位,即可确认静脉(血液)。利用 DLP 装置使该影像投影到手臂上,通过事先使红外线摄像头的拍摄部位与利用 DLP 装置的投影部位一致,就可以在静脉存在的位置上浮现静脉的影像(图 1-6),轻松实现"一针见血"。

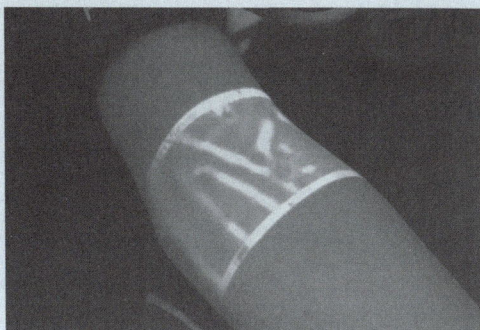

图 1-6 静脉影像

（4）注意事项：① 根据检验项目判断所需采血量，选择注射器。② 严格执行无菌操作。③ 采血时切忌将针栓往前推，以免注射器中的空气进入血循环形成气栓。④ 为避免溶血，注射器和试管必须干燥，抽血时应避免产生大量气泡，抽血完毕后应先拔下针头，然后将血液沿管壁徐徐注入试管，需要抗凝时应与抗凝剂轻轻混匀，切忌用力振荡试管。⑤ 进行血小板功能试验时，为了防止血小板激活，须使用塑料注射器或经硅化处理后的玻璃试管或塑料试管。⑥ 采血时，受检者一般取坐位或卧位，不能立位采血，因为体位会影响水分在血管内外的分布，从而影响被测血液成分的浓度。⑦ 压脉带捆扎时间不应超过 1 min，否则会使血液成分浓度发生改变。

2. 负压采血法　又称为真空采血法，是将有头盖胶塞的采血试管预置一定的真空度，利用其负压自动定量采集静脉血样。目前，真空采血器有软接式双向采血针系统（头皮静脉双向采血式）和硬接式双向采血针系统（套筒双向采血式）两种（图 1-7），都是一端为穿刺针，另一端为刺塞针，另附不同用途的一次性真空采血管，有的加有不同抗凝剂（或其他添加剂）。负压采血法具有定量准确、传送方便、封闭无菌、标识醒目、刻度清晰、容易保存等优点，符合生物安全措施，是国际血液学标准化委员会 ICSH 推荐的方法。

（1）主要器材：负压采血系统由双向采血针、真空采血管构成。真空采血管管盖上按国际通用的色标分为紫、红、黄、蓝、黑、绿等不同颜色（图 1-8）（表 1-1），标记分明，易于区别不同用途。

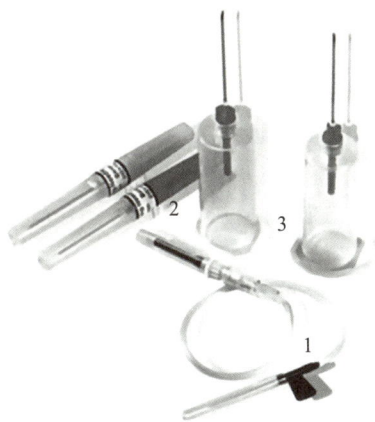

1. 软接式双向采血针；2. 硬接式双向采血针；3. 套筒针。

图 1-7 静脉采血针

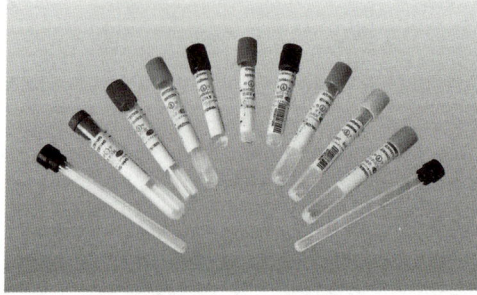

图 1-8　常用采血管

表 1-1　常用真空采血管的种类和用途

采血管	添加剂	作用机制	操作步骤	标本	用途
红色	无(内壁涂有硅酮)	接触管壁凝固	采血后不需混匀,静置 1 h 离心	血清	生化/血清学试验
橘红色	促凝剂	促进血液凝固	采血后立即颠倒混匀8 次,静置 5 min 离心	血清	快速生化试验
绿色	抗凝剂:肝素钠、肝素锂	抑制血液凝固	采血后立即颠倒混匀8 次,离心	血浆	快速生化试验
金黄色	惰性分离胶,促凝剂	促进血液凝固	采血后立即颠倒混匀5 次,静置 30 min 离心	血清	快速生化试验
浅绿色	惰性分离胶,肝素锂	抑制凝血	采血后立即颠倒混匀5 次,离心	血浆	快速生化试验
紫色	EDTA-K_3 或 EDTA-K_2 (液体或干粉喷洒)	螯合钙离子	采血后立即颠倒混匀8 次,试验前混匀标本	全血	血常规试验
黄色	无菌,茴香脑磺酸钠	抑制补体、吞噬细胞和某些抗生素作用,用以检出细菌	不需混匀,静置 1 h 离心	血清	微生物培养
灰色	氟化钠和碘乙酸锂	抑制葡萄糖分解	采血后立即颠倒混匀8 次,离心	血浆	血糖试验
浅蓝色	枸橼酸钠:血液 =1:9	结合钙离子	采血后立即颠倒混匀8 次,试验前离心取血浆进行试验	血浆	凝血试验
黑色	枸橼酸钠:血液 =1:4	结合钙离子	采血后立即颠倒混匀8 次,试验前混匀标本	全血	红细胞沉降率试验

(2)采血部位:同普通采血法。

(3)操作步骤:

1)清洁双手:同普通采血法。

2)准备真空采血管:仔细核对受检者检验申请单,准备每个检验项目所需的真空采血管(可按管帽颜色区分),并按一定顺序排列。

3）标记试管：在每支试管上贴标签，标记好受检者的姓名及编号（与申请单编号相符）等。

4）选择静脉：受检者取坐位，前臂水平伸直置于桌面垫枕上，充分暴露穿刺部位，选择容易固定、明显可见的肘前静脉。

5）消毒皮肤：先用 30 g/L 碘酊棉签自所选静脉穿刺处由内向外、顺时针方向消毒皮肤，待碘酊挥发后，再用 75% 乙醇棉签以同样方式脱碘，待干，或以 0.2% 聚维酮碘溶液按同样方式消毒，待干。

6）扎压脉带：在穿刺点上端约 5 cm 处扎紧压脉带（注意勿污染消毒区域），并嘱咐受检者握紧拳头，使静脉充盈显露。

7）采血：① 软接式双向采血针系统采血：拔除采血穿刺针的护套，以左手固定受检者前臂，右手拇指和示指持穿刺针，沿静脉走向使针头与皮肤成 30°，快速刺入皮肤，然后成 5° 向前刺破静脉壁而进入静脉腔。见回血后将刺塞针端（套有乳胶管）直接刺穿真空采血管盖中央的胶塞，血液自动流入试管内，如需多管血样，将刺塞端拔出，刺入另一真空采血管即可。达到采血量后，松开压脉带，嘱受检者松拳，拔下刺塞端的采血试管。用消毒干棉签压住穿刺点，立即拔出穿刺针，一定要叮嘱受检者继续按压针孔 5 min。② 硬接式双向采血针系统采血：静脉穿刺同上，采血时将真空采血试管拧入硬连接式双向采血针的刺塞端中，血液就会自动流入采血试管中，达到采血量后，松开压脉带，嘱受检者松拳，拔下采血试管后，再拔出穿刺针头，止血。

8）混匀：加抗凝剂或促凝剂的标本需立即轻轻颠倒混匀 8 次以上。

（4）注意事项：① 使用前切勿松动或拔除采血管的胶塞头盖，以免改变采血管的负压，使采血量不准确。② 刺塞端的乳胶套能防止拔除采血试管后继续流血污染周围环境，达到封闭采血，防止污染环境的作用，因此不可取下乳胶套。③ 采血完毕后，先拔下刺塞端的采血试管，后拔穿刺针端。④ 根据《静脉血液标本采集指南》（WS/T 661—2020）使用玻璃采血管一次采集多管血液标本的分配顺序为：血培养管、无抗凝剂血清管、枸橼酸钠抗凝管、其他抗凝剂管；使用塑料采血管分配顺序为：血培养管（黄色）、枸橼酸钠抗凝管（蓝色）、加或未加促凝剂或分离胶的血清管、加或未加分离胶的肝素管（绿色）、EDTA 抗凝管（紫色）、加葡萄糖分解抑制剂管（灰色）。

（三）动脉采血法

1. 主要器材　2 ml 或 5 ml 注射器（准备 1 000 U/ml 无菌肝素生理盐水溶液，以湿润注射器内腔、橡皮塞）或一次性动脉采血针、消毒用品等。

2. 采血部位　多选用桡动脉（最方便）、股动脉、肱动脉。

3. 简要操作　准备材料→选择动脉→消毒→穿刺→抽血→按压止血→封闭针头→混匀。

以血气分析标本为例，常规消毒穿刺点及其附近皮肤，用消毒后的左手示指和中指触摸动脉搏动最明显处，并固定，右手持注射器以 30°～45° 进针。因动脉血的压力较高，血液会自动注入针筒内，至 2 ml 后拔出针头，用消毒干棉签按压采血处（穿刺点）止血 10～15 min。立即用软木塞或橡皮塞封闭针头（针头斜面埋入软木塞或橡皮塞中即可），以隔绝空气，搓动注射器，使血液与肝素液混合，并立即送检。

视频：动脉
采血法

4. 注意事项 ① 隔绝空气:用于血气分析的标本,采集后先立即封闭针头斜面,再混匀标本。② 立即送检:标本采集后应立即送检,否则应将标本置于 2～6℃保存,但保存时间不应超过 2 h。③ 防止血肿:采血完毕,拔出针头后,用消毒干棉签用力按压采血处止血,以防形成血肿。

(四) 方法学评价

皮肤采血法、静脉采血法和动脉采血法方法学评价,见表 1-2。

表 1-2　皮肤采血法、静脉采血法和动脉采血法方法学评价

方法		优点	缺点	备注
皮肤采血法	采血针皮肤采血法	操作方便,采血量较少	① 末梢循环不能真实地反映全身血液情况,易受气温的影响,在采血过程中易发生溶血、凝血和混入组织液等。② 采血针进针深度不一,个体间皮肤厚度不同,有时轻度的挤压使组织液混入血液而影响结果的准确性。③ 所得血液标本存在血液可能被稀释、易发生微小凝块等情况,致检验结果的重复性差	所采的血液实质是微动脉、微静脉和毛细血管的混合血液,同时含有组织液。现临床上已较少应用
	激光皮肤采血法	无感染,无痛感和恐惧感,无组织液混入,减轻了工作强度	需要经常清洁采血器的透镜,成本较高	有待推广
静脉采血法	普通采血法	一次采血量较多,组织液基本上不会混入,所采标本检验结果的准确性和重复性均比皮肤采血法高	操作环节多,丢弃的注射器和转运血液过程可能造成环境污染,且血液和抗凝剂不能立即混合,血样暴露	现临床上已较少应用
	负压采血法	① 全封闭系统,洁净安全,不受外界污染,可避免院内感染。② 简便快捷,无须自行配制各种添加剂和抗凝剂,可缩短采血时间。③ 准确可靠,血样与添加剂比例准确,减少溶血、凝血。④ 因采血管的真空负压与所需血量成正比,所以可定量采集,减少血样浪费。⑤ 适用于任何需要采血检验的患者,痛苦小,成功率高,一次静脉穿刺可采集多管标本	该法成本相对较高,有时管内真空消失导致采血失败	为推荐使用的采血方法。目前,临床上多采用本法
动脉采血法		同静脉采血法	风险性较高	主要用于血气分析检验

四、血液标本运送、保存与处理

血液离体后,血细胞的代谢活动仍在继续进行,应尽快送检。对不能及时送检及检验的标本应按照血液标本保存规定进行处理。检验后废弃的血液标本应按照生物安全要求处理。

(一) 血液标本运送

血液标本的运送可采用人工运送、轨道传送或气压管道运送等,无论采用哪种运送方式,都应该掌握以下 3 个原则。

1. 唯一标识原则 血液标本都应具有唯一标识,除编号之外,还应包括患者姓名等最基本的信息。目前,解决唯一标识最好的方式是应用条形码系统。

2. 生物安全原则 使用可以反复消毒的专用容器运送。特殊标本应采用有特殊标识字样(如剧毒、烈性传染等)的容器密封运送。必要时,还应使用可降温的运送容器。气压管道运送必须使用负压采血管,并确保试管管盖和橡皮塞牢固。

3. 及时运送原则 血液标本要尽快检验,以符合检验质量要求和临床诊疗需求。若血液标本不能及时转运,或欲将标本送到另一机构进行检验时,应将标本装入密封的采血管内,再装入乙烯塑料袋内。根据保存温度要求可将其置于冰瓶或冷藏箱内运送。运送过程中应避免剧烈振荡。

(二) 血液标本接收与拒收

1. 标本的接收 标本接收时应核对患者信息,观察标本外观、量,检验抗凝剂使用是否正确,检验标本采集时间。合格标本应符合以下条件。① 容器:最好采用真空采血系统,以减少干扰、提高采血质量,无外漏以保证生物安全。② 采血量:准确,血细胞计数可采用末梢血,但最好采用静脉血。③ 抗凝剂:正确地使用抗凝剂,血细胞计数抗凝剂使用EDTA-K$_2$。④ 标识:清楚且具有唯一性,最好贴条形码。⑤ 时间:标本采集的日期和时间明确。

2. 标本的拒收 在检验前,对确认不符合标本采集要求的血液标本,应拒绝接收。标本拒收常见的原因包括:① 申请单和标本标识不一致。② 标本溶血、抗凝标本出现凝固。③ 抗凝剂使用错误。④ 血液采集盛放容器不当。⑤ 标本污染、容器破损。⑥ 采血量不足或错误。⑦ 转运条件不当。⑧ 血气分析标本要求隔绝空气但与空气接触。⑨ 严重违反标本采集规定,标本采集与送检时间过长等。

需要注意的是,标本拒收不但造成检验费用增高和时间浪费,还可能延误诊疗,甚至危害患者。若因"让步"而接收了不合格标本,其检验报告单上应注明标本存在的问题,在解释结果时必须特别说明。因此,涉及血液标本采集的所有工作人员,都必须在标本采集、转运和处理各个环节进行全面的培训。

(三) 血液标本预处理

血液标本接收后,需按照测定项目的要求进行标本的预处理,如血常规检验,可室温存放待检；需要血浆的检验项目，可通过离心抗凝血获得血浆；需要血清的检验项目，对未含促凝剂或分离胶采血管的血液标本置于37℃孵育，待血液完全凝固后离心分离血清；含促凝剂或分离胶采血管的血液标本可直接离心分离血清；对于需要特定细胞的试验，应根据要求采用不同的细胞分离液或分离技术分离细胞，同时尽量避免混入其他细胞。

（四）血液标本保存

当血液标本不能立即测定时，应选择合适的保存方式、保存条件予以保存。保存应当在规定的时间内，并且确保标本特性稳定，保存按要求分为室温保存、冷藏保存、冷冻保存。

1. 分离后标本　① 标本不能及时检验或需保留标本以备复查时，一般应将标本置于4℃冰箱内保存。② 标本需保存至少1个月时，放置于 −20℃冰箱内保存。③ 标本需保存至少3个月时，分离后置于 −70℃冰箱保存。④ 标本存放时需要密封，以免水分挥发而使标本浓缩。⑤ 标本应避免反复冻融。

2. 立即送检标本　如血氨（密封送检）、血气分析（密封送检）、红细胞沉降率、酸性磷酸酶、乳酸等标本。

3. 检验后标本　检验后标本应保存，以备复查，保存原则是在有效的保存期内确保被检验物质不会发生明显改变。血常规标本用后应于室温存放24 h后处理，一般生化检验项目的标本检验后应放4℃环境存放7天后处理，特殊检验项目检验后的标本应吸出血清或血浆置 −20℃冰箱内保存1个月以上。保存检验标本时应包括标本信息的保存，且与分离的血浆或血清标本相对应。急诊标本和非急诊标本均必须妥善保存，在需要重新测定时，确保标本检索快速有效、检验及时。

（五）检验后血液标本处理

检验后废弃的血液标本应视为具有生物安全危害的感染性医疗废物，严格按照国家标准《实验室生物安全通用要求》（GB 19489—2008），根据国务院《医疗废物管理条例》和国家卫生行业标准《临床实验室废物处理原则》（WS/T 249—2005）规定，由专人负责处理，使用专用的容器或袋子包装，由专人送到指定的地点集中处理。检验后废弃的血液标本一般由专门机构采用焚烧的办法处理。

五、血液标本采集、运送与保存质量保证

标本采集是分析前质量控制的主要内容，检验前的大部分工作是由患者、医师、护士、运送人员及检验人员在实验室以外的空间和进入检验过程前完成的，环节多、隐蔽性强，临床实验室难以监控这一过程中的每个环节。临床医师反馈不满意的检验结果，80% 的原因最终可溯源到标本不符合要求。为了准确地反映患者的状态，临床医护人员和检验人员，应该了解血液标本采集前患者的状态和影响结果的因素，并将注意事项告知患者，请其予以配合，尽可能减少非疾病因素对血液标本的影响。

微课：血液标本采集质量保证

（一）检验申请

1. 检验申请单　检验申请单或电子申请表中应包括患者最基本的信息,以识别患者和经授权的申请者,同时应提供相关的临床信息。基本信息至少包括姓名、性别、年龄,用于解读检验结果。

2. 标本采集和处理的具体要求　实验室应向负责采集标本的人员提供标本采集和处理的具体要求。这些要求应包括在标本采集手册中(表1-3)。

表 1-3　血液标本采集和处理的具体要求

项目	具体要求
患者告知	向患者提供在标本采集前应做准备的信息和说明
患者准备说明书	如提供给护士和标本采集人员的说明书
标本采集	说明血液标本盛放容器和添加物
标本采集类别和数量	掌握所采集标本的种类和数量
标本采集日期和时间	根据检验项目的要求,明确标本采集日期和时间,包括特定采集时间
标本处理要求	从标本采集至实验室接收之间的任何处理要求(运送、冷冻、保温等)
标本采集人员	记录身份信息
标本采集器材和安全处理	正确地选择器材,并做好安全处理

3. 标本信息完整性与接收　血液标本可通过检验申请单溯源到特定的个体,实验室不应接收或处理缺少标识的检验申请单和标本。

（1）对特殊标本的处理:对标识不明确、标本不稳定(如脑脊液、活检标本等)、不便重新采集的标本或患者处于紧急情况的标本,实验室可先处理标本,但是不发送检验报告,直至申请检验的医师或标本采集人员承担标本鉴别和接收的责任,或提供适当的信息。

（2）在规定的时间内送检:根据申请检验项目的特性以及实验室的相关规定,应在一定的时间内送检标本。急症或危重患者的标本要有特别的标识。

（3）注意物理条件对标本的影响:根据标本采集手册的规定,标本应保存在一定的温度范围内,特殊标本可含有规定的防腐剂,以确保标本成分的稳定性和完整性。

（4）标本档案要完整:所有接收的标本应当记录在登记本、工作表或计算机中,并记录标本接收的日期和时间、接收人员等,使用条形码便于信息化管理。

（二）患者准备

1. 饮食和生理状态　患者饮食和生理状态可对检验结果造成影响(表1-4)。

2. 药物　药物干扰检验结果主要有4条途径:① 影响待测成分的物理性质。② 参与检验过程的化学反应。③ 影响机体组织器官生理功能和/或细胞活动中的物质代谢。④ 对机体器官的药理活性和毒性作用。

表 1-4　患者的饮食和生理状态对检验结果的影响

影响因素	影响结果
饮食	不同食物对检验结果的影响不同：① 普通进餐后，甘油三酯将增高 50%，血糖增加 15%，丙氨酸氨基转移酶(ALT)及血钾增加 15%；② 高蛋白膳食可使血液尿素、尿酸及血氨增高；③ 高脂肪饮食可使甘油三酯大幅度增高；④ 高核酸食物(如动物内脏)可导致血液尿酸明显增高
饥饿	长期饥饿可使血浆蛋白质、胆固醇、甘油三酯、载脂蛋白、尿素等降低；相反，血肌酐及尿酸则增高。由于饥饿时机体的能量消耗减少，故血液中三碘甲状腺原氨酸(T_3)、四碘甲腺原氨酸(T_4，即甲状腺素)水平将明显降低
运动和精神	精神紧张、激动和运动可使儿茶酚胺、皮质醇、血糖、白细胞计数、中性粒细胞计数等增高
生物钟	清晨 6：00～7：00 促肾上腺皮质激素、皮质醇最高，深夜 0：00～2：00 最低
月经和妊娠	与生殖有关的激素在月经周期会产生不同的变化；纤维蛋白原在月经前期开始增高，血浆蛋白质则在排卵时减低；胆固醇在月经前期最高，排卵时最低
饮酒	长期饮酒者可导致 ALT、天冬氨酸氨基转移酶(AST)、γ 谷氨酰转移酶(GGT)增高；慢性酒精中毒者，血液胆红素、碱性磷酸酶(ALP)、甘油三酯等增高
吸烟	长期吸烟者白细胞计数、血红蛋白、碳氧血红蛋白(COHb)、癌胚抗原(CEA)等增高；IgG、血管紧张素转换酶(ACE)活性减低
其他	某些诊疗活动可影响检验结果，如外科手术，输液或输血，穿刺或活检，透析，口服葡萄糖耐量试验(OGTT)，服用某些药物及使用细胞因子等

(三) 标本采集

1. 环境要求　血液标本采集的环境应该人性化设置，空间宽敞、光线明亮、通风良好，血液标本采集的台面高低和宽度适宜，座位舒适。

2. 生物安全

(1) 防止交叉感染：血液标本采集应使用一次性用品，包括采血针、压脉带、垫巾和消毒用品等。废弃物品按照医疗废物统一处理。

(2) 环境消毒：采用紫外线灯定时对标本采集的周边环境和空气进行消毒，并使用消毒液定期擦拭台面。

3. 采血时间　血液中某些成分浓度具有周期性变化。① 尽可能在上午 9：00 前空腹采集标本(空腹血液标本优点：可以减少饮食及昼夜节律对检验结果的影响；晨起处于平静状态，可以减少运动因素对检验结果的影响；现行生物参考区间多基于健康人空腹条件下建立的)。② 尽可能在其他检验和治疗之前采集血液标本。③ 根据药物浓度峰值期和稳定期特点采集血液标本，以检验药物浓度。④ 在检验申请单上注明采血的具体时间。

4. 采血部位　不同部位的血液标本，某些成分会有差异，甚至对检验结果产生严重影响，故应选择恰当的采血部位。

5. 采血时体位　体位改变可引起血液许多指标发生变化。从仰卧位到直立位时，由于有效滤过压增高，水及小分子物质从血管内转移到组织间隙，血浆容量可减少 12%。由于血液浓缩，细胞及大分子物质相对增高 5%。受这种体位影响的指标包括红细胞计数、白细胞计数、血细胞比容(HCT)、ALT、ALP、总蛋白、清蛋白、免疫球蛋白、载脂蛋白、甘油三酯、低密度脂蛋白–胆固醇(LDL-C)、醛固酮、肾上腺素、去甲肾上腺素和血管紧张素等。因此,采集血液标本时,住院患者可采用卧位,非住院患者可采用坐位,并保持平静状态。

6. 压脉带的使用 静脉采血时,压脉带压迫时间过长可使多种血液成分发生改变。① 压迫 40 s,血清总蛋白可增加 4%,AST 增加 16%。② 压迫超过 3 min 时,因静脉扩张、淤血,水分转入组织间隙,导致血液浓缩,可使清蛋白、血清铁、血清钙、ALP、AST、胆固醇等增高 5%~10%,血清钾增高更明显。同时,由于氧消耗增加,无氧酵解加强,乳酸增高,pH 降低。因此,在采集标本时应尽量缩短压脉带的压迫时间(一般应小于 1 min)。在见到血液进入采血容器后立即解开压脉带。当需要重新采集标本时,应换另一只手臂。

7. 抗凝剂 EDTA 钾盐可使淋巴细胞出现花形核,还可引发极少数人血小板出现 EDTA 依赖性聚集现象,导致血液分析仪检验血小板计数的假性减低。

8. 其他

(1)输液:要尽可能避免在输液过程中采集标本,因为输液不仅使血液稀释,而且输注的成分可能干扰检验结果。最常见的干扰项目是葡萄糖和电解质。一般情况下,对静脉输入葡萄糖、氨基酸、蛋白质或电解质的患者,应在输液结束 1 h 后采集标本,而对输入脂肪乳剂的患者应在输液结束 8 h 后采集标本。如果必须在输液时采集标本,要避免在输液同侧的静脉采集标本。

(2)溶血:血细胞内、外各种成分有梯度差,有的成分相差数十倍(表 1-5),溶血标本所导致的误差可造成严重的后果。因此,在采集、运送、保存和处理血液标本时应尽量避免溶血。发生溶血的主要原因有:① 抽血困难(压脉带扎得过紧、时间过长、用力拍打穿刺部位)。② 容器不清洁、不干燥。③ 标本中有大量泡沫。④ 注射器带着针头强压快速注血。⑤ 强力振荡。⑥ 分离血清时操作不当(用力剥动血块)。⑦ 标本冻结。⑧ 全血放置时间过长。

表 1-5 溶血引起血液成分浓度或活性变化

成分	红细胞内浓度(活性)与血清的比值	1% 红细胞溶血后血清浓度(活性)的变化 /%[*]
乳酸脱氢酶	160 : 1	+272.5
AST	40 : 1	+220.0
钾	23 : 1	+24.4
ALT	6.7 : 1	+55.0
葡萄糖	0.82 : 1	−5.0
无机磷	0.78 : 1	+9.1
钠	0.11 : 1	−1.0
钙	0.10 : 1	+2.9

注:* 假设 HCT 为 0.50。

(3)温度:血液分析仪测定采用的抗凝全血宜在室温下保存,不宜存放在 2~6℃环境中,低温可使血液成分和细胞形态发生变化。即使在室温下保存,也不宜超过 6 h,最多不超过 8 h。冷冻的血清或血浆标本不宜反复冻融,必要时可分装多管保存。另外,解冻的标本要彻底融化并混匀后再使用,否则标本中的成分分布不均匀。

(四)标本运送

标本采集完成后,由经过培训的护工、护士等及时送检。不能及时送检的标本,可暂时在室温下存放,但不应超过 8 h。另外,送检标本的容器为符合生物安全要求的密封箱。

知识链接

传统的门诊采血流程存在准备工作烦琐、差错率高、工作量难以动态准确统计以及患者等待时间长等问题。全自动智能采血系统(full-automatic intelligent blood sampling system)包括排队叫号模块和采血传输模块,患者只需携带身份证或者就诊卡在采血取号机上刷卡取号,取号后即可在采血候诊区域安心静坐等待叫号。患者刷卡取号后,智能采血系统即开始工作,自动获取采血需求,选取所需采血管,打印并粘贴带有信息的条形码标签,然后将单个患者采血所需的所有试管集中在同一个收纳盒中,根据各窗口工作量智能传输至相应采血窗口,并触发叫号。采血窗口工作人员核对患者信息无误后采血。患者在规定时间即可打印检验结果。在核对过程中,计算机会显示采血项目及试管型号,减少了差错发生率。大型医院门诊采血量较大,可达每日数千人次,全自动智能采血系统的应用,为医院信息系统(hospital information system,HIS)和实验室信息系统(laboratory information system,LIS)之间的转换架起了一座桥梁,提升了医院信息化水平,促进了采血管理质量,优化了采血流程,缩短了采血等待时间,提高了患者满意度(图1-9)。

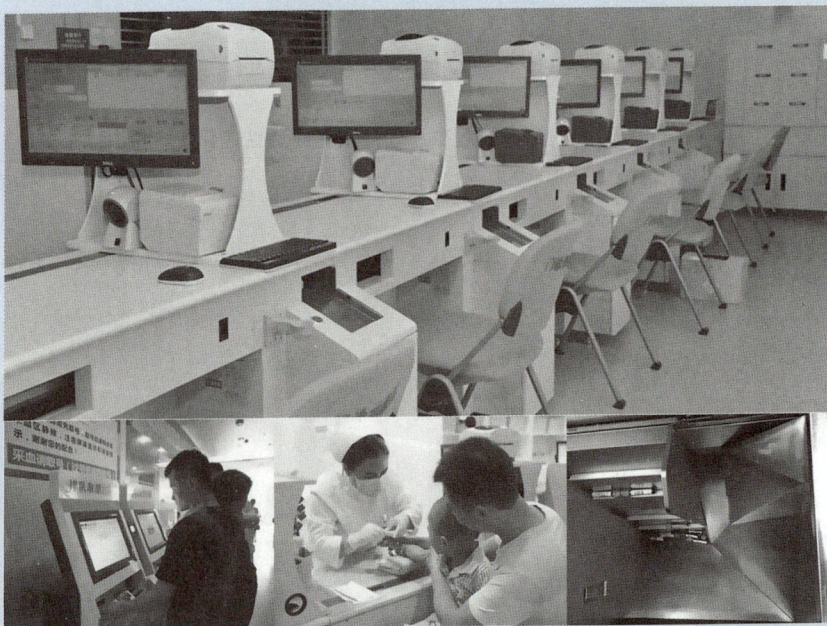

图 1-9 全自动智能采血系统

(桂重阳)

第二节　血涂片制备与染色

制作良好的血涂片并进行恰当染色是显微镜血细胞形态检验和白细胞分类计数的前提,亦用来检验血液寄生虫,如疟原虫、微丝蚴等。尽管血细胞分析仪能够快速进行白细胞分类计数,但只是一种筛查方法,白细胞分类计数的复查、血细胞的形态检验仍然需要血涂片显微镜检验。

一、血涂片制备

(一)主要器材

1. 载玻片　用于制备血涂片的载玻片须清洁、干燥、中性、无油腻。新载玻片常有游离碱质,必须用 1 mol/L HCl 浸泡 24 h 后,再用清水彻底冲洗,干燥备用。用过的载玻片可放入含适量肥皂或合成洗涤剂的水中煮沸 20 min,趁热将血膜刷洗干净,再用清水反复冲洗,干燥备用。使用载玻片时,只能手持载玻片边缘,切勿用手触及载玻片表面,以防载玻片被油腻等污染。

2. 推片　清洁同载玻片。推片需比载玻片狭窄(一般选择有切角的玻片),边缘要光滑、整齐。

(二)制备方法

1. 手工制片法

(1)薄血膜推片法:是临床常用的方法(图 1-10),主要用于观察血细胞形态及仪器法检验结果异常时的复查。

1)取血:取血标本一小滴置载玻片的一端(1.5 cm 处或整片的 1/3 处)。

2)散开血滴:以边缘平滑的推片从血滴前方向后移动,接触血滴,使其沿推片下缘散开。

3)推片:推片与载玻片保持 30°~45° 的平面夹角,平稳地将血向前推动,血液即在载玻片上形成一薄层血膜。

4)干燥:制成的血膜在空气中晃动,使其迅速干燥。

5)标记:用铅笔在载玻片一端毛玻璃样面或用记号笔在不带毛玻璃样端记录信息。

一张良好的涂片要求:厚薄适宜,头、体、尾分明,两边和两端留有一定空隙,尾部呈舌头状,血膜边缘整齐,血膜长度占载玻片长度的 2/3 左右。各种血涂片见图 1-11。

(2)厚血膜制片法:取一小滴血液置于载玻片的中央,以推片的一角将血滴由内向外旋转涂布,制成直径约 1.5 cm 的圆形厚血膜,干燥。滴加蒸馏水,溶解红细胞,脱去血红蛋白后再倾去水,干燥。

2. 仪器制片法　目前有许多型号的自动血液分析仪,配有血涂片仪和染色仪,可以根据指令进行自动送片、取血、推片、标记和染色等操作。

微课:血涂片制备

视频:血涂片制备

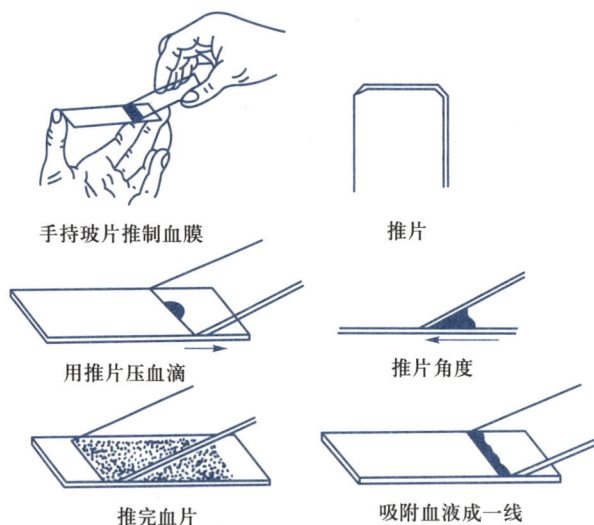

手持玻片推制血膜　　　　　　推片

用推片压血滴　　　　　　　　推片角度

推完血片　　　　　　　　　　吸附血液成一线

图 1-10　血涂片制备示意图

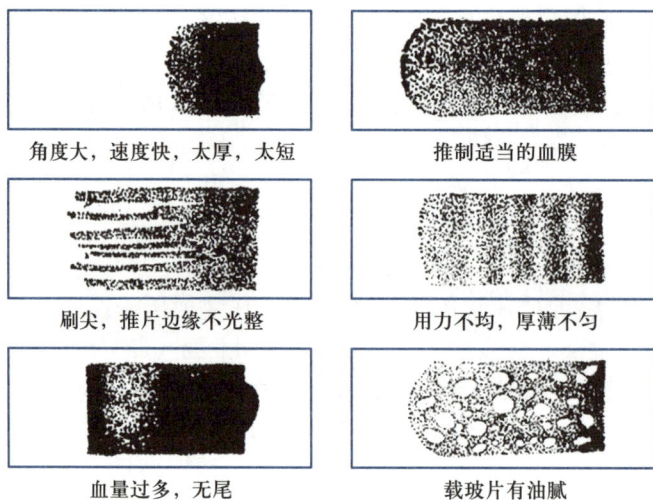

角度大，速度快，太厚，太短　　　推制适当的血膜

刷尖，推片边缘不光整　　　　　　用力不均，厚薄不匀

血量过多，无尾　　　　　　　　　载玻片有油腻

图 1-11　各种血涂片示意图

（三）质量保证

1. 器材　载玻片和推片应符合要求。载玻片需清洁、干燥、中性、无油腻,切勿用手触及载玻片表面。推片边缘需平整、光滑。

2. 标本　未抗凝的毛细血管血或静脉血、EDTA-K$_2$抗凝静脉血均可,但抗凝血需在4 h内制备血涂片,否则细胞形态会发生改变。注意制片前,标本不能冷藏。

3. 制片

（1）制备厚薄适宜的血涂片:血涂片的厚薄与血滴的大小、推片与载玻片之间的角度、推片时的速度有关。血滴大、角度大、速度快则血膜厚,反之则血膜薄。另外,与患者血细胞比容有关,当血细胞比容高于正常时,血液黏度较高,保持较小的角度,可获得满意结果;相反,如血细胞比容低于正常时,血液较稀,则用较大的角度。

(2)制备分布均匀的血涂片:血膜分布不均主要是推片边缘不齐、用力不匀和载玻片不清洁所致。涂片不应推得太长、太宽、太厚。还应特别注意,每次必须使用清洁的推片,以免异常细胞相互污染。

4. 制片后处理 ① 制备好的血涂片应在空气中晃动,使其尽快干燥。天气寒冷或潮湿时,应置于37℃恒温箱中保温促干,以免细胞皱缩变形。② 血涂片制备好后要标记。③ 制备好的血涂片应在 1 h 内染色,或于 1 h 内用无水甲醇固定后染色,否则细胞形态会发生改变。

(四)方法学评价

薄血膜手工制片法操作简单,临床应用最广,要求操作者操作熟练。薄血膜仪器制片法细胞分布均匀、形态完好,重复性较好,对仪器要求较高,基层医院未普及。厚血膜制片法对疟原虫、微丝蚴等检验阳性检出率高,但不适用于血细胞形态观察。

二、血涂片染色

血涂片染色是为了使血细胞着色,染料将细胞的细胞膜、细胞质、细胞核等染成不同的颜色,便于在显微镜下观察识别。血涂片的染色方法很多,但绝大多数都是从罗氏染色法演变而来,常用的有瑞特(Wright)染色法、吉姆萨(Giemsa)染色法和瑞-吉(Wright-Giemsa)复合染色法等。

视频:血涂片制备与染色

(一)染色方法

1. 瑞特染色法

(1)试剂:

1)瑞特液:由碱性染料亚甲蓝和酸性染料伊红组成复合染料溶于甲醇而成。亚甲蓝(methylene blue,M)曾称美蓝,通常为氯盐,其有色部分是亚甲蓝,为阳离子,是碱性染料。伊红(eosin,E)又称曙红,通常用伊红钠盐,其有色部分是伊红,为阴离子,是酸性染料。亚甲蓝和伊红在水溶液中生成一种不溶于水的伊红化亚甲蓝中性沉淀物($M^+Cl^- + Na^+E^- \rightarrow ME \downarrow + NaCl$),即瑞特染料。甲醇可溶解瑞特染料,使其解离为带正电荷的亚甲蓝(M^+)或天青和带负电荷的伊红(E^-)离子,血细胞内的不同成分可以选择性地吸附和亲和染料而着色。甲醇具有很强的脱水性,可固定细胞形态,提高对染料的溶解作用,增强染色效果。染液中可适当添加甘油,以防止甲醇挥发,并可使细胞染色清晰。

2)磷酸盐缓冲液(phosphate buffer solution,PBS):保持染色液酸碱环境在相对恒定的 pH 内,使细胞着色稳定。

3)试剂配制:① 瑞特染液:瑞特染料粉 1 g;甲醇(AR)600 ml。② 磷酸盐缓冲液(pH 6.4~6.8):磷酸二氢钾(KH_2PO_4)0.3 g;磷酸氢二钠(Na_2HPO_4)0.2 g;蒸馏水加至 1 000 ml。

(2)染色原理:细胞的受色既有物理的吸附作用,又有化学的亲和作用。不同的细胞所含化学成分不一样,对染料的亲和力也不一样,因此瑞特染色后各种细胞及细胞成分会呈现出不同的色彩。

1) 细胞中的碱性物质与酸性染料伊红结合染成红色,因此,该物质又称为嗜酸性物质,如红细胞中的血红蛋白及嗜酸性粒细胞胞质中的嗜酸性颗粒等为碱性物质,与酸性染料伊红结合而染成红色。

2) 细胞中的酸性物质可与染液中的碱性染料亚甲蓝结合而染成蓝色,该物质又称为嗜碱性物质,如淋巴细胞胞质及嗜碱性粒细胞胞质内的嗜碱性颗粒为酸性物质,可与碱性染料亚甲蓝结合染成蓝色。

3) 中性颗粒呈等电状态,与伊红、亚甲蓝均可结合,染成淡紫红色。

4) 细胞核主要由脱氧核糖核酸和强碱性的组蛋白、精蛋白等组成,碱性成分与酸性染料伊红结合染成红色,核酸与碱性染料亚甲蓝作用染成蓝色,故细胞核被染成紫红色。

(3) 操作步骤:

1) 标记:在已制备好的血涂片一端编号,待血涂片干透后,用蜡笔在血膜两端划线,然后将血涂片平放在染色架上。

2) 加瑞特染液:加瑞特染液数滴,覆盖整个血膜,固定细胞 0.5～1 min。

3) 加缓冲液:滴加等量或稍多的缓冲液,与染液充分混匀,染色 5～10 min。

4) 冲洗:用细流水直接冲去染液,待干后镜检。

(4) 染色效果:正常情况下,经瑞特染色后血膜外观呈淡紫红色。显微镜下:红细胞呈粉红色圆盘状;白细胞的细胞核染成紫红色,核染色质结构清楚,细胞质中颗粒清楚,并显示出各种细胞特有的色彩,如中性粒细胞颗粒染成紫红色、嗜碱性粒细胞颗粒染成深紫色、嗜酸性粒细胞颗粒染成橘黄色、淋巴细胞胞质染成淡蓝色等;血小板染成紫红色(图 1-12)。

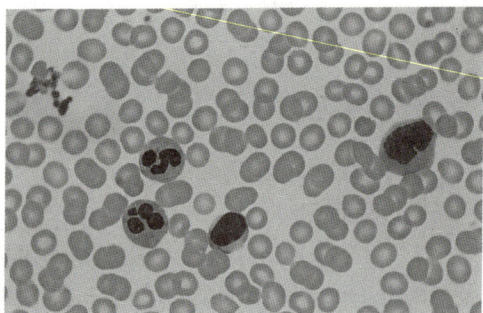

图 1-12　血细胞瑞特染色结果

2. 吉姆萨染色法

(1) 试剂:① 吉姆萨染料 1 g,甘油 66 ml,甲醇 66 ml。② 磷酸盐缓冲液。

(2) 原理:吉姆萨染色原理与瑞特染色相同,但提高了噻嗪类染料亚甲蓝的质量,加强了天青的作用。与瑞特染色法比较,该法对细胞核着色效果较好,但对中性颗粒着色较差。

(3) 操作

1) 标记:在已制备好的血涂片一端编号。

2) 固定:用甲醇固定 3～5 min。

3) 染色:将固定好的血涂片置于用 pH 6.4～6.8 磷酸盐缓冲液稀释 10～20 倍的吉姆萨染液中,浸染 10～30 min。

4) 冲洗:用细流水冲去染液,待干后显微镜检验。

3. 瑞 - 吉复合染色法

（1）试剂：① 瑞 - 吉染液：瑞特染料 1 g，吉姆萨染料 0.3 g，甲醇（AR）500 ml，甘油 10 ml。② 磷酸盐缓冲液：pH 6.4～6.8。

（2）原理：瑞特染色主要对细胞质的着色较好，但对细胞核和寄生虫着色较差；吉姆萨染色对细胞核的着色较好，但对细胞质颗粒着色较差。瑞 - 吉复合染色法可取长补短，使血细胞的颗粒及细胞核均能获得满意的染色效果。

（3）操作：基本同瑞特染色法。

4. 快速一步染色法

（1）试剂：① Ⅰ液：由瑞特染料、吉姆萨染料、天青Ⅱ及甲醇组成。② Ⅱ液：磷酸盐缓冲液（pH 6.4～6.8）。③ 应用液：Ⅰ液：Ⅱ液按 3：1 比例混合放置 14 天后备用。

（2）简要操作：将染液铺满血膜或将血涂片浸入染液缸内→30 s 后取出用自来水冲洗→干后显微镜检验。

5. 快速两步染色法

（1）试剂：① Ⅰ液：磷酸二氢钾、磷酸氢二钠、水溶性伊红 Y、石炭酸于蒸馏水中煮沸，冷却后备用。② Ⅱ液：亚甲蓝、高锰酸钾于蒸馏水中煮沸，冷却后备用。

（2）简要操作：干燥血涂片浸入Ⅰ液中 30 s →水洗→再浸入Ⅱ液 30 s →水洗→干后显微镜检验。

（二）质量保证

微课：血涂片染色的质量保证

1. 瑞特染液质量　新配制的瑞特染液往往偏碱性，染色效果较差。因此，需在室温或 37℃下存放一定的时间，待染液"成熟"后再使用。染液"成熟"的过程主要是亚甲蓝逐渐转变为天青 B 的过程。在密封条件下，储存时间越久，转化的天青 B 越多，染色效果越好。可用吸光度比值（ratio of absorption，RA）作为瑞特染液的质量评价指标（图 1-13），$RA = A_{650}/A_{525}$。新配制染液的 RA 接近 2，RA 降至 1.3 ± 0.1 即可使用。瑞特染液需适当加入甘油，并在储存过程中密封严实，以防止甲醇挥发或氧化，甲醇应为分析纯，以免影响染液质量。

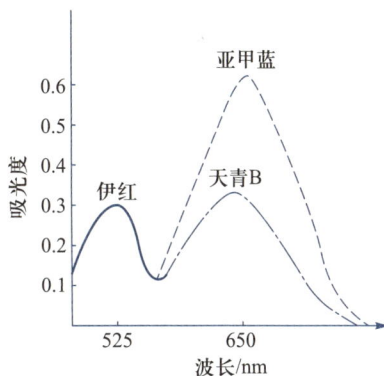

图 1-13　瑞特染液吸收曲线

2. pH　瑞特染色主要通过酸碱结合而着色，因此环境 pH 对染色结果影响很大。细胞各种成分均含大量蛋白质，蛋白质是两性电解质，所带正负电荷的数量随溶液 pH 而定。对某一蛋白质而言，如环境 pH<pI（pI 为该蛋白质的等电点），该蛋白质带正电荷增多，易与酸性染料伊红结合，染色偏红，红细胞和嗜酸性颗粒偏红，白细胞核呈淡蓝色或不着色；当环境的 pH>pI，则带负电荷增多，易与亚甲蓝结合，染色偏蓝，所有细胞呈灰蓝色，颗粒深暗，嗜酸性颗粒可染成暗褐色，甚至紫黑色或蓝色，中性颗粒偏粗，染成紫黑色，血膜厚的部位呈绿色。因此，要求染色缓冲液 pH 在 6.4～6.8 为佳。

3. 染色时机　血涂片应干透后才能染色，否则血膜易脱落。

4. **染液用量** 染液量以刚好覆盖血膜为宜。量过多,会造成深染,溢出浪费和污染台面;量过少,会导致血涂片局部未着色,或易干使染料沉积导致涂片背景不清洁。

5. **混匀** 染液与缓冲液需充分混匀,否则细胞着色不均。

6. **染色时间** 与染液浓度、室温及细胞多少有关。染液淡、室温低、细胞多,则染色时间长;反之则可减少染色时间。染液浓淡及染色时间长短要摸索,特别是更换染液时更应如此。

7. **冲洗** 用细流水将染液直接冲洗干净,不能先倒掉染液再用流水冲洗,以免染料沉着于血涂片上,干扰形态观察。冲洗时间不能过长,以防脱色。冲洗完的血涂片应立放于架上,或用滤纸吸干,防止剩余水分浸泡脱色。

8. **脱色与复染** 染色过深,可用甲醇适当脱色,或用清水浸泡脱色。染色过浅,可以复染。复染时需先加缓冲液再加染液,或加二者的混合液,不可先加染液再加缓冲液。

9. **血涂片瑞特染色不佳的原因分析及对策** 见表1-6。

表1-6 血涂片瑞特染色不佳的原因分析及对策

血涂片瑞特染色不佳	原因	对策
染色偏红	染液质量不佳(被氧化),冲洗用水的pH太低,冲洗时间太长	更换符合质量要求的染液,改用蒸馏水冲洗,规范操作
染色偏蓝	新玻片未用酸处理,新配制染液,染色时间太长,冲洗时间太短	更换符合质量要求的玻片、染液,规范操作
染色偏深	染液加太多,染色时间太长,冲洗时间太短	规范操作;如需该片,可用清水冲洗或浸泡一定的时间,也可用甲醇脱色
染色偏浅	染液加太少,染色时间太短,冲洗时间太长	规范操作;如需该片,可以复染
染料沉积	染液未过滤,染液加太少造成蒸发沉淀,先倒掉染液再用流水冲洗	更换符合质量要求的染液,规范操作;如需该片,可用甲醇溶解,再立即用清水冲洗,干后复染
细胞核不着色	染色时间太短,冲洗用水的pH太低	延长染色时间,更换冲洗用水
蓝色背景	患者使用肝素或经肝素抗凝的血液标本	血液标本采用EDTA-K_2抗凝

(三) 方法学评价

血细胞的各种染色方法各有其优缺点,其方法学评价,见表1-7。

表1-7 血细胞染色的方法学评价

方法	评价
瑞特染色法	最常用,对细胞质内的颗粒染色效果好,但对细胞核的染色较差
吉姆萨染色法	对细胞核和寄生虫着色好,但对细胞质颗粒着色较差
瑞-吉复合染色法	对细胞质、细胞核着色均较好,对比鲜明
快速一步染色法	快速,对细胞质、细胞核着色均较好
快速两步染色法	快速,对细胞质内的颗粒染色效果好,但对细胞核的染色稍差

第三节 白细胞检验

人体外周血中的白细胞(leukocyte,LEU;white blood cell,WBC)包括粒细胞(granulocyte,GRAN)、淋巴细胞(lymphocyte,L;LYM)和单核细胞(monocyte,M;MONO),粒细胞又分为中性粒细胞(neutrophil,N;NEUT)、嗜酸性粒细胞(eosinophil,E;EOS)、嗜碱性粒细胞(basophil,B;BASO),中性粒细胞又分为中性分叶核粒细胞(neutrophilic segmented granulocyte,NSG)和中性杆状核粒细胞(neutrophilic stab granulocyte,NST)。

各种白细胞的形态和功能各不相同,它们通过不同的方式和机制消除病原体及过敏原,是机体抵御病原微生物等异物的主要防线。中性粒细胞的主要作用是杀灭细菌;嗜碱性粒细胞的主要作用是参与 I 型超敏反应;嗜酸性粒细胞的主要作用是抗寄生虫感染。单核细胞与组织中的巨噬细胞具有吞噬、抗原提呈、免疫调节作用。淋巴细胞分为 T 细胞和 B 细胞,前者介导细胞免疫,后者介导体液免疫。

白细胞中的中性粒细胞数量最多,它起源于骨髓造血干细胞(hematopoietic stem cell,HSC),在骨髓中受粒细胞集落刺激因子(granulocyte colony stimulating factor,G-CSF)的作用,分化、发育、成熟,依次经历原始粒细胞、早幼粒细胞、中性中幼粒细胞、中性晚幼粒细胞、中性杆状核粒细胞和中性分叶核粒细胞,成熟后的粒细胞仅有约 1/20 释放到外周血,剩余的细胞储存在骨髓中。外周血中的粒细胞分为两部分,一部分随血液循环流动,一部分黏附于微静脉及毛细血管壁。根据粒细胞的发育阶段和分布特点,人们人为地将其分成 5 个池(图 1-14),即① 分裂池:包括原始粒细胞、早幼粒细胞、中幼粒细胞,具有分裂增生能力。② 成熟池:包括晚幼粒细胞及杆状核粒细胞,失去分裂增生能力。③ 储存池:包括分叶核粒细胞及部分杆状核粒细胞。④ 循环池。⑤ 边缘池:主要是分叶核粒细胞。外周血中的 50% 粒细胞随血液流动,这部分细胞称为循环池,另外的粒细胞附着在微静脉、毛细血管壁,称为边缘池。白细胞计数结果仅反映循环池中的白细胞数量。在正常情况下,外周血中不会出现未成熟的粒细胞,循环池和边缘池中的白细胞数量大约各占 50%,保持着动态平衡,一些生理和病理因素可打破这种平衡。

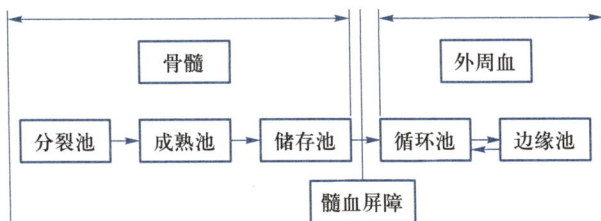

图 1-14 中性粒细胞动力学模式图

一、白细胞计数

白细胞计数(white blood cell count,WBC)是指测定单位体积外周血中各种白细胞的总数。

（一）显微镜计数法

1. 原理　将全血用白细胞稀释液稀释一定的倍数，使红细胞破坏后，充入改良牛鲍计数板（improved Neubauer chamber）内，在普通光学显微镜下计数一定范围内的白细胞数，经换算求出每升血液内的白细胞总数。

2. 白细胞稀释液　冰乙酸 2.0 ml，蒸馏水 98 ml，配成 2% 乙酸溶液，再加入 10 g/L 亚甲蓝或结晶紫 2～3 滴。其中，冰乙酸破坏红细胞，且使白细胞核固定清晰，亚甲蓝使白细胞核略着色，便于识别。

3. 器材　除采血消毒器材外，还有以下几种器材。

（1）显微镜：现在生物光学显微镜通常是电光源双目显微镜，目镜头放大 10 倍，有 4 个物镜头，分别是放大 4 倍、10 倍（低倍镜头）、40 倍（高倍镜头）和 100 倍（油镜头）的镜头。用低倍镜头、高倍镜头、油镜头观察物体，放大倍数分别是 100 倍、400 倍、1 000 倍。

（2）改良牛鲍计数板：为优质厚玻璃制成，每块板被 H 形凹槽分为上、下两个相同的计数池（室），计数池两侧各有一条支柱，比计数池平面高出 0.1 mm。将特制的专用盖玻片盖在其上，形成高 0.1 mm 的计数池（图 1-15）。

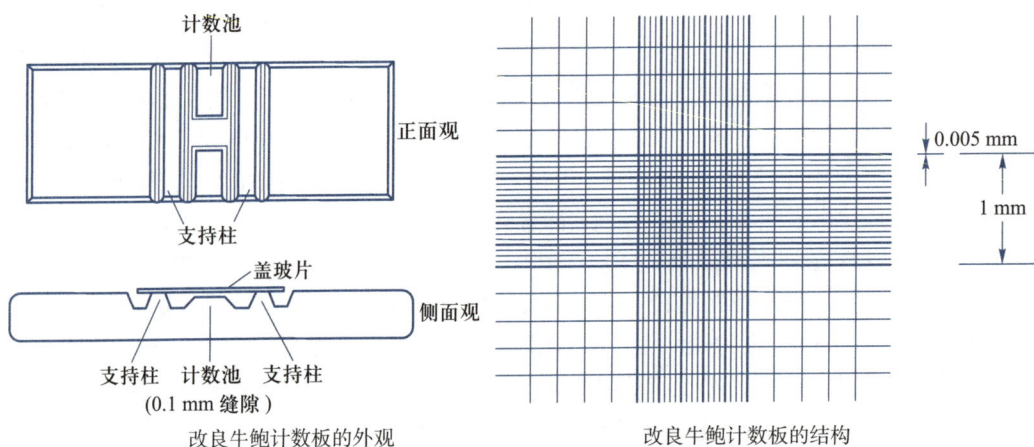

计数池　正面观

0.005 mm
1 mm

支持柱

盖玻片　侧面观

支持柱　计数池　支持柱
（0.1 mm 缝隙）

改良牛鲍计数板的外观

改良牛鲍计数板的结构

图 1-15　改良牛鲍计数板的结构示意图

每个计数池划分为 9 个大方格，呈正方形，边长为 1 mm，其面积为 1 mm²，加盖玻片后的深度为 0.1 mm，因此每一大方格的容积为 0.1 mm³（0.1 μl）。每个计数池四角的 4 个大方格用单线等分为 16 个中方格，作为白细胞计数用；中央大方格用双线等分为 25 个中方格，每个中方格又用单线等分为 16 个小方格，其中位于四角的 4 个及中间 1 个共 5 个中方格为红细胞和血小板计数区。

计数池大方格每边长度的误差应在 ±1% 以内，盖玻片与计数池间隙深度的误差应在 ±2% 以内。

（3）改良牛鲍计数板专用盖玻片（血盖片）：长 24 mm，宽 20 mm，厚 0.6 mm。要求表面平整光滑，其不平整度的误差应在 ±0.002 mm 以内。

微课：白细胞计数

视频：德国 MARIENFELD 改良牛鲍计数板结构

（4）一次性微量吸管与吸头：一次性微量吸管有 10 μl、20 μl 两个刻度（图 1-16）。20 μl 微量吸管的允许误差为 ±1%。吸头用于连接一次性微量吸管。

4. 操作步骤

（1）准备：上述器材和试剂。

（2）加稀释液：用吸管吸取白细胞稀释液 0.38 ml 于小试管中。

（3）采血及稀释：用微量吸管吸取抗凝血或采取末梢血 20 μl，擦去管尖外部余血。将吸管插入小试管中白细胞稀释液的底部，轻轻放出血液，并吸取上层白细胞稀释液清洗吸管 2～3 次。

（4）混匀：将试管中的血液与稀释液混匀，待细胞悬液完全变为棕褐色。

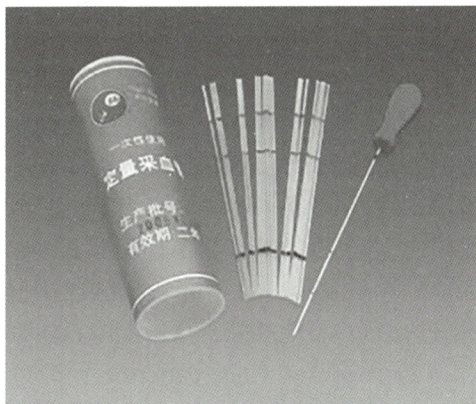

图 1-16 微量吸管和吸头

（5）充池：再次将小试管中的细胞悬液混匀。用微量吸管吸取细胞悬液适量或用玻棒蘸取细胞悬液 1 滴，注入改良牛鲍计数板的计数池中。

（6）计数：室温下静置 2～3 min，待白细胞完全下沉后再进行白细胞计数。在低倍镜下计数四角 4 个大方格内的白细胞。

（7）计算

$$白细胞/L = \frac{N}{4} \times 10 \times 20 \times 10^6 = \frac{N}{20} \times 10^9$$

式中，

N：表示 4 个大方格内数得的白细胞数；

÷4：每个大方格的白细胞平均数量；

×10：将 1 个大方格白细胞数换算成 1 μl 血液内白细胞数；

×20：血液的稀释倍数；

×10^6：由 1 μl 换算成 1 L。

（8）报告方式：X.X×10^9/L。

视频：白细胞计数

（二）质量保证

1. 生理因素的影响　在许多因素影响下，如剧烈运动、情绪激动、严寒、暴热等，循环池和边缘池中的白细胞可重新分配。由于白细胞计数检验的仅为循环池中的白细胞，即便正常情况下，同一个人在上、下午的白细胞计数结果也可呈现较大幅度的波动。因此，为使检验结果便于比较和动态分析，最好固定采血时间，例如每次检验均在上午 8 时左右。

2. 计数误差　白细胞显微镜计数的误差主要有技术误差和固有误差两大类。

（1）技术误差（technical errors）：由于操作不正规或使用器材不准确造成的误差称为技术误差。这类误差可通过熟练的操作及仪器的校正而显著减小甚至避免。导致技术误差的常见原因如下。① 器材、试剂质量不佳：如稀释用移液管、微量采血管或计数板超过各自允许误差，盖玻片不平整等；稀释液未过滤，杂质太多等。② 采血不当：皮肤采血深度不够、过分挤压、采血速度太慢、第一滴血未弃去，采血部位局部有创伤、炎症、紫癜及其他循环不良，均可影响检验结果，推荐使用静脉血标本。③ 稀释倍数不准：如吸取稀释液或者血液的量不准确，加血至稀释液没有及时充分混匀，稀释液放置过久，水分蒸发浓缩等。④ 取血不准：吸血时产生气泡，未擦去管外余血，血液发生凝固等。⑤ 充液不当：充池前细胞悬液未充分混匀，充液过多或过少，充液不连续，计数池内有气泡，充液后移动盖玻片，或操作台不平等，均可使细胞分布不均，造成计数结果不准确。如白细胞数在参考区间内，各大格的细胞数不得相差 8 个以上；两次重复计数误差不超过 10%，否则需重新充池。⑥ 白细胞计数不准确：计数范围弄错，压线细胞计数时未遵守数上不数下，数左不数右的原则；不能准确辨认白细胞；各大格细胞计数不准等。

（2）固有误差（inherent errors）：又叫计数域误差，是由于计数池内每次血细胞分布不可能完全相同所造成的误差，其变异系数与计数细胞的多少成反比。扩大计数范围，计数细胞越多，误差越小。若白细胞计数太低（一般小于 3×10^9/L），可增加计数范围（数 8 个大方格内的白细胞数）或降低稀释倍数（如采集 40 µl 血液）；若白细胞计数太高（>15×10^9/L），可适当增加稀释倍数（如采集 10 µl 血液或取 0.78 ml 稀释液）。

3. 有核红细胞的影响　在正常情况下，外周血中不会出现有核红细胞。在某些疾病如溶血性贫血时，外周血中可出现大量有核红细胞，它不能被白细胞稀释液破坏，计数时与白细胞一同被计数而使白细胞计数结果偏高。因此，当血液中出现较多有核红细胞时，必须将其扣除。校正公式如下：

$$校正后白细胞数 /L = x \cdot \frac{100}{100 + y}$$

式中，

x：校正前白细胞数；

y：在白细胞分类计数时，计数 100 个白细胞的同时计数到的有核红细胞数。

例如：校正前白细胞数为 12×10^9/L，在做白细胞分类计数时计数 100 个白细胞的同时数得的有核红细胞数为 20 个，则：

$$校正后白细胞数 /L = 12 \times 10^9/L \times \frac{100}{100 + 20} = 10 \times 10^9/L$$

4. 经验控制　以血涂片中所见白细胞的多少粗略核对白细胞计数结果有无大的误差。在血涂片厚薄适宜的情况下，血涂片中所见白细胞的多少与白细胞总数存在一定的对应关系（表 1-8），如不符，需复查。

表 1-8　血涂片白细胞数与白细胞总数的关系

血涂片白细胞数 /HP	WBC/（$\times 10^9$/L）
2～4	4～7
4～6	7～10
6～10	10～13
10～12	13～18

（三）方法学评价

1. 显微镜计数法设备简单、费用低廉,但费时、重复性较差。适用于基层医疗单位和分散检验。

2. 血细胞分析仪法操作简便、效率高、重复性好,但仪器价格较高,准确性取决于仪器的性能及工作状态。适用于大批量的标本集中检验。目前各级医院已普及血细胞分析仪。

（四）参考区间

1. 传统标准　成人:$(4\sim10)\times10^9/L$;儿童:$(5\sim12)\times10^9/L$;6 个月～ 2 岁:$(11\sim12)\times10^9/L$;新生儿:$(15\sim20)\times10^9/L$。

2. 中华人民共和国卫生行业标准血细胞分析参考区间(WS/T 405—2012)　成人:$(3.5\sim9.5)\times10^9/L$;其他同传统标准。

（五）临床意义

白细胞计数高于参考区间的上限称白细胞增多,低于参考区间的下限称为白细胞减少。白细胞计数增多或减少主要受中性粒细胞数量的影响,其临床意义见白细胞分类计数。

二、白细胞分类计数

由于各种白细胞的功能不同,血液中它们的数量及形态变化所引起的临床意义也不同,所以仅对白细胞总数计数是不够的,还必须对各种白细胞分别计数,求出各种白细胞占白细胞总数的百分率,即白细胞分类计数(differential count,DC)。白细胞分类计数的方法有显微镜分类计数法和血细胞分析仪分类计数法。以下介绍显微镜分类计数法。

微课:白细胞分类计数

（一）显微镜分类计数法

白细胞显微镜分类计数是将染色好的血涂片在油镜下根据白细胞形态特征逐个分别计数,得出各种白细胞的百分率,并注意观察其形态的变化。

1. 操作步骤

（1）准备:所需的器材和试剂。

（2）采血:末梢血采血或静脉采血。

（3）制备血涂片与染色:见血涂片制备与染色试验。

（4）分类计数:

1）低倍镜观察:低倍镜下观察全片,包括白细胞的分布和染色情况,特别注意观察尾部及两侧边缘有无异常细胞。

2）油镜观察:选择血涂片体和尾交界处细胞分布均匀、着色良好的区域,滴加香柏油1 滴,按一定的顺序对所见到的白细胞逐个进行分类,并用白细胞分类计数器做好记录,共计数 100 个白细胞。同时观察红细胞、血小板形态以及有无寄生虫等。

（5）计算:求出各类白细胞所占的百分率,根据白细胞总数计算各种白细胞的绝对值。

2. 结果报告

(1) 白细胞分类计数结果:以各种白细胞所占的百分率表示,或者根据白细胞总数计算出各种白细胞的绝对值(每升血液中各种白细胞的数量)。

(2) 幼稚或异常白细胞:若发现幼稚或异常白细胞,应计算在白细胞分类百分率中。

(3) 有核红细胞:血涂片中如见到有核红细胞,应逐个计数,但不列入白细胞总数之内,而是报告分类计数 100 个白细胞的同时见到的有核红细胞个数。

(4) 寄生虫:如发现疟原虫等应报告。

(5) 红细胞、血小板的形态:如有异常改变应报告并进行形态学描述。

(二) 质量保证

1. 标本　要用新鲜全血(末梢血或 EDTA-K$_2$ 抗凝静脉血)制备血涂片。使用 EDTA-K$_2$ 抗凝血液标本时,应充分混匀后再涂片。抗凝血样本应在采集后 4 h 内制备血涂片,时间过长可引起白细胞形态改变。不宜用冷藏标本制备血涂片。

2. 血涂片制备和染色　制备良好的染色血涂片是做好白细胞分类计数的前提。

3. 镜检部位　各种白细胞体积大小不等,在血涂片中分布很不均匀,一般体积较小的淋巴细胞在头、体部分布较多,而尾部和两侧以中性粒细胞和单核细胞较多,异常大的细胞常在片尾出现。一般认为,细胞分布在片头至片尾的 3/4 区域比较均匀(体尾交界处),各种白细胞的分布比例与体内外周血中一致,因此分类时应选择在体尾交界处,且必须按一定方式(如"城垛"样或弓字形)有规律地移动视野,以避免重复、遗漏或主观选择视野(图 1-17)。

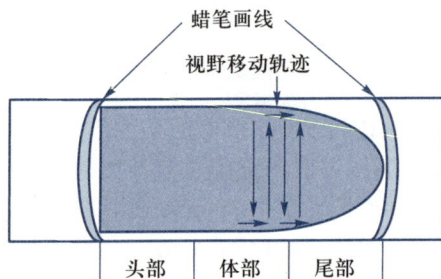

图 1-17　镜检部位及血涂片移动的顺序

4. 镜检白细胞数量　白细胞分类计数的数量应根据白细胞总数而定。一般要求在油镜下分类计数 100 个白细胞;当白细胞总数超过 15×10^9/L 时,应分类计数 200 个白细胞;当白细胞数量明显减少(<3×10^9/L)时,为了减少误差,可多检验几张血涂片,分类计数 50～100 个白细胞。

(三) 方法学评价

白细胞分类计数有显微镜分类计数法和血细胞分析仪分类计数法两种,其方法学评价见表 1-9。

表 1-9　白细胞分类计数方法学评价

方法	评价
显微镜分类计数法	白细胞分类计数参考方法(WS/T 246—2005),分类结果较准确;设备简单、费用低廉;但费时,且结果的准确性取决于操作者个人的技术水平
血细胞分析仪分类计数法	快速、重复性好,但对于某些细胞不能识别,特别是白血病细胞、异型淋巴细胞;只能用于筛查,异常标本必须采用显微镜分类计数法进行复检

（四）参考区间

1. 显微镜分类计数法 白细胞分类计数的参考区间,见表1-10。

表 1-10 白细胞分类计数参考区间

白细胞	百分率 /%	绝对值 /（×10⁹/L）
中性杆状核粒细胞	1～5	0.04～0.50
中性分叶核粒细胞	50～70	2～7
淋巴细胞	20～40	0.80～4.00
单核细胞	3～8	0.12～0.80
嗜酸性粒细胞	0.5～5.0	0.02～0.50
嗜碱性粒细胞	0～1	0～0.1

2. 血细胞分析仪分类计数法（WS/T 405—2012） 白细胞分类计数的参考区间,见表1-11。

表 1-11 白细胞分类计数参考区间(成人)

白细胞	百分率 /%	绝对值 /（×10⁹/L）
中性分叶核粒细胞	40～75	1.8～6.3
淋巴细胞	20～50	1.1～3.2
单核细胞	3～10	0.1～0.6
嗜酸性粒细胞	0.4～8.0	0.02～0.52
嗜碱性粒细胞	0～1	0～0.06

（五）白细胞计数和白细胞分类计数临床意义

1. 中性粒细胞 中性粒细胞在白细胞中所占百分率最高,因此它的数量增减是影响白细胞总数变化的主要原因。一般情况下,中性粒细胞增多,白细胞总数增多;中性粒细胞减少,白细胞总数也减少,二者的临床意义基本一致。有时白细胞总数与中性粒细胞数量变化不一致,需要结合白细胞计数和白细胞分类计数结果,以及临床资料具体分析其原因。

（1）中性粒细胞生理性增多：① 一天之内不同时间外周血白细胞及中性粒细胞数量可不同,一般下午较上午高。② 剧烈运动,情绪激动,严寒,暴热。③ 新生儿。④ 妊娠5个月以上及分娩时。这些生理因素引起的白细胞增多常为一过性增多,在去除影响因素后不久则可恢复正常,主要系边缘池内的白细胞过多地进入循环池所致。

由于白细胞数量生理波动较大,所以白细胞计数波动在30%(甚至有人认为50%)以内临床上并无意义,有时需要通过定时和连续计数观察来判断有无临床意义。

微课：白细胞分类计数及临床意义

(2) 中性粒细胞病理性增多(neutrophilia): ① 急性感染: 特别是化脓性球菌如金黄色葡萄球菌、溶血性链球菌、肺炎链球菌等所致的败血症、急性风湿热、扁桃体炎、阑尾炎等, 这也是白细胞增多最常见的原因。② 严重的组织损伤及大量血细胞破坏: 如严重的烧伤、较大手术后、心肌梗死、急性溶血等均可见白细胞增多, 增多的细胞成分以中性粒细胞为主。③ 急性大出血: 内脏(如肝、脾)破裂或异位妊娠破裂所致大出血, 此时白细胞可迅速增多, 常达 $20 \times 10^9/L$, 并以中性粒细胞为主, 常出现于血红蛋白降低之前。④ 急性中毒: 急性化学药物中毒如安眠药、有机磷等中毒; 代谢性中毒如糖尿病酮症酸中毒、尿毒症等也常见白细胞(主要是中性粒细胞)增多。⑤ 恶性肿瘤: 非造血系统的恶性肿瘤如肝癌、胃癌等可出现持续性的白细胞增多, 以中性粒细胞为主。⑥ 急、慢性粒细胞白血病: 急性型白细胞增多, 但一般小于 $100 \times 10^9/L$, 分类时以原、幼粒细胞为主; 慢性型白细胞常大于 $100 \times 10^9/L$, 分类时以中、晚幼及以下各阶段粒细胞为主, 并伴有较多的嗜酸性粒细胞和嗜碱性粒细胞, 此时需与中性粒细胞型类白血病反应相鉴别。

类白血病反应(leukemoid reaction, LR)是指机体对某些刺激因素所产生的类似白血病表现的血象反应。外周血中白细胞数大多明显增多, 并可有数量不等的幼稚细胞出现, 但红细胞和血小板一般无改变, 当病因去除后, 类白血病反应也逐渐消失。引起类白血病反应的病因很多, 以感染和恶性肿瘤最多见, 其次还有急性中毒、外伤、休克、急性溶血或出血、大面积烧伤及过敏等。

类白血病反应以中性粒细胞型最常见, 还有淋巴细胞型、嗜酸性粒细胞型、单核细胞型, 因其外周血有较多相应类型的幼稚细胞, 有必要做骨髓检验, 以排除相应细胞类型的急性白血病。

以上白细胞总数及中性粒细胞增多(除白血病属于造血干细胞克隆性疾病外)与机体相对缺氧、细菌内毒素、肿瘤坏死产物等引起边缘池内细胞进入循环池, 或刺激骨髓释放白细胞增多有关。

(3) 中性粒细胞减少(neutropenia): ① 某些感染: 见于某些革兰氏阴性杆菌(如伤寒、副伤寒沙门菌)感染及多数病毒感染(如流感)。② 某些血液病: 如再生障碍性贫血及非白血性白血病, 白细胞可小于 $1 \times 10^9/L$, 分类时淋巴细胞相对增多。③ 慢性理化损伤: 长期接触放射线(如 X 射线)、电离辐射、应用或接触某些化学药物(如氯霉素), 可抑制骨髓细胞的有丝分裂而致白细胞减少。④ 自身免疫性疾病: 如系统性红斑狼疮, 由于自身免疫性抗核抗体导致白细胞减少。⑤ 脾功能亢进: 肿大的脾中单核 - 吞噬细胞系统吞噬破坏过多的白细胞。

2. 嗜酸性粒细胞　见本节"嗜酸性粒细胞计数"相关内容。

3. 嗜碱性粒细胞

(1) 嗜碱性粒细胞增多(basophilia): ① 慢性粒细胞白血病: 嗜碱性粒细胞可达 10% 或更多。② 嗜碱性粒细胞白血病: 嗜碱性粒细胞异常增多, 可达 20% 以上, 多为幼稚型。③ 过敏性疾病: 溃疡性结肠炎、超敏反应等可见嗜碱粒细胞增多。④ 骨髓纤维化和某些转移癌时也可见嗜碱性粒细胞增多。

(2) 嗜碱性粒细胞减少(basophilopenia): 由于嗜碱性粒细胞所占百分比甚低, 其减少多无临床意义。

4. 淋巴细胞

(1) 淋巴细胞生理性增多:出生 1 周的新生儿外周血白细胞以中性粒细胞为主,以后淋巴细胞逐渐上升,整个婴幼儿期淋巴细胞较高,可达 70%;4～6 岁后,淋巴细胞开始下降,中性粒细胞逐渐上升。整个婴幼儿期淋巴细胞百分率较成人高。

(2) 淋巴细胞病理性增多(lymphocytosis):① 绝对增多:某些病毒或细菌所致的传染病,如风疹、流行性腮腺炎、传染性单核细胞增多症、传染性淋巴细胞增多症、百日咳等;某些慢性感染,如结核病恢复期也可见淋巴细胞增多,但白细胞总数多正常;急、慢性淋巴细胞白血病淋巴细胞增多明显,且可导致白细胞总数增多。② 相对增多:再生障碍性贫血、粒细胞缺乏症等因中性粒细胞明显减少以致淋巴细胞百分率相对增高。

(3) 淋巴细胞减少(lymphocytopenia):主要见于长期接触放射线或应用肾上腺皮质激素之后,在急性化脓性感染时由于中性粒细胞明显增多可导致淋巴细胞相对减少。

5. 单核细胞

(1) 单核细胞生理性增多:正常儿童单核细胞较成人稍高,平均为 9%,出生 2 周内的新生儿可达 15% 或更高。

(2) 病理性增多(monocytosis):① 某些感染:如亚急性感染性心内膜炎、疟疾、黑热病、急性感染的恢复期、活动性肺结核等。② 某些血液病:单核细胞白血病、粒细胞缺乏症的恢复期、淋巴瘤及骨髓增生异常综合征等。

(3) 单核细胞减少(monocytopenia):临床意义不大。

三、白细胞形态检验

在病理情况下,除白细胞计数和分类结果发生变化外,有时白细胞的形态也会发生改变,而形态的改变与某些疾病关联,因此外周血白细胞形态检验具有重要意义。白细胞数量和形态检验是血常规检验的主要内容。血涂片经瑞特或瑞-吉复合染色后在光学显微镜下检验,是血细胞形态检验的基本方法,临床应用极其广泛。虽然目前已经有细胞形态分析的多种自动化仪器问世,但不可能完全替代显微镜检验。

微课:白细胞形态检验

(一)外周血正常白细胞形态

外周血中正常白细胞形态见图 1-18,各种白细胞的正常形态特征见表 1-12。

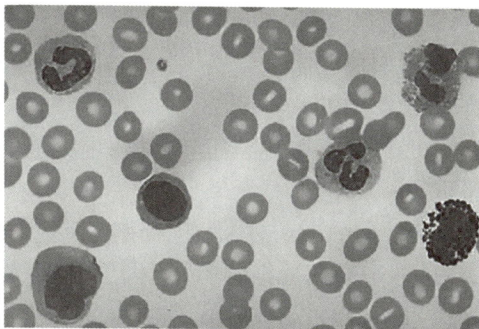

图 1-18 外周血正常白细胞形态

表 1-12　外周血白细胞的正常形态特征

细胞类型	直径 /μm	形态	细胞质	细胞核	染色质
中性杆状核粒细胞	10~15	圆形	粉红色,颗粒量多、细小、均匀、紫红色	弯曲呈杆状、带状、腊肠样	粗糙,深紫红色
中性分叶核粒细胞	10~15	圆形	粉红色,颗粒量多、细小、均匀、紫红色	分 2~5 叶,以 3 叶核为主	粗糙,深紫红色
嗜酸性粒细胞	13~15	圆形	着色不清,橘黄色颗粒、粗大、整齐排列、均匀充满细胞质	多分 2 叶,眼镜形	粗糙,深紫红色
嗜碱性粒细胞	10~12	圆形	着色不清,紫黑色颗粒、量少、大小不均、排列杂乱,可盖于细胞核上	因颗粒遮盖而细胞核不清晰	粗糙,深紫红色
淋巴细胞	6~15	圆形或椭圆形	透明、淡蓝色、多无颗粒,大淋巴细胞可有少量粗大、不均匀紫红色颗粒	圆形、椭圆形、肾形	深紫红色,粗糙成块,核外缘光滑
单核细胞	12~20	圆形、椭圆形或不规则形	半透明、灰蓝色或灰红色,颗粒细小、尘土样紫红色	肾形、山字形、马蹄形、扭曲折叠不规则形	疏松网状、淡紫红色,有膨胀和立体起伏感

(二) 外周血异常白细胞形态

1. 中性粒细胞的毒性变化　在严重传染病、各种化脓性感染、败血症、恶性肿瘤、中毒、大面积烧伤等病理情况下,中性粒细胞可发生下列形态改变,它们可单独出现,亦可同时出现。

(1) 大小不均(anisocytosis):即中性粒细胞体积大小悬殊(图 1-19)。可能是在内毒素等因素作用下骨髓内幼稚中性粒细胞发生不规则分裂的结果。常见于一些病程较长的化脓性感染。

(2) 中毒颗粒(toxic granulation):中性粒细胞细胞质中出现的粗大、大小不等、分布不均匀的紫黑色或深紫褐色颗粒,称为中毒颗粒(图 1-20)。可能因特殊颗粒生成受阻或发生颗粒变性所致。常见于严重化脓性感染及

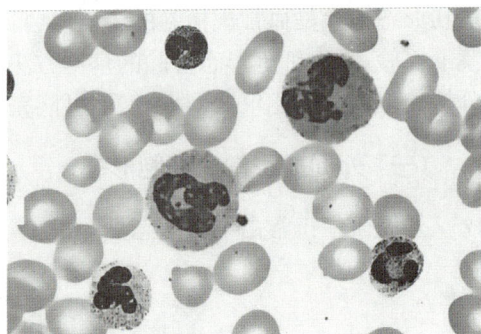

图 1-19　中性粒细胞大小不均

大面积烧伤等。含中毒颗粒的细胞在中性粒细胞中所占的比值称为毒性指数。毒性指数越大,感染、中毒情况越严重。

(3) 空泡变性(vacuolar degeneration):中性粒细胞细胞质内出现一个或数个空泡(图 1-21)。一般认为,空泡是细胞受损后细胞质发生脂肪变性或颗粒缺失的结果。最常见于严重感染,特别是败血症时。EDTA 抗凝血储存后,血细胞也可发生空泡样改变,此时,如无其他毒性变化,不宜将其归为中性粒细胞的毒性变化。

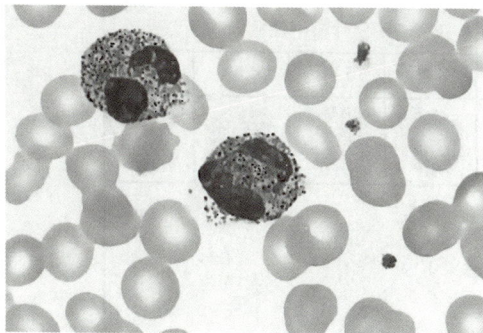

图 1-20　中毒颗粒

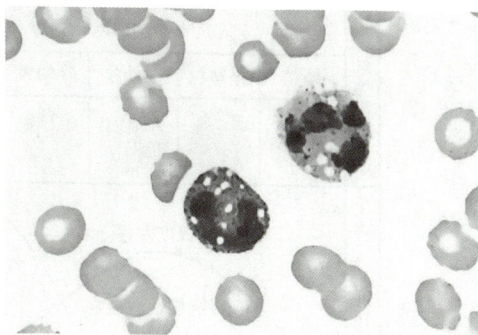

图 1-21　空泡变性

（4）杜勒小体（Döhle body）：是中性粒细胞细胞质毒性变化而保留的局部嗜碱性区域。呈圆形、梨形或云雾状，天蓝色或灰蓝色，直径 1～2 μm，是细胞质局部不成熟的表现（图 1-22）。杜勒小体亦可见于单核细胞中，其意义相同。

（5）核变性（degeneration of nucleus）：核变性包括核肿胀、核固缩、核碎裂及核溶解等（图 1-23）。核固缩时，细胞核固缩为均匀呈深紫色的块状；核溶解时，可见细胞核膨胀、着色浅淡，常伴核膜破碎，致使核的轮廓不清。常见于细胞衰老后，严重感染时该类细胞增多。

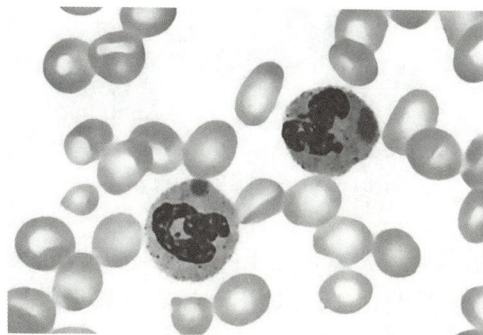

图 1-22　杜勒小体

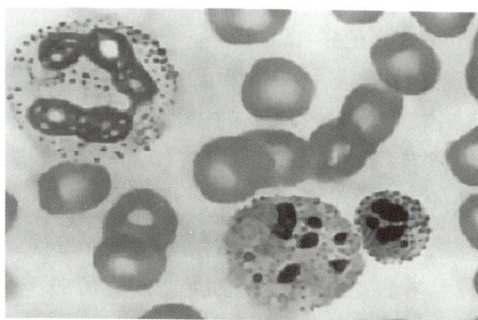

图 1-23　核变性

2. 中性粒细胞的核象（nuclear shift）变化　中性粒细胞的核形标志着它的发育阶段。正常情况下，外周血中的中性粒细胞具有分叶核的占绝大多数，且以 3～4 叶为主。病理情况下，中性粒细胞的核象可发生变化，即出现核左移或核右移（图 1-24）。

（1）核左移（shift to the left）：外周血中杆状中性核粒细胞增多并出现晚幼粒、中幼粒甚至早幼粒细胞时称为核左移（图 1-25）。核左移常伴中毒颗粒、空泡、核变性等毒性变化。最常见于急性化脓性感染，急性中毒、急性溶血时也可见到。核左移程度与感染的严重程度和机体的抵抗力密切相关。核左移时白细胞数可增多，也可不增多甚至减少，但以增多者多见。核左移伴白细胞增多称再生性核左移（regenerative left shift），表示骨髓造血旺盛，机体抵抗力强；核左移伴白细胞总数不增多或减少称为退行性核左移（degenerative left shift），表示骨髓释放受到抑制，机体抵抗力差。

细胞类型	未成熟中性粒细胞				过渡期	分叶核中性粒细胞			
	原粒	早幼粒	中幼粒	晚幼粒	杆状核	2叶	3叶	4叶	5叶

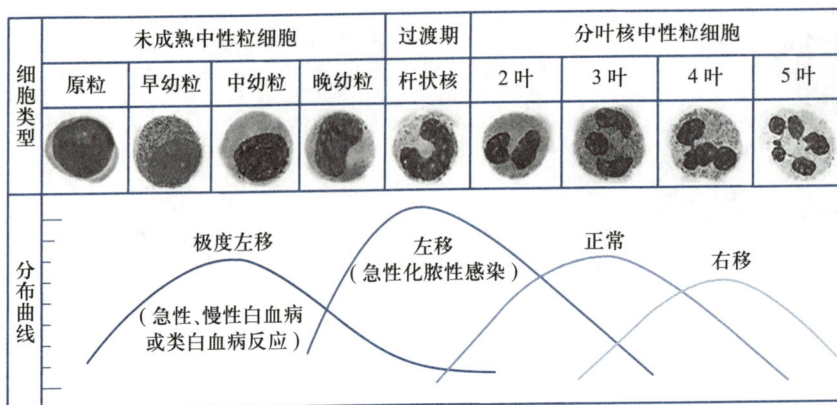

图 1-24　中性粒细胞的核象变化

核左移根据其程度可分为轻、中、重三级。轻度核左移:仅见杆状核粒细胞>6%;中度核左移:杆状核粒细胞>10%并有少数晚幼粒、中幼粒细胞;重度核左移(急、慢性白血病或类白血病反应):杆状核粒细胞>25%,出现更幼稚的粒细胞,如早幼粒,甚至原粒细胞,常伴有明显的中毒颗粒、空泡变性、核变性等改变。中性粒细胞类白血病反应通常也表现为核左移(图 1-26)。

(2) 核右移(shift to the right):外周血中5叶核及5叶核以上的中性粒细胞>3%时称为核右移(图 1-27)。核右移常伴有白细胞总数的减少,属造血功能衰退的表现。可由于缺乏造血物质、DNA 合成减少或骨髓造血功能减退所致。主要见于巨幼红细胞贫血(又称营养性大细胞性贫血)及恶性贫血。在炎症的恢复期,一过性地出现核右移属正常现象。如疾病进展期突然出现核右移则是预后不良的表现。

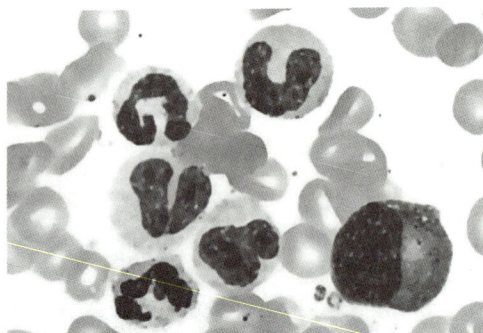

图 1-25　中性粒细胞核左移

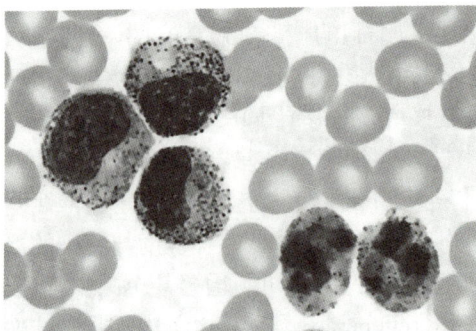

图 1-26　中性粒细胞类白细胞反应

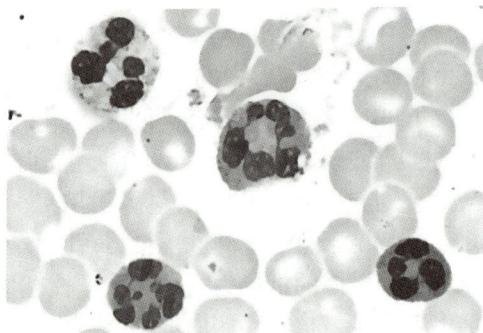

图 1-27　中性粒细胞核右移

3. 淋巴细胞的异常形态

(1) 非典型淋巴细胞(atypical lymphocyte):又称异型淋巴细胞(abnormal lymphocyte),在病毒或过敏原等因素刺激下,外周血淋巴细胞增生并发生形态上的改变,称为异型淋巴细胞。其形态的变异是因增生亢进,细胞体积增大、嗜碱性增强,甚至发生母细胞化。按形态特征将其分为以下3型。① Ⅰ型(空泡型):又称浆细胞型,最为常见。其细胞体比正常淋巴细胞稍大,多为圆形;细胞核呈圆形、椭圆形、肾形或不规则形,染色质呈粗网状或不规则聚集呈粗糙的块状;细胞质较丰富,深蓝色,一般无颗粒,含空泡或因具有多数小空泡而呈泡沫状(图1-28)。② Ⅱ型(不规则型):亦称单核细胞型。细胞体较Ⅰ型细胞明显增大,外形不规则,似单核细胞;细胞核呈圆形或不规则形,染色质不如Ⅰ型致密;细胞质丰富,淡蓝或蓝色,有透明感,边缘处蓝色较深,可有少数嗜天青颗粒,一般无空泡(图1-29)。③ Ⅲ型(幼稚型):又称未成熟细胞型。细胞体较大;细胞核大,呈圆形或椭圆形,染色质呈细致网状,可有1~2个核仁;细胞质量较少,呈深蓝色,多无颗粒,偶有小空泡(图1-30)。

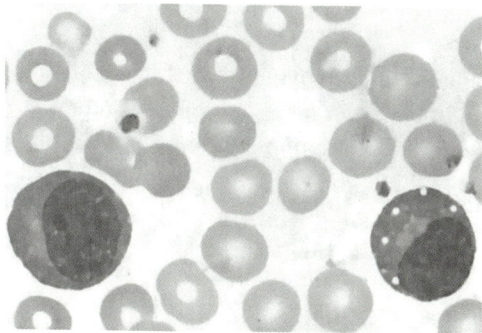

图1-28 Ⅰ型异型淋巴细胞

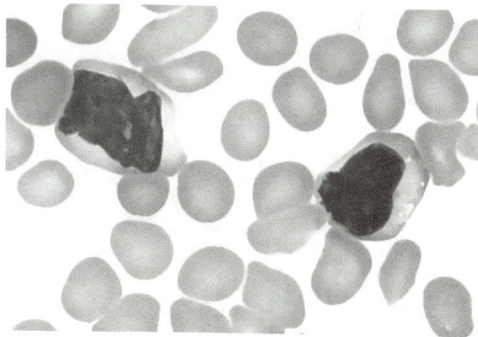

图1-29 Ⅱ型异型淋巴细胞

异型淋巴细胞增多主要见于传染性单核细胞增多症、病毒性肝炎、流行性出血热、湿疹等病毒性疾病和过敏性疾病。正常人血涂片中可偶见此种细胞。一般病毒感染时异型淋巴细胞小于5%,而传染性单核细胞增多症时异型淋巴细胞常大于10%。

(2) 具有卫星核(satellite nucleus)淋巴细胞:即在淋巴细胞的主核旁边另有一个游离的小核(图1-31)。此卫星核系当染色体受损后,在细胞有丝分裂末期,丧失着丝点的染色单体或其片段被两个子代细胞所排出而形成卫星核。此种细胞常见于接受较大剂量的电离辐射之后或其他理化因子、抗癌药物等对细胞造成损伤时,常作为致畸、致突变的客观指标之一。

4. 其他异常白细胞

(1) 巨多核中性粒细胞(giant hypersegmented neutrophil):成熟中性粒细胞胞体增大,核分叶过多,常为5~9叶,甚至达10叶以上,各叶大小差别很大,核染色质疏松(图1-32)。巨多核中性粒细胞常见于巨幼红细胞贫血或应用抗代谢药物治疗后。

(2) 奥氏小体(Auer rod),又称棒状小体:为白细胞(主要是中性粒细胞)细胞质中出现的紫红色细杆状物质,一个或数个,长为1~6 μm(图1-33)。一旦出现棒状小体即可拟诊为急性白血病,并有助于鉴别急性白血病的类型。急性粒细胞白血病和急性单核细胞白血病可见到棒状小体,而急性淋巴细胞白血病则无棒状小体。

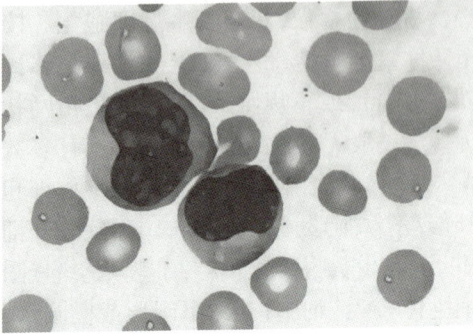

图 1-30　Ⅲ型异型淋巴细胞

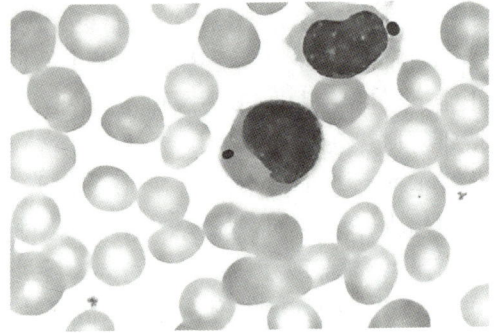

图 1-31　卫星核淋巴细胞

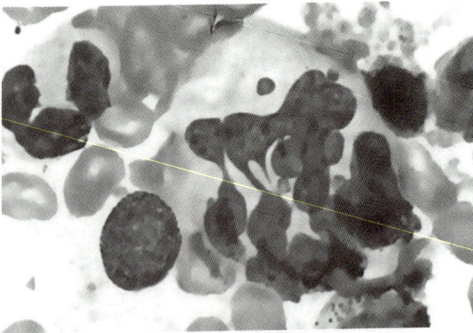

图 1-32　巨多核中性粒细胞

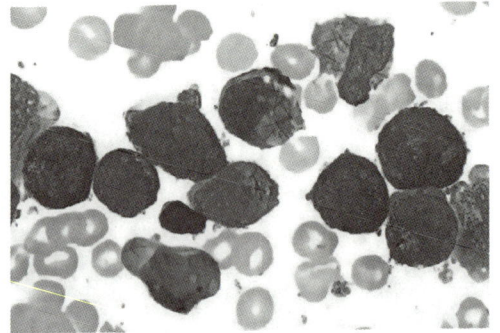

图 1-33　棒状小体

（3）几种特殊的形态畸形:如 Pelger-Hüet 畸形(图 1-34)、Chediak-Higashi畸形(图 1-35)、Alder-Reilly 畸形(图 1-36)和 May-Hegglin 畸形(图 1-37)等,可出现于一些遗传性疾病患者的外周血中(表 1-13),也可见于严重感染时,临床少见。

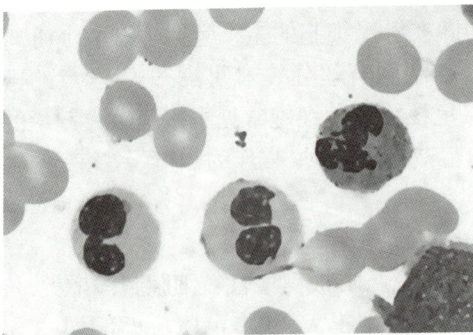

图 1-34　Pelger-Hüet 畸形

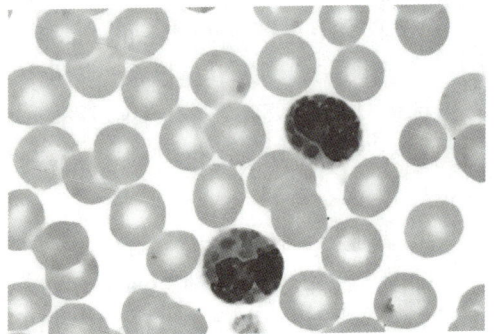

图 1-35　Chediak-Higashi 畸形

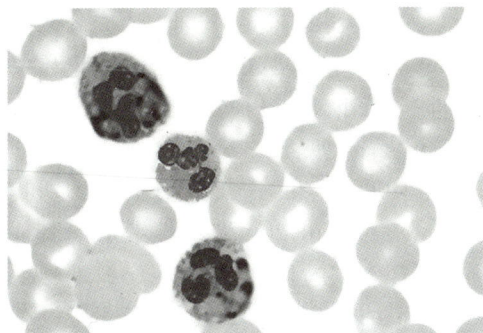

图 1-36 Alder-Reilly 畸形

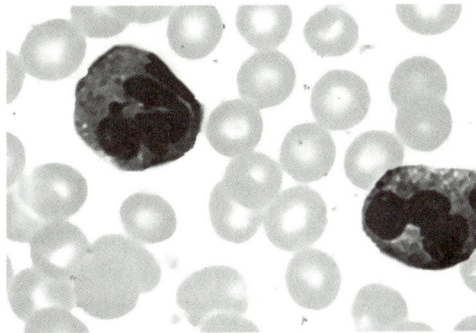

图 1-37 May-Hegglin 畸形

表 1-13 与遗传因素相关的中性粒细胞畸形的形态特点和临床意义

畸形	特点	临床意义
Pelger-Hüet 畸形	胞核分叶能力减退,常呈杆状、肾形、眼镜形、哑铃形或少分叶(两大叶),但染色质致密、深染,聚集成小块或条索状,其间有空白间隙	常染色体显性遗传,又称家族性粒细胞异常。继发于严重感染的核分叶能力减退称为假性 Pelger-Hüet 畸形。正常小于 4%,获得性异常常见于骨髓增生异常综合征、急性髓细胞白血病,偶见于原发性骨髓纤维化、慢性粒细胞白血病
Chediak-Higashi 畸形	胞质中含几个至数十个直径为 2～5 μm 的包涵体,呈异常巨大的紫蓝色或淡灰色块状。也可见于其他粒细胞、单核细胞、淋巴细胞	常染色体隐性遗传,可影响粒细胞的功能,易出现严重感染
Alder-Reilly 畸形	胞质中含巨大深染嗜天青颗粒(呈深红或紫色包涵体),但不伴有白细胞增多及核左移、空泡等,有时似杜勒小体。也可见于其他粒细胞、单核细胞、淋巴细胞	常染色体隐性遗传,但不影响粒细胞功能,常伴有骨或软骨畸形疾病
May-Hegglin 畸形	粒细胞终生含有无定形的淡蓝色包涵体,与严重感染、中毒时的杜勒小体相似,但大而圆。也可见于其他粒细胞、单核细胞	常染色体显性遗传,良性畸形

四、嗜酸性粒细胞计数

根据白细胞计数和白细胞分类计数结果可以间接求出每升血液中嗜酸性粒细胞的数量。但临床上为了准确了解嗜酸性粒细胞的数量变化情况,可以采用显微镜直接计数法。

(一)显微镜直接计数法

1. 原理 用嗜酸性粒细胞稀释液将血液稀释一定的倍数,同时破坏红细胞和大部分其他白细胞,并使嗜酸性粒细胞着色,混匀后充入计数池,计数一定体积内嗜酸性粒细胞的数量,即可换算出每升血液中嗜酸性粒细胞的数量。

微课:嗜酸性粒细胞计数

2. 试剂　嗜酸性粒细胞稀释液有多种,各有其优缺点(表 1-14)。试剂主要成分及作用:① 伊红、溴甲酚紫等可使嗜酸性粒细胞着色。② 碳酸钾、草酸铵可促使红细胞和中性粒细胞破坏。③ 乙醇、丙酮为嗜酸性粒细胞保护剂。此外,甘油可防止乙醇挥发,枸橼酸钠等抗凝剂可防止血液凝固。常用的稀释液有以下几种。① Hinkelman 稀释液:伊红 0.2 g,95% 苯酚 0.5 ml,40% 甲醛 0.5 ml,蒸馏水加至 100 ml。可在室温保持较长时间,是较为理想的稀释液。② 乙醇 - 伊红稀释液:95% 乙醇 30 ml,20 g/L 伊红液 10 ml,甘油 10 ml,碳酸钾 1.0 g,枸橼酸钠 0.5 g,蒸馏水加至 100 ml。因含有甘油较黏稠,细胞不易混匀,计数前须充分混匀。③ 溴甲酚紫稀释液:溴甲酚紫 25 mg,0.1 mol/L 磷酸缓冲液(pH 7.4)1.0 ml,蒸馏水加至 50 ml。稀释液为低渗状态。④ 伊红 - 丙酮稀释液:20 g/L 伊红液 5 ml,丙酮 5 ml,蒸馏水加至 100 ml。试剂简单,需要每周配制一次。

表 1-14　嗜酸性粒细胞计数稀释液的优缺点

稀释液	优点	缺点
Hinkelman 稀释液	嗜酸性颗粒为橘红色,鲜明易辨,背景清晰;试剂易于保存	中性粒细胞破坏不完全
乙醇 - 伊红稀释液	嗜酸性颗粒为鲜明橙色,背景清晰,2 h 内不破坏;试剂可保存半年以上	背景偏红,计数方格不易辨认;含甘油试剂较黏稠,细胞不易混匀
溴甲酚紫稀释液	低渗配方,红细胞、白细胞破坏完全,背景清晰;试剂配制简单,易于保存	易同时破坏嗜酸性粒细胞,需在采血后 30 min 内完成计数
伊红 - 丙酮稀释液	试剂配制简单,简便易行	不易保存,久置效果差,需每周新鲜配制

3. 简要操作

(1) 准备器材:0.5 ml 吸管、洗耳球、微量吸管、改良牛鲍计数板、显微镜、稀释液和消毒剂等。

(2) 加稀释液:吸取嗜酸性粒细胞稀释液 0.38 ml 于小试管中。

(3) 采血及稀释:用微量吸管取血 20 μl,擦去管尖外部余血,将吸管插入小试管稀释液的底部,轻轻放出血液,并吸取上层稀释液清洗吸管 2～3 次。

(4) 混匀:将试管中的血液与稀释液混匀。

(5) 充池:待细胞悬液变为透明,即红细胞溶解,再次将小试管中的细胞悬液混匀。用微量吸管吸取细胞悬液适量或用玻棒蘸取细胞悬液 1 滴,注入改良牛鲍计数板的 2 个计数池中,室温静置 3～5 min。

(6) 计数:低倍镜下计数 2 个计数池共计 10 个大方格内的嗜酸性粒细胞。

(7) 计算:

$$嗜酸性粒细胞 /L = \frac{N}{10} \times 10 \times 20 \times 10^6 = 0.02N \times 10^9$$

式中,

N:10 个大方格内数得的嗜酸性粒细胞数;

÷10 : 每个大方格的白细胞平均数量;

×10：将 1 个大方格细胞数换算成 1 μl 血液内细胞数；

×20：血液的稀释倍数；

×10^6：由 1 μl 换算成 1 L。

（8）报告方式：X.X××10^9/L。

（二）质量保证

1. 标本采集时间 嗜酸性粒细胞计数最好固定标本的采集时间（如上午 8 时或下午 3 时），以免受日间生理变化的影响。

2. 稀释液 稀释液中的乙醇、丙酮等为嗜酸性粒细胞的保护剂，若嗜酸性粒细胞被破坏，可适当增加其用量；若中性粒细胞破坏不全，则可适当减少其用量。

3. 混匀 嗜酸性粒细胞在稀释液中容易发生聚集，要及时混匀。混合过程中不宜过分振摇，以免嗜酸性粒细胞破碎。若使用含甘油的稀释液，因黏稠度大，要适当延长混匀时间。

4. 嗜酸性粒细胞形态 注意与残留的中性粒细胞区别，以免误认。中性粒细胞一般不着色或着色较浅，胞质颗粒细小或不清。嗜酸性粒细胞颗粒比较大，染色较深。

5. 时间 血液稀释后应在 30 min 至 1 h 内计数完毕，否则嗜酸性粒细胞逐渐破坏或不易辨认，使结果偏低。

（三）方法学评价

1. 显微镜计数法 显微镜计数法所需设备简单，简便易行，但重复性差，精确性不如血液分析仪法；且结果的准确性受操作者技术水平影响较大。如采用血涂片分类计算百分率时，由于嗜酸性粒细胞分布趋于边缘，其百分率的准确性决定于血涂片制备质量。嗜酸性粒细胞绝对值比百分率在临床上更有意义，间接计算得到的嗜酸性粒细胞绝对值不如嗜酸性粒细胞直接计数法准确。

2. 血液分析仪法 五分类血液分析仪的分析速度快、重复性好，可提供嗜酸性粒细胞百分率、绝对值、直方图和散点图，适合大批量标本集中检验。当嗜酸性粒细胞异常增多时可及时报警。但是仪器价格昂贵，目前还不能在所有医院广泛应用，在基层医院仍利用显微镜直接计数。若仪器提示嗜酸性粒细胞增多并伴直方图或散点图异常，应进一步用显微镜做嗜酸性粒细胞直接计数，或做血涂片染色进行人工显微镜检验。

（四）参考区间

（0.05～0.5）×10^9/L。

（五）临床意义

1. 生理变化 在运动、寒冷、饥饿、精神刺激等情况下，交感神经兴奋，通过下丘脑刺激垂体前叶，产生促肾上腺皮质激素（ACTH），ACTH 使肾上腺皮质产生肾上腺皮质激素增加，阻止骨髓释放嗜酸性粒细胞，并促使血中嗜酸性粒细胞向组织浸润，从而导致外周血中嗜酸性粒细胞减少。因此，正常人嗜酸性粒细胞白天低，夜间高；上午波动大，下午较恒定。

2. 病理变化

(1) 嗜酸性粒细胞增多: 见于① 超敏反应性疾病: 如支气管哮喘、荨麻疹、食物过敏、过敏性肺炎、血管神经性水肿等。② 寄生虫病: 如蛔虫、钩虫、绦虫、肺吸虫、包虫、血吸虫、丝虫病等。③ 某些皮肤病: 如银屑病、湿疹、疱疹样皮炎、真菌性皮肤病等。④ 某些血液病: 如慢性粒细胞白血病、嗜酸性粒细胞白血病, 前者嗜酸性粒细胞常可高达10% 以上, 并可见少量的晚幼及中幼嗜酸性粒细胞, 后者嗜酸性粒细胞常可高达20% 以上。⑤ 某些恶性肿瘤, 特别是淋巴系统的恶性肿瘤, 如霍奇金病; 以及某些上皮组织恶性肿瘤, 如肺癌、宫颈癌、鼻咽癌等, 均可见嗜酸性粒细胞增多, 一般在10% 左右。⑥ 某些传染病: 如猩红热。一般急性传染病时, 血中嗜酸性粒细胞均减少。唯独猩红热除外, 反而增多。这是由于该病致病菌(I 型溶血性链球菌)所产生的酶能活化补体成分(C_{3a}、C_{5a}), 其趋化作用导致嗜酸性粒细胞增多。⑦ 某些内分泌疾病, 如脑垂体功能低下及原发性肾上腺皮质功能不全等。

(2) 嗜酸性粒细胞减少: 见于① 伤寒、副伤寒、大手术后。② 长期使用肾上腺皮质激素, 嗜酸性粒细胞常减少。

3. 嗜酸性粒细胞计数的其他应用

(1) 观察急性传染病的预后: 肾上腺皮质激素有促进机体抗感染的能力, 因此当急性感染(如伤寒)时, 肾上腺皮质激素分泌增加, 嗜酸性粒细胞随之减少, 恢复期嗜酸性粒细胞又逐渐增多。若临床症状严重, 而嗜酸性粒细胞不减少, 说明肾上腺皮质功能衰竭; 如嗜酸性粒细胞持续减少, 甚至完全消失, 说明病情严重; 反之, 嗜酸性粒细胞重新出现, 甚至暂时增多, 则为恢复的表现。

(2) 观察手术和烧伤患者的预后: 手术后4 h 嗜酸性细胞显著减少, 甚至消失, 24～48 h 后逐渐增多, 增多速度与病情变化基本一致。大面积烧伤患者, 数小时后嗜酸性粒细胞完全消失, 且持续时间较长, 若大手术或大面积烧伤后, 患者嗜酸性粒细胞不减少或减少很少, 均表明预后不良。

(3) 肾上腺皮质功能测定: ACTH 可使肾上腺皮质产生肾上腺皮质激素, 使嗜酸性细胞减少。因此可在用 ACTH 前、后分别做嗜酸性粒细胞计数以测定肾上腺皮质功能。

五、红斑狼疮细胞检验

系统性红斑狼疮(systemic lupus erythematosus, SLE)是一种原因不明, 累及多个系统和器官的自身免疫性疾病。90% 的病例为女性, 尤其是育龄期妇女。自从 1948 年 Hargraves 在给 SLE 患者进行骨髓穿刺检验涂片中发现红斑狼疮细胞(LE 细胞)以来, LE 细胞检验已成为 SLE 一种重要的辅助诊断方法。SLE 患者的血清中存在一种红斑狼疮因子(LE 因子), 它属于一种 IgG 型自身抗核抗体(anti-nuclear antibody, ANA)。

形成 LE 细胞需要以下几个条件: ① 患者血清中存在 LE 因子, 这是形成 LE 细胞的首要条件。② 受损或退变的细胞核, 即被 LE 因子作用的细胞核。通常为中性粒细胞或淋巴细胞的核。该细胞核无特异性, 患者本身或白血病患者提供的细胞均可。③ 具有吞噬活性的白细胞, 通常为中性粒细胞, 亦可是单核细胞或嗜酸性粒细胞。

LE 细胞检验在镜下可见到游离均匀体、花形细胞簇和典型的 LE 细胞 3 种形态（图 1-38），只有见到典型的 LE 细胞（即游离均匀体完整地被一中性粒细胞吞噬），方可报告"查到 LE 细胞"。

微课：红斑狼疮细胞检验

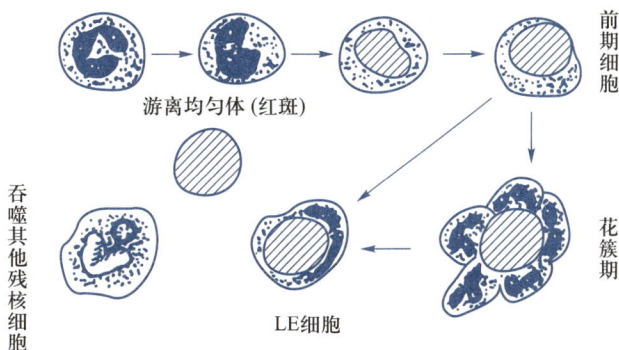

图 1-38　LE 细胞的形成与形态特征

（一）方法

1. 原理　LE 因子在体外可使白细胞退化，导致细胞核染色质失去正常结构，变成游离肿胀的圆形或椭圆形烟雾状的游离均匀体。游离均匀体可吸引吞噬细胞（常为中性粒细胞）在其周围形成花形细胞簇，最后被其中一个吞噬细胞吞噬形成 LE 细胞。

2. 简要操作　采集静脉血 3 ml，待其凝固→搅碎血凝块，去除残余凝块→离心，使白细胞聚集在同一层面→孵育，去除白细胞层，离心→涂片、瑞 - 吉染色→油镜下找 LE 细胞。

（二）质量保证

1. 标本处理　采血后应立即检验，不能放置过久，否则游离均匀体或 LE 细胞退化，易造成假阴性。

2. 孵育温度和时间　孵育温度应控制在 37℃，时间以 2 h 为宜，时间过长或过短均不利于 LE 细胞的形成，出现假阴性结果。

3. 与果馅细胞区别　果馅细胞多为单核细胞吞噬淋巴细胞核所形成，被吞噬的核仍保持原有细胞核的结构和染色特点。果馅细胞在骨髓涂片和血涂片中偶可见到，无诊断意义。

（三）方法学评价

由于血凝块法操作简单，不需特殊试剂和仪器，在临床应用多年。该方法费时费力，阳性率低，且受操作人员技术水平的影响，目前已少用。近年来，该法正逐渐被免疫检验指标所取代。现在实验室主要通过检验血中的自身抗体，如 ANA、抗双链 DNA（抗 ds-DNA）、抗单链 DNA（抗 ss-DNA）及抗 Sm（取自于首例患者名字 Smith）等抗体，对 SLE 进行诊断与鉴别诊断。目前，研究认为抗 Sm 和抗 ds-DNA 一样，对 SLE 有高度特异性,且不论是否处于活动期,抗 Sm 均可阳性,故可作为 SLE 的标志性抗体。但 SLE 患者中抗 Sm 阳性者仅占 20%～40%,故抗 Sm 阴性时不能排除 SLE 诊断。抗 Sm 抗体与临床症状和疾病转归之间的关系迄今尚无一致意见。

(四)参考区间

阴性。

(五)临床意义

SLE 患者,在疾病的活动期,LE 细胞阳性率一般为 70%～90%,缓解期或激素治疗后不易找到。除 SLE 外,其他的自身免疫性疾病,如类风湿关节炎、硬皮病、活动性肝炎等亦可呈阳性反应。因此,发现 LE 细胞时,必须结合临床表现,才能确诊 SLE。另外,未找到 LE 细胞,并不能排除 SLE 的诊断,应进一步做自身抗体检验。

除血液标本以外,有时体液标本(如脑脊液、浆膜腔积液等)也可见 LE 细胞。

(严家来)

第四节　红细胞检验

红细胞(red blood cell,RBC)是人体血液中数量最多的血细胞,主要功能是通过其内含有的血红蛋白运输 O_2 和 CO_2。红细胞起源于骨髓造血干细胞,在促红细胞生成素(erythropoietin,EPO)作用下,红系祖细胞分化为原始红细胞,经数次有丝分裂发育为早幼红细胞、中幼红细胞和晚幼红细胞,晚幼红细胞脱核成为网织红细胞,这一过程在骨髓中进行,约需 72 h;在骨髓或血液中,网织红细胞约经 48 h 发育为成熟红细胞。骨髓中的成熟红细胞和少部分网织红细胞通过骨髓－血屏障进入血液循环。

临床上通过检验红细胞参数和形态变化对某些疾病尤其是贫血进行诊断和鉴别诊断。红细胞检验常用的项目有:红细胞计数、血红蛋白测定、血细胞比容测定、红细胞形态检验、红细胞平均指数、网织红细胞计数、嗜碱性点彩红细胞计数以及红细胞沉降率测定等。

一、红细胞计数

微课:红细胞计数 1

红细胞计数(red blood cell count)即测定单位体积外周血液中红细胞的数量。红细胞计数的方法包括显微镜计数法和血细胞分析仪法。后者将在第二章专门详细介绍。

(一)显微镜计数法

1. 原理　用等渗的红细胞稀释液将血液稀释一定的倍数(200 倍)后,充入改良牛鲍计数板中,在显微镜下计数一定区域(体积)内的红细胞数量,经换算求出每升血液中的红细胞数量。红细胞计数与白细胞计数比较,二者在稀释液成分、稀释倍数和计数区域方面有所不同。

2. 红细胞稀释液 常用的有以下几种。

(1) Hayem 稀释液:由 NaCl、Na$_2$SO$_4$、HgCl$_2$ 和蒸馏水组成。其中,NaCl 和 Na$_2$SO$_4$ 调节渗透压,后者还可提高比重,防止细胞粘连,HgCl$_2$ 为防腐剂。该稀释液的主要缺点是在高球蛋白血症时,易造成蛋白质沉淀而使红细胞凝集。

(2) 枸橼酸钠甲醛盐水稀释液:由 NaCl、枸橼酸钠、甲醛和蒸馏水组成。其中,NaCl 和枸橼酸钠调节渗透压,后者还有抗凝作用,甲醛起固定和防腐作用。该稀释液配制简单,可使红细胞在稀释较长时间后形态不变且不凝集,故应用较广。

(3) 生理盐水或 1% 甲醛生理盐水:均为等渗稀释液,急诊时若无其他红细胞稀释液可用此液代替。

3. 器材 同白细胞计数。

4. 操作步骤

(1) 加稀释液:用吸管吸取红细胞稀释液 1.99 ml 于小试管中。

(2) 采血及稀释:用微量吸管吸取抗凝血或采取末梢血 20 µl,擦去管尖外部余血。将吸管插入含红细胞稀释液的试管底部,轻轻排出血液,并吸取上层红细胞稀释液清洗吸管 2～3 次,至微量吸管肉眼观察无色透明。

(3) 混匀:将试管中的血液与稀释液充分混匀。

(4) 准备计数板:将计数池与盖玻片用干净、柔软的绸布擦净,再将盖玻片盖在计数池上。

(5) 充池:再次混匀试管中的红细胞悬液,用微量吸管吸取细胞悬液适量或用玻棒蘸取细胞悬液 1 滴,充入计数池中。

(6) 计数:室温下静置 2～3 min,待红细胞完全下沉后再进行计数。在高倍镜下计数中央大方格内四角和正中 5 个中方格内的红细胞数。

(7) 计算

$$红细胞数/L = N \times \frac{25}{5} \times 10 \times 200 \times 10^6 = N \times 10^{10} = \frac{N}{100} \times 10^{12}$$

式中,

N:表示 5 个中方格内数得的红细胞数;

25÷5:将 5 个中方格的红细胞数换算成 1 个大方格的红细胞数;

×10:将 1 个大方格红细胞数换算成 1 µl 血液内红细胞数;

×200:血液的稀释倍数;

×10^6:由 1 µl 换算成 1 L。

(8) 结果报告:X.X × 10^{12}/L。

(二) 质量保证

1. 红细胞在室温和 4～8℃ 条件下可稳定 3 天,37℃可稳定 36 h,以后逐渐减少。

2. 将血液加入稀释液后和细胞悬液充池前均需充分混匀。

3. 计数时光线不能太强,注意勿将污染的酵母菌等误认为红细胞。

4. 红细胞在计数池中分布应均匀,每个中方格之间相差超过 20 个以上时要重新充池计数。正常数值范围内,两次红细胞计数相差不得超过 5%。

5. 当白细胞计数>$100×10^9$/L 时,可对红细胞计数结果产生影响。处理方法是从红细胞计数中减去白细胞计数报告;或者在高倍镜下识别细胞时注意观察,勿将白细胞计入。高倍镜下,白细胞体积通常比红细胞体积略大,中央无凹陷,细胞核隐约可见,无黄绿色折光。

6. 其他参见第一章第三节白细胞计数质量保证。

(三) 方法学评价

红细胞计数的方法有显微镜计数法和血细胞分析仪法,其方法学评价见表 1-15。

表 1-15　红细胞计数的方法学评价

方法	优点	缺点
显微镜计数法	传统方法,设备简单,成本低;为参考方法,用于血液分析仪异常检验结果的复查	费时费力、精密度低,结果的准确性取决于操作者的技术水平
血细胞分析仪法	操作简便,效率高,易于标准化,精密度高,适用于大批量标本筛查、健康人群体检	成本高,环境条件要求较高,结果的准确性取决于仪器的性能及工作状态

(四) 参考区间

1. 显微镜计数法　成年男性为$(4.0\sim5.5)×10^{12}$/L;成年女性为$(3.5\sim5.0)×10^{12}$/L;新生儿为$(6.0\sim7.0)×10^{12}$/L。

2. 血细胞分析仪法(WS/T 405—2012)　成年男性为$(4.3\sim5.8)×10^{12}$/L;成年女性为$(3.8\sim5.1)×10^{12}$/L。

3. 红细胞计数结果解读　高于 $6.8×10^{12}$/L,应采取相应的治疗措施;低于 $3.5×10^{12}$/L,可诊断为贫血;低于 $1.5×10^{12}$/L,应考虑输血。

(五) 临床意义

见血红蛋白测定相关内容。

二、血红蛋白测定

血红蛋白(hemoglobin,Hb;HGB)是一种结合蛋白质,是红细胞的主要成分,起运输气体的作用。每个 Hb 分子由 2 对珠蛋白肽链和 4 个亚铁血红素组成,Hb 的分子量为 64 458。

每个 Hb 分子含有 4 条珠蛋白肽链,每条肽链结合 1 个亚铁血红素,亚铁血红素无种属特异性,由原卟啉和铁组成,形成具有四级空间结构的四聚体,以利于结合 O_2 和 CO_2。铁原子位于卟啉环中央,具有 6 条配位键。其中,4 条与原卟啉中心连接;另两条配位键,一条与珠蛋白肽链连接,另一条为 Hb 呼吸载体,与 O_2 结合形成氧合血红蛋白(oxyhemoglobin,HbO_2)。生理条件下,99% Hb 的铁未与 O_2 结合,呈 Fe^{2+} 状态,称为还原血红蛋白(reduced hemoglobin,Hbred),一旦与 O_2 结合则形成氧合血红蛋白;1% Hb 的铁呈 Fe^{3+} 状态,称为高铁血红蛋白(hemiglobin,Hi)或正铁血红蛋白(methemoglobin,MHb)。除了运载 O_2 和 CO_2,Hb 还可以与 CO、氰离子结合,而且结合力更强,这也是煤气中毒和氰化物中毒的原理。若铁的第 6 条配位键被 CO、S 等占据,则形成各种血红蛋白衍生物,如碳氧血红蛋白(HbCO)、硫化血红蛋白(SHb)等。在正常情况下,血液中血红蛋白主要为 HbO_2 和 Hbred,以及少量 HbCO 和 Hi。在病理情况下,HbCO 和 Hi 可以增多,甚至出现 SHb 等血红蛋白衍生物。

Hb 测定,即测定外周血中各种 Hb 的总浓度,是诊断贫血和衡量贫血严重程度的重要检验项目之一。Hb 测定方法大致分为全血铁法、比重法或折射仪法、血气分析仪法和比色法 4 类,临床上以比色法最为常用。ICSH 和 WHO 推荐氰化高铁血红蛋白(haemiglobincyanide,HiCN)测定法作为 Hb 测定的参考方法。

微课:血红蛋白测定 1

(一)血红蛋白测定方法

1. HiCN 测定法

(1)原理:血红蛋白(除 SHb 外)中的亚铁离子(Fe^{2+})被高铁氰化钾氧化为高铁离子(Fe^{3+}),Hb 转化为 Hi。Hi 与氰化钾(KCN)中的氰离子(CN^-)结合,生成稳定的 HiCN。HiCN 最大吸收波峰为 540 nm,波谷为 504 nm。在特定条件下,其毫摩尔吸收系数为 44 L/(mmol·cm)。HiCN 在 540 nm 处的吸光度与浓度成正比,故根据标本的吸光度,即可求得血红蛋白浓度。

(2)试剂:HiCN 转化液的主要成分、作用及评价,见表 1-16。

表 1-16 HiCN 转化液的主要成分、作用及评价

转化液	主要成分	作用	评价
都氏液	$K_3Fe(CN)_6$、KCN、$NaHCO_3$	$K_3Fe(CN)_6$、KCN 使 Hb 形成稳定的 HiCN;$NaHCO_3$ 防止高球蛋白血液标本的溶血液产生浑浊	反应速率慢,15 ℃时 40 min 才能使血红蛋白完全转化成 HiCN
文-齐液(Van Kampen-Zijlstra)	$K_3Fe(CN)_6$、KCN、非离子型表面活性剂、磷酸二氢钾	$K_3Fe(CN)_6$、KCN 使 Hb 形成稳定的 HiCN;非离子型表面活性剂为助溶剂,可溶解 RBC,游离 Hb,并防止溶血液浑浊;磷酸二氢钾维持 pH 在 7.2 ± 0.2,防止高球蛋白血液标本浑浊	Hb 转化快,5 min 即可完成,WHO 和我国卫生健康委员会推荐使用

(3)操作步骤:

1)加转化液:取粗口径试管 1 支,加 HiCN 转化液 5 ml。

2)采血:用微量吸管吸取抗凝血或采取末梢血 20 μl,擦去管尖外部余血。

3)转化:将微量吸管插入试管中转化液底部,轻轻将血排出,再轻吸上层稀释液冲洗管内余血 2～3 次,立即混匀,静置 5 min。

4)比色:使用符合 WHO 标准的分光光度计,波长 540 nm,光径(比色杯内径)1 cm,

以 HiCN 转化液或蒸馏水作空白调零,测定标本吸光度(A)。

5)计算:

$$Hb(g/L) = \frac{A^{\lambda 540}_{HiCN}}{44} \times \frac{64\ 458}{1\ 000} \times 251 = A \times 367.7$$

式中,$A^{\lambda 540}_{HiCN}$ 为测定管吸光度,44 为毫摩尔吸收系数,64 458/1 000 为 1 mmol/L Hb 溶液中所含 Hb 克数,251 为稀释倍数。值得注意的是,由于测得的毫摩尔吸收系数与使用的仪器有关,用此式直接计算必须使用符合 WHO 标准的分光光度计,否则需使用定值的 HiCN 参考液通过计算 K 值或制作标准曲线才能得到结果。

6)结果报告:X.X× g/L。

2. 其他测定方法 由于 HiCN 试剂含有剧毒的氰化钾,各国均相继研发出不含氰化钾的血红蛋白测定方法,如十二烷基硫酸钠血红蛋白(sodium dodecyl sulfate hemoglobin,SDS-Hb)测定法、碱羟血红蛋白(alkaline haematin detergent,AHD$_{575}$)测定法、叠氮高铁血红蛋白(HiN$_3$)测定法、溴代十六烷基三甲胺(cetyltrimethyl ammonium bromide,CTAB)血红蛋白测定法等,其检验结果稳定、准确。目前,自动血细胞分析仪已多使用不含氰化钾的血红蛋白测定方法,但其标准应溯源到 HiCN 量值。

(二)质量保证

微课:血红蛋白测定的注意事项

1. 标本 导致血液标本浊度增大的因素常使血红蛋白浓度假性增高,如高脂血症、高球蛋白、高白细胞(WBC>30×10^9/L)及高血小板(PLT>700×10^9/L)等。HbCO 增多也可影响检验结果。

2. 器材 需定期校准分光光度计,包括其波长、光缝、比色杯光径,选用合格的微量采血管和刻度吸管及比色杯。

3. HiCN 转化液 ① 应置于棕色玻璃瓶内,不得使用塑料容器,以防 CN⁻ 丢失。② 为确保 HbCO 完全转化,可延长转化时间或加大试剂中 K$_3$Fe(CN)$_6$ 用量。③ 转化液中含剧毒品氰化钾,配制时要按剧毒品管理程序操作。④ 测定后的废液也应妥善处理。

4. HiCN 参考液 是制备标准曲线、计算 K 值、校正仪器及其他测定方法的关键物质。ICSH(国际血液学标准委员会)已公布了制备方法和严格的规格,国内已有一些单位参照 ICSH 要求生产供应。我国部级参考品质量标准如下:① 图形扫描符合 ICSH 文件规定,即波峰为(540±1)nm,波谷为 502~504 nm。② $Q = A_{\lambda 540}/A_{\lambda 540} = 1.590 \sim 1.630$,$A_{\lambda 750} \leq 0.002$。③ 无菌试验:普通培养和厌氧培养阴性。④ 精密度:随机抽样 10 支测定,变异系数(CV)≤0.5%。⑤ 准确度:以 WHO 提供的 HiCN 参考品为标准进行测定,测定值与标示值之差 ≤ ±0.5%。⑥ 稳定性:3 年内不变质,测定值不变。⑦ 应分装于棕色安瓿内,每支不少于 10 ml。⑧ 标签应写明产品名称、批号、含量、有效期、生产日期、贮存方法等。

5. 室内质量控制 常用的质控物有以下几种。① ACD 抗凝的全血:4℃可保存 3~5 周,可用于红细胞计数、血红蛋白测定和白细胞计数的质量控制。② 全血质控物:用于多参数血液分析仪进行红细胞计数、血红蛋白等红细胞参数测定和白细胞计数的质量控制,但价格高,开瓶后不可久存。③ 醛化半固定的红细胞:4℃可保存 50~60 天,适用于红细胞计数及血红蛋白测定的质量控制。④ 溶血液：性质稳定,只适用于血红蛋白的质量控制。⑤ 冻干全血：可长期保存,加蒸馏水重建后可用于血红蛋白测定的质量控制。

（三）方法学评价

血红蛋白测定的方法学评价见表 1-17。

表 1-17　血红蛋白测定的方法学评价

测定方法	优点	缺点
HiCN 测定法	参考方法,操作简单,反应速率快,可检验 SHb 之外的所有 Hb,HiCN 参考品可长期保存,便于控制质量	KCN 试剂有剧毒,高白细胞、高球蛋白血症标本可致浑浊,对 HbCO 的反应慢,不能测定 SHb
SDS-Hb 测定法	次选方法,操作简单,呈色稳定,试剂无毒,结果准确,重复性好	SDS 质量差异大,吸收系数未定,SDS 溶血活力大,易破坏白细胞,不适于同时进行白细胞计数的血液分析仪
AHD$_{575}$ 测定法	试剂简易,无毒,呈色稳定,准确性和精密度较高;可用氰化血红素作校准品	575 nm 波长比色,不便于自动检验,HbF 不能转化
HiN$_3$ 测定法	反应迅速,呈色稳定,准确度、精密度较高	试剂有毒性(为 HiCN 的 1/7),HbCO 转化慢(20 min)
CTAB 血红蛋白测定法	溶血性强且不破坏白细胞,适于血液分析仪检验	精密度、准确度略低

微课：血红蛋白测定 2

（四）参考区间

1. 比色法　成年男性为 120～160 g/L;成年女性为 110～150 g/L;新生儿为 170～200 g/L。

2. 血细胞分析仪法（WS/T 405—2012）　成年男性为 130～175 g/L;成年女性为 115～150 g/L。

（五）临床意义

血红蛋白测定的临床意义与红细胞计数相似,但判断贫血程度优于红细胞计数。根据血红蛋白浓度可将贫血分为 4 度：当 Hb<120 g/L(女性<110 g/L)时,为轻度贫血;Hb<90 g/L 时,为中度贫血;Hb<60 g/L 时,为重度贫血;Hb<30 g/L 时,为极重度贫血。当 Hb<45 g/L 时,应考虑输血。在某些贫血中,红细胞和血红蛋白减少程度可不一致,两者同时测定,对贫血的诊断和鉴别诊断更有意义。

1. 红细胞和血红蛋白增多　成年男性 RBC>6.0×10^{12}/L,Hb>170 g/L;成年女性 RBC>5.5×10^{12}/L,Hb>160 g/L,为红细胞和血红蛋白增多。

(1) 生理性增多：受多种因素影响,但与相同年龄、性别人群的参考区间相比,一般

在 ±20% 以内。① 机体缺氧，如新生儿、高原居民、登山运动员、剧烈运动和体力劳动。② 性别差异，成年男性比女性高，是由于男性雄性激素水平较高，睾酮与促进红细胞造血作用有关。③ 情绪影响，如感情冲动、兴奋、恐惧时，肾上腺皮质激素增多。④ 日内差异，如同一天内上午 7:00 的红细胞数量最高。⑤ 采血影响，毛细血管血比静脉血测定结果高（10%～15%），静脉压迫时间超过 2 min，增加 10%。⑥ 长期重度吸烟。⑦ 某些药物影响。

（2）病理性增多：① 相对性增多：由于大量失水、血浆量减少而使血液浓缩所致。见于剧烈呕吐、高热、严重腹泻、大面积烧伤、多尿、多汗等。② 绝对性增多：包括继发性增多和原发性增多。继发性增多见于长期组织缺氧、促红细胞生成素（EPO）代偿性增高，如严重的慢性心肺疾病，发绀型先天性心脏病等；EPO 非代偿性增高，也可引起继发性增多，如肝癌、肾癌、子宫肌瘤、卵巢癌、肾积水、肾胚胎瘤、多囊肾和肾移植术后等。原发性增多可见于真性红细胞增多症，是原因不明的造血系统增殖性疾病，红细胞可多达（7～10）× 10^{12}/L。

2. 红细胞和血红蛋白减少　红细胞、血红蛋白和血细胞比容低于参考区间的下限，称为贫血。

（1）生理性减少：① 6 个月至 2 岁婴幼儿由于生长发育迅速而造血原料相对不足及血容量增加所致。② 妊娠中、晚期，为适应胎盘循环的需要，血浆量明显增多而使红细胞被稀释而减少。③ 老年人造血功能逐渐减退。④ 长期饮酒减少约 5%。以上几种情况所致的贫血统称为生理性贫血。

（2）病理性减少：见于各种原因导致的贫血，病因诊断需要结合临床表现和进一步检验来综合判断。根据病因，一般将贫血分为如下 3 类：① 红细胞生成减少：包括造血原料缺乏或利用障碍，如缺铁引起的缺铁性贫血、缺乏维生素 B_{12} 或叶酸所致的巨幼红细胞贫血、铁利用障碍所致的铁粒幼细胞贫血以及骨髓造血功能低下，如再生障碍性贫血、白血病、恶性肿瘤骨髓转移等。② 红细胞破坏过多：各种溶血性贫血，包括红细胞内在缺陷和外在异常。③ 红细胞丢失过多：如急、慢性失血性贫血。

三、血细胞比容测定

血细胞比容（hematocrit，HCT）曾称红细胞压积（packed cell volume，PCV），是指一定体积的全血中红细胞所占体积的相对比例。HCT 的高低主要与红细胞数量、平均体积及血浆量有关，主要用于贫血和红细胞增多的诊断、血液稀释和血液浓缩变化的测定、红细胞平均体积和红细胞平均血红蛋白浓度的计算等。HCT 直接测定采用离心法（包括温氏法和微量法），间接测定采用血细胞分析仪法。

（一）血细胞比容测定方法

1. 温氏（Wintrobe）法
（1）原理：温氏法是利用血液中不同的有形成分密度的差异，将定量的抗凝血以一定的速度和时间离心后，血液中有形成分相互分层，读取压实红细胞层的高度，即为血细胞比容。

（2）器材：温氏管（Wintrobe tube）管长 110 mm，内径 3 mm，管壁一侧自上而下标有

0～100 mm 刻度(对侧有自上而下 0～100 mm 刻度,用于血沉测定),分度值为 1 mm,内面为平底(图 1-39)。

(3) 操作步骤:

1) 采血:取静脉抗凝血约 2 ml,混匀。

2) 加血:用细长毛细滴管吸取混匀的抗凝血,插入温氏管底部,然后将血液缓慢注入至温氏管右侧刻度"10"处,并用小橡皮塞紧管口。

3) 离心:将加好血液的温氏管放置于离心机,以 3 000 r/min,离心 30 min,读取压实红细胞层的柱高的毫米数,然后再离心 10 min,至红细胞层不再下降为止。

4) 读数:离心后血液分为 5 层,自上而下分别为血浆层、血小板层、白细胞和有核红细胞层、还原红细胞层(紫黑色)及带氧红细胞层。结果读取应以还原红细胞层为准。

5) 结果报告:血细胞比容 0.XX。

2. 微量法 检验原理同温氏法,但离心力不同。微量法是采用一次性使用的毛细玻璃管(管长 75 mm,内径 0.8～1.0 mm,壁厚 0.20～0.25 mm),将抗凝静脉血注入其中,或先将毛细玻璃管肝素化并干燥后直接采集毛细血管血,然后以 12 500 g 的相对离心力(RCF)离心 5 min,取出毛细玻璃管,测量其中红细胞柱、全细胞柱和血浆柱的长度,判读结果。

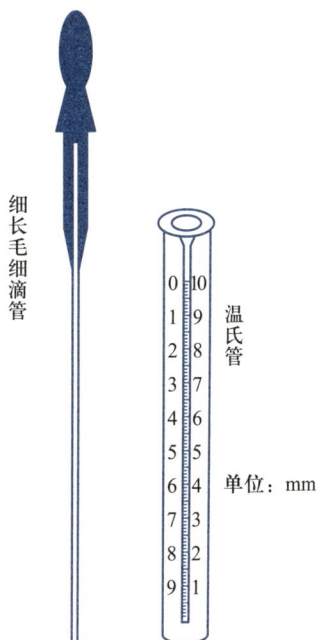

图 1-39 温氏管和细长毛细滴管

3. 其他方法 血细胞分析仪法,以及折射仪法、黏度法、比重测定法和放射性核素法等。后 4 种方法由于受多种因素制约,一般实验室尚不能常规开展。

(二) 质量保证

1. 抗凝剂 多选用肝素或 EDTA-K$_2$ 用于 HCT 测定。

2. 离心管 温氏管内径不均匀性误差 <0.05 mm,刻度应清晰。微量法所用的毛细玻璃管两端必须平滑、整齐,吸入血量在管长 2/3 处为宜,用优质橡皮泥严密封固。

3. 离心 相对离心力直接影响到 HCT 的测定,ICSH 建议温氏法的 RCF 为 2 000～2 300 g,计算公式:RCF(g) = 1.118×10^{-5}× 有效离心半径(cm)× 每分钟转速。微量法测定时,离心盘应洁静、无残血,放置毛细玻璃管的沟槽要平坦,胶垫要富有弹性,防止离心时血液漏出,一旦漏出,应清洁离心盘后重新测定。

4. 操作规范化 避免操作误差,如抗凝剂用量不准、混匀不充分、离心速度不均等。

5. 结果判读与分析 温氏法离心后,其血浆与血细胞的分界面应为平面,读数时读取自还原红细胞层以下的红细胞的高度。微量法测定后,应将微量管底部的红细胞基底层与标准读数板的基线(0 刻度线)重合再读数。当红细胞形态异常(如球形、椭圆形或镰形红细胞等)和红细胞增多症时,会使细胞间残留血浆量增加而引起 HCT 假性增高。必要时要参考红细胞、血红蛋白测定结果以核对测定值是否可靠。如离心后血浆有黄疸或溶血现象应注明,以便于临床分析。

（三）方法学评价

HCT 测定的方法学评价,见表 1–18。

表 1–18　HCT 测定的方法学评价

方法	优点	缺点
温氏法（离心法）	应用广泛,无须特殊仪器	难以完全排除残留血浆（可达 2%～3%）,测定值比真实值略高,用血量大,耗时长,已逐渐被血液分析仪、微量法取代
微量法（离心法）	WHO 推荐的常规方法,美国临床实验室标准化研究所（CLSI）推荐的参考标准。标本用量少,相对离心力高,结果准确、快速、重复性好	仍有残留血浆,但较温氏法少。需微量高速离心机
微量离心计算法	ICSH（2003）推荐的替代参考方法,可常规用于 HCT 测定的校准。HCT=（离心 HCT 值 −0.011 9）/0.973 6	需用参考方法测定全血 Hb 和压积红细胞 Hb,HCT= 全血 Hb/ 压积红细胞 Hb
血细胞分析仪法	无须单独采血,检验快速,精密度高,无血浆残留引起的误差	准确性不及微量离心计算法,需定期校正仪器
放射性核素法	ICSH 曾推荐为参考方法,准确性最高	方法烦琐、特殊,不适用于临床常规检验

（四）参考区间

1. 温氏法　成年男性为 0.40～0.50；成年女性为 0.35～0.45；新生儿为 0.47～0.67；儿童为 0.33～0.42。

2. 血细胞分析仪法（WS/T 405—2012）　成年男性为 0.40～0.50；成年女性为 0.35～0.45。

（五）临床意义

血细胞比容的临床意义与红细胞计数相似。HCT 降低是诊断贫血的指标之一,HCT 增高可因红细胞数量增多或血浆量减少所致。

1. 增高　① 各种原因引起的血液浓缩:如液体摄入不足、大量出汗、严重呕吐、腹泻、大面积烧伤等。② 原发性或继发性红细胞增多症:如缺氧、真性红细胞增多症,有时可高达 0.8。③ 其他:新生儿。

2. 降低　① 各种原因引起的血液稀释:充血性心力衰竭、妊娠和输液过多等稀释血症。② 各种原因引起的贫血:但 HCT 降低的程度并不一定与红细胞计数一致,HCT 只能反映血液中红细胞的浓度,不能反映红细胞的总量,如失血性休克伴血液浓缩时,HCT 可正常,甚至增高,但实际红细胞总量减少,因此,失血及输血后仅根据 HCT 来判断贫血不可靠。HCT<0.2 时,可导致心力衰竭和死亡。

3. 临床补液量的参考　各种原因导致脱水时,HCT 都会增高,补液时监测 HCT,HCT 恢复正常表示血容量得到纠正。

4. 真性红细胞增多症诊断指标　当HCT>0.7,RBC为(7~10)×10⁹/L,Hb>180 g/L,即可诊断。

5. 计算红细胞平均指数　HCT用于计算红细胞平均指数,如平均红细胞体积(MCV)、平均红细胞血红蛋白浓度(MCHC),进一步对贫血进行形态学分类。

6. 血液流变学指标　HCT增高表明红细胞数量增多,可导致全血黏度增加,严重者表现为高黏滞综合征,易引起微循环障碍、组织缺氧。自发性凝血时,HCT可>0.6。HCT与其他血液流变学指标联合应用,可对一些血栓前状态进行监测。

四、红细胞平均值计算

红细胞平均指数包括平均红细胞体积(mean corpuscular volume,MCV)、平均红细胞血红蛋白含量(mean corpuscular hemoglobin,MCH)和平均红细胞血红蛋白浓度(mean corpuscular hemoglobin concentration,MCHC)。红细胞平均指数有助于深入认识红细胞特征,是贫血的形态学分类重要指标,为贫血的鉴别诊断提供重要线索。

微课:红细胞平均值

(一) 方法

1. 手工法　根据RBC、Hb、HCT测定结果可以计算红细胞平均指数(表1-19)。

表1-19　红细胞平均指数的计算

指数	含义	计算公式	单位换算
MCV	红细胞群体中单个红细胞体积的平均值	$MCV=\dfrac{HCT}{RBC}$	飞升(fl),1 fl=10⁻¹⁵ L
MCH	红细胞群体中单个红细胞血红蛋白含量的平均值	$MCH=\dfrac{Hb}{RBC}$	皮克(pg),1 pg=10⁻¹² g
MCHC	平均每升红细胞所含血红蛋白的浓度	$MCHC=\dfrac{Hb}{HCT}$	

2. 血细胞分析仪法　MCV由血细胞分析仪直接测定导出;MCH、MCHC由仪器测定的Hb、RBC结果计算得出,MCH=Hb/RBC,MCHC=Hb/(RBC×MCV)。

(二) 方法学评价

1. 手工法　红细胞平均指数由RBC、Hb、HCT测定后计算而来,因此,必须采用同一抗凝血标本,且所检验结果必须准确;比较费时、费力。

2. 血细胞分析仪法　由仪器自动计算,简单快捷、准确度高。但是,同样依赖RBC、Hb和MCV测定的准确性。红细胞有聚集时MCV可假性增高。高脂血症或白细胞增多症因血浆浊度增加可使MCH、MCHC假性增高。受仪器的工作状态影响较大,必须定期校正仪器。其结果仅供临床参考,异常结果要结合血细胞形态及直方图进行分析。

(三) 参考区间

MCV、MCH、MCHC的参考区间,见表1-20。

表 1-20　MCV、MCH、MCHC 参考区间

人群	MCV/fl	MCH/pg	MCHC/$(g \cdot L^{-1})$
成人			
手工法	80～100	26～34	320～360
血细胞分析仪	82～100	27～34	316～354
1～3 岁	79～104	25～32	280～350
新生儿	86～120	27～36	250～370

(四) 临床意义

红细胞平均指数 MCV、MCH、MCHC 可用于的贫血形态学分类 (表 1-21) (温氏法，1954 年)。但是，红细胞平均指数仅反映了红细胞群体的平均情况，无法阐明红细胞彼此之间的差异，对早期贫血也缺乏灵敏度。因此，Bessman (1984 年) 提出 MCV 和红细胞体积分布宽度 (RDW) 对贫血的形态学分类方法，详见第二章。

表 1-21　贫血形态学分类及临床意义

贫血形态学分类	MCV	MCH	MCHC	临床意义
正常细胞性贫血	正常	正常	正常	急性失血、急性溶血、再生障碍性贫血、白血病等
大细胞性贫血	增高	增高	正常	巨幼红细胞贫血
单纯小细胞性贫血	降低	降低	正常	慢性炎症、尿毒症
小细胞低色素性贫血	降低	降低	降低	缺铁性贫血、珠蛋白生成障碍性贫血、慢性失血等

五、红细胞形态检验

微课:红细胞形态检验

血液系统疾病常影响红细胞,特别是贫血患者,不仅红细胞数量、血红蛋白浓度和血细胞比容降低,多数患者还会出现红细胞的形态改变。因此,红细胞形态检验常与血红蛋白测定、红细胞计数及其他参数相结合,用于辅助判断贫血的类型,对贫血的诊断和鉴别诊断有重要的临床价值。红细胞形态检验的检验原理及方法学评价,见表 1-22。

表 1-22　红细胞形态检验的检验原理及方法学评价

方法	检验原理及方法学评价
显微镜检验法	主要用于红细胞形态的识别,特别是异常形态的鉴别,也是仪器法检验的复查方法
计算机图像分析	① 基于计算机图像处理技术,对红细胞形态和图像特征进行分析,建立红细胞形态变化特征分布统计模型,可实现红细胞形态的自动统计分类 ② 能快速自动以正常红细胞形态为参比、按红细胞形态特征做出类型和比例分析
血细胞分析仪法	能提供红细胞数量及其他相关参数,并对异常结果予以报警提示,但不能直接提供红细胞形态改变的确切信息,需要用显微镜检验法复查

（一）正常红细胞形态

正常的成熟红细胞呈双凹圆盘状，大小均一，平均直径为 7.2 μm（6.7～7.7 μm），无细胞核。瑞特染色后为淡粉红色或琥珀色，血红蛋白充盈良好，呈正常色素性、向心性浅染，中央约红细胞直径 1/3 处为生理性淡染区，又称中央淡染区，胞质内无异常结构（图 1-40）。除健康人外，部分再生障碍性贫血、急性失血性贫血和白血病等患者的红细胞亦呈正常形态。正常形态的红细胞可发生自然退化变性，发生变形或破碎，但数量极少，分布较局限。

（二）异常红细胞形态

在排除人为因素影响后，若血涂片中出现异常形态的红细胞且数量增多，常提示有病理性变化。常见的红细胞异常形态包括大小、形状、染色、结构和排列异常五大类。

1. 大小异常

（1）小红细胞（microcyte）：RBC 直径 <6 μm。健康人偶见，可见于缺铁性贫血、珠蛋白生成障碍性贫血和遗传性球形红细胞增多症。中央染色过浅，多为 Hb 合成障碍。缺铁性贫血时，小红细胞的中央淡染区往往扩大，细胞可呈环形。由慢性炎症引起的继发性贫血常呈单纯小细胞性，而无中央淡染区扩大；遗传性球形红细胞增多症的小红细胞，血红蛋白充盈，细胞染色深，中央淡染区常消失。

（2）大红细胞（macrocyte）：直径 >10 μm。常见于巨幼红细胞贫血、急性溶血性贫血。前者因缺乏叶酸或维生素 B_{12}，导致 DNA 合成障碍，细胞核发育受阻；后者可能与不完全成熟的红细胞增多有关。也可见于肝病和脾切除后。

（3）巨红细胞（megalocyte）：直径 >15 μm。常见于巨幼红细胞贫血，有时甚至可见直径 >20 μm 的超巨红细胞。此类细胞内含血红蛋白多，中央淡染区常消失。

（4）红细胞大小不均（anisocytosis）：指同一血涂片中红细胞大小悬殊，直径相差 1 倍以上（图 1-41）。可能机制是骨髓造血紊乱、造血调控功能减弱，常见于严重的增生性贫血，在重症巨幼红细胞贫血时最为显著。

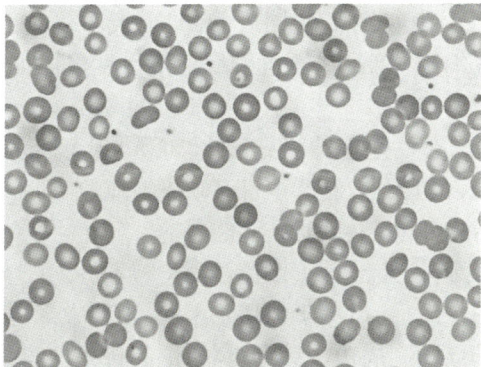

图 1-40　正常红细胞形态

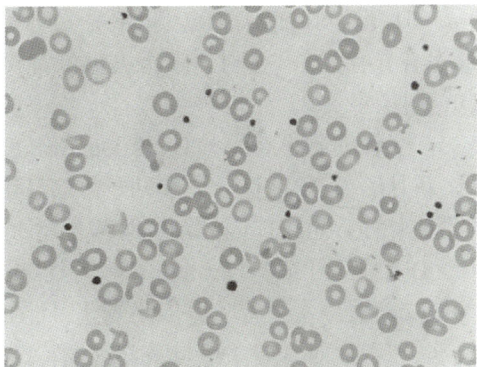

图 1-41　红细胞大小异常

2. 形状异常　见图1-42。

(1) 球形红细胞(spherocyte)：直径小于6 μm，厚度常大于2 μm，细胞着色深，无中心浅染区，形似球形。常见于遗传性球形红细胞增多症，血涂片中此类细胞可达25%以上。自身免疫性溶血性贫血、新生儿溶血病及红细胞酶缺陷所致溶血性贫血等可见少量球形红细胞。

(2) 椭圆形红细胞(elliptocyte)：红细胞呈椭圆形、杆形，两端钝圆，长度可大于宽度的3~4倍，最大直径可达12.5 μm，横径为2.5 μm。椭圆形红细胞的形成机制与红细胞膜基因异常有关，细胞只有成熟后才会呈椭圆形，且将此种红细胞置于高渗、低渗溶液内其椭圆形保持不变，而幼红细胞及网织红细胞均不呈椭圆形。健康人血涂片中此类细胞约占1%；严重贫血患者可增多，巨幼红细胞贫血时可高达15%；超过25%时对遗传性椭圆形红细胞增多症有诊断价值。

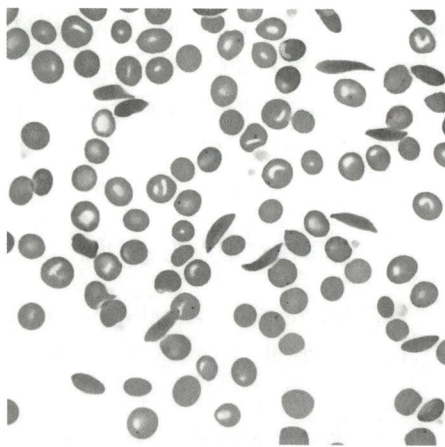

图1-42　红细胞形状异常

(3) 靶形红细胞(target cell)：红细胞中心区和边缘染色深，其间为不染色的苍白环，形如射击之靶。有时不典型，"靶心"呈半岛形。靶形红细胞直径可稍大于正常红细胞，厚度变薄。可能系Hb含量不足又分布不均衡所致。常见于各种低色素性贫血，多见于珠蛋白生成障碍性贫血、异常血红蛋白病，靶形红细胞常占20%以上；缺铁性贫血及其他溶血性贫血等也可见少量出现。应注意与在血涂片制作中未及时固定所致的改变相区别。

(4) 镰形红细胞(sickle cell)：红细胞形如镰刀状、线条状，或呈L、S、V形等。由于红细胞内存在异常血红蛋白(HbS)，在缺氧状态下溶解度低，形成长形或尖形的结晶体，使细胞膜发生变形，主要见于镰形细胞性贫血(HbS病)。

(5) 口形红细胞(stomatocyte)：红细胞中心苍白区呈扁平状，形如一个微张开的鱼口。健康人血涂片偶见此类细胞(<4%)，遗传性口形红细胞增多症患者常达10%以上，弥散性血管内凝血(DIC)及酒精中毒时可见少量出现。

(6) 破碎红细胞(schistocyte)：又称裂红细胞。为红细胞破坏后的碎片，大小不一，形态各异，边缘不规则。健康人血涂片中破碎红细胞<2%，在微血管病性溶血性贫血如DIC时增多。

(7) 红细胞形态不整(poikilocytosis)：红细胞形态发生多种明显变化，可呈梨形、泪滴形、新月形、三角形等。最常见于巨幼红细胞贫血，可能因贫血严重且又缺乏造血原料，骨髓粗制滥造；也可能因红细胞膜脆性增大，在推片时细胞破裂所致。

(8) 棘形红细胞(acanthrocyte)：红细胞表面有刺状突起，其间距不等，长短不一，突起的尾端略圆。主要见于遗传性或获得性β脂蛋白缺乏症，也见于脾切除术后、酒精中毒性肝病、尿毒症等。应注意与皱缩红细胞区别，皱缩红细胞周边呈钝锯齿状，突起排列均匀，长短一致，涂片上分布不均。

(9) 泪滴状红细胞(teardrop poikilocyte, dacrocyte)：成熟红细胞成泪滴样或梨状，多见于骨髓纤维化，也可见于骨髓病性贫血等。

3. 染色异常　见图 1-43。

（1）低色素性（hypochromatic）红细胞：红细胞内 Hb 含量明显减少，红细胞中央淡染区扩大，染色淡，甚至呈环状红细胞。常见于缺铁性贫血、珠蛋白生成障碍性贫血、铁粒幼细胞性贫血及某些血红蛋白病。

（2）高色素性（hyperchromatic）红细胞：红细胞内 Hb 含量增高，红细胞中央淡染区缩小，甚至消失，整个红细胞着色较深。若红细胞体积减小，则为球形红细胞，见于遗传性球形红细胞增多症；若红细胞体积增大，常见于巨幼红细胞贫血。

（3）嗜多色性（polychromatic）红细胞：红细胞呈灰蓝色或灰红色，胞体略大，其可能机制是胞质内少量 RNA 与 Hb 并存，提示骨髓造血功能活跃。嗜多色性红细胞属尚未完全成熟的红细胞，其本质就是网织红细胞，增多见于各种增生性贫血，尤其是溶血性贫血。

（4）细胞着色不一（anisochromia）：指同一血涂片中，红细胞出现色素不一致，即血红蛋白充盈偏离较大，如同时出现低色素性和正色素性红细胞，常见于铁粒幼细胞性贫血。

4. 结构异常　正常成熟红细胞内无光镜可见的结构，病理性成熟红细胞内有的可见内容物。成人周围血中红细胞内凡有结构者，均属异常红细胞（图 1-44）。

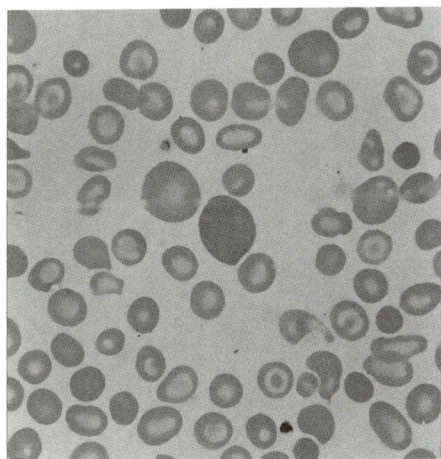

图 1-43　红细胞染色异常

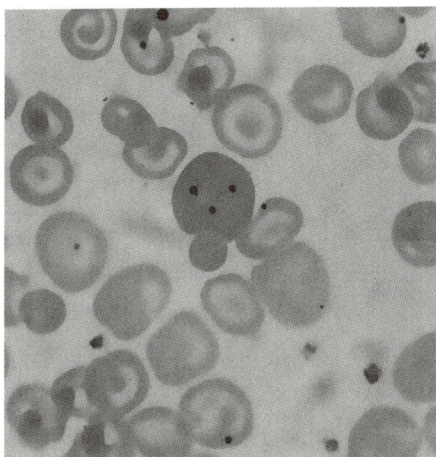

图 1-44　红细胞结构和排列异常

（1）染色质小体（chromotosome）：又称豪-焦小体（Howell-Jolly body），存在于成熟或幼稚红细胞胞质内的紫红色圆形小体，直径 1～2 μm，数量 1 至数个，可能是核碎裂或溶解后的残余物。最常见于巨幼红细胞贫血，也见于溶血性贫血、红白血病及脾切除术后。

（2）卡佰特环（Cabot ring）：存在于成熟或幼稚红细胞胞质内，呈紫红色线圈状或"8"字形结构，可能是核膜或纺锤体的残余物或胞质中脂蛋白变性所致，常与染色质小体并存，见于溶血性贫血、铅中毒、巨幼红细胞贫血、恶性贫血、白血病及脾切除术后等。

（3）嗜碱性点彩红细胞（basophilic stippling cell）：简称点彩红细胞，存在于成熟或幼稚红细胞的细胞质内的灰蓝色点状颗粒，形态大小不一、数量不等，属未完全成熟的红细胞，可能是由于红细胞膜受重金属损伤后，其细胞质内残存的嗜碱性物质（核酸）变性聚集形成颗粒;若血涂片经瑞特染色,则在红细胞粉红色的细胞质中出现蓝黑色颗粒,故称为嗜碱性点彩红细胞。正常人血涂片中此类细胞极少(<0.03%),在铅、铋、银、汞等重金属及硝基苯、苯胺中毒时增多,为诊断慢性重金属中毒的筛查指标。在溶血性贫血、巨幼红细胞贫血、白血病、恶性肿瘤时也可增多。

(4)有核红细胞(nucleated erythrocyte):即幼稚红细胞。在正常情况下,有核红细胞仅存在于骨髓中,出生1周内的新生儿外周血涂片中可见少量,成人外周血中出现属病理现象,为代偿性释放或释放功能紊乱所致,常见于各种溶血性贫血、白血病、严重缺氧、骨髓转移性肿瘤。

5. 排列异常

(1)缗钱状排列(rouleaux formation):红细胞重叠,如缗钱状,由于血浆中纤维蛋白原和球蛋白含量增高,减弱了RBC间相互排斥力而形成。见于多发性骨髓瘤(multiple myeloma,MM)、巨球蛋白血症。

(2)红细胞自凝(self-agglutinating):红细胞出现聚集、凝集成堆或成团现象,由冷凝集素或免疫性因素等造成,常见于冷凝集素综合征、自身免疫性溶血性贫血。

六、网织红细胞计数

网织红细胞(reticulocyte,Ret)是介于晚幼红细胞和成熟红细胞之间的尚未完全成熟的红细胞,体积略大于成熟红细胞(直径8.0～9.5 μm),其细胞质中尚残留部分嗜碱性物质(核糖体和RNA),经碱性染料(如新亚甲蓝、煌焦油蓝、中性红等)活体染色后,呈蓝色或紫色的网状或颗粒状结构,故称为网织红细胞。活体染色即离体的活细胞在未干燥固定前加染料的染色法。网织红细胞计数主要用于贫血的诊断、鉴别诊断与疗效观察。

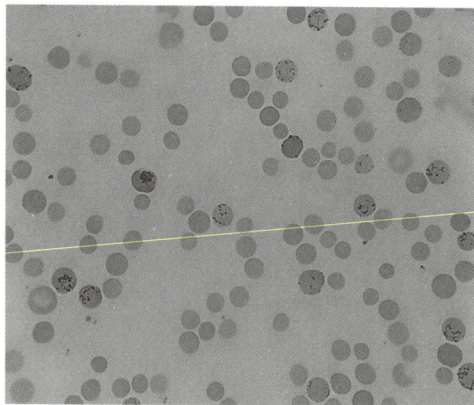

图1-45 网织红细胞

网织红细胞从骨髓释放到外周血液后,仍具有合成血红蛋白的能力,1～2天后,发育为成熟红细胞。ICSH将网织红细胞分成Ⅰ～Ⅳ型(图1-45,表1-23)。

表1-23 网织红细胞分型及特征

分型	形态特征	正常存在部位
Ⅰ型(丝球型)	RBC几乎被网织物充满	仅存在于正常骨髓
Ⅱ型(网型)	位于RBC中央,线团样,结构松散	大量存在于骨髓,极少见于外周血中
Ⅲ型(破网型)	网状结构稀少,呈不规则枝点状排列	少量存在于外周血中
Ⅳ型(点粒型)	嗜碱性物质少,呈分散的细颗粒、短丝状	主要存在于外周血中

（一）方法

1. 试管法

（1）原理：网织红细胞内 RNA 中带负电荷的磷酸基,与煌焦油蓝或新亚甲蓝等碱性染料中带正电荷着色基团结合,使 RNA 胶体间的负电荷减少而发生凝缩,形成蓝色的点状、线状或网状结构,光镜下计数可得网织红细胞的相对值(%)和绝对值(×10⁹/L)。

（2）试剂：10 g/L 煌焦油蓝或新亚甲蓝染液。

（3）操作步骤：

1）加染液：取 1 支小试管,加 2 滴 1% 煌焦油蓝染液。

2）加血：再加入 2 滴血液,立即混匀。

3）染色：用干净干燥棉花轻塞管口,放置在试管架或 37℃恒温水箱中 10～15 min 进行染色。

4）制片：再次混匀,取 1 小滴混悬液,制备薄的血涂片。

5）镜检：待涂片自然干燥后,低倍镜下选择细胞分布均匀的区域,在油镜下进行观察。计数 1 000 个红细胞,记录其中的网织红细胞数,可计算得出网织红细胞的百分率。

6）计算：

$$网织红细胞百分率 = \frac{计数\ 1\ 000\ 个红细胞中的网织红细胞数}{1\ 000} \times 100\%$$

7）报告方式：网织红细胞百分率 X.×%。

2. 玻片法

（1）试剂：10 g/L 煌焦油蓝乙醇溶液。

（2）简要操作：滴加染液于玻片上→待干→加等量待检血液→充分混匀→染色→制备血涂片→低倍镜下观察→油镜计数→计算。

3. Miller 窥盘法 普通显微镜法计数时,为缩小分布误差,降低劳动强度,ICSH 及我国卫生健康委临床检验中心推荐使用 Miller 窥盘进行网织红细胞计数。Miller 窥盘为圆形玻片,直径 19 mm、厚 1 mm,玻片上刻有两个正方形格子,即小方格 A 和大方格 B,大方格 B(包含 A)面积为小方格 A 的 9 倍(图 1-46)。

网织红细胞计数时,将 Miller 窥盘置于显微镜目镜内,于小方格 A 内计数所有的成熟红细胞,在大方格 B 内(含小方格 A)计数网织红细胞数。

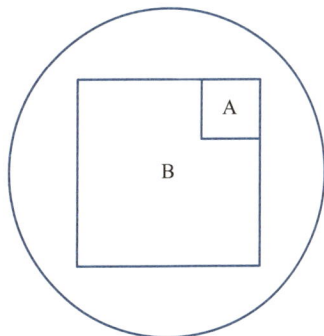

A 为红细胞计数区,B+A 为网织红细胞计数区。

图 1-46 Miller 窥盘结构示意图

$$网织红细胞百分率 = \frac{大方格\ B\ 内(含小方格\ A)的网织红细胞数}{小方格\ A\ 内的红细胞数\ \times 9} \times 100\%$$

4. 仪器法　包括血细胞分析仪法、网织红细胞计数仪法和流式细胞仪法。特殊荧光染料与网织红细胞中 RNA 结合后进行 RNA 定量,可精确计数网织红细胞占红细胞的百分率(Ret%),并可根据 RNA 含量将网织红细胞分类及计算网织红细胞其他参数。根据荧光强度,网织红细胞可分为弱荧光强度网织红细胞(low fluorescent reticulocyte,LFR)、中荧光强度网织红细胞(middle fluorescent reticulocyte,MFR)以及强荧光强度网织红细胞(high fluorescent reticulocyte,HFR)。

(二) 质量保证

1. 及时检验　因网织红细胞在体外仍然继续成熟,其数量随着保存时间的延长而递减,所以标本采集后应及时处理;标本染色后也应及时测定,因染料吸附可人为增高网织红细胞计数值。

2. 选择合适的染料　用于网织红细胞计数的活体染料很多,如煌焦油蓝、新亚甲蓝、中性红、亚甲蓝、甲苯胺蓝等。手工法网织红细胞活体染色染料的评价,见表 1-24。

表 1-24　手工法网织红细胞活体染色染料的评价

染料	评价
煌焦油蓝	临床长久普遍使用。但溶解度低,染料沉渣易附着 RBC 表面,影响检验;易受变性珠蛋白小体、HbH 包涵体干扰
新亚甲蓝	WHO 推荐使用,对 RNA 着色强、试剂稳定,Hb 几乎不着色,便于识别
中性红	染液浓度低,背景清晰,网织颗粒与 Hb 对比鲜明;不受变性珠蛋白小体、HbH 包涵体干扰

3. 染色过程　染色时间不能过短,室温低时,可放置于 37℃温箱或适当延长染色时间。染液与血液比例以 1:1 为宜。严重贫血时,可适量增加血液的比例,制片时血膜应厚薄适宜,避免网织红细胞分布不匀。

4. 区域选择及形态辨认　选择红细胞分布均匀、网织红细胞着色好的区域计数。外周血中网织红细胞以Ⅳ型为主,凡含有 2 个或 2 个以上颗粒,且颗粒远离细胞边缘的红细胞均应计为网织红细胞。

(三) 方法学评价

网织红细胞计数的方法学评价,见表 1-25。

表 1-25　网织红细胞计数的方法学评价

检验方法	评价
普通显微镜法	简便,成本低,可直观细胞形态;但影响因素多,重复性差
玻片法	水分易蒸发,染色时间短,结果偏低
试管法	易掌握,重复性较好,易复查
Miller 窥盘法	规范计算区域,减少了实验误差(CV 值在 10% 左右),为 ICSH 推荐方法
血细胞分析仪法	检验细胞多,精密度高,与手工法相关性好,易标准化,但仪器贵,在出现染色质小体、有核红细胞、巨大血小板时结果常假性增高

（四）参考区间

1. 相对值　成人和儿童：0.5%～1.5%；新生儿：2.0%～6.0%。
2. 绝对值　成人和儿童：(24～84)×10⁹/L。

（五）临床意义

1. 反映骨髓的造血功能　网织红细胞计数是反映骨髓造血功能的重要指标，主要对贫血的诊断和鉴别诊断有重要的参考价值。

（1）网织红细胞增多：表示骨髓造血功能旺盛，见于各种增生性贫血，溶血性贫血尤为显著。溶血性贫血时，由于大量网织红细胞进入外周血液中，网织红细胞可增至6%～8%或更多。急性溶血时可高达20%，严重者甚至可达40%～50%或以上；急性失血性贫血时网织红细胞可明显增高；缺铁性贫血和巨幼红细胞贫血时，网织红细胞正常或轻度增高。

（2）网织红细胞减少：表示骨髓造血功能低下，多见于再生障碍性贫血。网织红细胞<15×10⁹/L为诊断急性再生障碍性贫血的标准之一。急性白血病时，由于骨髓中白血病细胞大量浸润，使红细胞生成受抑制，可使网织红细胞减少。

（3）网织红细胞生成指数（reticulocyte production index，RPI）：反映骨髓造血功能的指标，代表网织红细胞的生成相当于正常人多少倍。其计算公式为：

$$RPI = \frac{患者网织红细胞百分率 \times 100}{网织红细胞成熟时间（天）} \times \frac{患者 HCT}{正常人 HCT}$$

网织红细胞成熟时间：指网织红细胞转变为成熟红细胞的时间，其长短与HCT呈负相关（表1-26）。① 正常人RPI为1。② RPI>3：提示为溶血性贫血或急性失血性贫血。③ RPI<1：提示为骨髓增生低下或红系成熟障碍所致的贫血。

表 1-26　网织红细胞成熟时间与血细胞比容的关系

血细胞比容	0.39～0.45	0.34～0.38	0.24～0.33	0.15～0.23	<0.15
Ret 成熟时间 / 天	1.0	1.5	2.0	2.5	3.0

（4）网织红细胞成熟指数（reticulocyte maturity index，RMI）：是全自动网织红细胞分析仪提供的一项参数，是反映幼稚网织红细胞变化较敏感的指标。其计算公式为：

$$RMI = \frac{MFR + HFR}{LFR} \times 100\%。$$

RMI越低，说明骨髓造血功能越低下。

（5）骨髓移植后监测骨髓造血恢复：骨髓移植后第21天，如网织红细胞>15×10⁹/L，常表示无移植并发症；若骨髓开始恢复造血功能，首先表现为HFR和MFR的升高，其次为网织红细胞升高。因此，RMI的改变更为敏感。

2. 观察贫血疗效　网织红细胞计数是贫血患者随访检验的项目之一。缺铁性贫血和巨幼红细胞贫血患者在治疗前，网织红细胞仅轻度增高（也可正常或轻度减少），有效治疗 2~3 天后,网织红细胞开始上升,7~10 天达到最高峰(约 10%),2 周后逐渐降至正常水平,之后红细胞和血红蛋白才逐渐升高。溶血和失血性贫血患者在治疗过程中,连续进行网织红细胞计数,可以作为判断病情变化的参考指标。如治疗后网织红细胞逐渐降低,表示溶血或出血已得到控制;如网织红细胞持续不降低,甚至更见增高者,表示病情未得到控制,甚至还在加重。

3. 监测放疗和化疗 网织红细胞的动态观察可指导临床适时调整治疗方案,避免造成严重的骨髓抑制。机体接受放、化疗后,如出现骨髓抑制,早期 HFR 和 MFR 降低,随后网织红细胞降低;停止治疗,骨髓功能恢复后,这些指标逐渐恢复。

七、红细胞沉降率测定

红细胞沉降率(erythrocyte sedimentation rate,ESR)简称血沉,指红细胞在一定的条件下自然下沉的速率。ESR 测定在临床上应用较广,特异性不强,但对疾病的诊断和疗效观察仍具有一定的参考意义。ESR 测定的常用方法有魏氏(Westergren)法和自动血沉仪法。

(一)测定方法

1. 魏氏法(Westergren 法)

(1)原理:将枸橼酸钠抗凝血置于特制的刻度血沉管内,在室温下垂直立于血沉架 1 h 后,读取上层血浆高度的毫米数值,即为红细胞沉降率,以 mm/h 报告。血沉测定的其实是单位时间内红细胞下沉后析出的血浆的高度,并非真正的红细胞下降的速度。

(2)器材:Westergren 血沉管、血沉架(图 1-47)和枸橼酸钠抗凝管等。Westergren 血沉管为管长(300 ± 1.5)mm,两端相通的无色、平头、正圆柱形玻璃或塑料制品,管壁刻度 200 mm(误差 ± 0.35 mm,最小分度值 1 mm),内径 2.55 mm(管内径均匀误差<5%,横轴与竖轴差<0.1 mm),外径(5.5 ± 0.5)mm。

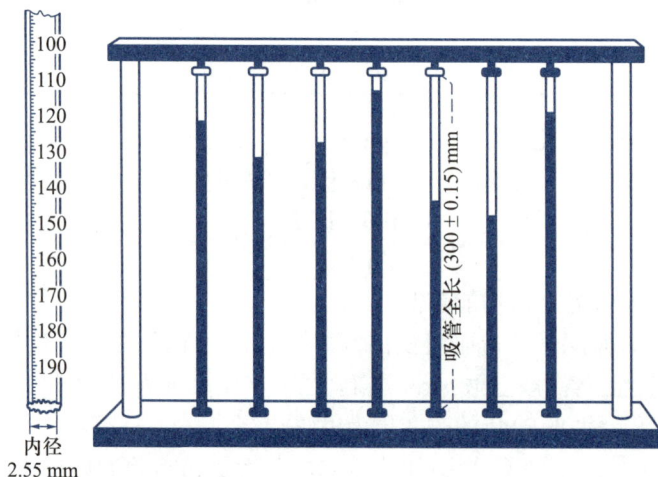

图 1-47 Westergren 血沉管与血沉架装置

（3）操作步骤：

1）加抗凝剂：取 1 支小试管，加 109 mmol/L 枸橼酸钠 0.4 ml。

2）加血：采静脉抗凝血 1.6 ml，加入上述试管中，立即混匀。

3）吸血：用血沉管吸取血液，直至"0"刻度处，擦去管尖外余血。

4）直立血沉管：室温下将血沉管直立于血沉架上，放置平稳，并开始计时。

5）读数：静置 1 h 后，读取红细胞下沉后露出的上层血浆的高度。

6）报告方式：XX mm/h。

2. 自动血沉仪法　动态红细胞下沉分为 3 期：第一期为红细胞缗钱样聚集期，沉降较慢，约 10 min；第二期为红细胞快速沉降期，沉降较快，约 40 min；第三期为红细胞堆积期，红细胞逐渐堆积于管底，约 10 min。自动血沉仪法根据红细胞下沉过程中血浆浊度的改变，采用光电比浊法、红外线扫描法或摄影法，动态分析红细胞下沉各个时期血浆的透光度，以计算机记录并打印结果，还可绘制不同时期红细胞下沉高度与时间的相关曲线。

（二）质量保证

1. 魏氏法

（1）检验前必须控制饮食，避免脂血。输注葡萄糖、聚乙烯吡咯烷酮等，2 天内不宜做血沉测定。

（2）抗凝剂 109 mmol/L 枸橼酸钠（AR 级）浓度应准确，抗凝剂与血液之比应为 1:4。

（3）血液标本不能有凝血、溶血、气泡，与抗凝剂必须充分混匀；测定前要再次混匀。血沉管吸血时避免产生气泡。

（4）血沉管必须清洁、干燥、无尘，符合 ICSH 规定。血沉架必须稳固，放置要垂直，倾斜 3° 可使血沉增快 30%。

（5）测定温度为 18～25℃，避免阳光直接照射，温度升高，血沉会加快。

（6）血液采集后应在 4 h 内完成检验，4℃保存可延长至 6 h。测定时间应严格控制在（60 ± 1）min。由于红细胞在 1 h 沉降过程中并不是匀速下降，所以不能只观察 30 min 的沉降率，将结果乘以 2 作为 1 h 的血沉结果。

2. 自动血沉仪法　与魏氏法的要求一致。检验标本全过程应封闭，避免污染。

3. 影响因素　在正常情况下，血液中的红细胞因胞膜表面的唾液酸所具有的负电荷形成表面电位，使红细胞互相排斥，彼此分散悬浮而下沉缓慢，但在病理情况下，血沉由于多种因素的作用可明显加快。影响离体血液红细胞沉降的理化因素较为复杂，主要与红细胞数量、表面积、厚度、直径、血红蛋白量和血浆中各种蛋白比例等有关。影响血沉测定的常见因素见表 1-27。

（三）方法学评价

血沉测定的方法学评价见表 1-28。

微课：红细胞沉降率测定仪原理

微课：红细胞沉降率测定仪和血沉管

表 1-27　影响血沉测定的常见因素

变化	因素	评价
增快	血浆因素	纤维蛋白原、γ-球蛋白和异常克隆性免疫球蛋白,α、β球蛋白,胆固醇和甘油三酯增高
	红细胞因素	大红细胞容易形成缗钱状,使血沉加快;各种原因的贫血
	感染因素	某些病毒、细菌、药物、代谢产物和异常抗体等中和了细胞表面的负电荷
	药物因素	葡萄糖、聚乙烯吡咯烷酮、白明胶、青霉胺、口服避孕药、甲基多巴、葡聚糖、普鲁卡因胺、茶碱、维生素 A 等
	标本及物理条件	患者一过性高脂血症,标本溶血,血沉管倾斜,温度过高
减慢	血浆因素	清蛋白、糖蛋白及磷脂酰胆碱等增高,抑制红细胞缗钱状形成
	红细胞因素	红细胞数量增加、大小不均或呈球形,镰形红细胞增多,不利于缗钱状形成
	物理条件	血沉管不干净或血柱含气泡、温度过低
	药物因素	阿司匹林、可的松、奎宁等

表 1-28　血沉测定的方法学评价

方法	优点	缺点
魏氏法	国内的规范方法。对操作器材、条件和方法有严格规定,一次性血沉管使用方便、卫生、安全	一次性血沉管成本较高,质量难以保证
温氏法	通过血沉方程 K 值计算,克服了贫血对结果的影响,多用于血液流变学检验	结果平均高于魏氏法 9.6 mm
ζ血沉率	用血量少,测定速度快,结果无年龄、性别差异,不受贫血及实验条件的影响,敏感度高	使用专用离心机及配套平底离心管,临床上较少使用
潘氏法	可测定毛细血管血,较适用于儿童,结果与魏氏法具有可比性	采血时易混入组织液,临床上较少使用
自动血沉仪法	自动化、微量化、快速化;可记录红细胞沉降全过程	测定结果应与"参考方法"比较,制订参考区间

（四）参考区间

魏氏法:成年男性为 0～15 mm/h;成年女性为 0～20 mm/h。

（五）临床意义

血沉测定是临床上常用的筛检项目,虽然特异性不强,但仍然具有一定的参考价值,主要用于观察病情的动态变化,区别功能性与器质性病变,鉴别良性与恶性肿瘤等。

1. 生理性变化

（1）血沉增快:受年龄、经期影响。① 12 岁以下的儿童,由于生理性贫血,血沉略快。② 女性由于红细胞比男性少,故血沉略快。③ 老年人因纤维蛋白原含量逐渐增高,血沉较快。④ 妇女月经期血沉增快,可能与子宫内膜损伤及出血有关。⑤ 妊娠 3 个月以上血沉逐渐加快,可达 30 mm/h 或更高,持续到分娩后 3 周,如无并发症则逐渐恢复正常,加快的原因可能与生理性贫血、纤维蛋白原含量升高、胎盘剥离、产伤等因素有关。

(2)血沉减慢:新生儿因生理性缺氧,红细胞数量多且纤维蛋白原含量低,血沉较慢。

2. 病理性变化

(1)血沉增快:病理性血沉增快对疾病的鉴别和动态观察具有一定的参考价值,具体临床意义见表 1-29。

表 1-29　血沉病理性增快的临床意义

疾病	临床意义
组织损伤	较大范围的组织损伤或大手术,可导致血沉增快,如无并发症,一般在 2~3 周可恢复正常。缺血性组织坏死如心肌梗死、肺梗死时,常于发病 2~3 天后血沉增快,可持续 1~3 周。心绞痛时血沉正常
恶性肿瘤	恶性肿瘤血沉多增快,可能与肿瘤组织坏死、继发感染和贫血因素有关;良性肿瘤血沉多正常。另外,恶性肿瘤手术切除或治疗较为彻底时,血沉可趋于正常,复发或转移又见增快
炎症疾病	急性细菌性炎症时,血中急性期反应物质迅速增多,包括 α_1 抗胰蛋白酶、α_2 巨球蛋白、C 反应蛋白(CRP)、转铁蛋白、纤维蛋白原等。这些物质均能在不同程度上促进红细胞缗钱状聚集。风湿热为超敏反应性疾病,其抗原抗体复合物可加快红细胞聚集体形成;慢性炎症如结核病活动期时,血中纤维蛋白原及球蛋白增加,均可见血沉明显增快,故临床上常用血沉来观察结核病及风湿热有无活动性及动态变化
自身免疫病	对结缔组织病的诊断与鉴别诊断,血沉和 CRP、类风湿因子和抗核抗体等具有相似的灵敏度
高球蛋白血症	见于系统性红斑狼疮、多发性骨髓瘤、巨球蛋白血症、类风湿关节炎、亚急性细菌性心内膜炎、黑热病、肝硬化、慢性肾炎等
高胆固醇血症	如动脉粥样硬化、糖尿病、黏液性水肿等
贫血	贫血患者血红蛋白低于 90 g/L 时,血沉会轻度增快,并随贫血加重而增快
其他	退行性疾病、巨细胞性动脉炎和风湿性多肌痛

(2)血沉减慢:一般临床意义较小,见于真性红细胞增多症、低纤维蛋白原血症、充血性心力衰竭、红细胞形态异常(如球形、镰形)等。

病例分析

患者,女,35 岁,来院急诊。主诉:双腕和双肘关节肿痛 1 年,伴晨僵 1 h,近来气温骤降,加重致不能活动。因面色苍白、乏力、消瘦 4 个月而入院查体:上述关节肿胀、压痛。双手 X 线片:显示骨质疏松,近端指间关节可见骨质破坏,根据病史初诊为类风湿关节炎。实验室检验:WBC 2.6×10^9/L,HGB 68 g/L,RBC 1.54×10^{12}/L,MCV 138.2 fl,MCH 44.2 pg,MCHC 0.342 g/L,PLT 41×10^9/L,Ret 1.8%,HCT 0.21。铁蛋白 572.6 μg/L,维生素 B_{12} 为 0 pmol/L,叶酸 5.5 nmol/L。

请思考：

1. 从以上病例中你获得哪些有价值的线索？

2. 考虑可能是哪些疾病？

3. 如果不能诊断，你建议进一步怎么办？

（孙　莉）

第五节　血小板检验

血小板（platelet，PLT）是由巨核细胞产生，具有维持血管内皮完整性以及黏附、聚集、释放、促凝和血块收缩等功能。血小板计数和血小板形态检验是常用的血液一般检验项目。

案例分析

2014年3月，家住河南省许昌市的张女士去医院做了一次血常规检验，结果出来后医师告诉张女士，她可能患上了免疫性血小板减少性紫癜。为此，张女士及其家人耗尽财力、物力来治疗疾病，就在2017年11月，张女士前往省会郑州的医院再次复诊检验时，结果医院却告诉她并未患任何疾病。

张女士没有病，所经历的一切磨难不过是因为一种名为EDTA依赖性假性血小板减少症的原因。有0.07%～0.2%的人体内血小板对常用血常规采血管中的抗凝剂成分EDTA异常敏感，会造成血小板依赖性聚集，仪器不能对聚集的血小板进行计数，导致血小板计数结果假性减低，但其血小板并不是真正减少，张女士就属于这种低概率症状的人。

请思考：

1. 血小板减少一定是白血病吗？

2. 避免将免疫性血小板减少性紫癜误诊为EDTA依赖性假性血小板减少症的办法是什么？

微课：血小
板计数1

一、血小板计数

血小板计数（blood platelet count，BPC）是测定单位容积血液中血小板的数量。血小板计数的方法有显微镜计数法、血细胞分析仪法和流式细胞仪法。

（一）显微镜计数法

1. 原理　血液经血小板稀释液稀释并破坏红细胞后，混匀、充池，在显微镜下计数一定范围内的血小板数量，经过换算求出每升血液中血小板的数量。

2. 试剂

（1）草酸铵稀释液：由草酸铵、EDTA-Na$_2$ 和 H$_2$O 组成。其中，草酸铵的作用是破坏红细胞，EDTA-Na$_2$ 抗凝。

（2）复方尿素稀释液（许汝和液）：由尿素、EDTA-Na$_2$、甲醛和 H$_2$O 组成。其中，尿素的作用是破坏红细胞，EDTA-Na$_2$ 抗凝，甲醛固定血小板。

3. 操作步骤

（1）加稀释液：取小试管 1 支，加入血小板稀释液 0.38 ml。

（2）取血：用微量吸管准确吸取 EDTA-Na$_2$ 抗凝静脉血或末梢血 20 μl。

（3）稀释：擦去管尖外周余血，插入稀释液底部，轻轻将血放出，并吸取上清液漱洗吸管 2～3 次，立即充分混匀。

（4）充池：将计数板和盖玻片擦净，盖玻片盖在计数板上，用吸管取已混匀的稀释血液，充入计数池与盖玻片间的缝隙中，静置 10～15 min，使血小板下沉。

（5）计数：用高倍镜计数中央大方格内四角和中央共 5 个中方格内的血小板数。

（6）计算：根据稀释倍数、计数范围，计算出每升血液中血小板的数量。

$$血小板数/L = 5 个中方格内血小板数 \times 5 \times 10 \times 20 \times 10^6$$
$$= 5 个中方格内血小板数 \times 10^9$$

（7）结果报告：XX×10^9/L。

（二）质量保证

避免血小板被激活、破坏，避免杂物污染是血小板计数的关键，主要注意以下环节。

1. 器材和试剂　器材必须干净，无灰尘污染；应防止血小板稀释液被微粒和细菌污染，配制好后要过滤；肝素抗凝血不能用于血小板计数；EDTA-Na$_2$ 抗凝血标本取血后 1 h 内结果不稳定，可引起血小板聚集，1 h 后趋于平稳。

2. 操作

（1）血标本应保存于室温，低温可激活血小板，储存时间过久可导致血小板偏低。

（2）采血顺利，毛细管采血深度要够，拭去第一滴血后，首先采血进行血小板检验。

（3）混匀要充分，但不可过度振荡，以免血小板破坏或产生气泡；充池后需要静置 10～15 min，使血小板完全下沉后再计数。

（4）计数时光线应稍暗，注意微有折光性的血小板与杂质和尘埃的区别。在 1 h 内计数完毕，时间过长，则血小板可能被破坏，导致结果偏低。

（5）若血小板成簇分布时，应重新采集标本。

（6）每份标本最好计数 2 次，若 2 次计数误差 <10%，取其均值报告；若误差 >10%，需做第 3 次计数，取 2 次相近结果的均值报告。

（7）其他同白细胞显微镜计数。

（三）方法学评价

常用的血小板计数方法有血细胞分析仪法和显微镜计数法。显微镜计数法有普通显微镜直接计数法和相差显微镜直接计数法。2001 年，ICSH 确定了 PLT/RBC 比值法，即

微课：血小板计数 2

流式细胞仪法作为血小板计数的参考方法,主要用于其他计数方法的溯源。血小板计数的方法学评价见表1-30。

表1-30　血小板计数的方法学评价

方法	评价
血细胞分析仪法	① 测定速度快、重复性好、准确性高,能同时提供多项指标,是目前常规筛检血小板的主要方法;② 不能完全排除非血小板有形成分(如红、白细胞碎片或杂物)以及血小板聚集的干扰,故当血小板明显异常时,仍需镜检复核血小板和/或复查血涂片
流式细胞仪法	目前ICSH推荐的血小板计数的参考方法
相差显微镜直接计数法	易于识别血小板,还可照相后核对计数结果,作为手工法血小板计数的参考方法
普通显微镜直接计数法	① 草酸铵稀释液:破坏红细胞能力强,血小板形态清晰易辨,为首选稀释液法 ② 复方尿素稀释液:使血小板胀大后易辨认,但尿素易分解,不能完全破坏红细胞

(四) 参考区间

1. 传统标准　$(100 \sim 300) \times 10^9/L$。
2. 中华人民共和国卫生行业标准(WS/T 405—2012)　$(125 \sim 350) \times 10^9/L$。

(五) 临床意义

血小板计数是人体血栓与止血筛查的重要指标之一,血小板数量的升高或降低,除了个体自身的生理波动外,还与多种出血和血栓性疾病密切相关。

1. 生理性变化　正常人的血小板数量随时间和生理状态的不同而波动,通常午后略高于早晨;冬季高于春季;高原居民高于平原居民;运动、饱餐后增高,休息后恢复;女性在月经前减低,月经后增高,妊娠中晚期增高,分娩后减低;新生儿血小板略低,两周后显著增加,半年内可达到成人水平。静脉血的血小板比毛细血管血高10%。

2. 病理性变化　血小板计数超过$400 \times 10^9/L$为血小板增多,血小板计数低于$125 \times 10^9/L$为血小板减少。血小板减少是引起出血的常见原因。当血小板在$(20 \sim 50) \times 10^9/L$时,可有轻度出血或手术后出血;低于$20 \times 10^9/L$,可有较严重的出血;低于$5 \times 10^9/L$时,可导致严重出血。病理性血小板增多和减少的原因及临床意义见表1-31。

表1-31　病理性血小板增多和减少的原因及临床意义

血小板	原因	临床意义
增多	原发性	原发性血小板增多症、慢性粒细胞白血病、真性红细胞增多症等
	反应性	急性化脓性感染、大出血、急性溶血、恶性肿瘤等
	其他	外科手术后、脾切除等

续表

血小板	原因	临床意义
减少	生成障碍	再生障碍性贫血、急性白血病、放射性损伤、巨幼红细胞贫血等
	破坏过多	特发性血小板减少性紫癜、脾功能亢进、系统性红斑狼疮等
	消耗过多	弥散性血管内凝血、血栓性血小板减少性紫癜等
	分布异常	脾肿大、血液被稀释等
	先天性	新生儿血小板减少症、巨大血小板综合征等

二、血小板形态检验

显微镜下观察血涂片染色后的血小板形态、聚集性和分布情况,对判断、分析血小板相关疾病具有一定的参考意义。

(一)正常血小板形态

正常血小板呈两面微凸的圆盘状,直径1.5~3 μm,新生血小板体积大,成熟者体积小。在血涂片上往往散在或成簇分布,其形态多数为圆形、椭圆形或不规则形;胞质呈淡蓝色或淡红色,含细小、分布均匀、相聚或分散于胞质中的紫红色嗜天青颗粒(图1-48)。

(二)异常血小板形态

1. 大小异常

(1)大血小板(giant platelet):直径4~7 μm,巨型血小板直径大于7 μm,常为7~20 μm,

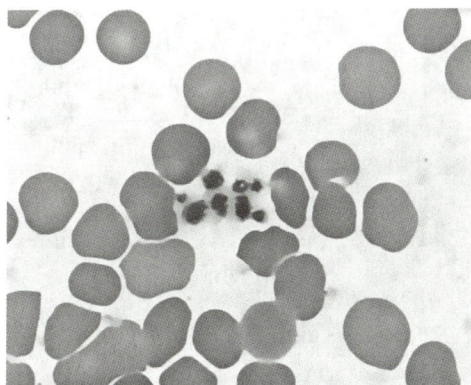

图1-48 正常血小板

也可大于20 μm,胞质中嗜天青颗粒细小或融合为大颗粒(图1-49,图1-50),主要见于特发性血小板减少性紫癜(idiopathic thrombocytopenic purpura,ITP)、粒细胞白血病、血小板无力症(thrombocytasthenia)、巨大血小板综合征、骨髓增生异常综合征(myelodysplastic syndrome,MDS)和脾切除后等。病理情况下,新生血小板数量增加,见于血小板破坏增加的血小板减少症、骨髓移植后、血栓性血小板减少性紫癜治疗后等。

(2)小血小板(small platelet):直径小于1.5 μm(图1-51),主要见于缺铁性贫血、再生障碍性贫血等。

2. 形态异常　血小板可出现杆状、蝌蚪状、蛇形和丝状突起等异常形态,健康人偶见(<2%)(图1-52)。影响血小板形态改变的因素很多,各种形态异常又无特异性,因此,形态异常血小板超过10%时才具有临床意义。多见于再生障碍性贫血、急性白血病、血小板病以及化疗或放疗1周内的患者。

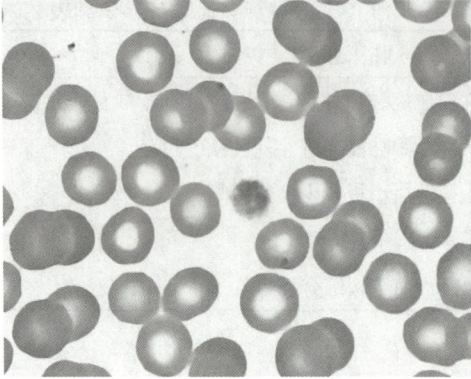

图 1-49　大血小板

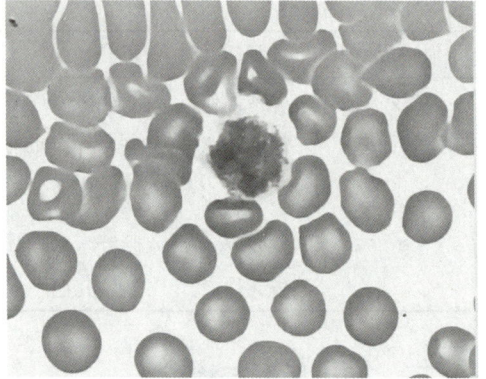

图 1-50　巨型血小板

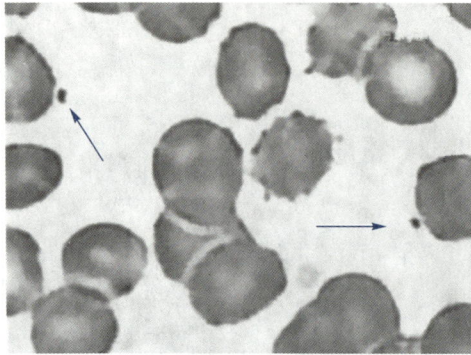

图 1-51　小血小板

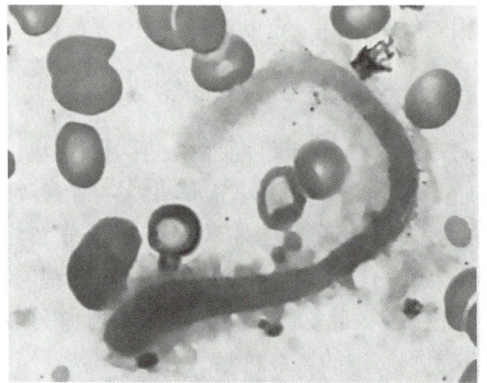

图 1-52　异常形态血小板

3. 聚集性和分布异常　血小板聚集、分布状态可间接反映其功能。聚集功能正常的血小板在非抗凝外周血涂片中常可见 3～5 个聚集成簇或成团；在 EDTA 抗凝血的血涂片中，可见血小板不聚集而呈散在分布或出现诱发的血小板聚集现象。

（1）血小板卫星现象（platelet satellitism）：血小板黏附、围绕于中性粒细胞（或偶尔黏附于单核细胞）的现象，有时可见血小板吞噬现象（platelet phagocytosis）。此时，血小板和中性粒细胞形态与功能均正常。血小板卫星现象偶见于 EDTA 抗凝血（图 1-53），因 EDTA 和免疫球蛋白相互作用、非特异性结合血小板之故，被抗体包被的血小板与中性粒细胞结合。血小板卫星现象是血细胞分析仪血小板计数假性减少的原因之一。

（2）血小板片状聚集：特发性血小板增多症（essential thrombocythemia，ET）和血小板增多的慢性粒细胞白血病，血小板可呈大片聚集（图 1-54）。

（3）血小板减少：再生障碍性贫血和特发性血小板减少性紫癜因血小板数量少，血小板聚集成团的情况明显减少。

（4）血小板功能异常：血小板无力症时血小板无聚集功能，且散在分布，不出现聚集成团的现象。

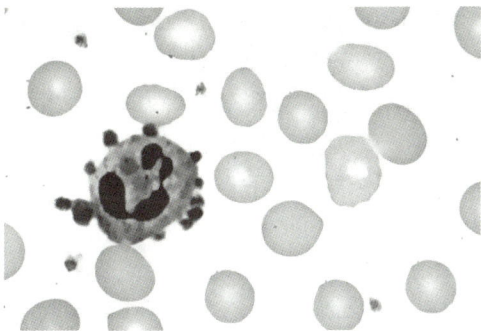

图 1-53　血小板卫星现象

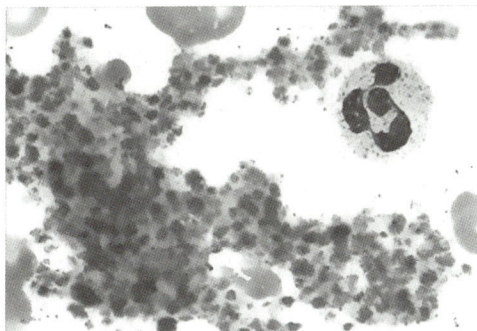

图 1-54　血小板聚集

病例分析

　　患者,女,35 岁,反复皮肤瘀点、瘀斑 1 年,加重伴牙龈出血 5 天。1 年前开始反复出现皮肤瘀点、瘀斑,不伴痛、痒等不适,未诊治。5 天前皮肤瘀点、瘀斑又有增多,伴牙龈出血。无发热,无骨痛、关节痛,无面色苍白。自发病以来,一般情况可,体重无下降,既往健康。1 周前有急性上呼吸道感染。体格检查:T 36℃,P 80 次 /min,R 20 次 /min,BP 120/80 mmHg,无贫血貌,全身皮肤散在瘀点、瘀斑,浅表淋巴结未触及,心肺无异常,肝脾未触及。实验室检验:WBC 6.7×10^9/L,HGB 120 g/L,PLT 11×10^9/L;骨髓象:巨核细胞 107 个,颗粒型巨核细胞多见,产血小板型巨核细胞少见。

　　请思考:

　　1. 初步诊断及诊断根据是什么?

　　2. 该诊断需要与哪些疾病相鉴别?

　　3. 为明确诊断需要做哪些实验室检验和辅助检验?

本章小结

　　血液标本的正确采集与处理是获得准确、可靠检验结果的关键。血液标本采集方法分为皮肤采血法、静脉采血法和动脉采血法。静脉采血法又分为普通采血法和负压采血法,其中,负压采血法最符合检验前质量控制要求和实验室生物安全规范,目前已广泛应用。根据检验项目的要求不同,可用化学或物理方法阻止血液凝固即抗凝,阻止血液凝固的物质称为抗凝剂或抗凝物质。目前,商品化的负压采血管按用途加入不同的添加剂,可根据采血管的管帽颜色加以区分。

　　血涂片制备与染色的质量直接影响血细胞形态检验结果。一张合格的血涂片应该厚薄适宜,血膜头、体、尾明显,细胞分布均匀,两侧留有一定的空隙,边缘整齐。血涂片的染色通常采用瑞特染色、吉姆萨染色和瑞 - 吉复合染色,瑞 - 吉复合染色法对胞质、胞核和胞质内颗粒着色均较好。

　　血液一般检验是血液检验项目中最基础及最常用的检验。血细胞计数即测定单位体积血液中的血细胞数量。白细胞计数、分类计数及形态学检验方法有显微镜法和血细胞分析仪法，前者是参考方法，其质量保证的关键在于严格遵守操作规程，掌握其误差规律，熟练操作技术。后者是白细胞分类计数和筛检的首选方法。在显微镜下，白细胞分类根据染色血涂片上白细胞形态计数出各种白细胞百分率。白细胞形态学检验主要观察白细胞的形态学变化，中性粒细胞形态主要变化有毒性变化、棒状小体、中性粒细胞核象变化；淋巴细胞形态学变化有异型淋巴细胞、具有卫星核淋巴细胞。

红细胞形态与血红蛋白浓度测定、红细胞计数结果及其他参数相结合，对贫血的诊断和鉴别诊断有很重要的临床价值。ICSH 推荐氰化高铁血红蛋白测定法作为血红蛋白测定参考方法，但试剂含 KCN 有剧毒，应妥善处理。HCT 的高低主要与红细胞数量及大小有关，WHO 推荐微量法为常规方法。网织红细胞是一种尚未成熟的红细胞，是反映骨髓红系造血状态的灵敏指标，计数方法多，普通显微镜法易掌握、成本低；血沉测定影响因素较多，有血浆因素、红细胞因素及测定因素等，魏氏法是 ICSH 及全国临床检验方法学学术会议推荐的参考方法。

血小板计数是止血、凝血检验最常用的筛检试验之一，血小板计数的方法有显微镜计数法、血细胞分析仪法和流式细胞仪法。当仪器测定血小板数量明显异常时，必须使用显微镜检验法复查血小板数和 / 或复查血涂片，观察血小板形态和数量，有助于判断仪器法测定结果异常的原因。

（林雪金）

思 考 题

一、名词解释

抗凝剂　中毒颗粒　杜勒小体　空泡变性　中性粒细胞核变性　棒状小体　核左移　核右移　类白血病反应　异型淋巴细胞　淋巴细胞卫星核　红细胞沉降率　靶形红细胞　豪 - 乔小体　卡伯特环　嗜多色性红细胞　红细胞形态不整　嗜碱性点彩红细胞　红斑狼疮细胞　网织红细胞　血细胞比容　血小板卫星现象

二、在线测试

第二章 血细胞分析仪检验

学习目标

1. 掌握血细胞分析仪检测原理、检测参数和质量保证。
2. 熟悉血细胞分析仪的基本结构、使用、维护与常见故障处理。
3. 了解血细胞分析仪的仪器校准和性能评价。
4. 能够熟练使用血细胞分析仪进行血液常规检查。
5. 会解释检验结果各项参数的意义。

思维导图

第一节 血细胞分析仪检测原理

血常规检查主要检测白细胞、红细胞、血小板数量及形态、白细胞分类计数和血红蛋白浓度。血常规检查方法有两种,一种是传统的手工操作方法;另一种是血细胞分析仪法。传统的手工法操作烦琐、费时,已无法满足大批量临床标本检测的需求。血细胞分析仪操作简便快速,检测参数多,重复性好,适合大批量血常规检测,已在临床实验室大面积普及。血细胞分析仪(blood cell analyzer,BCA)又称血液学自动分析仪(automated hematology analyzer,AHA)、血细胞自动计数仪(automated blood cell counter,ABCC),是临床进行全血细胞计数(complete blood count,CBC)及相关参数检测最常用的仪器。

1953年美国Coulter申请了"粒子计数法"的技术专利,并成功研发了世界上第一台电阻抗式血细胞计数仪,数十年来血细胞分析仪不断改进,不仅能做白细胞三分群、白细胞五分类检测,还可以检测网织红细胞等。目前,该仪器已形成血细胞分析流水线,即把标本识别器、标本运输通道、血细胞分析仪、网织红细胞分析仪、推片机及染片机联成一体。

微课:血细胞分析仪的结构和原理

一、电阻抗法检测原理

电阻抗法又称库尔特原理(Coulter principle),是血细胞分析仪计数血细胞普遍采用的方法,是目前血细胞分析仪设计的基础。电阻抗法基本原理:血细胞具有相对非导电性质,悬浮在电解质溶液中的血细胞通过计数小孔时,由于电阻的改变,可引起小孔内、外电流或电压的变化,形成与血细胞数量相当、体积大小相应的脉冲信号,通过计算机对脉冲信号变化的分析,从而对血细胞进行计数,并根据体积大小间接区分出细胞群(图 2-1)。

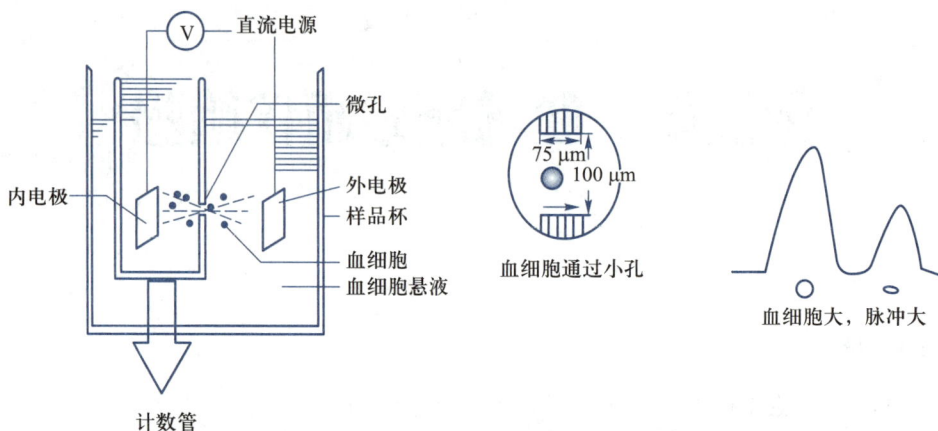

图 2-1　电阻抗法血细胞计数原理示意图

电阻抗法是三分群血细胞分析仪的核心技术,可准确测出细胞的数量和大小(脉冲信号数量多少反映细胞数量的多少,脉冲信号大小反映细胞体积的大小);与其他检测原理组合应用于五分类血细胞分析仪中。

(一) 血细胞计数

1. 红细胞、血小板计数　在电阻抗法中,红细胞与血小板是共用一个分析系统。正常人红细胞体积和血小板体积相差较大,有一个明显界限(图 2-2),因此血小板和红细胞计数准确且容易。但由于血小板和红细胞的脉冲信号常出现交叉,如大血小板可被误判为红细胞,而小红细胞可被误判为血小板,引起实验误差;特别是在某些病理情况下(如大血小板或小红细胞出现时),划分界限不清。为使红细胞和血小板计数准确,通过调节红细胞与血小板间的区分阈值,计算机对血小板和红细胞分布图进行判断,将血小板的上限阈值判定线放在红细胞和血小板分布图交叉点的最低处计数来规避干扰,即浮动界标技术。

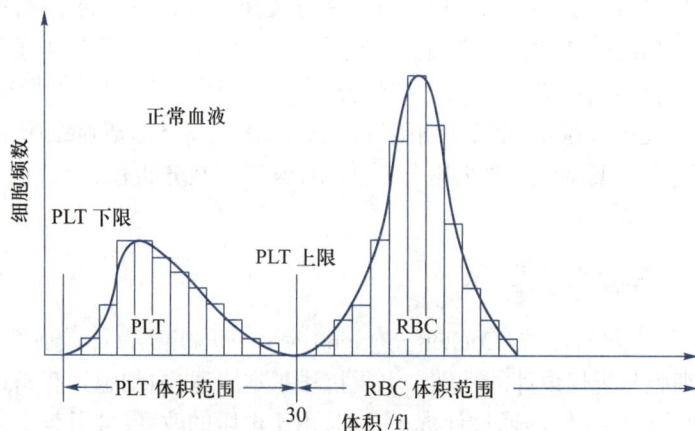

图 2-2　正常人血小板与红细胞体积分布示意图

2. 白细胞计数　白细胞计数原理同红细胞、血小板计数。通常白细胞计数前需要使用溶血素溶解红细胞。

（二）血细胞体积测定和白细胞分群

1. 血细胞体积测定　电阻抗法可以测定单个血细胞体积,体积单位为飞升(fl),测定多个细胞体积得到血细胞直方图。以测定的细胞体积(大小)为横坐标,细胞出现的相对频率(数量)为纵坐标绘制的细胞体积分布曲线称血细胞直方图,主要包括白细胞、红细胞和血小板 3 种直方图,不同型号的仪器内设置的技术参数及使用的试剂不同,血细胞直方图可存在一定的差异。血细胞直方图见本章第二节。

2. 白细胞分群　进入血细胞分析仪的样本经过仪器稀释后,再通过溶血素的处理,红细胞快速溶解消失,白细胞膜通透性改变,细胞质经细胞膜渗出、脱水,胞膜紧裹在细胞核或颗粒周围。脱水后的白细胞体积与其自然体积(瑞特染色血涂片中白细胞大小)无关,取决于脱水后白细胞内有形物质的多少。因此,白细胞产生脉冲信号的大小是由它在白细胞悬液(加溶血素后的白细胞溶液)中体积的大小决定的,仪器将白细胞体积从 35～450 fl(各仪器厂家设计不同有所差异)分为 256 个通道,每个通道 1.64 fl,依据细胞体积大小分别将其放在不同的通道中,得到白细胞体积分布(图 2-3)。正常白细胞直方图将白细胞大概分为 3 个群(区):第一群为小细胞群(L),体积在 35～90 fl,主要是淋巴细胞;第二群为中间细胞群(MID),体积在 90～160 fl,包括单核细胞、嗜酸性粒细胞、嗜碱性粒细胞、幼稚细胞;第三群为大细胞群(GRAN),体积大于 160 fl,主要是中性粒细胞。单独采用电阻抗原理进行白细胞检测的仪器,只能实现白细胞三分群,白细胞分类计数是粗略的,检查结果只能作为筛查,若出现异常须做白细胞显微镜分类复检。

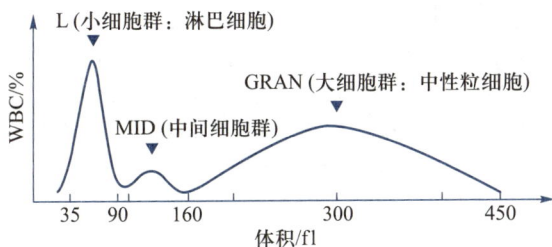

图 2-3　白细胞体积分布图

微课：血细胞分析仪检测原理

二、光学检测原理

（一）激光散射法

将稀释、染色(化学染色或核酸荧光染色)、球形化的细胞悬液注入鞘液流中央,单个细胞沿着悬液和鞘液流两股液流整齐排列,以恒定流速定向通过石英毛细管(图 2-4)。当细胞通过激光束被照射时,因其本身的特性(如体积大小、染色情况、细胞内容物大小及含量、细胞核密度等),可阻挡或改变激光束的方向,产生与其特征相应的各种角度的散射光,放置在石英毛细管周围不同角度的信号检测器(光电倍增管或光电二极管)可接收特征各异的散射光(图2-5)。检测的散射光有3种:① 低角度散射光(前向散射光,与激光束方向平行),它反映细胞的数量和表面体积大小。② 高角度散射光(侧向散射光,与激光束正交90°),它反映细胞内部颗粒、细胞核等复杂性。③ 散射荧光,激光照射采用荧光染料染色后的细胞时,可产生不同波长的散射荧光,它反映细胞核酸(DNA、RNA)含量。激光散射法原理也是流式细胞仪进行细胞分析和分选的原理。在区别体积相同而类型不同的细胞时,激光散射法比电阻抗法血细胞分群更准确,故它是现代五分类血细胞分析仪的主要检测原理之一。

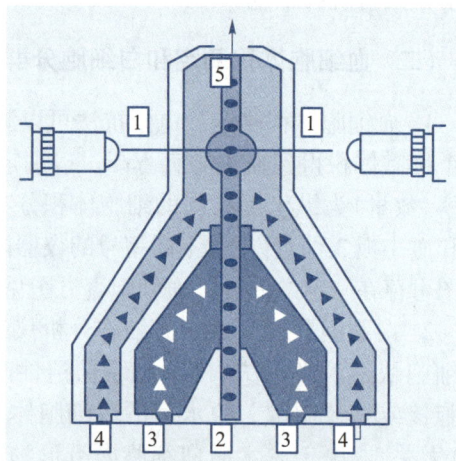

1. 检测光;2. 细胞流;3. 前鞘流;
4. 后鞘流;5. 液流方向。

图 2-4 鞘流技术

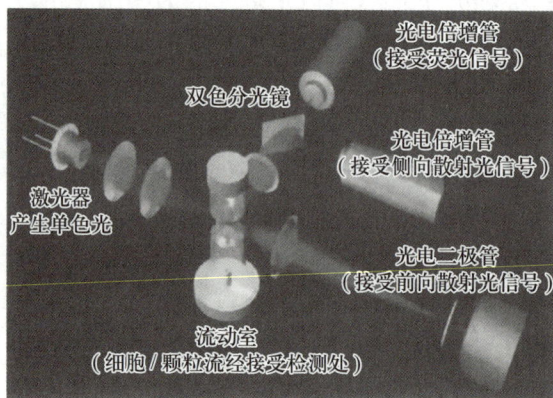

图 2-5 流式细胞术检测通道和光路系统

用于血细胞分析仪检测的染料分为荧光染料和非荧光染料。荧光染料有:碱性槐黄、噻唑橙、噁嗪、聚亚甲基蓝和碘化丙啶等,主要用于核酸染色,被激光照射后产生荧光和散射光,如采用荧光染料和激光散射法原理进行的网织红细胞(RET)计数,提供 RET 绝对值(RET#)、RET 百分率(RET%)等参数,还根据其荧光强度不同将 RET 分为弱荧光强度网织红细胞(LFR)、中荧光强度网织红细胞(MFR)和强荧光强度网织红细胞(HFR)。RET 中残存的 RNA 越多,其荧光强度越强,完全成熟红细胞没有荧光。非荧光染料有:亚甲基蓝(用于核酸染色)、氯唑黑 E(用于单核细胞、嗜酸性粒细胞、中性粒细胞颗粒和白细胞的膜结构染色)和过氧化物酶试剂等。经过染色的细胞随鞘液流经激光检测区时,被染色部分可发生光吸收现象,使光检测器接收到的散射光强度发生改变,从而区分细胞的种类。

(二) 分光光度法

分光光度法是光谱分析技术中的吸收光谱分析法,是利用物质对光的吸收作用对物质进行定性或定量分析的技术,主要用于血细胞分析仪的血红蛋白浓度测定。分光光度法分析原理包括:① 吸光度与透射比关系,即 $T=I/I_0$,$A=-\lg T=-\lg(I/I_0)$,其中,T 为透射比,A 为吸光度,I_0 是单色光入射光强度,I 是透射光强度。② 定量分析遵循郎伯比尔定律(Lambert-Beer 定律),即 $A=KLc$,A 为吸光度,K 为吸光系数,L 为液层厚度,c 为溶液浓度。

被稀释的血液加入溶血素后,红细胞释出血红蛋白,后者与溶血素结合形成血红蛋白衍生物,进入血红蛋白测试系统,在特定波长(通常在 540 nm)下比色,根据吸光度变化,仪器可测定血红蛋白浓度。

用于血红蛋白测定的溶血素有两类:① 改良氰化高铁血红蛋白溶血素,稀释液含氰化物。测定波长为 540 nm。② 非氰化高铁血红蛋白溶血素,稀释液不含氰化物,如 SLS-Hb 法,测定波长为 555 nm。

近年来,自动化程度高的血细胞分析仪采用激光散射法测定单个红细胞的血红蛋白,从而减少高白细胞、乳糜血、高胆红素对血红蛋白测定的影响。

三、联合检测原理

现代血细胞分析仪大多数综合运用了电学法和光(化)学法等多种技术作为检测原理,以白细胞计数和分类为例介绍如下。

(一) 体积、电导和光散射(VCS)法

体积(volume,V)、电导(conductivity,C)、光散射(scatter,S)技术是在血细胞保持与体内形态完全相同状态下进行的检测。在白细胞检测通道,溶血素溶解红细胞,在抗溶血稳定剂的作用下,白细胞保持与体内时相同状态,应用电阻抗原理,用低频电流对细胞体积(V)进行准确测量;采用高频电磁探针测量细胞内部结构的电导性(C),如细胞核质比例,细胞内的化学成分,以此可辨认体积相同而性质不同的细胞群;采用来自激光源的单色光直接扫描计数区内的细胞,细胞产生不同角度(10°~70°)散射光,提供细胞形态及胞核结构等光散射(S)信息,并鉴别细胞颗粒的构型和质量(粗颗粒的光散射要比细颗粒更强),以此可将粒细胞分开(图 2-6)。不同类别的细胞在体积、内部结构等方面呈现明显的不同,将这些特征性信息被定义到以 VCS 为三维坐标所形成的三维立体散点图中(图 2-7)。按散点定位分析细胞的类型、按散点密度计算各类型细胞的百分率,即可得到白细胞五分类结果。对照白细胞五分类正常结果的散点图,当标本中存在幼稚细胞、原始细胞等异常细胞时,VCS 技术从正常细胞的数量、形态和密度可衍生出一整套报警信息,提示需要显微镜复查。

目前,该技术也可用于网织红细胞计数和有核红细胞计数。如网织红细胞计数时,采用“透明剂”使红细胞内血红蛋白溢出形成“影细胞”,再用新亚甲蓝对网织红细胞 RNA 进行染色,采用 VCS 技术测定和分析网织红细胞。

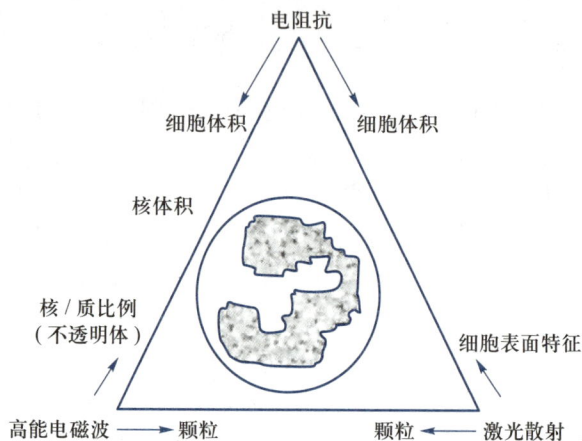

图 2-6　VCS 技术检测原理示意图

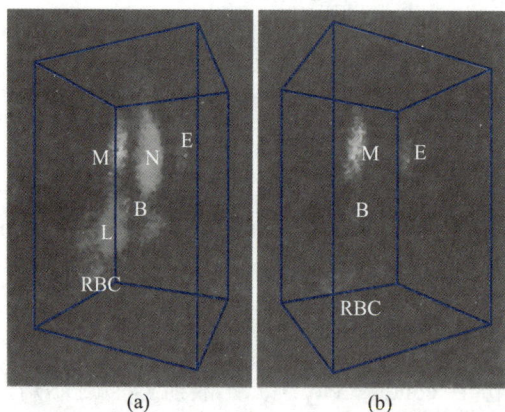

（a）旋转的三维散点图（图中有红细胞和白细胞分类图），可从任意角度观察；
（b）三维散点图中的细胞可以显示或隐藏（图中已隐藏淋巴细胞和中性粒细胞）。

图 2-7　VCS 细胞检测立体散点图

（二）光散射与细胞化学法

　　该技术主要采用两个通道进行检测，一个为嗜碱性粒细胞检测通道，另一个为过氧化物酶检测通道，是应用细胞化学染色技术与激光散射技术对白细胞进行分类计数。常用的细胞化学染色为过氧化物酶染色。测定原理是利用不同大小的细胞产生不同的散射光强度，再结合 5 种白细胞中过氧化物酶活性存在的差异进行测定（表 2-1）。经计算机对所测数据进行处理后，能够较准确地将淋巴细胞（含嗜碱性粒细胞）、中性粒细胞、嗜酸性粒细胞、单核细胞进行鉴别计数，再联合嗜碱性粒细胞计数通道结果进行分析，得到白细胞总数和分类结果。另外，使用该技术的仪器还能提供幼稚细胞的比例、异型淋巴细胞以及网织红细胞分类。此类仪器有红细胞 / 血小板测量、血红蛋白测量、网织红细胞测量、嗜碱性粒细胞测量和过氧化物酶活性测量 5 个通道。

表 2-1 5 种白细胞过氧化物酶活性

检测细胞	英文	过氧化物酶活性
嗜酸性粒细胞	EOS	强
中性粒细胞	NEUT	中
单核细胞	MONO	弱
淋巴细胞	LYM	无
嗜碱性粒细胞	BASO	无

(三)多角度偏振光散射分离法

多角度偏振光散射分离(multi angle polarized scatter separation,MAPSS)法是将全血标本用鞘液按适当比例稀释后,使白细胞内部结构近似于自然状态,仅嗜碱性粒细胞颗粒具有吸湿性而结构有轻微改变。红细胞内部的渗透压高于鞘液的渗透压,血红蛋白从细胞内溢出,水分子则进入红细胞,但红细胞膜结构仍保持完整。此时,红细胞折光指数与鞘液相当,不干扰白细胞检测。利用(氦氖)激光流式细胞术,当单个细胞通过激光束时,可从 4 个角度测定散射光。① 0°:前角光散射,反映细胞大小,检测细胞数量。② 7°:狭角光散射,反映细胞内部结构及核染色质的复杂性。③ 90°:垂直光散射,反映细胞内部颗粒及细胞核分叶状况。④ 90° 去偏振光:"去偏振"是指垂直方向的激光光波运动随光散射结果而改变。嗜酸性粒细胞颗粒丰富,可消除偏振光,以与中性粒细胞相鉴别。

MAPSS 法还可鉴别有核红细胞、无活性白细胞和脆性白细胞,计算活性白细胞比率和计数有核红细胞;以及鉴别白细胞亚群和异常细胞类型等。

(四)电阻抗、射频、流式细胞术与核酸荧光染色法

采用半导体激光流式细胞技术结合核酸荧光染色技术进行白细胞计数和分类。射频(radio frequency,RF)指射频电流,是每秒变化大于 10 000 次的高频交流电磁波,反映细胞密度;流式细胞术(flow cytometry,FCM)采用半导体激光照射在通过鞘流技术处理的细胞上,每个细胞产生 3 种信号,前向散射光(FSC)信号可反映细胞体积大小,侧向散射光(SSC)信号可反映细胞的颗粒和细胞核等内含物的信息,侧向荧光(SFL)强度信号则用于分析细胞内脱氧核糖核酸(DNA)和核糖核酸(RNA)的含量。利用电阻抗、射频、流式细胞术和细胞化学染色检测的通道有以下几种。

1. 白细胞分类通道(DIFF 通道) 测定激发的荧光和侧向散射光信号强度。表面活性剂完全溶解或破坏红细胞和血小板,部分溶解白细胞膜。聚亚甲基蓝染料进入破损的白细胞内与核酸结合,使 DNA、RNA 和细胞器着色。经激光照射,所产生的荧光强度与细胞核酸含量成一定的比例。有机酸能与嗜酸性颗粒特异性结合,根据侧向散射光信号强度,把嗜酸性粒细胞从中性粒细胞内精确区分出来。根据产生的荧光和侧向散射光强度获得白细胞 4 个亚群(LYM、MONO、EO、NEUT+BASO)。

2. 白细胞/嗜碱性粒细胞(WBC/BASO)通道 测定前向和侧向散射光信号强度。在碱性溶血素作用下,除嗜碱性粒细胞外的其他所有细胞均被溶解或萎缩,经流式细胞术

计数,可得到白细胞/嗜碱性粒细胞百分率和绝对值及 WBC/BASO 散点图。

3. 未成熟髓细胞信息(IMI)通道 采用射频、电阻抗和特殊试剂结合法。在细胞悬液中加硫化氨基酸,幼稚细胞膜脂质含量少,结合硫化氨基酸的量多于较成熟的细胞,对溶血素有抵抗作用。加入溶血素后,成熟细胞被溶解,只留下幼稚细胞(包括造血祖细胞、原始细胞、未成熟粒细胞、有核红细胞)和异型/异常淋巴细胞,报告百分率和绝对值,并提示核左移。

(五)双鞘流技术和细胞化学染色法

在流式通道中有 2 个鞘流装置,细胞经第 1 束鞘流后通过阻抗微孔测定细胞的真实体积,然后经第 2 束鞘流后到达光窗,测定细胞的光吸收,分析细胞内部结构。

1. 嗜碱性粒细胞通道 用专用染液染色,除嗜碱性粒细胞染色后保持原有形态与结构外,其他细胞的胞质均溢出成为裸核,用电阻抗法检测嗜碱性粒细胞。

2. 其他白细胞分类通道 检测除嗜碱性粒细胞以外的各类白细胞。在双流体(双鞘流)动力连续系统(double hydrodynamic sequential system,DHSS)中,应用流式细胞光吸收、电阻抗和细胞化学染色,对细胞脂质和蛋白组分染色检测除嗜碱粒细胞以外的白细胞。用氯唑黑 E 活体染料使单核细胞初级颗粒、嗜酸性粒细胞和中性粒细胞特异颗粒染色,细胞膜、核膜、颗粒膜也被染色,得到中性粒细胞、单核细胞、嗜酸性粒细胞、淋巴细胞、异型淋巴细胞和巨大未成熟细胞(large immature cell,LIC)散点图。双矩阵 LIC 散点图可将幼稚细胞分为未成熟粒细胞(IMG)、未成熟单核细胞(IMM)、未成淋巴细胞(IML)3 个亚群。

第二节　血细胞分析仪临床应用

一、血细胞分析仪检测参数及临床应用

血细胞分析仪的检测参数主要包括白细胞系列参数、红细胞系列参数、血小板系列参数等,下面以五分类血细胞分析仪检测项目为例,介绍各参数及其临床应用。

(一)白细胞系列参数及临床应用

白细胞系列参数及参考区间,见表 2-2。

白细胞参数中白细胞计数和分类计数的临床应用参见第一章第三节。其他主要参数的临床应用如下。

1. 未成熟粒细胞(IG) 主要包括杆状核粒细胞、晚幼粒细胞、中幼粒细胞、早幼粒细胞,但不包括原始细胞。IG 增高可见于感染、肿瘤、类白血病反应、骨髓增生性疾病和慢性粒细胞白血病等。

2. 大型未染色细胞(LUC) 包括异型淋巴细胞、浆细胞、毛细胞、幼稚淋巴细胞和原始细胞。LUC 增多主要见于感染、免疫性疾病、白血病等。

表 2-2 白细胞系列参数及参考区间

检测参数	英文缩写	参考区间	单位
白细胞计数	WBC	3.5～9.5	10^9/L
中性粒细胞百分率	NEUT%	40%～75%	
中性粒细胞绝对值	NEUT	1.8～6.3	10^9/L
淋巴细胞百分率	LYM%	20%～50%	
淋巴细胞绝对值	LYM	1.1～3.2	10^9/L
单核细胞百分率	MONO%	3%～10%	
单核细胞绝对值	MONO	0.1～0.6	10^9/L
嗜酸性粒细胞百分率	EOS%	0.4%～8.0%	
嗜酸性粒细胞绝对值	EOS	0.02～0.52	10^9/L
嗜碱性粒细胞百分率	BASO%	0%～1%	
嗜碱性粒细胞绝对值	BASO	0～0.06	10^9/L
未成熟粒细胞百分率	IG%	0	
未成熟粒细胞计数	IG	0	10^9/L
大型未染色细胞计数	LUC	0%	
大型未染色细胞百分率	LUC%	0	10^9/L

注：正常成人静脉血仪器法参考区间，引自中华人民共和国卫生行业标准 WS/T 405—2012。

（二）红细胞系列参数及临床应用

红细胞系列参数及参考区间，见表 2-3。

表 2-3 红细胞系列参数及参考区间

检测参数	英文缩写	参考区间	单位
红细胞计数	RBC	（男）4.3～5.8	$\times 10^{12}$/L
		（女）3.8～5.1	
血红蛋白浓度	Hb	（男）130～175	g/L
		（女）115～150	
血细胞比容	HCT	（男）40%～50%	
		（女）35%～45%	
平均红细胞体积	MCV	82～100	fl
平均红细胞血红蛋白量	MCH	27～34	pg
平均红细胞血红蛋白浓度	MCHC	316～354	g/L
红细胞体积分布宽度 -SD 值	RDW-SD		fl

检测参数	英文缩写	参考区间	单位
红细胞体积分布宽度 –CV 值	RDW-CV	11.5%～14.5%	
球形红细胞平均体积	MSCV		fl
单个红细胞平均血红蛋白量	CH		pg
单个红细胞平均血红蛋白浓度	CHCM		g/L
血红蛋白分布宽度	HDW		g/L
网织红细胞血红蛋白浓度分布宽度	HDWr		g/L
网织红细胞平均血红蛋白浓度	CHCMr		g/L
网织红细胞血红蛋白量	RET–He		pg
网织红细胞平均血红蛋白量	CHr		pg
网织红细胞计数	RET#		$\times 10^9/L$
网织红细胞百分率	RET%		
未成熟网织红细胞比率	IRF		
弱荧光强度网织红细胞比率	LFR		
中荧光强度网织红细胞比率	MFR		
强荧光强度网织红细胞比率	HFR		
弱荧光网织红细胞百分率	RET L%		
中荧光网织红细胞百分率	RET M%		
强荧光网织红细胞百分率	RET H%		
网织红细胞平均体积	MR, MCVr		fl
有核红细胞计数	NRBC#		$\times 10^9/L$
有核红细胞百分率	NRBC%		

注：正常成人静脉血仪器法参考区间，引自中华人民共和国卫生行业标准 WS/T 405—2012。

红细胞参数中 RBC、Hb、HCT、MCV、MCH、MCHC 的临床应用参见第一章第四节。其他主要参数的临床应用如下。

1. 红细胞体积分布宽度（RDW） 是反映红细胞体积大小变异性或称为不均一性的参数，用红细胞体积的变异系数（CV）或标准差（SD）来表示，通常报告 CV，其参考区间为 11.5%～14.5%。RDW 有助于贫血的诊断与鉴别诊断。

（1）用于贫血的形态学分类：目前多采用 MCV、MCH、MCHC 对贫血进行分类，但忽视了由于红细胞体积异质性对 MCV 准确度的影响，不能全面反映红细胞的病理变化。巴斯曼（Bassmen）于 1983 年将 RDW 和 MCV 两个参数相结合，作为贫血形态学新分类依据（表 2-4）。

表 2-4 **贫血的 RDW 和 MCV 分类**

MCV	RDW	分类	意义
减低	正常	小细胞均一性	轻型 β- 珠蛋白生成障碍性贫血
	增高	小细胞不均一性	缺铁性贫血
正常	正常	正细胞均一性	慢性病性贫血、再生障碍性贫血、白血病
	增高	正细胞不均一性	骨髓纤维化
增高	正常	大细胞均一性	MDS、再生障碍性贫血
	增高	大细胞不均一性	巨幼红细胞贫血、恶性贫血

(2) 鉴别缺铁性贫血（iron deficiency anemia, IDA）和轻型 β- 珠蛋白生成障碍性贫血：由于 Hb 合成障碍,IDA 和轻型 β- 珠蛋白生成障碍性贫血均可表现为小细胞低色素性贫血,前者红细胞形态明显大小不等,RDW 增高；后者红细胞大小较均一,RDW 基本正常。

(3) IDA 早期诊断和疗效观察：鉴于 95% 以上 IDA 的 RDW 均增高,一般认为,如果患者血液检查表现为小细胞低色素性贫血而 RDW 正常,此类患者患 IDA 的可能性不大。IDA 在缺铁潜伏期时 RDW 即有增高,治疗后,若贫血纠正,但 RDW 仍未降至正常水平,可能反映体内铁未完全补足。

2. 红细胞血红蛋白分布宽度（HDW） HDW 是反映外周血红细胞内血红蛋白含量异质性的参数,HDW 在遗传性球形红细胞增多症时明显增高。

3. 球形红细胞平均体积（MSCV） 正常人 MSCV 比 MCV 大,但有些患者则相反。如当 MSCV<MCV 时,诊断遗传性球形红细胞增多症的灵敏度为 100%,特异度为93.3%。

4. 网织红细胞（RET）参数

(1) RET%、RET#：见网织红细胞计数。

(2) 强荧光强度网织红细胞（HFR）、中荧光强度网织红细胞（MFR）、弱荧光强度网织红细胞（LFR）、未成熟网织红细胞比率（IRF）：在骨髓受到抑制时,HFR 和 MFR 降低早于 WBC 和 PLT；在骨髓恢复时,多数患者的 HFR 和 MFR 迅速增高。IRF 的变化可作为评价肿瘤放化疗、外周血干细胞移植过程中骨髓造血功能受抑制和开始恢复最早且较灵敏的指标。

(3) 网织红细胞血红蛋白量（RET-He）：反映网织红细胞的质量变化,RET-He 在缺铁性贫血的治疗过程中有重要意义,RET-He 为 30.5 pg 是患者补充铁剂的最佳临界值。

(4) 网织红细胞平均血红蛋白量（CHr）：可用于评价骨髓红系的功能状态,在缺铁性贫血治疗中,CHr 最早出现升高。如以 CHr 26 pg 为临界值,可及时发现儿童、妊娠妇女、肾透析患者的缺铁状态。

5. 有核红细胞 怀疑标本中存在有核红细胞需用显微镜核实。

(三)血小板系列参数及临床应用

血小板系列参数及参考区间,见表 2-5。

表 2-5　血小板系列参数及参考区间

检测参数	英文缩写	参考区间	单位
血小板计数	PLT	125～350	$\times 10^9/L$
血小板体积分布宽度	PDW	9～17	CV(%),SD(fl)
平均血小板体积	MPV	7.6～13.2	fl
大血小板比率	P-LCR	13.0%～43.0%	
血小板比容	PCT	0.11%～0.3%	

血小板参数中血小板计数的临床应用参见第一章第五节。其他主要参数的临床应用如下。

1. 平均血小板体积(MPV)　指血液中血小板的平均体积,参考区间为 7.6～13.2 fl。正常人 MPV 与血小板呈非线性的负相关,随血小板计数增高,MPV 变小;在病理情况下,两者之间的关系并无这种规律。MPV 可用于鉴别血小板减低的病因。MPV 增高:见于血小板在周围血液中破坏增多,导致血小板减少,骨髓代偿生成增加时;当骨髓造血功能恢复时,MPV 先于血小板升高;也可见骨髓纤维化、血栓性疾病及血栓前状态、脾切除、慢性粒细胞白血病、巨大血小板综合征等。MPV 减低:骨髓造血系统衰竭时 MPV 随血小板同时持续下降,病情越严重,MPV 越低;严重感染伴有败血症、脾功能亢进、化疗后、再生障碍性贫血和巨幼红细胞贫血等 MPV 减低。

2. 血小板体积分布宽度(PDW)　PDW 是反映血小板体积大小异质性参数,参考区间为 9%～17%。PDW 值越大说明血小板大小越不均匀,主要用于血小板异常疾病的辅助诊断与鉴别诊断。PDW 增高见于急性白血病化疗后、巨幼红细胞贫血、慢性粒细胞白血病、脾切除、巨大血小板综合征、血栓性疾病等。在原发性血小板增多症时 PDW 增高,在反应性血小板增多症时 PDW 则减低。再生障碍性贫血时 MPV 减低,PDW 增高。

3. 大血小板比率(P-LCR)　参考区间为 13.0%～43.0%。P-LCR 与 MPV 和 PDW 具有相关性,初生的血小板体积较大,黏附能力强,易于聚集和发生释放反应,有很强的止血和凝血功能。P-LCR 增高见于免疫性血小板减少、慢性出血、血小板增多症、感染等。

4. 血小板比容(PCT)　参考区间为 0.11%～0.3%。PCT 增高见于反应性及原发性血小板增多症、慢性粒细胞白血病早期等。PCT 减低见于再生障碍性贫血、化疗后及血小板减少症时。

二、血细胞分析仪细胞分布图及临床应用

(一)白细胞直方图

正常白细胞直方图(图 2-8)分布在 35～450 fl 的区域,从左至右分为 3 群(区),分别为小细胞群(淋巴细胞)、中间细胞群(单核细胞、嗜酸性粒细胞、嗜碱性粒细胞、幼稚细胞)、大细胞群(中性粒细胞)。其中,左侧峰分布在 35～90 fl,形态高陡;中间细胞群分布在 90～160 fl,形态平坦;右侧峰分布在 160～450 fl,形态低宽。血标本中的白细胞比例或白细胞形态发生改变时,都会导致白细胞直方图发生变化,形成异常直方图(图 2-9～图 2-13),图中所有虚线均表示正常参考直方图。常见直方图异常区域的临床意义见表 2-6。

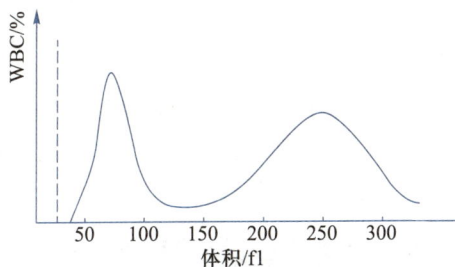

图 2-8　正常白细胞直方图

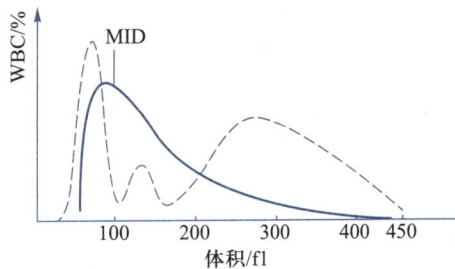

图 2-9　原始、幼稚白细胞增多直方图

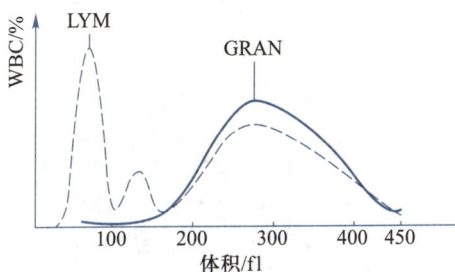

图 2-10　淋巴细胞减少和中性粒细胞
增多直方图

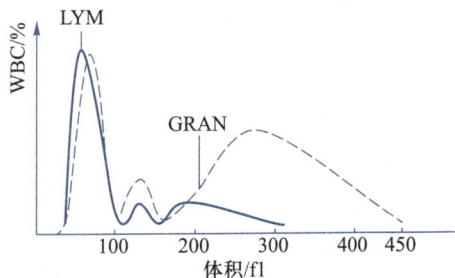

图 2-11　淋巴细胞增多和中性粒细胞
减少直方图

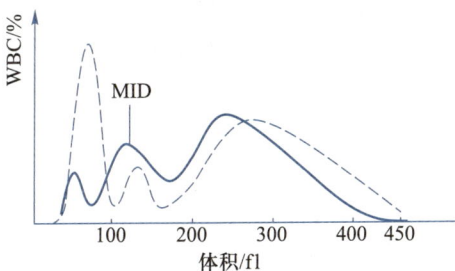

图 2-12　中间细胞(单个核细胞)群
增多直方图

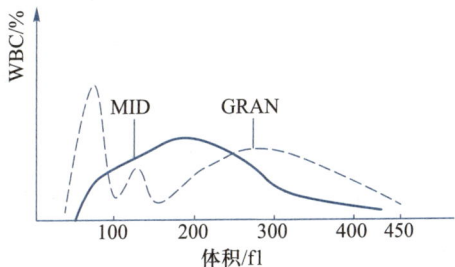

图 2-13　单个核细胞绝对增多直方图

表 2-6　常见直方图分布异常情况临床意义

直方图异常区域	临床意义
淋巴细胞峰左侧区域异常	可能有血小板聚集、巨大血小板、有核红细胞、未溶解红细胞、白细胞碎片、蛋白质或脂类颗粒
淋巴细胞峰与单个核细胞峰之间区域异常	可能有异型淋巴细胞、浆细胞、原始细胞,嗜酸性粒细胞、嗜碱性粒细胞增多
单个核细胞区与中性粒细胞峰之间区域异常	可能有未成熟中性粒细胞、异常细胞亚群,嗜酸性粒细胞、嗜碱性粒细胞增多,核左移
中性粒细胞峰右侧区域异常	可能中性粒细胞绝对增多
多区域异常	表示同时存在 2 种或 2 种以上的异常

（二）白细胞散点图

白细胞散点图是由电阻抗法发展起来的多项技术（激光、射频、流式细胞术及荧光染色等）联合检测白细胞，由于不同白细胞大小及内部结构（如胞质颗粒的多少、胞核的大小）不同，得出准确的白细胞五分类结果并以散点图的形式呈现结果（图 2-14）。白细胞散点图的意义与直方图基本相同。散点图的图形变化直观形象，比直方图更能准确地反映某类细胞的变化，结合仪器相关的报警信息，可确定是否需要进一步进行显微镜复查。

（三）红细胞直方图

由于不同型号血细胞分析仪的性能特点不同，仪器设置的红细胞分析范围也不完全相同，红细胞体积分布直方图的形状会存在一定的差异，但反映红细胞病理变化的基本特征相同。正常红细胞直方图是一条近似正态分布的单峰曲线（36～360 fl），横坐标表示红细胞体积，纵坐标表示红细胞出现频率（图 2-15）。正常红细胞主要分布在 50～200 fl 区域，在 50～125 fl 区域有一个正态分布曲线为主峰，主峰顶点与横坐标相交处即为 MCV 值。主峰右侧区域为次峰（125～200 fl），主要是大红细胞和网织红细胞。红细胞体积异常时直方图峰可出现升高、降低、左移、右移、双峰、尾部抬高、延伸等变化。

分析红细胞直方图有助于贫血的诊断和疗效观察（图 2-15～图 2-19，表 2-7）。

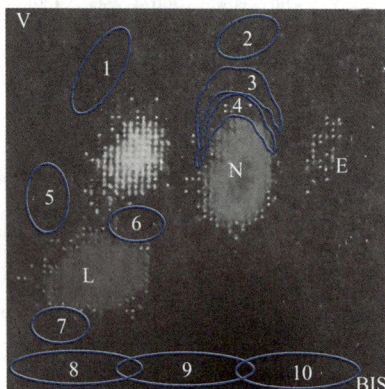

1. 幼稚单核细胞；2. 幼稚粒细胞；3. 未成熟粒细胞；4. 中性杆状核粒细胞；5. 幼稚淋巴细胞；6. 异型淋巴细胞；7. 小淋巴细胞；8. 有核红细胞和血小板簇；9. 大血小板；10. 红细胞内寄生虫（疟原虫等）。

图 2-14　VCS 异常细胞检测平面散点图

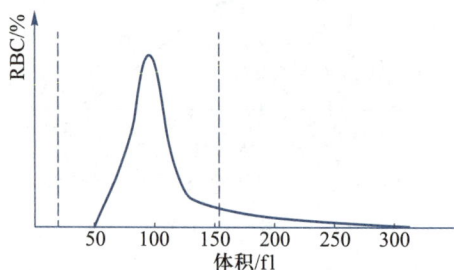

图 2-15　正常红细胞直方图

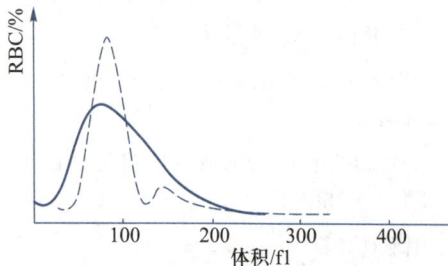

图 2-16　小红细胞且大小不均直方图

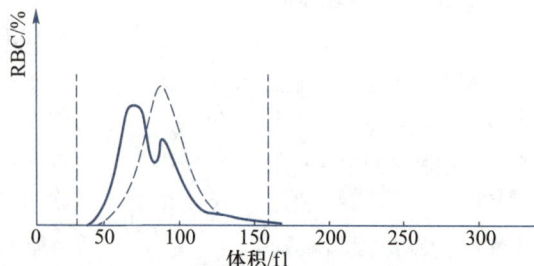

图 2-17　缺铁性贫血治疗有效红细胞直方图

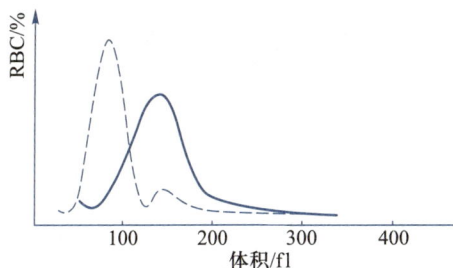

图 2-18 巨红细胞且大小不均直方图

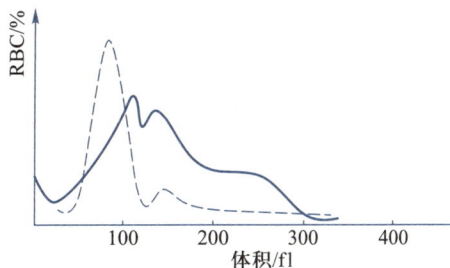

图 2-19 巨幼红细胞贫血治疗有效直方图

表 2-7 血细胞分析仪红细胞直方图的临床意义

贫血类型	波峰	峰底	临床意义
小细胞均一性	左移	基本不变	轻型珠蛋白生成障碍性贫血,慢性感染或炎症性贫血
小细胞不均一性	左移	变宽	缺铁性贫血
	左移	变宽,可有双峰	铁粒幼细胞贫血,缺铁性贫血经治疗后有效
大细胞均一性	右移	基本不变	溶血性贫血、白血病前期
大细胞不均一性	右移	变宽	巨幼红细胞贫血,叶酸、维生素 B_{12} 治疗初期等
	右移	变宽,可有双峰	巨幼红细胞贫血,叶酸、维生素 B_{12} 治疗有效时
正细胞均一性	不变	基本不变	正常红细胞、慢性病、急性失血、骨髓纤维化、再生障碍性贫血
正细胞不均一性	右移	变宽	血红蛋白异常、骨髓纤维化
	右移	明显变宽	早期或混合性营养不良

(四) 血小板直方图

正常血小板直方图(图 2-20)分布在 2～30 fl,与血小板体积大小一致的颗粒也可计在其内,其主峰在 7.6～13.1 fl,呈左偏正态分布。当 MPV 偏小时,主峰左移(图 2-21);当血小板体积增大时,主峰右移(图 2-22);峰底宽度变窄表示血小板减少;当血小板大小不均,并以大血小板为主,主峰右移并底部抬高(图 2-23)。当仪器使用同一个通道分析血小板与红细胞,如有小红细胞或细胞碎片,则可被误计为血小板;而巨大血小板或血小板凝块可被误计为红细胞,导致 PDW 异常及血小板直方图异常。此外,冷球蛋白颗粒、红细胞冷凝集、乳糜微粒等也可干扰血小板计数结果,但血小板体积分布宽度无明显的变化,具体情况应结合其他参数综合分析。

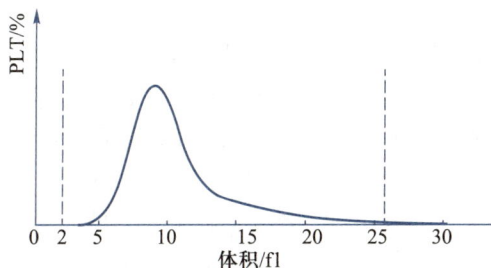

图 2-20 正常血小板直方图

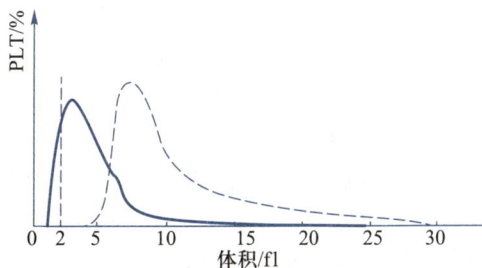

图 2-21 MPV 减小血小板直方图

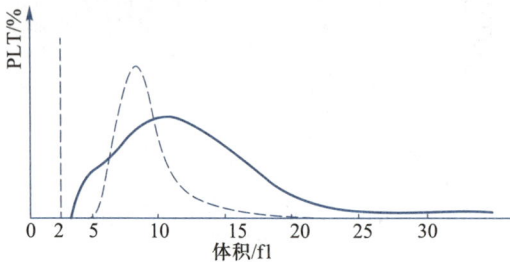

图 2-22　MPV 增大血小板直方图

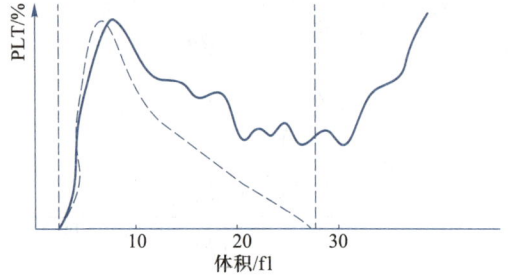

图 2-23　PDW 增大血小板直方图

三、血细胞分析仪常见报警及干扰因素

（一）报警

血细胞分析仪常见的报警形式有图形、符号、文字或者声音。报警通常提示仪器故障、操作出现问题、样本问题、试剂不足等各种情况，操作人员需结合具体情况进行分析排查。

1. 图形报警　通常为检测项目达到预警值，提醒操作人员需要进行镜检复查。

2. 符号报警　通常表明仪器出现硬件故障或者软件冲突，提示需要联系厂家工程师进行排查。

3. 文字报警　通常提示样本可能出现干扰或者室内质控失控。

4. 声音报警　通常提示操作出现问题、仪器突然断电进入不间断电源（UPS）供电、吸样压力不足等。

（二）干扰因素

血细胞分析仪常见的干扰因素主要来自标本自身和电磁波等检测环境，而标本自身的干扰因素最为多见。

血细胞分析结果准确与否，除了标本采集、仪器性能，操作人员等因素外，还有一个重要的因素，就是某些血液标本自身存在着干扰血细胞分析仪检测结果准确性的因素，而大多数干扰与某些疾病本身有关，如脂血、冷凝集、寄生虫感染等。如何发现这些干扰因素及采取相应的纠正措施保证检测结果的准确性，是值得探讨的问题。应该注意的是，不同厂商或不同型号的血细胞分析仪受干扰的因素和程度不完全相同，精密度越好的仪器抗干扰的能力越强。

1. 干扰 RBC、Hb、MCV、MCH 和 MCHC 等参数的常见因素

（1）冷凝集标本：某些疾病（如支原体肺炎等）患者血液中存在冷凝集素，使红细胞在离体后几分钟内即发生聚集。判断：仪器出现"RBC 聚集？"报警或 MCV>110 fl，标本管壁有小的 RBC 聚集块。纠正方法：将标本置水浴箱 37℃孵育 30 min 后上机检测。

（2）脂血标本：脂血是最常见的干扰因素。判断：仪器出现"乳糜/血红蛋白干扰"报警；MCHC≥365 g/L；Hb 与 RBC 计数不符；血浆部分出现浑浊；或血涂片上见大量的不着色且大小不等的脂肪球。

（3）红细胞缗钱状标本：某些疾病（如多发性骨髓瘤、巨球蛋白血症等）患者的血液标本 RBC 呈现缗钱状排列。判断：仪器出现"RBC 聚集？"报警；Hb 与 RBC 不成比例；MCV>140 fl 和 RBC 直方图异常；血涂片上 RBC 成缗钱状排列。

（4）溶血标本：某些伤害（如毒蛇咬伤后）诱发的 DIC，或采血不顺利等因素可引起标本溶血。判断：肉眼观察血液标本的血浆呈红色；出现异常大的 MCV（常大于 120 fl）和 MCHC（常大于 370 g/L）。纠正方法：观察血涂片有无较多 RBC 碎片，与临床联系，必要时重新采集标本。

2. 干扰 WBC 的常见因素

（1）有核红细胞（NRBC）：在某些病理情况下外周血出现有核红细胞，干扰所有型号的血细胞分析仪的 WBC 参数。判断：仪器出现"有核红细胞（NRBC）"或原始细胞报警，或血涂片上见 NRBC。纠正方法：血涂片显微镜检查，报告有核红细胞数量及校正后白细胞数量。

（2）巨大血小板标本：如血小板增多症、慢性粒细胞白血病等血液系统疾病患者血液中可能出现与白细胞大小相同的巨大血小板，使 WBC 假性增高。判断：血涂片上见巨大血小板，仪器检测时白细胞计数假性增高。纠正方法：用手工方法对 WBC 进行计数。

（3）难溶血或溶血不良标本：见于某些疾病，如严重肝病。判断：仪器 WBC 总数异常增高及淋巴细胞增高但与血涂片不符；仪器出现"红细胞溶血不良"或"碎片"报警等。纠正方法：采用手工方法计数 WBC。

3. 干扰 PLT 的常见因素

（1）小细胞性贫血标本：某些贫血（如缺铁性贫血、珠蛋白生成障碍性贫血等）患者的小红细胞对某些仪器 PLT 的计数有明显干扰，使 PLT 假性增高。判断：MCV<70 fl；仪器出现"小红细胞增多"报警；血涂片上血小板数量与仪器计数不符等。纠正方法：用手工方法计数 PLT。

（2）血小板聚集或血小板卫星现象：血小板聚集多发生在采血不顺利或部分患者高凝状态，血小板卫星现象是指血小板聚集在中性粒细胞周围的现象，可使 PLT 假性降低。判断：仪器出现"血小板聚集"或血涂片上血小板成堆现象。纠正方法：重新采血（针对采血不顺利）或手工计数 PLT 或采血 15 min 后上机检测。

（3）细胞碎片：判断：仪器 PLT 计数异常增高或与血涂片上不符；仪器出现"红细胞溶血不良"或"碎片"报警等。纠正方法：采用手工方法计数 PLT。

4. 干扰 RET 的常见因素　疟原虫和豪 - 焦小体使 RET 假性增高。豪 - 焦小体干扰的纠正方法：计数 100 个红细胞中含豪 - 焦小体的红细胞个数（%）。

四、血细胞分析仪检测结果显微镜复查规则

（一）复检的内容和意义

2005 年，由国际实验室血液学学会（International Society for Laboratory Hematology, ISLH）的著名专家 Berend Houwen 提出了显微镜复查的 41 条建议性标准（表 2-8～表 2-11）。但近年来，由于各临床检验室使用的仪器不同，服务的患者人群也有所差异，且

微课：血细胞分析仪常见报警和干扰因素

"41 条建议性标准"尚处于实践检验中,各实验室可根据 ISLH 建议的 41 条复检规则,并结合各自实验室的具体情况制订切实可行的复检规则。

(二)复检规则

表 2-8 血细胞分析仪检测结果手工涂片复查真阳性标准

血涂片显微镜检查阳性:发现异常形态细胞	血涂片显微镜检查阳性:发现异常类型细胞
红细胞形态异常:2+/ 中等量或更多;或发现疟原虫	原始细胞:≥1 个
杜勒小体:2+/ 中等量或更多	非典型淋巴细胞:>5 个
中毒颗粒:2+/ 中等量或更多	有核红细胞:≥1 个
空泡:2+/ 中等量或更多	浆细胞:≥1 个
血小板形态异常(巨大血小板):2+/ 中等量或更多	晚幼粒细胞:>2 个
血小板凝块:偶见或时而可见	中幼粒 / 早幼粒细胞:≥1 个

表 2-9 血细胞分析仪检测结果的显微镜复查规则(全血细胞计数)

编号	参数	复查条件次序:①→②→③	采取措施次序:①→②→③
1	新生儿	① 首次标本	① 涂片复查
2	WBC、RBC、HGB、PLT、RET	① 超出仪器线性范围	① 稀释样本后再上机检测
3	WBC、PLT	① 低于实验室确认的仪器线性范围	① 按标准操作程序进行复查
4	WBC、RBC、HGB、PLT	① 仪器无法检测结果	① 检查标本有无凝块。② 再上机检测。③ 仍异常,换替代计数方法
5	WBC(×10⁹/L)	① <4.0 或>30.0 和② 首次检测	① 涂片复查
6	WBC(×10⁹/L)	① <4.0 或>30.0 和② 测定差值超出预设值和③ 3 天内	① 涂片复查
7	PLT(×10⁹/L)	① <100 或>1 000 和② 首次检测	① 涂片复查
8	PLT(×10⁹/L)	① 任何测定值和② 与前次比,PLT 数差值超出限值	① 涂片复查
9	HGB(g/L)	① <70 g/L 或>参考区间上限 20 g/L 和② 首次检测	① 血涂片复查。② 如有提示,确认标本完整性
10	MCV(fl)	① <75 fl 或>105 fl 和② 首次检测和③ <24 h 标本	① 涂片复查
11	MCV(fl)	① >105 fl 和② 成人和③ >24 h 标本	① 血涂片复查大红细胞相关变化。② 如未见变化,取新鲜血再检查。③ 如无新鲜标本,则在报告中注明

续表

编号	参数	复查条件次序：①→②→③	采取措施次序：①→②→③
12	MCV（fl）	① 任何测值和② 与前次比，差值超出限值和③ <24 h 标本	① 验证标本完整性 / 标本身份
13	MCHC（g/L）	① ≥参考区间上限 20 g/L	① 查有无脂血、溶血、红细胞凝集、球形红细胞
14	MCHC（g/L）	① <300 和② MCV 正常或增高	① 检查可能静脉输液污染或其他特殊原因
15	RDW-CV（%）	① >22 和② 首次检测	① 血涂片复查

表 2-10　血细胞分析仪检测结果的显微镜复查规则（白细胞分类和网织红细胞）

编号	参数	第 1 个复查条件	和 / 或	第 2 个复查条件	采取措施
16	无分类结果或分类不完全	—	—	—	血涂片分类、检查
17	中性粒细胞计数（×10⁹/L）	<1.0 或 >20.0	和	首次检测	血涂片复查
18	淋巴细胞计数（×10⁹/L）	>5.0（成人）；>7.0（<12 岁）	和	首次检测	血涂片复查
19	单核细胞计数（×10⁹/L）	>1.5（成人）；>3.0（<12 岁）	和	首次检测	血涂片复查
20	嗜酸性粒细胞计数（×10⁹/L）	>2.0	和	首次检测	血涂片复查
21	嗜碱性粒细胞计数（×10⁹/L）	>0.5	和	首次检测	血涂片复查
22	有核红细胞计数（×10⁹/L）	任何值	和	首次检测	血涂片复查
23	网织红细胞绝对值（×10⁹/L）	>100	和	首次检测	血涂片复查

表 2-11　血细胞分析仪检测结果的显微镜复查规则（可疑报警）

编号	参数	复查条件次序：①→②→③→④	采取措施次序：①→②→③
24	可疑报警（除未成熟粒细胞 / 杆状核细胞外）	① 阳性报警和② 首次检测和③ 成人	① 血涂片复查
25	可疑报警	① 阳性报警和② 首次检查和③ 儿童	① 血涂片复查
26	WBC 不可信报警	① 阳性报警（任何报警）	① 验证标本完整性再上机检测。② 如仍出现同样报警，检查仪器输出。③ 如有提示手工分类血涂片复查
27	RBC 碎片	① 阳性报警（任何报警）	① 血涂片复查

编号	参数	复查条件次序： ①→②→③→④	采取措施次序： ①→②→③
28	双形型 RBC	① 阳性报警和② 首次检测	① 血涂片复查
29	不溶性 RBC	① 阳性报警(任何报警)	① 复查 WBC 直方图和散点图。② 按标准操作程序验证(RET 是否)。③ 血涂片复查有无异常 RBC 形态
30	PLT 凝集报警	① 任何计数值	① 检查标本有无凝块。② 血涂片复查估计血小板数。③ 如见 PLT 凝集,则按标准操作程序复查
31	PLT 报警	① PLT 和 MPV 报警(除 PLT 凝块外)	① 血涂片复查
32	未成熟粒细胞报警	① 阳性报警和② 首次检测	① 血涂片复查
33	未成熟粒细胞报警	① 阳性报警和② 既往结果明确和③ 与前次比,白细胞数增高差值高于限值	① 血涂片复查
34	左移报警	① 阳性报警	① 按标准操作程序复查
35	非典型 / 变异淋巴细胞	① 阳性报警和② 首次检测	① 血涂片复查
36	非典型 / 异型淋巴细胞	① 阳性报警和② 既往明确结果和③ 与前次比,白细胞增多的差值高于限值	① 血涂片复查
37	原始细胞报警	① 阳性报警和② 首次检测	① 血涂片复查
38	原始细胞报警	① 阳性报警和② 既往结果明确和③ 与前次比,白细胞减少的差值未超出限值或低于上次和④ 3~7 天之内	① 按标准操作程序复查
39	原始细胞报警	① 阳性报警。② 既往结果明确。③ 与前次比,白细胞增多的差值高于限值	① 血涂片复查
40	NRBC 报警	① 报警阳性	① 血涂片复查。② 如有 NRBC,需计数 NRBC,校准 WBC
41	RET	① 仪器检测结果出现异常类型	① 检查仪器输出。② 如为吸样问题,则重复测定。③ 如结果仍异常,则血涂片复查

第三节 血细胞分析仪安装、使用、保养和维护

一、血细胞分析仪的安装

血细胞分析仪是精密电子仪器,涉及多项先进技术,结构复杂,易受各种因素干扰,为确保仪器正常工作,安装使用之前,应认真详细地阅读仪器安装、使用说明书。血细胞分析仪的安装一般由生产厂家或经营公司的专业工程师完成,安装时应注意以下问题。

1. 工作环境 工作环境要清洁,室内温度保持在 15~25 ℃,相对湿度应在 30%~85%。操作间最好单独隔开,注意通风、防潮,保持排水系统通畅,避免阳光直射。

2. 工作电压 仪器的工作电压必须保持在 (220 ± 22) V,若电压超出此范围,必须使用电子交流稳压器,不能使用磁饱和稳压器,以免电磁波干扰,仪器应有良好的接地装置。

3. 仪器安装 在搬动仪器过程中应避免剧烈振荡和机械碰撞,更不能颠倒;安装场所应远离电磁干扰源、热源,电源插座单独使用,远离电冰箱、空调、离心机等易产生干扰的设备。为避免腐蚀,仪器上不得放任何液体和腐蚀性物品。

4. 仪器摆放 放置仪器的实验台要稳固,仪器前后、左右都应该空出一定的空间,以有利于仪器散热,也方便对仪器进行保养、维护和检修。试剂废液桶要低于检测器,以免废液反流到真空管中,损坏仪器。

二、血细胞分析仪的使用

各品牌厂家的各类型仪器的具体操作大同小异,具体的使用标准操作规程(standard operating procedure,SOP)以厂家的说明书为准。血细胞分析仪操作步骤如下。

1. 标本准备 EDTA-K_2 抗凝静脉血适合各类血细胞分析仪;外周血适合预稀释半自动血细胞分析仪或婴幼儿采血,另外推制一张外周血涂片备用。

2. 仪器准备 ① 开机前准备:按仪器说明书检查稀释液、溶血素和废液瓶等装置的连接和通信接口。② 开启电源:仪器开始自检过程。③ 检测空白本底:自检通过后仪器充液进行空白本底测试,空白测试符合仪器说明书的要求后,进行下一步操作。

3. 测定质控物 使用高、中、低值质控物进行室内质控,确定各项目检测结果在允许范围内,才能检测临床标本。

4. 测定血液标本 充分混匀血液标本或预稀释样品,按进样键,仪器吸样后自动完成各项测试,屏幕显示并打印出各项参数、直方图和报警信息。

5. 结果审核与报告 审核检测的参数、图形、报警信息等,确定是否复查、签发报告。

微课:血细胞分析仪的使用

三、血细胞分析仪的保养和维护

(一) 保养

1. 日保养 每日测试工作结束后,在准备菜单下按保养程序,让仪器吸入专用清洗

剂至检测器和稀释用管路系统,然后关机过夜,以清洗检测器和稀释用管路系统。如急诊仪器需要 24 h 开机,每日应固定时间进行日保养。

2. 周保养　在准备状态下进入保养程序菜单,对进入检测器的阀门和检测器进行彻底清洗。

3. 月保养　在准备状态下进入保养程序菜单,对检测器进行彻底清洗。

(二) 维护

1. 检测器维护　检测器的微孔为仪器故障常发部位,除了做好日常保养工作外,按厂家要求,可定期卸下检测器,用专用毛刷蘸取 3%～5% 次氯酸钠溶液旋转清洗,必要时浸泡清洗,再用放大镜观察微孔的清洁度。

2. 液路维护　目的是保持液路内部的清洁,防止细微杂质引起的计数误差。清洗时在样本杯中加 20 ml 仪器专用加酶清洗液,按动计数键数次,使比色池、定量装置及管路内充满清洗液,然后停机浸泡一夜,再换用稀释液反复冲洗后使用。仪器长期不用时,应将各管道用去离子水或纯水反复冲洗,去除管道内的稀释液,待其充满去离子水或纯水后关机。

3. 机械传动部分维护　先清理机械传动装置周围的灰尘和污物,再按要求加润滑油,防止机械磨损。

(三) 常见故障排除

现代血细胞分析仪有很好的自我诊断功能,有故障发生时,内置计算机的错误检查功能显示出“错误信息”,并伴有报警声。

1. 开机时的常见故障　① 开机指示灯及显示屏不亮:检查电源插座、电源引线、保险丝。② “RBC 或 WBC 吸液错误”:稀释液不足或进液管不在正确的位置上。解决办法:提供稀释液,正确连接进液管。③ “RBC 或 WBC 电路错误”:多为计数电路中的故障,应参照使用说明书检查内部电路,必要时更换电路板。④ “测试条件需设置”:备用电池没电或电路断电,储存的数据丢失时有该信息提示。解决办法:更换电池,重新设置定标系数或其他条件,然后计数样本。

2. 测试过程中常见的错误信息　① “堵孔”:检测器的微孔堵塞是影响检验结果准确性最常见的原因,分为完全堵孔和不完全堵孔两种。完全堵孔时,血细胞不能通过微孔而不能计数,仪器在屏幕上显示 “CLOG”;不完全堵孔时,计数时间延长,计数指示灯闪动,仪器发出不规则间断声音。② “气泡”:多为压力计中出现气泡,按 CLEAN 键清洗,再测定。③ “噪声” 提示:多为测定环境中有噪声干扰、接地线不良或泵管小孔管较脏所致。④ “流动比色池” 提示:多为 HGB 流动池脏所致,按 CLEAN 键清洗 HGB 比色池或卸下比色杯,用 3%～5% 的次氯酸钠溶液清洗。⑤ HGB 测定重现性差:多为 HGB 比色池脏所致。⑥ “溶血素错误” 提示:多为溶血素与样本未充分混合。⑦ 细胞计数重复性差:多为小孔管较脏或环境噪声大所致。

第四节　血细胞分析仪校准、性能评价及比对

一、血细胞分析仪校准

（一）执行校准程序的条件

1. 新仪器验收合格后、仪器维修及更换关键零部件后。
2. 室内质控失控。
3. 室间质评失控。
4. 仪器使用半年后。
5. 更换不同厂家试剂。

（二）校准品定值

做好仪器校准工作是保证检测结果准确的关键，校准时最好使用具有可溯源性的标准品作为校准物。对于校准品定值的来源，应由新鲜全血经参考测量系统传递赋值，推荐采用间接溯源到国际标准的定值方法，在规范操作的检测系统定值（即采用原厂检测系统，使用配套试剂和校准物定期进行仪器校准，规范地开展室内质控，参加室间质评，由经过培训人员操作和保养等），再按推荐的校准方法逐步校准仪器，详细校准方法请参考中华人民共和国卫生行业标准《血细胞分析的校准指南》（WS/T 347—2011）进行校准。

（三）建立仪器校准和验证操作程序

按照仪器说明书上的要求建立相应的校准和验证操作程序。

二、血细胞分析仪性能评价

2010 年，美国临床实验室标准化协会公布了细胞分析仪的性能评价指标，其主要包括总体评价和性能评价，以及白细胞分类、网织红细胞计数和血小板检测的血细胞分析仪评价指南等。

（一）总体评价

1. 总体评价内容　包括仪器基本情况、仪器手册、方法学、评价步骤。
2. 技术评价计划　包括常用细胞计数参数评估标本的浓度分布范围、记录原始结果、校准、校准品和质控品、试剂、标本及处理、预评价和性能评价（表 2-12）。新安装或每次维修仪器后，必须对仪器的性能进行测试、评价。

（二）性能评价

性能评价是评价血细胞分析仪的主要内容，包括厂商确认和用户验证。2010 年，

CLSI 规定的用户验证指标如下。

表 2-12 ICSH 规定的血细胞分析仪性能评价内容

项目	分析测量区间	准确度	精密度	相关性	标本老化	携带污染	干扰
血细胞计数仪	+	+	+	+	+	+	+
白细胞分类计数	+	+	+	+	+	+	+
网织红细胞	-	+	+	+	+	+	+

1. 准确度（accuracy） 准确度是指测定值与真实值之间的一致性。真实值必须用决定方法或参考方法测得。白细胞计数和白细胞分类计数、红细胞计数、血红蛋白测定、血细胞比容测定可用 CLSI 推荐的参考方法与血细胞分析仪比较。

2. 精密度（precision） 精密度是指在一定的条件下检测所获得的各独立测量结果之间的一致性程度。精密度（重复性）评价包括批内、批间精密度和总精密度评价，精密度无法直接测定，以不精密度，即变异系数（CV）来表示。

3. 空白检测限（limit of blank，Lob） 空白检测限又称为本底，是指空白试剂或电子噪声等干扰因素的作用，是导致仪器检测结果假性增高的原因。空白检测限与定量检测下限是不同的。仪器的空白检测限应越低越好。

4. 检测下限（lower limit of detection，LLOD） 检测下限是指一定概率下标本可被检出的最低浓度。在血细胞分析仪上，是指可与空白检测限区分开的最低血细胞浓度值。

5. 定量检测下限（lower limit of quantitation，LLOQ） 定量检测下限是指标本中能被准确定量的最低浓度值，且定量结果在可接受的精密度和准确度范围内。

6. 可比性（comparability） 可比性是反映仪器检测结果与使用日常样本操作程序检测结果达到一致性的能力。即用可溯源的校准品校准原系统血细胞分析仪，再用原系统血细胞分析仪和正常新鲜全血校准待测新系统血细胞分析仪。而后使用新鲜全血（包含患者和健康人血液）在两类仪器上分别检测，对结果进行比较，确保两台仪器结果的可比性。

7. 携带污染（carryover） 携带污染是指所检测的前一个标本对下一个标本检测结果产生的影响。通常用携带污染率（%）表示。低值标本可使用以用同质血浆稀释后的健康人标本，以提供合适的基质效应，不能用低值人造质控品、空白稀释液或吸入空气的方法代替。评价前应测定足够数量的样本，使血细胞分析仪稳定。评价时，连续测定 1 份高值样本 3 次（结果记录为 h_1、h_2、h_3），随后立即测定 1 份低值样本 3 次（结果记录为 l_1、l_2、l_3），通过下列公式即可得出携带污染率。携带污染率一般应小于 3%，大部分全自动血细胞分析仪已能达到小于 1%。

$$携带污染率（\%）=\frac{l_1-l_3}{h_3-l_3}\times100\%$$

8. 分析测量区间（analytical measuring interval，AMI） 分析测量区间也称为分析测量范围，是将高浓度已知定量标本按多个浓度稀释后，进行检测，经统计学计算，分析仪器在覆盖浓度范围内检测结果的一致性，得到的仪器最佳测试范围。

(三) 白细胞分类计数性能评价

2010年,CLSI发布H20-A2"白细胞分类计数(百分率)参考方法和仪器评价方法"文件,建议用已知精密度和偏倚的白细胞分类计数参考方法,评价血细胞分析仪的白细胞分类计数的灵敏度和特异性。白细胞分类计数的评价内容,见表2-13。

表 2-13　白细胞分类计数评价内容

项目	内容
评价方案	标本制备,比较分类计数准确度和精密度、灵敏度,统计学方法
细胞种类	外周血液有核细胞:中性粒细胞(分叶核、杆状核)、正常淋巴细胞、异型淋巴细胞、单核细胞、嗜酸性粒细胞、嗜碱性粒细胞、少见的其他有核细胞(破碎细胞、篮细胞和不能明确定义形态的细胞)
血涂片检查限定量	检验人员每天按每张血涂片分类计数200个细胞计,不超过25张
计数方法	每张血涂片应计数200个白细胞,如白细胞减少,应同时增加血涂片数量
考核用血涂片标本	① 标本1:含中性粒细胞(分叶核、杆状核)、正常淋巴细胞、异型淋巴细胞、单核细胞、嗜酸性粒细胞、嗜碱性粒细胞;② 标本2:含少量有核红细胞;③ 标本3:含少量未成熟白细胞

(四) 仪器性能指标

仪器性能指标主要包括测试项目、细胞形态学分析数据、测试速度、检测样本量、检测范围等指标。

1. 测试项目　不同型号血细胞分析仪测试项目不同。自动化程度低的仪器报告项目少,自动化程度高的仪器报告项目多,有16～40个。

2. 细胞形态学分析数据　三分群血细胞分析仪能绘制红细胞、血小板、白细胞直方图;五分类血细胞分析仪能绘制血细胞的直方图和散点图。

3. 测试速度　一般在40～150个/h。

4. 检测样本量　一般在20～250 μl,与仪器设计用途有关。为适应不同患者的需求,血细胞分析仪除能做静脉抗凝血测试外,还能做末梢血计数,不同的样本模式需要的样本量不同,一般末梢血需要的样本量较低。

5. 检测范围　各厂家仪器、具体型号略有区别,详见设备说明书。

三、血细胞分析仪比对

血细胞分析仪的比对是指将取自患者(各项血细胞参数异常)和健康人的新鲜全血,在两类仪器上检测,对结果进行比较,确保新鲜血液标本交互核查(cross check)结果的可比性。这两类仪器分别指:待测血细胞分析仪(TAA)和比对血细胞分析仪(CAA)。通常先用可溯源的校准品校准CAA,再用CAA和正常新鲜全血校准TAA。比对检测结果差值应控制在表2-14的范围内。

表 2-14　交互核查结果的最大允许偏差值

对比指标	最大偏差值
WBC/$(10^9/L)$	± 0.3
RBC/$(10^{12}/L)$	± 0.15
HCT	± 0.013
Hb/$(g\cdot L^{-1})$	± 2
PLT/$(10^9/L)$	± 15

第五节　血细胞分析仪检验结果的质量保证

血细胞分析仪检验结果的质量保证,贯穿于临床医师的检验申请,受检者准备,护士采集标本,工人转运标本,检验人员接收标本、检测、复查、审核确认、打印结果、发出报告,以及临床反馈的整个过程。

一、血细胞分析仪分析前质量控制

(一) 检验人员的要求

1. 操作人员要求上岗前接受规范严格的系统培训,认真阅读仪器说明书,熟悉检测原理、操作程序、使用注意事项,熟练掌握室内质量控制和检测结果的数据、图形、报警等提示信息的具体含义,充分了解检测的干扰因素,仪器基本调试、保养和维护等。

2. 掌握采用参考方法校正仪器检测参数的原则及具体操作步骤。

3. 参加能力测试并能顺利通过。

4. 具有较强的责任心和良好的医德医风。

(二) 合适的检测环境

血细胞分析仪的安装应按照仪器说明书的具体要求,满足仪器对空间、湿度、温度、电源、抗热源、抗电磁、通风、光线等特定条件的要求。

(三) 合格的血细胞分析仪

在新安装或每次维修血细胞分析仪后,必须按照 ICSH 及 CLSI 关于血细胞分析仪的评价方案,对其性能进行测试、评价或校准,并做好相应记录和管理工作。

(四) 配套试剂

原则上必须使用与仪器相配套的试剂,包括但并不限于鞘液、稀释液、溶血素、染液、质控品、校准品等,避免使用未经鉴定和批准认可的替代试剂。如使用替代试剂,必须经国家相关部门批准生产,并且经与配套试剂比对结果合格。

(五) 合格的检测标本

合格检测标本的要求,见表 2-15。

表 2-15　合格检测标本的要求

项目		要求
标本		尽可能采用静脉血,并保证血液质量和充足用量(包括复查用量),无明显的溶血、凝集及标本老化
采血容器		尽可能采用真空采血系统,减少干扰因素,保证生物安全,提高采血质量
抗凝剂		使用 ICSH 推荐的 EDTA-K_2(1.5～2 mg/ml 血)
血液储存	18～22℃	WBC、RBC、PLT 可稳定 24 h,HGB 可稳定数天,白细胞分类计数可稳定 6～8 h,但 2 h 后粒细胞形态即有变化。故需要显微镜检查分类者,应及早制备血涂片
	4℃	可延长血液储存期,WBC、RBC 稳定 48 h,白细胞分类计数可稳定 8～10 h。当血标本不能及时转运和检验时,应在较低温度下保存,但不利于血小板的保存

(六) 受检者生理状态

注意受检者生理状态对试验结果的影响。不同生理状态(性别、年龄、地域、职业、采血时间、运动状态后、空腹等)下,试验结果可有较大差异,因此非急诊患者最好在固定时间检查,对于患者某些指标的比较具有重要的意义。

(七) 医务人员的岗前培训

医务人员的岗前培训包括:临床医师检验申请单的规范开取(针对病患情况选择合适的检验项目)、护士的规范采样(采样时间的把握、采血管的选择)和及时正确地运送标本等。

(八) 门诊患者沟通

由于门诊患者留样的特殊性,需特别强调并注意与患者沟通,确保其非常清楚与所做检测项目有关的留样注意事项。

二、血细胞分析仪分析中质量控制

(一) 仪器启动

按照血细胞分析仪标准操作程序的规定核实完毕,在各种设备连接完好的基础上,才能开启仪器。

（二）室内质量控制

每日在检测临床标本前，必须先做室内质量控制，确定各项检测参数在允许范围内，才可检测临床标本。如质量控制超出允许范围时，应查找失控的原因并纠正后，才能继续检测，并填写失控报告交质量控制负责人签字，并确认告知所有该仪器操作人员。质量控制品最好使用配套试剂，商品质量控制物一般有低值、中值和高值3个水平，使用前请注意阅读说明书并充分颠倒混匀，以保证有形成分分布均匀，而后选择合适的进样模式进行操作。

（三）标本检测

认真仔细检查标本，保证无肉眼可见的血凝块及溶血，确定为合格标本才能上机检测。仪器吸样前，必须充分混匀标本，如选择手动进样模式，必须注意多次充分混匀标本，力度、幅度适中，避免过分用力混匀导致样本溶血；如选择自动进样模式，仪器自动混匀标本。

（四）仪器清洁

检测中，应随时清洁被血液标本污染的部位。检测结束后，除了仪器自动洗涤外，必须按仪器操作后的清洗要求进行保洁，特别注意在关闭仪器后，清洁检测部件（如吸样针孔）和仪器外部，确保其通畅、洁净，并处理检测废液。

（五）注意某些病理因素对血细胞分析仪检测结果的影响

1. 血细胞功能异常　低色素贫血、某些新生儿及肝病患者，红细胞膜具有抵抗溶血素的作用，导致白细胞计数结果假性增高。各种病因引起的血栓前状态使血小板易于聚集，影响红细胞、白细胞及血小板计数。

2. 血浆基质异常　多发性骨髓瘤、巨球蛋白血症、淋巴系统增殖性疾病、自身免疫性疾病、感染、白血病、妊娠、转移瘤、糖尿病、血栓性疾病患者血中存在冷球蛋白或冷纤维蛋白，可导致白细胞、血小板计数值假性增高。将标本置于37℃下水浴，30 min后立即上机检测可排除此影响。高脂血症可使血红蛋白假性升高。

3. 血细胞数量及种类异常　有核红细胞影响白细胞计数；白细胞显著增高影响红细胞计数；小红细胞的存在影响血小板计数；大量巨大血小板的存在影响红细胞计数。

三、血细胞分析仪分析后质量控制

（一）检验结果审核

对异常检测结果，无论是数据、图形异常还是报警，均不能直接发出报告，必须确认仪器状态是否稳定、试剂是否过期、标本是否符合要求、室内质量控制是否在控等情况，如均符合 SOP 要求，进行仪器复检或人工复查。

1. 分析相关参数之间的关系　如 RBC、HGB 与 HCT 之间的"3 规则"，即：$3 \times RBC =$

HGB;3×HGB=HCT。临床允许误差为±3%。还要分析白细胞与白细胞分类计数之间的关系,RDW与红细胞形态一致性的关系等,以判断仪器运转是否正常。

2. 确定需要显微镜复查的样本 血涂片复查的重点,一是做白细胞分类计数,在油镜下估算细胞分布良好区域内的白细胞和血小板的数量,以验证血细胞计数及血小板计数的准确性。二是检查血细胞形态,注意可能存在的异常细胞及血液寄生虫。

(二)建立危急值通知程序

与临床医师共同协商,建立科学、合理、实用的项目和危急值。保证危及生命的全血细胞计数(CBC)等检验结果及时通知相应的医师和护士,使患者得到及时处理,挽救患者生命。

(三)检验结果解释

积极与临床医师联系和沟通,保证检验质量的持续改进。检测结果出现异常,如已排除检测中因素的可能性,则可结合患者临床具体情况给予合理解释。记录和比较治疗前后的检测结果(特别是血液病或化疗患者),有助于发现检测结果异常的原因。对一些难以解释的异常结果,必须记录并主动与临床联系,不断积累实践经验,探索新的临床意义。

(四)定期征求意见

遵循循证医学原则,定期征求临床医师的意见,不断地用临床最终的诊断结果来验证检验结果,及时纠正血细胞分析仪检测中的系统性偏倚,确保检验质量不断提升。

案例分析

2019年4月,张女士到医院体检,检查项目为体检血常规六分类,结果显示:WBC正常,白细胞分类正常,PLT正常,RBC减少,HGB正常,HCT减低,MCV正常,MCH升高,计算MCHC升高,直测MCHC正常,未见贫血体征,未出现明显不适,为单位组织的常规体检。

请思考:

1. 什么原因可能引起红细胞减少、HCT减低、MCH升高、MCHC升高?

2. 如何解释检测结果?

3. 考虑可能是何疾病,是否该进一步检查?

本章小结

血细胞分析仪是现代临床实验室中最常用的检验仪器,具有操作简便、多参数、高度自动化、检测速度快、精密度高、智能化、注重环保、易质量控制等特点。血细胞分析仪主要应用电学(电阻抗法和射频电导法)和光(化)学(分光光度法和光散射法)两大原理,用以测定血液有形成分和血红蛋白。其中,电阻抗法是血细胞分析仪普遍采用的方法。

　　电阻抗法计数血细胞是根据细胞在通过微孔瞬间产生电脉冲的变化,来计数细胞的数量和测量细胞的体积,可进行白细胞、红细胞、血小板的计数及相关参数检测,同时对白细胞进行三分群。目前,临床上普遍使用五分类或六分类血细胞分析仪进行血细胞分析。五分类血细胞分析仪是在电阻抗法的基础上,采用射频电导、光散射、鞘流等技术,结合荧光染色和/或细胞化学染色,进行白细胞、红细胞、血小板计数及更多相关参数的检测,还包含了有核红细胞、网织红细胞等参数分析,在区别不同细胞的能力上远超过电阻抗法。利用溶血素破坏红细胞,并将血红蛋白转化为特定光吸收的衍生物,可利用分光光度法进行血红蛋白测定。血细胞分析仪结果显示通常采用数据、图形和报警3种形式。不同型号血细胞分析仪应用的光散射原理不同,其散点图表达形式及特征也有明显区别。通过观察血细胞的直方图和散点图,有助于判断血细胞的数量、分布状况及类别是否可靠。对于血细胞分析仪的报警信息应重视,在没有复查或确认之前,不能向临床医师发出检测报告。血细胞分析仪检测结果的复检规则,对于判断和纠正其检测结果的准确性具有重要的意义。

　　血细胞分析仪检验的质量保证、性能评价和仪器校准有一系列国际公认的标准文件。质量保证应该从分析前质量控制、分析中质量控制、分析后质量控制的各环节层层把关。仪器性能评价指标主要包括精密度、准确性、空白检测限、携带污染、标本老化、稀释效果、可比性、分析测量区间、临床可报告范围、参考区间等。血细胞分析仪白细胞分类计数的性能评价应采用标准化的手工白细胞分类计数方法。所有仪器检测得到参数的临床应用应遵循循证医学原则。

(曾镇桦)

思 考 题

一、名词解释

　　库尔特原理　白细胞散点图　血细胞直方图　VCS技术　红细胞体积分布宽度携带污染率

二、在线测试

第三章　血型与输血检验

学习目标

1. 掌握 ABO 血型系统和 Rh 血型系统基本理论；ABO 和 Rh 血型鉴定、交叉配血试验的方法。

2. 熟悉血型鉴定和交叉配血的临床应用；ABO 和 Rh 血型鉴定、交叉配血试验的质量保证；血型鉴定正反定型不一致的原因及解决办法；血液成分的种类和应用。

3. 了解特殊 ABO 血型及红细胞其他少见血型系统的基本理论；白细胞血型系统和血小板血型系统基本理论；红细胞不规则抗体筛查及鉴定的方法；吸收放散试验的原理及临床应用；采供血的程序、要求和医院输血的质量管理。

4. 能独立完成 ABO、Rh 血型鉴定和交叉配血试验。

5. 具有血站、血库工作的相关知识储备和技能。

思维导图

　　血型（blood group）是血液成分的一种遗传多态性，是产生抗原、抗体的遗传性状。血型是由血型基因决定的，不仅红细胞表面存在抗原差异，白细胞、血小板、各种组织细胞表面亦存在抗原差异，并且血浆及体液中也存在抗原或抗体的差异。人类血型不仅与输血有密切的关系，也与器官移植、骨髓移植、溶血性疾病、法医鉴定及考古等有关。

　　输血（blood transfusion）是将血液或者血液的某种成分输给患者，是抢救危重患者的一种治疗手段。早在 1667 年人类就开始尝试输血治疗，但直到 1900 年 Landsteiner 才发现 ABO 血型系统。1914 年，Hustin 发现枸橼酸钠具有抗凝作用，为血液体外保存提供了基础，推动了输血的发展，输血治疗开始应用于临床。近年来，随着血液的体外保存技术和成分输血的发展，病毒抗原、抗体的检验，进一步提高了输血质量和安全性。输血是重要的治疗手段，质量管理是保证输血质量和安全的根本措施。

第一节　红细胞血型系统

　　根据血细胞各种抗原成分的不同，血型系统可分为红细胞血型系统、白细胞血型系统和血小板血型系统等。红细胞血型系统较为复杂，与临床密切相关的是 ABO 和 Rh 血型系统，其在临床输血和新生儿溶血病的诊断上有重要的意义。

一、红细胞血型分类及命名

（一）红细胞血型分类

国际输血协会（ISBT）红细胞表面抗原命名委员会根据红细胞血型抗原的生化特性、遗传学特性、血清学表现等特点将所发现的人类红细胞血型抗原归类于不同的血型系统、血型集合、高频抗原组和低频抗原组。

1. 血型系统（Blood group system） 由单一基因位点或多个紧密连锁的基因位点上的等位基因编码的一个或多个抗原组成。目前已发现并经证实的红细胞血型抗原分别归属为 30 个血型系统（近 300 个抗原）（表 3-1）。随着新抗原的发现及对已存在的抗原的进一步认识，血型抗原的数量、分类都有可能发生变化。

表 3-1　红细胞血型系统

名称（传统）	名称（ISBT）	数字（ISBT）	抗原数	基因名称	染色体位置	CD
ABO	ABO	001	4	*ABO*	9q34.2	
MNS	MNS	002	46	*GYPA*，*GYPB*，*GYPE*	4q31.21	CD235
P1PK	P	003	1	*A4GALT*	22q13.2	
Rh	RH	004	50	*RHD*，*RHCE*	1p36.11	CD240
Lutheran	LU	005	18	*LU*	19q13.32	CD239
Kell	KEL	006	31	*KEL*	7q34	CD238
Lewis	LE	007	6	*FUT3*	19p13.3	
Duffy	FY	008	6	*DARC*	1q23.2	CD234
Kidd	JK	009	3	*SLC14A1*	18q12.3	
Diego	DI	010	21	*SLC4A1*	17q21.31	CD233
Yt	YT	011	2	*ACHE*	7q22.1	
Xg	XG	012	2	*XG*，*MIC2*	Xp22.33	CD99
Scianna	SC	013	7	*ERMAP*	1p34.2	
Dombrock	DO	014	6	*ART4*	12p12.3	CD297
Colton	CO	015	3	*AQP1*	7p14.3	
Landsteiner-Wiener	LW	016	3	*ICAM4*	19p13.2	CD242
Chido/Rodgers	CH/RG	017	9	*C4A*，*C4B*	6p21.3	
H	H	018	1	*FUT1*	19q13.33	CD173
Kx	XK	019	1	*XK*	Xp21.1	
Gerbich	GE	020	8	*GYPC*	2q14.3	CD236
Cromer	CROM	021	15	*CD55*	1q32.2	CD55

续表

系统			抗原数	基因名称	染色体位置	CD
名称（传统）	名称（ISBT）	数字（ISBT）				
Knops	KN	022	9	*CR1*	1q32.2	CD35
Indian	IN	023	4	*CD44*	11p13	CD44
Ok	OK	024	1	*BSG*	19p13.3	CD147
Raph	RAPH	025	1	*CD151*	11p15.5	CD151
John Milton Hagen	JMH	026	5	*SEMA7A*	15p24.1	CD108
I	I	027	1	*GCNT2*	6p24.2	
Globoside	GLOB	028	1	*B3GALT3*	3q26.1	
Gill	GIL	029	1	*AQP3*	9p13.3	
Rh-associated glycoprotein	RHAG	030	3	*RHAG*	6p21-qter	CD241

2. 血型集合（blood group collection） 指在血清学、生物化学或遗传学特征方面有相关性，但达不到血型系统命名标准且与血型系统无关的血型抗原。已检出的血型集合包括 Cost、Ii、Er 等共 6 个，含 12 个抗原。

3. 高频、低频抗原组 指尚不能归为血型系统和血型集合的抗原。根据一般人群中出现频率分为低频抗原组 700 系列（含 18 个抗原）和高频抗原组 901 系列（含 8 个抗原）。低频抗原在一般人群中出现的频率小于 1%，而高频抗原出现的频率大于 99%。

（二）红细胞血型 ISBT 命名和表述规则

对红细胞血型的命名长期以来没有统一规定，习惯上有的血型抗原用大写英语字母表示，如 ABO 血型系统的 A、B 抗原；有的以大、小写字母混合组成，如 Lewis 系统的 Le^a、Le^b 抗原；有的则以字母加数字来表示，如 Duffy 系统的 Fy3、Fy5。为了便于自动化数据处理和阅读，1996 年 ISBT 红细胞抗原命名委员会确定了红细胞血型的新的命名方法，使血型易于认读并且便于计算机识别。一种是全数字命名方法；一种是字母 / 数字命名方法。

全数字命名方法使用 6 位数字，前 3 位数字表示某一血型系统（001～030）、血型集合（205～212）或血型系列（700 低频抗原，901 高频抗原），后 3 位数字表示抗原的特异性。如 001001、001002、001003、分别表示为 ABO 血型 A、B 及 AB 抗原，004001 表示 Rh 血型的 D 抗原。该方法适用于计算机，一般较少使用。

字母 / 数字命名方法用 2～5 个大写字母表示，血型抗原用字母加数字表示，但抗原 3 位数字长，用起来不方便，去掉抗原编码的"零"。如 RH 即 004 表示 Rh 血型系统，RH1 表示 Rh 血型系统 D 抗原；KEL 即 006 表示 Kell 血型系统，KEL1 即 006001 表示 Kell 血型系统的 K 抗原等。后者适用于一般阅读、书写和印刷。

由于红细胞血型系统和抗原系统的命名及表述已被熟知和习惯，故目前对红细胞血型系统及其抗原,传统和新的 ISBT 分类、命名及记述方式在临床血型血清学常规工作和文献中同时都在应用。

二、ABO 血型系统

ABO 血型系统是人类发现的第一个血型系统,也是临床上最重要的血型系统之一。

(一) ABO 血型基因与遗传

1. ABO 血型基因　ABO 血型基因位于第 9 号染色体长臂,ABO 血型系统受 A、B、O 3 个等位基因控制,A 和 B 基因是常染色体显性基因,O 基因是无效等位基因(隐性基因)。

2. H 基因　H 基因位于人类 19 号染色体,编码产生 L- 岩藻糖基转移酶,在该酶作用下,将 L- 岩藻糖转移连接在红细胞膜上的 Ⅱ 型载体糖链末端半乳糖上,形成 H 抗原,H 基因的遗传与 ABO 基因无关。

3. ABO 血型的遗传　1924 年 Bernstein 提出,ABO 血型遗传的基因座上,有 A、B、O 3 个等位基因,是常染色体显性遗传,根据遗传学原理,每个子代均可从亲代各得到一个单倍体,子代从父母双方各获得一种基因,可有 6 种基因组合,根据父母的血型可以推测子代的血型,有助于亲子鉴定,如父母都是 A 型,子代只可能是 A 型或 O 型(表 3-2)。

表 3-2　亲代与子代 ABO 血型遗传

父、母的血型	孩子可能的血型	孩子不可能具有的血型
O 型 +O 型	O 型	A 型,B 型,AB 型
O 型 +A 型	O 型,A 型	B 型,AB 型
O 型 +B 型	O 型,B 型	A 型,AB 型
O 型 +AB 型	A 型,B 型	O 型,AB 型
A 型 +A 型	A 型,O 型	B 型,AB 型
A 型 +B 型	A 型,B 型,AB 型,O 型	—
A 型 +AB 型	A 型,B 型,AB 型	O 型
B 型 +B 型	O 型,B 型	A 型,AB 型
B 型 +AB 型	A 型,B 型,AB 型	O 型
AB 型 +AB 型	A 型,B 型,AB 型	O 型

(二) ABO 血型抗原

1. ABO 血型抗原生化结构　根据生物化学性质,人红细胞抗原表位可分为两类:一类是糖分子,另一类为多肽。以糖分子为抗原表位的主要有 ABO、H、Lewis、P、I 等红细胞血型系统;以多肽为血型抗原表位血型有 Rh、Kell、Kidd、Duffy 等红细胞血型系统。ABO、H、Lewis、P、I 等红细胞血型系统抗原的生化性质是糖蛋白或糖脂,抗原表位即糖分子与载体糖链结合,再与蛋白质或脂类结合。红细胞 ABO 血型系统只有 A、B 两种抗原,

A 型红细胞膜表面有 A 抗原,B 型红细胞膜表面有 B 抗原,O 型红细胞膜表面无 A、B 抗原但有 H 抗原(H 抗原是 H 血型系统唯一抗原)。H 抗原是 A 和 B 抗原的前体,N- 乙酰半乳糖胺连接在 H 抗原的载体糖链末端半乳糖上形成 A 抗原,D- 半乳糖连接在 H 抗原的载体糖链末端半乳糖上形成 B 抗原,H、A、B 抗原的糖基结构见图 3-1。

2. ABO 血型抗原表达　37 天的胎儿就可以产生 A、B 抗原,5~6 周的胎儿红细胞已可测出抗原的存在,出生时红细胞所带的抗原数量为成人的 25%~50%,以后随年龄的增长而不断增强,到 20 岁左右达高峰。A、B 抗原的表达在人的一生中相对稳定,但老年人的抗原性可能减弱。A 型红细胞膜上抗原数量有 81 万~117 万个。B 型红细胞膜上抗原数量有 60 万~83 万个,在 AB 型红细胞膜上,A 抗原平均数量约为 60 万个,而 B 抗原平均数量约为 72 万个。

3. ABO 血型抗原存在部位　血型载体糖链有 Ⅰ~Ⅵ 型,其中 Ⅱ 型载体糖链连接在红细胞、血小板、淋巴细胞、内皮细胞、上皮细胞的固有成分上,形成血型抗原;Ⅰ 型载体糖链末端半乳糖上连接的 H、A、B 抗原表位形成可溶性的血型抗原,可溶性的血型抗原广泛存在于体液和分泌液中,以唾液中含量最丰富,其次是在血清、胃液、精液、羊水、汗液、尿液、泪液、胆汁及乳汁中,但脑脊液中不存在 A、B、H 物质。这种以可溶状态存在于血液、体液和分泌液中的 H、A、B 抗原(半抗原),称为血型物质。凡是在体液中可检出 A、B、H 可溶性抗原(血型物质)的个体称为分泌型个体,在体液中不存在 A、B、H 可溶抗原物质的个体,称为非分泌型个体。汉族人 80% 为分泌型个体。

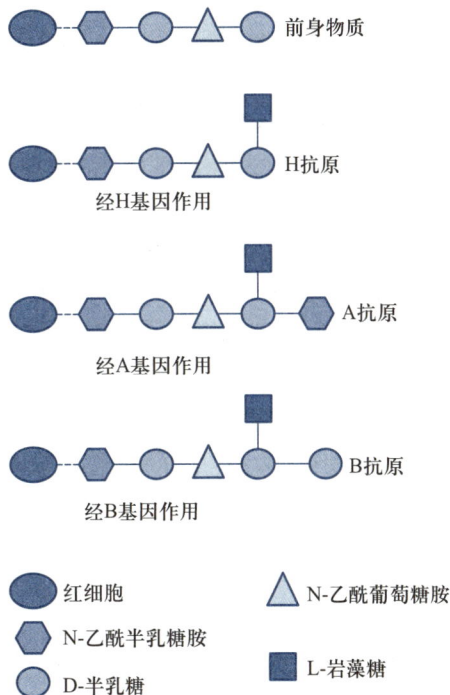

图 3-1　H、A、B 抗原的糖基结构

一般情况下,血液、体液和分泌液中分泌的血型物质与机体血型抗原是一致的,如分泌型 A 型个体的体液和分泌液中含有 A 血型物质。血型物质也具有与相应抗体反应的性质,主要作用有:① 辅助确定 ABO 血型,特别是对 ABO 抗原表达较弱者的血型鉴定或 ABO 血型亚型的鉴定。② 检验羊水中的血型物质,预测胎儿血型。③ 血型物质可中和 ABO 血型系统中的天然抗体,不中和免疫性抗体,有助于鉴别抗体性质。④ 不同血型混合血浆因血型物质相互中和血型抗体,可不考虑血型问题。

(三) ABO 血型抗体

1. ABO 血型抗体类别

(1) 天然抗体与免疫抗体:凡是机体未发现明显特定抗原刺激,而其血清中却存在相应的抗体,这种抗体称为“天然抗体”。如 ABO 血型抗体,并没有输血、妊娠或注射抗原等免疫途径,血液中就存在着抗 A 和 / 或抗 B。然而"天然抗体"也是机体对于某种抗原刺激产生免疫应答的产物。其产生机制可能与环境中广泛存在的多种微生物、花粉、粉尘等有关,这些物质与某些血型抗原相似,通过隐性刺激机体产生了红细胞血型抗体。天然抗体多以 IgM 抗体为主,主要存在于 ABO、MNS、P 等血型系统中。

凡机体经特定抗原免疫后产生的抗体,称为免疫抗体,一般通过输血、妊娠、注射免疫刺激产生。受血者接受了与自己血型抗原不一致的血液,就有可能产生相应的抗体。免疫抗体多数是 IgG 抗体,常存在于 Rh、MNS、Kell、Duffy、Kidd 等血型系统中。两种抗体的主要区别见表 3-3。

"天然抗体"与"免疫抗体"的区分并不是绝对的,因为人血中 IgM 与 IgG 抗体常同时存在。

表 3-3　天然抗体(IgM)和免疫抗体(IgG)特点

特性	IgM	IgG
存在的主要血型系统	主要存在于 ABO、MNS、P 等	主要存在于 Rh、MNS、Kell、Kidd 等
可察觉的抗原刺激	无	有(妊娠、输血)
分子量 /10³	1 000	160
通过胎盘	不能	能
耐热性(70℃)	不耐热	耐热
被血型物质中和	能	不能
被 2-ME 或 DDT 破坏	能	不能
与 RBC 反应最佳温度	4～25℃	37℃
在介质中与红细胞反应情况	在盐水介质中与相应红细胞凝集,出现肉眼可见的凝集	在盐水介质中使红细胞致敏,但不凝集;在酶、抗人球蛋白等介质中出现肉眼可见凝集

(2) 完全抗体与不完全抗体:与抗原结合后,在电解质和 / 或其他因素参与下,能出现凝集、沉淀、补体结合等可见的反应称为完全抗体,多为 IgM 抗体。在盐水介质中与红细胞结合后,只能使红细胞致敏不能使红细胞凝集的抗体,称为不完全抗体,多为 IgG 抗体。因为 IgG 分子量小,只能与红细胞上的抗原结合,使红细胞致敏,但不能在盐水介质中使红细胞凝集,需要通过抗人球蛋白或其他介质才能使红细胞凝集。

(3) 规则抗体与不规则抗体:红细胞表面存在某种抗原,在血液中规律性地出现不针对该抗原的抗体,称为规则抗体。在所有红细胞血型系统中,只有 ABO 血型系统产生的抗体是有规律的,符合 Landsteiner 规则,但要排除亚型或疾病等因素导致的特殊情况。例如,A 型血液中存在着抗 B,B 型血液中存在着抗 A。因此,ABO 血型鉴定要做正、反定型。

除了 ABO 血型系统抗 A 和抗 B 外,其他血型系统抗体的产生没有规律,不符合 Landsteiner 规则,称之为不规则抗体或意外抗体。这种抗体的产生通常是通过输血、妊娠等同种异体红细胞免疫刺激产生,尤其是反复输血和多次妊娠的患者输血前要进行意外抗体筛查和鉴定。当然,ABO 血型系统中的某些亚型或变异型个体,因其抗原性较弱,体内会相伴存在抗 A1 抗体,这种抗体也为不规则抗体。

(4)同种抗体和自身抗体:同种抗体是指同种属动物之间的抗原相互刺激产生的抗体。人类不同个体之间输血所产生的抗体就是同种抗体。例如,Rh 阴性输注 Rh 阳性血液,或者 Rh 阴性女性通过妊娠产生的抗 -D 抗体,是同种抗体。自身抗体是指针对自身抗原产生的抗体,或者是外来抗原与机体内某些成分结合后产生的抗体。前者可成为自身免疫性疾病,如自身免疫性溶血性贫血,该自身抗体不仅可以破坏本身的红细胞,也可以破坏输入的红细胞。

2. ABO 血型抗体产生　婴儿出生时,通常尚无自身产生的抗 A 和抗 B 抗体,但由于自然界中花粉、尘埃以及一些生物如细菌表面上具有类似于 A、B 抗原结构的抗原,婴儿会在不知不觉中被这些外来抗原不断地刺激机体发生免疫反应,逐渐地产生相应的抗 A 或抗 B 抗体。出生 3～6 个月后即可查出抗体,5～10 岁时抗体水平达到高峰,成人抗体水平随着年龄的增长逐步减少,65 岁以上者抗体水平较低,80 岁老年人抗体水平与 6 个月婴儿近似。由于环境中 A 型物质较多,B 型人中抗 A 的效价高于 A 型人中抗 B 的效价。

在正常情况下,ABO 血型抗体为天然抗体,以 IgM 为主,为完全抗体,但血液中也有少量的 IgG 和 IgA 类抗体。O 型人血液中含抗 A、抗 B 和 / 或抗 AB 抗体,其中,抗 AB 不是抗 A 和抗 B 的混合物,抗 AB 识别的是 A 和 B 抗原上共同的结构部位。抗 AB 以 IgG 为主,效价较高,可以通过胎盘,因此,O 型母亲亲子血型不合,易发生新生儿溶血病,而且在第一胎就可发生。利用 O 型血抗 AB 可检出较弱的 A、B 抗原,因此,在 ABO 亚型鉴定中常用 O 型血清。

3. ABO 血型抗体的临床意义　ABO 血型不相符的输血可以引起严重的溶血性输血反应,一般为急性血管内溶血反应,严重时可导致 DIC、急性肾衰竭,甚至死亡。ABO 血型抗体可引起新生儿溶血病,在器官移植、造血干细胞移植等方面都有重要的意义。

(四)ABO 血型分型

ABO 血型系统主要有 A 型、B 型、O 型及 AB 型 4 种基本血型(表型),其抗原、抗体组成见表 3-4。

表 3-4　人类红细胞 ABO 血型系统分型及其抗原、抗体和基因型

血型(表型)	红细胞表面抗原	血清中抗体	基因型
A	A	抗 B	AA,AO
B	B	抗 A	BB,BO
AB	A,B	—	AB
O	—	抗 A、抗 B 和 / 或抗 AB	OO

(五)ABO 血型亚型

亚型是指虽属同一血型抗原,但抗原结构、性能或抗原表位数有一定差异的血型。常

见的 A 亚型有 A_1 与 A_2、A_3、A_x、A_m、A_y 等。而 B 亚型一般比较少见，包括 B_3、B_x、B_m 和 B_{el} 等。AB 亚型常见的 A_1B、A_2B、A_3B、A_xB、AB_2、AB_3、cisAB 等。

A_1、A_2 亚型占全部 A 型血的 99.9%，白种人中 A_2 亚型约占 20%，亚洲人主要是 A_1 亚型，A_2 亚型少见（或罕见）。A_1 和 A_2 及相关亚型抗原、抗体，见表 3-5。

抗 A_1 可干扰血型鉴定或者交叉配血试验，导致正反定型不符或交叉配血不合。抗 A_1 多数是 IgM 抗体，最佳反应温度是室温或低于室温，多数情况下没有临床意义。如果抗 A_1 在 37℃ 与 A_1 或 A_1B 细胞出现阳性结果，表明该抗体有临床意义，此时输血应选择 O 型红细胞，或者 A_2 型（或 A_2B）型红细胞。

表 3-5 ABO 及其常见亚型抗原、抗体及抗原与抗血清反应

血型	红细胞上抗原	血清抗 A、抗 B 抗体	与抗血清反应			
			抗 A	抗 B	抗 A_1	抗 H
A_1	A、A_1、H	抗 B	4+	−	4+	+
A_2	A、H	抗 B、抗 A_1（1%~8%）	4+	−	−	2+
A_1B	A、A_1、B、H	—	4+	4+	4+	+
A_2B	A、B、H	抗 A_1（22%~35%）	4+	4+	−	2+
B	B、H	抗 A、抗 A_1（少见）	−	4+	−	+
O	H	抗 A、抗 B 和 / 或抗 AB、抗 A_1（少见）	−	−	−	4+

（六）特殊 ABO 血型

1. B(A)及 A(B)表型　B(A)表型是常染色体显性遗传，特点是 B 细胞上有弱 A 抗原表达，红细胞和抗 B 出现强凝集，和抗 A 出现弱凝集（<2+），血清中有抗 A，能够凝集 A_1 及 A_2 细胞。目前发现 B(A)型，多数是黑人。A(B)与 B(A)类似，其原因是血液中 H 糖基转移酶增多，导致 H 抗原增多，红细胞表面过多的 H 抗原（前体物质），使得 A 糖基转移酶合成了微量 B 抗原。

2. 顺式 AB(cisAB)　一般很少见。1964 年在一波兰家庭发现母亲是 A_2B 型，父亲是 O 型，两个子女均为 A_2B 型。其最主要的特征是 A 与 B 基因位于同一条染色体上，两个基因同时遗传给子代。该基因能够产生一种嵌合酶，同时催化 A 抗原和 B 抗原产生。cisAB 细胞上 A 抗原虽然经常被认为是 A_2，但 A 抗原强度强于 A_2B，弱于 A_1B；B 抗原表达较弱，类似同于 B_3 表型，cisAB 细胞上 H 抗原表达程度基本与 A_2 细胞相同，因此，cisAB 表现为 A_2B_3 型。cisAB 人血清中有弱的抗 B。分泌型个体的唾液中有正常 A 物质、少量 B 物质和大量的 H 物质。

3. 获得性 B　红细胞有 B 抗原，血清中存在抗 B 抗体，该抗体不与自身细胞反应，分泌液中有 A 物质和 B 物质。获得性 B 通常见于肠道细菌感染者，肠道细菌进入血液后，其脱乙酰基酶使 A 抗原的 N- 乙酰半乳糖胺变成半乳糖胺，与 B 抗原半乳糖相似，与抗 B 试剂反应表现为弱凝聚。获得性 B 只表现在 A 型，细胞在正常 pH 介质中，与抗 B 出现抗凝聚反应；当抗 B 血清 pH≤6 时，无凝聚反应。如果在血型鉴定中不重视反定型，又未能严格交叉配血,获得性 B 的受血者可能会因误判 AB 型而发生严重溶血性输血反应。

三、Rh 血型系统

1940 年,Landsteiner 和 Wiener 用恒河猴的红细胞免疫豚鼠和家兔,结果在豚鼠和家兔身上均可获得一种免疫血清,这种血清不但能凝集恒河猴的红细胞,也可以与 85% 白种人的红细胞产生凝集反应,也就是说这些人的红细胞跟恒河猴的红细胞有一种同样的抗原,故而以恒河猴(Rhesus)的英文单词前 2 个字母对此血型进行命名。Rh 血型系统在临床上的重要性仅次于 ABO 血型系统。Rh 血型系统非常复杂,所含有的抗原数目多,但临床最主要、最常见的仅有 5 个抗原,即 D、C、c、E、e。在输血医学中,根据红细胞是否存在 D 抗原,将 Rh 血型分为"Rh 阳性"和"Rh 阴性"两类。

微课:Rh
血型系统

(一)Rh 基因

在 20 世纪 90 年代初期,应用分子生物学技术之后,明确了 Rh 血型系统基因与遗传的分子基础,并确认 Rh 血型系统基因有两组,即 RHD 和 RHCE。没有相应的"d"基因,因此没有"d"抗原和"d"抗体。Rh 基因位于 1 号染色体,由 RHD 和 RHCE 两个紧密连锁的基因构成,分别编码 D 抗原以及 CE 抗原。

(二)Rh 命名

Rh 血型系统的命名较为复杂,主要有 Fisher-Race 命名法、Winer 命名法和数字命名法,Fisher-Race 命名法简单明了,易于解释,临床上最为常用。

Fisher-Race 命名法又称 CDE 命名法,由 Fisher 和 Race 提出,他们认为 Rh 基因是 3 种基因的复合物,每条染色体上有 3 个基因位点,相互连锁,每种基因决定一个抗原。这 3 个基因是以一个复合体形式遗传,如 CDe/cDe 只能以 CDe 或 cDe 遗传给子代。3 个连锁基因有 8 种基因组合,2 个染色体上的基因可形成 36 种遗传型。

(三)Rh 抗原

1. 抗原种类及强弱　Rh 血型系统非常复杂,目前已经发现 50 个 Rh 抗原,其中 D、C、c、E、e 是 Rh 血型系统最常见且与临床最密切的抗原。免疫原性最强的是 D 抗原,其后依次为 E、C、c、e 抗原。血型鉴定常规检验 D 抗原,其他抗原一般不检验。

2. Rh 表型　使用标准抗血清抗 D、抗 C、抗 c、抗 E 和抗 e 试剂能检出 5 种常见的 Rh 抗原,即 Rh 表型。一般情况下可以根据表型推测基因型。由于种族不同,表型相同者基因型有可能不同。另外,血清学检验是不能确定 D 阳性者是 D/D 纯合子,还是 D/- 杂合子基因。5 种抗血清鉴定的 Rh 表型,见表 3-6。

3. D 抗原种类　D 抗原 ISBT 命名法记为 RH 1 或者 004001,D 抗原为多肽类抗原,只存在于人类的红细胞膜上,体液和分泌液中无游离的 D 抗原。D 抗原的表达包括量和质的变化,抗原量的变化表现为抗原性的强弱。抗原数量越多,抗原性越强。D 抗原质的变化主要指 D 抗原的表位数目减少。根据 D 抗原的数量和质量不同及抗原性不同,将 D 抗原分为以下几种。

表 3-6 5 种抗血清鉴定的 Rh 表型

抗血清					表型		
抗 D	抗 C	抗 E	抗 c	抗 e	Rh-Hr	CDE	ISBT 数字名称
+	+	−	+	+	CcDee	R1r	RH:1,2,−3,4,5
+	+	−	−	+	CCDee	R1R1	RH:1,2,−3,−4,5
+	+	+	+	+	CcDEe	R1R2	RH:1,2,3,4,5
+	−	−	+	+	ccDee	R0R0/R0r	RH:1,−2,−3,4,5
+	−	+	+	+	ccDEe	R2r	RH:1,−2,3,4,5
+	−	+	+	−	ccDEE	R2R2	RH:1,−2,3,4,−5
+	+	+	−	+	CCDEe	R1Rz	RH:1,2,3,−4,5
+	+	+	+	−	CcDEE	R2Rz	RH:1,2,3,4,−5
+	+	+	−	−	CCDEE	RzRz	RH:1,2,3,4,−5
−	−	−	+	+	ccdee	rr	RH:−1,−2,−3,4,5
−	+	−	+	+	Ccdee	r'r	RH:−1,2,−3,4,5
−	−	+	+	+	ccdEe	r"r	RH:−1,−2,3,4,5
−	+	+	+	+	CcdEe	r_yr	RH:−1,2,3,4,5

(1) D：正常 D 抗原红细胞表面 D 抗原数量一般为 10 000～30 000,抗原表位数目正常。

(2) 弱 D(weak D)：抗原表位完整,D 抗原数量减少,现在可称为 D^u,但不同于传统的 D^u,传统的 D^u 包括 D 抗原数量减少和质量变化的红细胞。红细胞可能不被 IgM 抗 D 所凝集,但与 IgG 抗 D 反应,通过抗球蛋白试验可以出现凝集,故称为弱 D。弱 D 个体红细胞表面的 D 抗原数量为 200～10 000。弱 D 献血者的红细胞应视为 Rh 阳性,输给 Rh 阳性受血者；而弱 D 作为受血者时应视为 Rh 阴性,应输入 Rh 阴性红细胞。

(3) 部分 D(partial D)：D 抗原数目基本正常,或抗原数目增多,但是缺失正常 D 抗原上部分抗原表位(完整的 D 抗原应包括 9 个抗原决定簇),血清中含有抗 D 抗体的 Rh 阳性者,称为部分 D。

(4) 放散 D(Del)：D 抗原在红细胞上表达极弱,即 Del 表型,用常规的血清学方法容易鉴定成为 Rh 阴性。但通过吸收放散试验可证明在红细胞上实际上存在有极少量的 D 抗原。亚洲人中 Del 型占 Rh 阴性的 10%～30%,而在西方人种中此种血型极少。Del 型需要通过吸收放散试验或基因检验进行证实。

(5) 增强 D：D 抗原在红细胞上表达极强(红细胞表面可有 75 000～200 000 个 D 抗原),抗原性也大大地增强。

(6) D 抗原阴性：用 D 抗体检验红细胞,如红细胞表面有 D 抗原,临床上称为 Rh 阳性,表面不含 D 抗原,临床上称为 Rh 阴性。大约 85% 的白种人为 Rh 阳性；中国人中约99.6% 为 Rh 阳性,个别少数民族 Rh 阴性率稍高,可达 15.78%。亚洲 D 抗原阴性者有

10%～30% 实际是放散 D。

（四）Rh 血型抗体

1. 抗体性质　Rh 抗体主要是后天免疫而产生,如通过输血或妊娠等。绝大多数抗体是 IgG 类,IgM 抗体极少见。IgA 性质的抗 D 更是十分罕见,一般只是混含在 IgG 抗体的血清中。但约 1/3 Rh 阴性的个体,受到 D 抗原刺激后,并不产生抗 D。目前,市场上用于 Rh 血型诊断的单克隆抗体基本上都是基因工程产品,主要有 IgM 或 IgM+IgG。

2. 抗体种类　Rh 血型比较常见的抗体是抗 D、抗 E、抗 C、抗 c 和抗 e 5 种。复合抗原的存在可刺激机体产生相应的抗体。大多数的抗 c 血清和抗 e 血清中,也含有抗 f (ce);抗 C 常常和抗 Ce 一起产生;抗 CE 有时与抗 D 同时形成。

（五）Rh 血型系统的临床意义

1. 溶血性输血反应　在临床输血中,Rh 血型抗原的重要性仅次于 ABO 血型。资料显示,Rh 阴性个体在接触 Rh 阳性红细胞后,约 2/3 的人可产生 IgG 抗 D。如果这部分人再次输入 Rh 阳性红细胞,则会发生溶血性输血反应。

2. 新生儿溶血病　Rh 血型抗体主要是 IgG 类型,并且大多数抗体是 IgG1 亚类,能够通过胎盘,导致新生儿溶血病。其中,抗 D 是导致新生儿溶血病的最主要和最常见的 Rh 血型抗体,常发生于第二次妊娠或多次妊娠的孕妇,并且随着妊娠次数的增加,发生新生儿溶血病的机会增多。临床上,Rh 血型抗体引起的新生儿溶血病要比 ABO 血型抗体引起的严重。

四、红细胞其他血型系统

（一）MNS 血型系统

MNS 是继 ABO 血型之后,第二个被发现的血型系统。ISBT 命名为 MNS,数字序列 002,目前已经确认的抗原有 46 个。常见的有 M、MN、N、S、Ss、s 等,常见的抗体主要有抗 M、抗 N、抗 S、抗 s 等。

人体血液中比较常见的是抗 M 抗体,多为自然产生,也有报道因输血或细菌感染而产生。抗 M 抗体以 IgM 为主,少部分是 IgG 类。抗 M 抗体最佳反应温度是 4℃,与抗 M 相比,抗 N 抗体比较罕见,多数抗 N 是 IgM 类,表现为典型的冷凝集性质,在 25℃ 以上很快失去活性。多数抗 M 及抗 N 抗体在 37℃ 不发生反应,所以没有临床意义。经研究证实,木瓜酶、菠萝蛋白酶等对 MNS 血型系统的抗原具有破坏作用。红细胞经这些酶处理时,MN 抗原被破坏。但用木瓜酶处理红细胞时,不易破坏 S 抗原。因此,在做抗体筛查时,可灵活应用酶处理红细胞的方法,来进行抗体鉴别是否有 MNS 系统的抗体存在。

如果患者血液中检出 37℃ 有活性的抗 M 或抗 N 抗体,输血时应选择抗球蛋白试验配血相合的血液,或者相应抗原阴性的红细胞。该抗体引起新生儿溶血病较少见。

部分抗 S 抗体是自然产生的,多数是免疫性抗体。抗 s 抗体均是免疫性抗体。抗 S 和抗 s 抗体通常是非补体结合性 IgG 抗体,能够引起新生儿溶血病和溶血性输血反应。

（二）P 血型系统

P 血型系统是第三个被发现的血型系统，P 血型系统原来包括 P1、P、P^k 和 LKE 抗原，但 ISBT 红细胞膜抗原命名专业组将这些抗原分为：P 血型系统(P1,003)、Globoside 血型系统(P,028)和血型集合(209)。P 血型系统只包括 1 个抗原，即 P1(003 001)。Globoside 血型系统也只有 1 个抗原，即 P(028 001)。血型集合包括 P^k(209 002)和 LKE(209 003)两个抗原。

P、P^k 和 LKE 不被包括在 P 系统中，是因为这些抗原不受同一基因控制，抗原的生物合成途径也不同。但由于 P1、P、P^k 和 LKE 在血型血清学和生物化学方面的紧密关联性，故将这些抗原在一起叙述，仍统称为 P 血型。

P1 抗原频率在人群中差异较大，白种人中约为 80%，非洲更高些，亚洲人中稍低，约为 30%。婴幼儿时期 P1 抗原尚未发育成熟，7 岁以后逐步发育完全。流式细胞仪检验显示 P1 抗原除了在红细胞上表述外，还在粒细胞、淋巴细胞、单核细胞上表达。

人血清中抗 P1 比较常见。通常是冷抗体，凝集反应很弱，如果温度超过 25℃，一般不出现凝集反应，也不会发生溶血反应，因此临床意义不大，不用挑选 P1 抗原阴性的红细胞用于临床。如果抗 P1 在 37℃有活性，用抗球蛋白方法交叉配血阳性，可引起溶血性输血反应，应选择 P1 抗原阴性血液配血。

（三）H 血型系统

H 血型系统 ISBT 命名为 H，数字序号及数字表示为 018。该系统只有 1 个抗原，即 H 抗原(H1:018001)。H 抗原是 A 抗原和 B 抗原的前体物质，只有 H 物质无 A、B 抗原的红细胞是 O 型红细胞，除稀有的孟买(Bombdy)血型红细胞 Oh 外，所有人红细胞表面都表达 H 抗原。人体内几乎所有的各种组织的细胞膜上，以及分泌液、体液和血浆中都含有 H 抗原。

偶见 A$_1$ 型、A$_1$B 型、B 型(极少见)，正定型本身红细胞 AB 抗原表达正常，但由于红细胞有很少量的 H 抗原，所以产生了抗 H 抗体。通常这种抗体很弱，最佳反应为室温或低于室温，多数没有临床意义。与孟买型不同，这类人群血清中只含有抗 H，无抗 A 和抗 B。

1. H 基因及生化结构　H 抗原合成受 *H* 基因和 *Se* 两个基因控制，两个结构基因位于 19 号染色体，是紧密连锁的两个基因位点。*H* 基因也称为 *FUT1* 基因，*Se* 基因称为 *FUT2* 基因。两个基因各自编码 α-2-岩藻糖转移酶。*H* 基因编码的糖基转移酶作用的底物是 Ⅱ 型糖链，主要将红细胞 Ⅱ 型寡糖前体链转化为 H 抗原；*Se* 基因编码的糖基转移酶作用的底物是 Ⅰ 型糖链，主要将分泌液 Ⅰ 型寡糖前体链转化为分泌型 H 抗原。*FUT2*(分泌基因)决定了分泌液中是否存在 A、B、H 物质，*FUT2* 酶在红细胞不表达，在唾液腺及泌尿生殖等组织中表达。非分泌型为 *se* 基因(隐性基因)，不表达 Ⅰ 型糖链，但有低表达 H 基因，唾液中含有微量 Ⅰ 型糖链的 H 抗原，用凝集抑制试验一般不能被检出。红细胞上 Ⅰ 型糖链的 H 抗原是从血浆中吸附而来的。

2. 抗原缺失表型

（1）孟买型：1952 年，Bhend 等在印度孟买发现 3 个人的红细胞为 O 型，缺失 H 抗原，分泌液中无 H 抗原，但血清中有抗 H 抗体，称该类血型为孟买型，记为 Oh，也称为分泌型孟买型。孟买型血清学特征：无 A、B、H 抗原，该类型人的红细胞与标准血清抗 A、抗 B、抗 AB、抗 H 均无凝集，易误判为 O 型；唾液中无 A、B、H 物质；血清中存在抗 A、抗 B、抗 H 抗体，所以与 A、B、O 细胞全部凝集，抗体在很大温度范围内均有活性，能引起溶血性输血反应。孟买型的人输血，只能输注孟买型的血液。

（2）类孟买型：该型个体缺乏 *H* 基因，其基因亦为 hh，但至少有一个 *Se* 基因。虽然不能检验出红细胞表面的 H 抗原，但有少量的 A 和 / 或 B 抗原，记为 Ah、Bh、ABh。类孟买型血清学特征是：正定型被检红细胞与抗 H 无凝集，与抗 A、抗 B 凝集反应很弱，甚至用吸收放散试验才能检出 A 和 / 或 B 抗原。因为类孟买型分泌液及血浆中含有 I 型链 A 和 / 或 B 物质，红细胞从血浆中吸附 A 和 / 或 B 抗原，从而表达微弱的 A 和 / 或 B 抗原。唾液中含有少量的 A、B、H 物质。与孟买型抗 H 不同，类孟买型是抗 HI。

（四）Lewis 血型系统

Lewis 血型系统 ISBT 命名为 LE，数字序号及数字表示为 007。1946 年发现该血型抗体，并以该患者的姓氏 Lewis 命名。Lewis 血型有 6 个抗原，即 Le^a、Le^b、Le^{ab}、Le^{bH}、ALe^b 和 BLe^b，ISBT 分别表示为 LE1（000701）、LE2（007002）、LE（007003）、LE（007004）、LE（007005）、LE（007006）。其中 Le^a、Le^b 最重要的两个抗原，可有 3 种表型，即 Le(a+b-)、Le(a-b+) 及 Le(a-b-)。血小板、内皮细胞、泌尿生殖系统及消化系统上皮细胞也表达 Lewis 抗原。Lewis 抗原不是由红细胞合成，而是从血浆中吸附而来的，唾液中也含有 Lewis 抗原。

Lewis 抗体多数为 IgM 类，一般没有明确的免疫刺激，是自然产生的抗体。Le(a-b-) 的个体，可能产生抗 Le^a、抗 Le^b 及抗 Le^{a+b} 抗体。抗 Le^{a+b} 抗体既能凝集 Le^a 阳性细胞，又能凝集 Le^b 阳性细胞。红细胞表型为 Le(a-b+) 一般不产生抗 Le^a 抗体，因为唾液和血浆中含有少量的 Le^a 抗原。

大多数 Lewis 抗体最佳反应温度是室温，在 37℃ 出现的凝集反应要弱于在室温时的反应。用间接抗球蛋白试验有时可检出该抗体。但 Lewis 抗体一般没有临床意义，因为该抗体在 37℃ 没有活性，另外供者血浆中 Le^a、Le^b 抗原，以及供者红细胞表面 Le^a、Le^b 抗原也会脱落释放到血浆当中，这些抗原中和患者的 Lewis 抗体，所以临床极少出现 Lewis 抗体引起的溶血性输血反应。对于有 Lewis 抗体的患者，选择 37℃ 交叉配血相合的血液即可，一般不需要检验供血者该抗原是否阴性。

尽管 Lewis 抗体比较常见，但该抗体不能通过胎盘，并且出生时抗原发育差，通常不发生新生儿溶血病。临床偶见该抗体是 IgG 类，且在 37℃ 具有活性，可以引起新生儿溶血病。

（五）Kell 血型系统

Kell 血型系统 ISBT 命名为 KEL，数字表示为 006，目前 ISBT 已确认的 KEL 抗原有

22 个,如 K(KEL1:006001)、k(KEL2:006002)等。

由于 Kell 血型抗原性较强,所以在输血中有较重要的意义。抗 K 及抗 k 主要是通过免疫产生,抗体是 IgG 类,多数是由 IgG1 亚类诱导产生的,能够通过胎盘,导致新生儿溶血病。抗 K 可引起严重的溶血性输血反应和新生儿溶血病;抗 K 也能引起急性和迟发性溶血性输血反应。

白种人献血者中 K 抗原阴性者约占 90%,阳性者约占 10%。一直认为中国汉族人群 100% K 抗原阴性,但近年来报道在献血者和干细胞捐献者中发现 K 抗原阳性,但是到目前为止尚未有抗 K 的报道。因此,抗 K 在中国汉族人群中意义不大。抗 K 发生率极低,其临床意义和血清学特征与抗 K 相似。

抗 Kp^a、抗 Kp^b、抗 Js^a 及抗 Js^b 抗体均较抗 K 少见,临床意义相同,均可发生溶血性输血反应和新生儿溶血病。

Kell 血型系统抗体与某些自身免疫性溶血性贫血有关,少部分自身免疫溶血性贫血患者的自身抗体针对 Kell 抗原,不易区分自身抗体和同种抗体。如果患者有 Kell 血型系统抗体,应选择交叉配血相合且相应抗原阴性的血液。

第二节　红细胞血型及相关检验

一、ABO 血型鉴定

ABO 血型鉴定主要是利用抗原与抗体特异性结合的凝集反应来完成的,包括正定型和反定型。正定型是指用抗 -A、抗 -B 血型定型试剂来测定红细胞表面有无 A 和 / 或 B 抗原;反定型是指用标准 A1 细胞及 B 红细胞来测定血清中有无抗 A 和 / 或抗 B 抗体。ABO 血型鉴定时,应同时进行正、反定型,结果一致才能报告 ABO 血型结果。目前常用的血型鉴定方法有盐水介质试管法、盐水介质玻片法和微柱凝胶血型卡法等。

(一)盐水介质试管法

1. 原理　在生理盐水介质中,红细胞表面的 A、B 抗原与相应的 IgM 型抗 A、抗 B 抗体发生特异性结合,可出现肉眼可见的凝集,通过正、反定型来鉴定 ABO 血型。

2. 试剂

(1)标准血清:主要包括抗 A、抗 B 和抗 AB 标准血清,其来源有两种途径,一种是从健康人血清中获取,为多价抗体的混合物;另一种是应用杂交瘤技术制备的单克隆抗体,效价高,特异性强,稳定性好,目前已在临床广泛应用。这两种抗体质量必须符合以下要求。

人血清 ABO 血型抗体:① 高度特异性:抗 A 抗体只凝集含 A 抗原的红细胞,抗 B 抗体只凝集含 B 抗原的红细胞。② 高效价:抗 A 不低于 1:128,抗 B 不低于 1:64。③ 亲和力强:15 s 内即出现凝集,3 min 时凝块>1 mm^2。④ 无补体:分离血清后 56℃,30 min 灭活补体。⑤ 无菌。⑥ 无冷凝集素。

人 ABO 血型单克隆抗体:① 特异性:抗 A 抗体只凝集含 A 抗原的红细胞,包括 A_1、A_2、A_1B、A_2B;抗 B 抗体,只凝集含 B 抗原的红细胞,包括 B 和 AB。② 亲和性:我国的标准是抗 A 对 A_1,A_2 及 A_2B 开始出现凝集时间分别是 15 s、30 s 和 45 s;抗 B 对 B 型红细胞开始出现凝集时间为 15 s。③ 效价:我国标准抗 A1、抗 B 均 ≥1:128。④ 稳定性:单克隆抗体一般没有人血清抗体稳定,应认真筛选单抗和选择合适的稳定剂。⑤ 无菌:应加入适当防腐剂和杀菌剂。⑥ 灭活补体:血型抗体试剂和相应红细胞抗原反应,可因标本中存在补体而发生溶血,影响血型判定,故需灭活补体。

(2) 标准红细胞:3 个以上的健康人血液,按 A、B、O 型分别混合后,经生理盐水洗涤 3 次,用压积红细胞配成 2%～5% 红细胞悬液。

3. 标本 抗凝血。

4. 器材 小试管、载玻片、标记笔、蜡笔、滴管、台式离心机、显微镜等。

5. 操作步骤

(1) 试管法:正定型。

1) 标本制备:① 分离血浆:取标本,编号,以相对离心力 900 g 离心 5 min,取上层血浆于试管中,标记。② 洗涤红细胞:加入 1～2 倍体积的生理盐水于上述红细胞管中,混匀,洗涤,同正离心,弃去上清液。重复操作 2～3 次,末次洗涤后的上清液应清亮并完全弃去。③ 制备 2%～5% 红细胞悬液:取小试管 1 支,按表 3-7 的量加入洗涤后的压积红细胞和生理盐水,混匀,标记。

表 3-7 红细胞悬液的配制

红细胞浓度 /%	压积红细胞 /μl	盐水 /ml
1	50	4.0
2	50	2.0
5	50	0.8
10	50	0.4

2) 标记:取 2 支小试管,编号,分别标记抗 A、抗 B。

3) 加抗体:在标记抗 A 试管中加抗 A 1 滴,在标记抗 B 试管中加抗 B 1 滴。

4) 加待检红细胞悬液:在各管中分别加 1 滴待检 2%～5% 红细胞悬液,轻轻混匀。

5) 离心:以相对离心力 1 000 g 离心 15 s。

6) 观察结果:先观察上清液有无溶血,再用中指轻轻弹摇试管,边弹边观察红细胞浮起程度、有无凝集现象及凝集程度。如肉眼观察见可疑凝集,取反应物于载玻片上,用低倍镜观察,记录观察结果。试管法红细胞凝集强度的判断标准,见表 3-8。

(2) 试管法:反定型。

1) 取 3 支小试管:分别标记 Ac、Bc 和 Oc,于各管中分别加 1 滴受检者血浆,再分别加入 1 滴和标记相对应标准的红细胞悬液,轻轻混匀。按照正定型法离心、观察。

2) 判断结果:血型鉴定时,应结合正、反定型结果,判断 ABO 血型。受检者红细胞 ABO 血型判断标准,见表 3-9。

表 3-8　试管法红细胞凝集强度的判断标准

判断标准	凝集强度
红细胞凝集成大凝块,背景清晰透明,几乎无游离红细胞	++++
红细胞凝集成数个凝块,背景尚清晰,可见少量游离红细胞	+++
红细胞凝块分散成许多小凝块,背景稍浑浊,游离红细胞约占 1/2	++
肉眼可见大颗粒,背景浑浊,镜下红细胞凝块更细小,周围游离红细胞更多	+
肉眼观察几乎无凝块或无数微小凝块,镜下背景浑浊,可见大多数视野中有 6～8 个红细胞凝集在一起,其余均为游离红细胞	±
镜下可见少数红细胞凝集,绝大多红细胞仍呈分散分布,凝集和散在红细胞混合	MF
轻摇试管,红细胞呈均匀悬液,镜下未见红细胞凝集,红细胞均匀分布	阴性

注:玻片法凝集强度结果判断标准相同。

表 3-9　ABO 血型正、反定型结果判断

标准血清 + 受检者红细胞			受检者血型	标准红细胞 + 受检者血清		
抗 A	抗 B	抗 A+B		A 型红细胞	B 型红细胞	O 型红细胞
+	−	+	A 型	−	+	−
−	+	+	B 型	+	−	−
−	−	−	O 型	+	+	−
+	+	+	AB 型	−	−	−

3) 报告结果:红细胞 ABO 血型鉴定:＿＿＿＿＿型(盐水介质试管法)。

(二) 盐水介质玻片法

玻片法　正定型。

(1) 制备 10% 红细胞悬液:同试管法。

(2) 标记:取清洁玻片 1 块(或白瓷板 1 块),用蜡笔划成两个方格,标明抗 A、抗 B。

(3) 加抗体:分别用滴管滴加抗 A、抗 B 各 1 滴于相应的方格内。

(4) 加红细胞悬液:用滴管各加受检者 10% 红细胞悬液 1 滴于方格内。

(5) 观察结果:室温下,将玻片(或白瓷板)不断轻轻转动,使血清与细胞充分混匀,放置 1～5 min,观察有无凝集(或溶血)反应,结果可疑时用低倍镜观察结果,或用试管法重新试验。

(6) 判断结果:按表 3-9 判断血型结果。

(7) 报告结果:红细胞 ABO 血型鉴定:＿＿＿＿＿型(盐水介质玻片法)。

(三) 微柱凝胶血型卡法

微柱凝胶血型卡法是 1986 年由 Lappierre 发明的,是红细胞抗原与相应抗体,在透明塑料卡微柱凝胶介质中发生凝集反应的免疫学方法。可根据不同需要,在微柱中分别添加中性胶、特异性胶和抗球蛋白胶作为抗原、抗体反应的介质。中性凝胶微柱中不含抗体,可用于检验 IgM 型抗体和红细胞抗原的反应;特异性凝胶微柱卡中含有特异性血型抗体,可用于血型抗原的检验;抗球蛋白凝胶微柱卡中含有抗人球蛋白抗体,可用于检验 IgG 类抗体和相应的红细胞抗原的反应。

目前,微柱凝胶介质可应用于 ABO 血型正、反定型,Rh(D)抗原测定、交叉配血以及红细胞不规则抗体筛查等方面。因结果重复性好,操作规范、程序化,易自动化,结果明确,可保存,在临床应用比较广泛。

1. 原理　将特定配比的葡聚糖凝胶颗粒分散装于特制的凝胶微柱中,制备成微柱凝胶卡,凝胶之间的间隙具有分子筛作用,通过对凝胶种类的选择和凝胶浓度的调节,来控制分子筛孔径的大小。在微柱凝胶介质中红细胞抗原与相应的抗体结合,形成的红细胞凝块,经低速离心处理,凝集块不能通过凝胶间隙,悬浮在凝胶的上层或中层,呈阳性反应;而未和抗体结合的游离红细胞离心时可以通过凝胶间隙,沉于微柱管的底部,呈阴性反应。

2. 主要器材　① 微柱凝胶卡:国内常见的 ABO/Rh 血型定型检验试剂卡为 6 孔卡,在聚丙烯透明塑料卡片上,并排 6 支微柱管,充满特制的凝胶介质,以从左向右顺序在 1~3 管中分别填充抗 A、抗 B、抗 D 单克隆抗 IgM 试剂,检验红细胞 ABO 抗原、Rh(D)抗原,第 4 管为阴性对照,第 5 管及第 6 管为反定型管,检验血清中的抗体,可同时进行 ABO 正、反定型和 Rh(D)血型鉴定。② 水平离心机:用于血型卡或其他试剂卡的特殊离心机,配备专用放置血型卡的卡架。

3. 试剂　A 型、B 型、O 型试剂红细胞生理盐水悬液,生理盐水。

4. 标本　EDTA-K$_2$抗凝全血。

5. 操作步骤

(1) 配制红细胞悬液:按试剂说明书要求,配制要求浓度的红细胞悬液。

(2) 标记、加红细胞悬液:用记号笔在微柱血型卡上标记标本号。按试剂卡说明书要求,用微量加样器在标有抗 A、抗 B 的微柱反应管内加一定量待检的红细胞悬液(正定型);在标有 A、B 红细胞的微柱反应管内分别加一定量的 A、B 型红细胞悬液试剂(反定型);在对照管中加一定量待检的红细胞悬液。

(3) 加血浆、离心:按试剂卡说明书要求,在标有 A、B 红细胞的微柱反应管中央内加一定量的待检血浆(反定型)。按试剂卡说明书要求,在专用离心机上水平离心。

(4) 观察结果:取出凝胶微柱卡,肉眼观察。① 阳性:对照反应管细胞沉淀在反应管底部,检验管凝集块在胶上或胶中。② 阴性:对照管和检验管的红细胞均沉淀在管底。③ 试验失败:对照管红细胞在胶上或胶中,应重新试验。红细胞凝集反应微柱凝集反应凝集强度结果判断,见表 3-10。

表 3-10　红细胞凝集反应微柱凝集反应凝集强度结果判断

判断标准	凝集强度
红细胞全部在柱的上面凝集,并形成一个环形带	++++
发生凝集的大部分红细胞位于凝胶上半部分,少部分位于凝集中部	+++

续表

判断标准	凝集强度
发生凝集的大部分红细胞位于凝胶柱中部,柱底部也可见到少量红细胞	++
发生凝集的大部分红细胞位于凝胶柱的下半部分,柱的底部也可见到一些红细胞	+
大部分凝集红细胞在柱的底部形成一个粗制而非平整的红细胞凝集带,凝集带上方有少量红细胞	±
少数凝集的红细胞位于柱上面,而绝大多数红细胞沉于柱底部	混合凝集
凝集柱中液体出现明显红色	溶血反应
所有红细胞穿过凝胶颗粒间隙,沉淀在管底	阴性

(5) 判断结果:按表 3-9 判断血型结果。

(6) 报告结果:红细胞 ABO 血型鉴定:_____型(微柱凝胶血型卡法)。

(四) 质量保证

1. 试管法

(1) 患者在血型鉴定前,应避免使用影响血型鉴定结果的药物,如右旋糖酐等。

(2) 标本应新鲜,防止细菌污染,不能使用溶血标本,红细胞悬液浓度适当,应为 5% 盐水悬液。

(3) 所有器材必须清洁干燥,试管、滴管等要专用,防止交叉污染。

(4) 标准血清和标准红细胞试剂质量应符合要求,并在有效期内使用,从冰箱取出后应平衡至室温后再使用,用完后应立即放回 2～8℃ 冰箱保存,防止细菌污染。

(5) 试管上应有明确的标记,操作中应先加抗体(血浆或血清),后加红细胞悬液,可防止漏加抗体(血浆或血清),抗原、抗体比例应保持 1:1,所用滴管口径及加样时的倾斜度应一致。

(6) 离心时间不宜过长或过短,离心速度不宜过快或过慢,严格遵从操作规程,以防止出现假阳性或假阴性结果。

(7) 抗原、抗体反应的最适温度为 4℃,但为了防止冷凝集的干扰,一般在室温(20～24℃)下进行试验。

(8) 最好在日光灯下以白色为背景观察结果,应先观察上清液有无溶血,再轻弹试管观察有无凝集。用患者新鲜血清做反定型时,可因补体效价高,与抗原、抗体结合而导致溶血,临床意义同凝集,易被误判为不凝集。肉眼观察结果有疑问时,可在显微镜下复查。

(9) 检验后标本置 4℃ 保存 7 天,以备复查。

(10) 应综合患者病史分析检验结果,有异常现象或正、反定型结果不一致时,要查找原因,仔细核对、记录结果,防止笔误。

2. 玻片法 玻片法在对患者、标本、器材和试剂方面的要求同试管法,在操作中还应注意以下几个方面的问题。

(1) 玻片法不适用于检验血清或血浆中 ABO 抗体,不适用于反定型。因为献血员或患者抗体效价低时,不经离心处理,不足以使红细胞发生凝集。

(2) 玻片法观察结果时,应注意悬液是否干涸,避免将玻片边缘干涸的红细胞聚集误认为是凝集。

3. 微柱凝胶血型卡法

(1) 血清标本应完全去除纤维蛋白,血浆标本建议用 EDTA-K$_2$ 或枸橼酸盐抗凝;标本应新鲜(血液采集后 2~8℃可保存 7 天),避免细菌污染或红细胞破碎引起假阳性。红细胞浓度按说明书要求。

(2) 中性凝胶卡可用于正、反定型,特异性凝胶卡只能用于正定型。为避免试剂卡产生气泡,卡从冰箱取出后应平衡至室温才可使用;试验前检验凝胶卡封口是否完整,凝胶卡液面是否干涸(液面低于凝集),凝胶中有无气泡,有上述情况则不能使用。

(3) 中性凝胶卡鉴定 ABO 血型时,先向反应腔内加入红细胞,后加血清(血浆)或抗体;加样量按试剂卡说明书要求(一般红细胞和血浆各加 50 μl,因为反应腔容积有限,加样不要太多);加样时动作要轻,不要破坏凝胶面,抗体试剂或血浆要加在红细胞液面上。

(4) 离心机要准确校准离心参数。

(五)方法学评价

ABO 血型鉴定的方法较多,可以根据实际工作情况,选择合适的血型鉴定方法。ABO 血型鉴定的方法学评价,见表 3-11。

表 3-11 ABO 血型鉴定的方法学评价

方法	评价
盐水介质玻片法	操作简单,无需特殊仪器,适于血型普查;灵敏度差,反应时间长,不能用于反定型,结果不能保存,人为因素影响大,易发生血液污染
盐水介质试管法	常用方法,应用广泛,较玻片法灵敏,结果准确,反应时间短,适于急诊血型鉴定;结果不能保存,人为因素影响大
微柱凝胶介质血型卡法	特异性强,灵敏度高,结果准确,保持时间长,标本和试剂用量少,操作可以标准化、自动化;减少了医源性污染;需要专门的离心设备和试剂卡,成本较高

(六)临床应用及意义

1. 输血 输血前鉴定受血者血型,选择同型供血者供血,交叉配血相合后才能输血。

2. 器官移植 受血者与供血者 ABO 血型相同才能移植,血型不符极易引起排斥反应。

3. 新生儿溶血 母子 ABO 血型不合,可能引起新生儿溶血病。

4. 其他 ABO 血型鉴定还可用于法医学鉴定、亲子鉴定及某些疾病的相关调查等。

ABO 血型鉴定进行反定型,其意义在于:能够复检正定型结果的准确性,纠正漏检、误报;可以发现亚型,能够排除获得性抗原(如类 B 抗原)和冷凝集现象对红细胞正定型的干扰;可以发现一些 ABO 亚型中的意外抗体。

（七）血型鉴定正、反定型不一致的原因及解决办法

ABO血型鉴定时,同时做正、反定型,两者结果一致才能报告结果。新生儿和出生6个月之内的婴儿由于血液中无ABO抗体或抗体很弱,该人群可只做正定型。新生儿血清中可能存在来自母体的抗体,应注意鉴定。如果出现正、反定型不一致的情况,大多是技术和操作失误,也有试剂或血液标本自身存在的问题,主要的原因如下。

1. 技术性错误

（1）标本未认真核对,造成张冠李戴。

（2）使用溶血标本或误把溶血现象当作不凝集,使用保存时间过长的标本(超过48 h)。

（3）血清与红细胞悬液比例不当,凝集反应不明显。

（4）红细胞悬液过浓或过淡。

（5）离心速度过快或过慢,离心时间过短或过长。

（6）未加入或使用了失效的、受到细菌污染的试剂。

（7）配制红细胞悬液的生理盐水受到细菌污染。

（8）玻璃和试管不清洁、不干燥。

（9）试验时温度过高。

（10）血型登记时出现错误。

2. 受检者血清标本的问题

（1）抗体形成不足或水平降低:多见于婴儿或老年人,因抗体效价较低,反定型时可出现不凝集或弱凝集。

（2）疾病影响:某些肝病及多发性骨髓瘤患者,血清球蛋白异常增高常引起红细胞呈缗钱状而出现假凝集;心肌梗死、感染及外伤等患者血清纤维蛋白原增高,纤维蛋白凝块误认为是凝集现象;丙种球蛋白缺乏症患者,血清中缺乏应有的抗A或抗B而出现不凝集或弱凝集;疾病引起血清中血型物质浓度很高,可中和抗A、抗B抗体,自身免疫性疾病患者血清中存在温性自身抗体,能凝集自身和其他血型红细胞。

（3）药物的影响:应用血浆扩溶剂,如低分子右旋糖酐、聚乙烯吡咯烷酮进行治疗,可引起假凝集。

（4）血清中本身存在ABO血型以外的抗体或因大量输血出现意外抗体,干扰定型。

3. 受检者红细胞的问题

（1）红细胞上抗原位点过少:如ABO血型的亚型,或抗原性减弱,如白血病或恶性肿瘤患者。

（2）产生类B抗原:受检者因肠道细菌感染,通常由革兰氏阴性杆菌感染,导致其代谢产物可使红细胞上获得类B抗原,与抗B试剂出现凝集反应假象,使A型或O型受检者定型发生错误。

（3）细菌污染:导致红细胞上的T抗原被激活,可与各型血清中正常存在的抗T抗体发生凝集反应,出现多凝集或全凝集现象。

（4）近期输血：受血者于试验前曾输入过其他 ABO 型的血液，使血液成为不同血型的红细胞混合物，显示出"混合外观凝集"现象。若出现正、反定型结果不一致，首先应严格按照操作规程，使用质量合格的试剂和器材，进行重复试验，仔细观察试验结果，如果仍然存在正、反定型结果不一致应考虑采取以下措施。

1）重新采集受血者的新鲜血液标本，以纠正因标本污染或弄错造成的正、反定型结果不一致。

2）查询受血者既往史、输血史和用药史。

3）新开启生理盐水多次洗涤被检红细胞和标准红细胞，确定无细菌污染的生理盐水洗涤红细胞表面吸附的可能引起假阳性反应的物质。

4）用抗 A_1、抗 A+B、抗 H 血清检验红细胞，了解是否为亚型。

5）用 A_1、A_2、B、O 红细胞及自身红细胞检验受检者血清。

6）如果试验结果未见凝集，应将正向及反向试验样品至少在室温和 4 ℃放置 30 min，用显微镜检验核实。

7）若怀疑是由于抗原减弱造成的正、反定型结果不符，可进一步做木瓜酶试验、直接抗人球蛋白试验、吸收放散试验等加以鉴别。

知识链接

红细胞血型抗原的表达受基因调控，红细胞血型抗原表型的多样性是基因多态性的体现，通过对遗传物质的分析而间接推断出红细胞血型抗原表型的方法称为红细胞血型基因检验。随着分子生物学技术的发展。检验基因结构和突变的方法不断涌现，尤其是聚合酶链反应（polymerase chain reaction，PCR）技术问世后，各种与 PCR 相结合的检验技术进一步推动了基因研究的发展。分子生物学技术应用于红细胞血型的检验，使红细胞血型分析的技术飞跃到一个崭新的阶段。

一、红细胞血型分子生物学检验技术

这一基本方法是利用 DNA 序列的特异性来间接区分等位基因，红细胞血型分子生物学检测的方法有多种，包括 PCR- 序列特异性引物（PCR-sequence specific primer，PCR-SSP）、PCR- 限制性片段长度多态性（PCR-restriction fragment length polymorphism，PCR-RFLP）、PCR- 序列特异性寡核苷酸探针（PCR-sequence specific oligonucleotide probes，PCR-SSOP）、PCR- 单链构象多态性（PCR-single strand conformation polymorphism，PCR-SSCP）、PCR- 反向点杂交（PCR-reverse dot blot，PCR-RDB）、PCR-DNA 测序、基因芯片及 PCR 指纹图等。

二、分子生物学技术在红细胞血型检验中的应用

目前，血型分子生物学技术尚无法取代血型血清学方法，但是该技术已开辟了人类血型检验的新纪元，并越来越多地应用于血型鉴定工作中。如：① 疑难血型鉴定。② ABO 血型新等位基因。③ 对于 ABO 基因突变的研究。④ 新生儿溶血病的辅助诊断。⑤ 某些疾病的病理研究。⑥ 法医个体识别。

应用分子生物学技术,使血型分析更加精细,并发现了更多的血型多态性。分子生物学技术与传统的血清学技术比较,优点是试剂由化学合成、易于获得和标准化、取材容易、无需新鲜血样而仅需微量样品等,现成为血清学方法的竞争者和互补者。对小量含 DNA 的任何组织样品,用分子生物学分型技术对红细胞抗原的基因型做鉴定,不受血清中自身抗体、意外抗体以及疾病影响,对保证安全输血有重要的意义。

二、RhD 血型鉴定

目前已发现的 Rh 血型系统抗原有 50 余种,涉及临床的主要有 C、c、D、E、e 5 个抗原,其中 D 抗原的免疫原性最强,是引起临床输血不良反应的主要因素。因此,在临床输血中,常规只做 D 抗原鉴定,常用的方法主要有盐水介质试管法、酶介质法、抗人球蛋白试验、低离子强度溶液试验及微柱凝胶法等。

(一)盐水介质试管法

1. 原理　人源盐水介质抗 D 试剂能与红细胞上的 D 抗原结合,在盐水介质中能够出现肉眼可见的红细胞凝集现象。

2. 器材　小试管、记号笔、离心机。

3. 试剂　IgM 型抗 D 或 IgM+IgG 型抗 D 混合试剂,RhD 阳性、阴性 RBC,生理盐水。

4. 标本　EDTA-K$_2$ 抗凝血,配成 2%～5% 待检红细胞悬液。

5. 操作步骤

(1) 标记:取 3 支小试管,分别标记为待检管、阳性对照管、阴性对照管。

(2) 加试剂:各管加入 1 滴 IgM 型抗 D 试剂。

(3) 加红细胞悬液:在标记的各管中分别对应加入 1 滴待检红细胞悬液、5%RhD 阳性和阴性 RBC。

(4) 离心:1 000 g 离心 15 s(或按照试剂说明书要求进行)。

(5) 观测结果:轻摇试管,肉眼或镜检观察红细胞有无凝集。

(6) 判断结果:阳性管凝集,阴性管不凝集,待测管凝集为阳性,不凝集为阴性。

(7) 报告结果:红细胞 Rh 血型鉴定 D 抗原_____性(盐水介质试管法)。

(二)酶介质法

1. 原理　菠萝蛋白酶(或木瓜酶)可破坏红细胞表面的唾液酸,降低其表面负电荷,减少红细胞间的排斥力,红细胞之间的距离接近,使 IgG 型抗体与含相应抗原的红细胞结合,在盐水介质中出现肉眼可见的凝集。

2. 器材　小试管、记号笔、离心机。

3. 试剂　IgG 型抗 D 标准血清、1% 菠萝蛋白酶(或木瓜酶)溶液、磷酸盐缓冲液、5% RhD 阳性和 RhD 阴性红细胞生理盐水悬液、生理盐水。

视频:
ABO、Rh
血型鉴定
(盐水介质
试管法)

4. 标本　EDTA-K$_2$抗凝血。

5. 操作步骤　直接酶介质法。

(1) 标记：取 3 支小试管，分别标记为待检管、阳性对照管、阴性对照管。

(2) 加样：在标记各管中分别对应加入 1 滴待检红细胞悬液、5%RhD 阳性和 5%RhD 阴性红细胞生理盐水悬液。

(3) 加试剂：各管加入 1 滴 IgG 型抗 D 标准血清和 2 滴 1% 菠萝蛋白酶(或木瓜酶)溶液。

(4) 水浴、离心：混匀，置 37 ℃水浴 15～30 min 后，1 000 g 离心 15 s(或按照试剂说明书要求进行)。

(5) 观测结果：轻摇试管，肉眼或镜检观察红细胞有无凝集。

(6) 判断结果：阳性管凝集，阴性管不凝集，待测管凝集为阳性，不凝集为阴性。

(7) 报告结果：红细胞 Rh 血型鉴定 D 抗原_____性(酶介质法)。

（三）其他方法

1. 抗人球蛋白试验　红细胞与相应不完全抗体在盐水介质中结合，但不出现凝集，称为致敏红细胞。加入抗球蛋白抗体试剂后，致敏红细胞表面的不完全抗体与抗球蛋白抗体发生特异性结合，出现肉眼可见的凝集反应。

2. 低离子强度溶液试验(LISS)　低离子强度溶液介质的离子强度降低，可减少红细胞外围的阴离子，从而减少红细胞外围的阳离子，从而促进带正电荷的 IgG 抗体与带负电荷的红细胞发生凝集反应。

3. 微柱凝胶法　该方法是凝胶层析分子排阻技术和免疫学抗原抗体特异性反应技术相结合，在微柱凝胶介质中红细胞抗原与相应的抗体结合，形成的红细胞凝块，经低速离心处理，凝集块不能通过凝胶间隙，悬浮在凝胶的上层或中层，呈阳性反应；而未和抗体结合的游离红细胞离心时可以通过凝胶间隙，沉于微柱管的底部，呈阴性反应。

（四）质量保证

1. 盐水介质试管法

(1) 受检者红细胞要用生理盐水充分洗涤，避免血清蛋白的干扰；红细胞悬液浓度应适当。

(2) 每次试验均需做阳性、阴性对照。

(3) 待检红细胞与抗 D 试剂在盐水介质中不凝集，应采用间接抗人球蛋白试验进行确认。

如果抗人球蛋白试验结果为阴性，即可判断该个体为 RhD 阴性；如果抗人球蛋白试验结果为阳性，该个体为弱 D 表型。

(4) 某些弱 D 抗原需要吸收放散试验或基因分型等技术才能检出。

(5) Rh 抗原、抗体反应时，凝块比较脆弱，观察结果时应轻轻摇动试管，不可用力振摇。

2. 酶介质法

(1) 木瓜酶能破坏红细胞上的 M、N、S、Fya 和 Fyb 抗原的结构，破坏其抗原性，所以不能选用酶介质法用于检验此类系统。

（2）酶试剂易失效，每批试剂要分装冻存，融化后一次性使用。

（3）酶试剂的量应按照试验要求加入。量过少可能导致假阴性，量过多会导致红细胞自发凝集而产生假阳性。

（4）注意水浴的温度，因为37℃是较佳的温度，水浴温度太高可导致酶失活和红细胞直接溶血。

（五）方法学评价

Rh血型鉴定的方法比较多，各种方法学评价见表3-12。

表3-12　Rh血型鉴定的方法学评价

方法	评价
盐水介质试管法	操作简便、省时，特异性强，敏感度高，应用广泛，但试剂的价格较高
酶介质法	简便、经济，准确性和稳定性欠佳，反应时间较长
抗人球蛋白试验	结果准确，检验不完全抗体最可靠的方法，操作烦琐费时，试剂的价格较高
低离子强度溶液试验	反应时间短，灵敏度高

（六）临床应用

1. **Rh血型与临床输血**　正常人血清中一般不存在Rh抗体，故在第一次输血时往往不会发生Rh血型不合。Rh阴性受血者如果输入Rh阳性血液，会产生免疫性抗体，当患者再次输注Rh阳性血液时，即可出现溶血性输血反应。如果将含有Rh抗体的血液输给Rh阳性的人，也可致敏受血者的红细胞而产生溶血，严重者可危及生命。

2. **妊娠及新生儿溶血病诊断**　RhD阴性妇女孕RhD阳性的胎儿，在母子Rh血型不合时，可刺激母体产生抗D。再次妊娠时，由于IgG类的Rh抗体易通过胎盘进入胎儿血液循环，从而破坏含相应抗原的胎儿红细胞，可造成新生儿溶血病。检验母体是否存在Rh抗体，可以尽早发现和预防该病的发生。

三、交叉配血试验

交叉配血试验其主要目的是检验受血者血清中有无破坏供血者红细胞的抗体，保证受血者和供血者血液中无可检出的不相配合抗原、抗体成分，是输血前确保受血者输血安全必不可少的试验。交叉配血试验包括主侧配血和次侧配血，主侧是受血者血清（receptor serum，RS）与供血者红细胞（donor cell，DC）相配的一侧，检验受血者体内是否存在针对供血者红细胞的抗体；次侧是受血者红细胞（receptor cell，RC）与供血者血清（donor serum，DS）相配的一侧，检验供血者血液中是否存在针对受血者红细胞的抗体，两者合称交叉配血。交叉配血前应复查受血者和供血者ABO、Rh血型，了解受血者的血型、输血记录，进行不规则抗体筛查和鉴定，然后再选择合格的献血者血样进行交叉配血试验。

（一）盐水介质交叉配血试验

1. 原理　在盐水介质中，IgM 类抗体可与含相应抗原的红细胞结合，出现肉眼可见的凝集，通过观察主、次侧配血结果，可判断供、受血者之间是否存在不相合的 IgM 类血型抗体。

2. 器材　离心机、显微镜、小试管、记号笔、尖滴管。

3. 试剂　生理盐水。

4. 标本　受血者和供血者抗凝静脉血。

5. 操作步骤

（1）准备受血者标本：

1）制备受血者血清：取受血者标本，以 2 500 r/min 转速离心 5 min，分离血清。

2）配制受血者红细胞生理盐水悬液：配制受血者 2% 红细胞生理盐水悬液。

（2）准备供血者标本：

1）制备供血者血清：将供血者标本以 2 500 r/min 转速离心 5 min，分离血清。

2）配制供血者红细胞生理盐水悬液：配制供血者 2% 红细胞生理盐水悬液。

（3）交叉配血：

1）标记试管：取小试管 2 支，分别标明主、次，即主侧配血管和次侧配血管。

2）加血清：在主侧配血管加 RS 1 滴，在次侧配血管加 DS 1 滴。

3）加红细胞生理盐水悬液：在主侧配血管加 DC 1 滴，在次侧配血管加 RC 1 滴，混匀。

4）离心：以 1 000 r/min 离心 1 min。

（4）观察结果：先观察试管上层液有无溶血，再斜持试管轻轻摇动，观察管底反应物有无凝集（必要时使用显微镜观察）。

（5）结果判断：

1）凝集结果判断：判断标准同 ABO 血型正定型试管法。

2）配血是否相合判断标准：① ABO 同型配血：主侧、次侧均无溶血及凝集，血型相合，可以输血；主、次侧任何一管发生溶血或凝集，不可输血，应查找原因。② 异型配血时（指 O 型血输给 A、B、AB 型血的人，或 A、B 型血输给 AB 型血的人）：主侧无凝集无溶血，次侧有凝集无溶血，可以输入少量血；如主、次侧均不凝集或主侧凝集，不能输血，需查找原因。

6. 结果报告　交叉配血试验（_____法）。

受血者姓名：_____，ABO 血型_____，Rh 血型_____。

供血者姓名：_____，ABO 血型_____，Rh 血型_____。

受血者血清 + 供血者红细胞：_____凝集_____溶血。

供血者血清 + 受血者红细胞：_____凝集_____溶血。

结论：受血者 ××× 与供血者 ××× 配血_____。

ABO 同型配血，主侧和次侧均无凝集及溶血，表示无输血禁忌，可以输血；ABO 异型配血（指 O 型血输给 A、B 或 AB 型血的人，或 A、B 型血输给 AB 型血的人），主侧无凝集无溶血,次侧应有凝集,如无溶血,且经检出抗体效价滴定,抗体效价如果低于 1∶128,在紧急情况下,可输给少量血。

(二)抗人球蛋白介质交叉配血试验

1. **原理** 抗人球蛋白试验是一种检验不完全抗体的敏感方法,又称为 Coombs 试验。不完全抗体因分子量小,在盐水介质中只能与含有相应抗原的红细胞结合,使红细胞致敏,但不发生凝集。抗人球蛋白可与红细胞上结合的不完全抗体结合,将致敏红细胞连接,发生肉眼可见的凝集。抗人球蛋白试验可分为直接抗人球蛋白试验(direct antiglobulin test,DAT)和间接抗人球蛋白试验(indirect antiglobulin test,IAT)。

DAT 是直接检验红细胞上有无不完全抗体吸附的试验。如果红细胞已经被不完全抗体致敏,将抗人球蛋白抗体加入红细胞悬液中,抗人球蛋白可与红细胞上吸附的不完全抗体结合,使红细胞发生肉眼可见的凝集反应。DAT 常用于新生儿溶血病、溶血性输血反应和自身免疫性溶血性贫血的检验。

IAT 是检验血清中是否存在不完全抗体的试验。用已知抗原的红细胞测定受检者血清中相应的不完全抗体,或用已知不完全抗体的抗血清测定受检者红细胞上相应抗原。红细胞或抗体血清与标本先在体外孵育,若被检血清或红细胞有对应的不完全抗体或抗原,抗原、抗体作用使红细胞致敏,再加入抗人球蛋白抗体,与红细胞上致敏的不完全抗体结合,出现肉眼可见的凝集。IAT 常用于未知抗体的确认、交叉配血试验和检验红细胞上的血型抗原(如 Rh、Duffy、Kell、Kidd 等)。

2. **器材** 离心机、显微镜、37℃水浴箱、小试管、记号笔、滴管。

3. **试剂** 抗人球蛋白抗体试剂、生理盐水。

4. **标本** 受血者和供血者抗凝静脉血。

5. **操作步骤**

(1)准备受血者标本:同盐水介质交叉配血试验。

(2)准备供血者标本:同盐水介质交叉配血试验。

(3)标记试管:取小试管 2 支,分别标明主侧、次侧。

(4)加血清和红细胞:主侧管加受血者血清 2 滴和供血者 2% 红细胞生理盐水悬液 1 滴,次侧管加供血者血清 2 滴和受血者 2% 红细胞盐水悬液 1 滴。

(5)致敏并洗涤红细胞:混匀置 37℃水浴箱致敏 1 h 后,取出,用生理盐水离心洗涤 3 次,倾去上清液。

(6)加抗人球蛋白抗体试剂:加抗人球蛋白抗体试剂 1 滴,混匀。

(7)离心:以 1 000 r/min 离心 1 min。

(8)观察结果:先用肉眼观察结果,再用低倍镜确证。

(9)结果判断:主、次侧管均不凝集,表明配血相合,可以输用。

6. **结果报告** 同盐水介质交叉配血试验。

(三)低离子凝聚胺介质交叉配血试验

凝聚胺又名为溴化己二甲铵,是一种高价阳离子季铵盐多聚物。1983 年 Fisher 报告,凝聚胺试验检出同种抗体的敏感度高于盐水介质、酶介质数倍。低离子凝聚胺介质试验目前已用于血型鉴定、抗体测定和交叉配血试验,提高了 Rh 血型系统抗原、抗体反应的强度,使其检出更为灵敏。

1. 原理　红细胞表面带有大量的负电荷,悬浮在电解质溶液中时,会吸引大量阳离子,红细胞则被扩散的双层离子云所围绕,从而形成 Zeta 电位,凝聚胺技术首先利用低离子溶液(LIM),降低介质的离子强度,减少红细胞周围的阳离子云,再加入凝聚胺溶液,因其溶解后能产生很多正电荷,可以中和红细胞表面带有的负电荷,使红细胞 Zeta 电位降低,缩短红细胞之间的距离,使红细胞产生非特异性的凝聚。最后,加入悬浮液,具有中和凝聚胺阳离子的作用,使正常的红细胞非特异性凝集散开,而发生抗原、抗体特异反应的凝集仍然存在。

2. 器材　小试管、记号笔、尖滴管、离心机、显微镜。

3. 试剂　凝聚胺试剂盒(低离子溶液、凝聚胺溶液、悬浮液组成)。

4. 标本　受血者和供血者抗凝静脉血。

5. 操作步骤

(1) 准备受血者标本:同盐水介质交叉配血试验。

(2) 准备供血者标本:同盐水介质交叉配血试验。

(3) 交叉配血(以一个供血者为例):同盐水介质交叉配血试验。

(4) 加低离子溶液和凝聚胺溶液并离心:在上述已加好反应物的试管中各加入低离子溶液 0.6 ml(约 2 滴),混匀后再加凝聚胺溶液 2 滴,混匀,15 s 后以 1 000 r/min 离心 1 min,弃上清液,观察管底红细胞凝集情况,若各试管中的反应物全部出现凝集,说明试剂有效。

(5) 加悬浮液并离心:向各管中分别加入悬浮液 2 滴,混匀,以 1 000 r/min 离心 1 min。

(6) 观察结果:同盐水介质交叉配血试验。

(7) 结果判断:加入悬浮液后如果散开,则为非特异性凝集,表明配血相容,可以输血。加入悬浮液后如果凝集不散开,则为抗原、抗体特异性凝集,表明配血不相容,不可以输血。

6. 结果报告　同盐水介质交叉配血试验。

(四)微柱凝胶介质交叉配血试验

1. 原理　将排阻层析和抗人球蛋白试验相结合,即在微柱凝胶介质中,红细胞膜抗原与相应的不完全抗体在抗人球蛋白的作用下发生凝集反应,形成免疫复合物。该试验按照在一定的离心力下,游离红细胞和凝集红细胞是否能通过特殊结构的凝胶介质,从而使不同状态的红细胞得以分离这一原理进行。未与抗体结合的游离红细胞因体积小而能够通过凝胶层,沉淀于底部,形成"细胞扣",即是阴性反应;与特异性抗体结合或凝集的红细胞因体积大被凝胶阻滞不能通过凝胶层,留于凝胶介质的顶部或悬浮于凝胶中,即是阳性反应。

2. 器材　微柱凝胶专用离心机、加样枪、吸头、记号笔。

3. 试剂　抗人球蛋白微柱凝胶卡、低离子溶液。

4. 标本　同盐水介质交叉配血试验。

5. 操作步骤

（1）制备血清：取受血者和供血者的血液标本，以 2 500 r/min 离心 5 min，分离上层受、供血者血清。

（2）制备红细胞悬液：用低离子溶液按试剂说明书要求，将受血者和供血者红细胞制备成要求浓度的红细胞悬液（通常制备成 0.5%～0.8% 红细胞悬液）。

（3）标记微管：将微柱凝胶卡的微管做好标记。

（4）加血清和红细胞悬液：将供血者红细胞悬液 1 滴（或 50 μl）与受血者血清 1 滴（或 50 μl）加入主侧管中，将受血者红细胞悬液 1 滴（或 50 μl）与供血者血清 1 滴（或 50 μl）加入次侧管中。

（5）孵育：加样后的试剂卡，置 37℃中孵育 15 min。

（6）离心：使用微柱凝胶专用离心机离心 5 min（900 r/min 2 min，1 500 r/min 3 min）取出。

（7）观察结果：① 阴性结果：红细胞完全沉降于凝胶管底部，表明受血者与供血者交叉配血相合。② 阳性结果：红细胞凝集块位于凝胶表面或凝胶中，表明受血者与供血者交叉配血不相合。③ 如果发生溶血：提示为阳性反应。

6. 结果报告　同盐水介质交叉配血试验。

（五）其他方法

酶介质交叉配血试验等方法。

（六）质量保证

1. 盐水介质交叉配血试验

（1）标本应防止污染，无凝血、溶血，能代表患者当前的免疫状况，可用 3 天内采集的血标本，红细胞用生理盐水至少洗涤一次。

（2）实验器材应清洁干燥，防止溶血，为防止交叉污染，试管、滴管均应一次性使用。

（3）本法仅用于检验 ABO 血型系统 IgM 血型抗体与抗原是否相配合。

（4）宜用试管法进行交叉配血，不能采用玻片法。

（5）认真查对标本与输血申请单上提供的患者姓名、性别、床号、住院号等是否一致。

（6）交叉配血发生溶血或凝集现象，是配血不合的反应，首先应考虑受血者与供血者的 ABO 和 Rh 血型鉴定是否有错，须重新鉴定血型，必要时可进行抗体筛检。

（7）如果患者在 48 h 内输入 1 600～2 000 ml 或更多血液，需要多个供血者，除了患者与供血者需进行交叉配血外，供血者之间也应进行交叉配血，防止供血者之间血型不合。

（8）结果观察要仔细，必要时要用显微镜检验证实。仔细核对配血结果，认真填写报告单和登记表，准确无误后发出报告。

（9）配血后，受血者和供血者的标本应置冰箱保存至少 7 天，以备复查。

2. 抗人球蛋白介质交叉配血试验

（1）抗人球蛋白抗体试剂质量合格，在有效期内使用，严防细菌污染，使用后应置冰箱保存。

（2）本法适用于有输血史和妊娠史，血液中可能产生免疫性抗体的患者使用。有输血史或妊娠史的患者，应抽取 48 h 内的标本。

3. 低离子凝聚胺介质交叉配血试验

（1）不能使用枸橼酸钠和肝素抗凝样本，可选择 EDTA-K$_2$ 抗凝。用血清做试验效果更好。

（2）本法对 Kell 血型系统的抗体检验不理想。

（3）凝聚胺只能使正常红细胞发生凝集，对缺乏唾液酸的细胞（如 T 及 Tn 细胞）无作用。

（4）主要用于急诊抢救患者的交叉配血试验。

（七）方法学评价

交叉配血试验的方法较多，临床上常用的几种交叉配血试验的方法学评价，见表 3-13。

表 3-13 交叉配血试验的方法学评价

方法	评价
盐水介质交叉配血试验	适用于 ABO 血型交叉配血，操作简便、快速，不能检出不相合的 IgG 类的抗体
抗人球蛋白介质交叉配血试验	结果准确，检验不完全抗体最可靠的方法，操作烦琐、费时，试剂的价格较高
低离子凝聚胺介质交叉配血试验	应用广泛，快速、灵敏、准确，可检验 IgM、IgG 抗体，需特殊试剂，操作复杂

（八）临床应用

交叉配血试验可以进一步验证受血者与供血者血型鉴定是否正确，发现 ABO 血型的不规则抗体以及 ABO 血型以外的配血不合，保证输血安全。

1. 可以发现 ABO 血型鉴定的错误 如 A$_2$ 亚型抗原性较弱，定型时易被误定为 O 型，在交叉配血时即可出现凝集。

2. 发现亚型配血不合的情况 如 A$_2$ 亚型一部分人含有抗 A$_1$ 抗体，与 A$_1$ 型红细胞配血时，可出现凝集。

3. 发现其他的血型抗体或不规则抗体 受、供血者如果 ABO 血型相同，但其他血型如 Rh、MN、P 等不同，在交叉配血时也可出现凝集，为避免异型血输入后的溶血反应，在当前许多实验室都不能进行这些稀有血型鉴定的情况下，交叉配血可以发现这些血型的不同及免疫型抗体的存在。

四、红细胞抗体筛查及鉴定

受血者有输血、妊娠史或短期内需要大量输血时，应按相关规定进行不规则抗体筛查和鉴定，以便及时发现有临床意义的不规则抗体，从而避免输血反应的发生。

（一）不规则抗体筛查

不规则抗体筛查是利用 2～3 个 O 型筛查红细胞为一套试剂红细胞,与受检者血清中的抗体反应,筛查红细胞应尽可能多地表达有临床意义的抗体对应的抗原,而且纯合子基因所表达的抗原更有利于相应抗体的检出,一般要求筛选细胞必须表达 D、C、E、c、e、M、N、S、s、P、Lea、Leb、K、k、Fya、Fyb、Jka 和 Jkb 18 种抗原,而且所选用的 2～3 个 O 型红细胞的抗原还应是互补的。

不规则抗体可以是 IgM 型,也可以是 IgG 型,根据抗体性质不同,可分别采用盐水介质法、凝聚胺法或抗人球蛋白法等方法。将受检者血清分别与 3 个筛查红细胞反应和自身红细胞混合,观察反应结果,如果血清与自身红细胞和 3 个筛查红细胞均无凝集者,为不规则抗体筛查阴性,表明未检出红细胞不规则抗体;血清与自身红细胞和 3 个筛查红细胞均凝集者,为不规则抗体筛查阳性,受检者血清中存在自身冷抗体或同种免疫性红细胞不规则抗体;如果血清与自身红细胞无凝集,与 3 个筛查红细胞至少有 1 个出现凝集,为不规则抗体筛查阳性,表明受检者血清中含同种免疫性红细胞不规则抗体。红细胞不规则抗体阳性者应进一步与谱红细胞反应,根据反应结果鉴定抗体特异性。

对供血者和患者的血清进行抗体筛查,可以防止含有不规则抗体的血液输注给患者,避免溶血性输血反应发生的可能性;对孕妇进行不规则抗体筛查,可以尽早发现不规则抗体,可以在孕期进行新生儿溶血病的预防和治疗,减少不规则抗体对胎儿或新生儿带来的身体损害。

（二）不规则抗体鉴定

不规则抗体筛查呈阳性后,要进一步进行抗体鉴定,以明确抗体的类别。通过让受检者血清与谱红细胞的反应,根据反应的结果,判断血清中不规则抗体具有怎样的特异性。谱红细胞已有商品化试剂,一般由广泛挑选并已详细检验血型抗原的 8～16 个人份 O 型红细胞组成,谱红细胞应具备的红细胞表型应包括 Rh、Kidd、MNSs、Duff、Diego、Xg、Kell、Lewis、P 等血型系统,但依然很难找到完全覆盖所有抗原的谱红细胞,因此。只用一套谱红细胞是不可能对所有不规则抗体都进行鉴定的,当鉴定遇到困难时,可更换不同厂商提供的谱红细胞。

不规则抗体的鉴定方法可采用盐水介质法、酶法及抗人球蛋白试验,根据谱红细胞与受检者血清在 3 种介质中反应的结果加以判断,必要时应结合吸收放散试验。在抗体鉴定时,也应用受检者血清与自身红细胞进行反应,以判断受检者血清内是否存在自身抗体、同种异体抗体或两种抗体同时存在的情况。

五、血型鉴定和交叉配血自动分析

血型鉴定和交叉配血除采用传统的手工方法外,目前全自动或半自动血型分析仪也开始在临床上应用。自动分析技术克服了手工操作速度慢、主观因素影响大,难以规范化、自动化的缺点,同时实现了检验结果的长期保存。自动化血型分析技术可应用于:① ABO 血型鉴定;② Rh 血型鉴定;③ 交叉配血;④ 抗体筛选;⑤ 抗体鉴别。目前自动化血型分析技术主要有以下几种。

1. U 形微孔板法 为 96 孔 U 形 PVC 板,在中心血站进行献血员大批量的 ABO 血型鉴定时,与自动加样仪器、酶标仪联合使用。正定型是用自动加样仪器将样品血细胞稀释于 U 形微孔板上设置的孔内,再加入经过适当稀释的抗血清,反定型是用自动加样仪器将样品血清加入 U 形微孔板中,再加入配制的 A 型和 B 型 5% 标准红细胞,振荡后再置平板离心机上离心,取出静置一定时间,通过肉眼观察或用酶标仪在一定波长进行扫描,获取每孔的透射比,结合血型判读软件对反应结果进行判读。

2. V 形梯度微孔板法 全自动数字血型分析仪 V 形梯度微孔板法可进行 ABO 正、反定型及 Rh 血型鉴定。其自动鉴定血型的基本原理是未凝集红细胞沉降后从 V 形梯度微孔板孔中的梯度上滚落到孔底部,凝集红细胞沉降后挂在 V 形梯度微孔板孔中的梯度上,通过摄影技术自动判断结果,该法结果比 U 形微孔板法鉴定血型结果更加准确可靠。被检标本离心后,放置在标本夹内,机器自动按条形码标签编号标本信息并储存,样品探针分别定量吸取血浆和红细胞,加至装有样品稀释液的样品杯内,稀释后的样品由样品探针加入微孔板相应的反应孔内,试剂探针分别将试剂槽内相应的试剂加入相应的反应孔内,然后将已加好试剂及样品的反应板传送到振荡仪上,振荡混匀后将反应板传到恒温反应槽内进行孵育,孵育后的反应板传送到装有 CCD 摄像机的扫描盒内,阳性反应因有抗原、抗体反应,孔内的细胞由于共价键的作用,紧密、均匀地分布在 V 形梯度微孔板孔的底部,阴性反应因无抗原、抗体反应,集中沉降在孔底中央。扫描仪对反应板每孔进行扫描并记录每孔的反应图像,通过软件判读结果。

3. 血型定型试剂卡法 目前,血型定型试剂卡法主要应用于大型医院输血科进行交叉配血及血型鉴定等。该法是在聚丙烯透明塑料卡片上,并排 6 支充满特制的凝胶介质的微柱管,介质之间的间隙只能使单个红细胞变形通过,起到类似细胞筛的作用。红细胞与相应抗体发生凝集反应,离心时,凝集块不能通过凝胶间隙,留在凝胶孔的上层,呈阳性反应。未凝集的红细胞离心时可通过凝胶间隙,沉积在凝胶孔的底部,呈阴性反应。本法具有准确率高、可重复性强、敏感性高的特点,但需要专门的仪器设备,且试剂的价格较高。

六、吸收放散试验

红细胞上的抗原可吸收血清中相应的抗体,但这种抗原、抗体的结合是可逆的,如改变某些物理或化学条件,抗体可以从结合的红细胞上解离下来,此种试验方法称为吸收放散试验。根据试验目的和临床应用不同,有时吸收放散可以是一个整体试验,有时可以是独立的两个试验。应注意检验 IgM 型抗体时应使用冷吸收、热放散,检验 IgG 型抗体时应在 37℃吸收、乙醚放散。

(一) 吸收试验

血清中的抗体,根据其与相应抗原反应的最适温度,可分为冷抗体(多为 IgM 型抗体)和温抗体(多为 IgG 型抗体)两种。冷抗体与相应抗原在 4℃反应最强,常用冷吸收试验。温抗体与相应抗原在 37℃反应最强,常用温抗体吸收试验。

1. 冷吸收试验 自身抗体用自身红细胞吸收,同种抗体用相对应的红细胞吸收,其他冷抗体用 3～5 人份 O 型红细胞代替自身红细胞吸收。将红细胞用生理盐水洗涤 3 次,将等量压积红细胞与受检者血清,置 4℃冰箱中孵育 30 min～1 h,测定吸收前后血清中抗体效价,若吸收后的血清抗体效价低于吸收前,证明抗体已被红细胞吸收,从而推测出红细胞相应抗原(或未知抗体)的特异性。

2. 温抗体吸收试验 患者红细胞上如包被了自身抗体,这种包被在红细胞表面的温自身抗体可以通过用 ZZAP 试剂处理从红细胞膜上解离下来,暴露抗原位点后能够吸收、去除血清中游离的温自身抗体。将患者红细胞用生理盐水洗涤 3 次,将压积红细胞分别放入两支试管中,每管 1 ml,分别加 ZZAP 试剂 2 ml,混匀,37℃孵育 30 min。离心后,再次用生理盐水洗涤干净,在 1 管红细胞中加入自身血浆 2 ml,混匀,37℃孵育 30 min,离心后分离血浆,将血浆加至第 2 管红细胞中,再次孵育。两次吸收后,一般可以去除自身抗体,否则,表示血清中抗体吸收不完全。用谱红细胞鉴定吸收后的血清,若该血清表现出抗体特异性,则表明存在同种异体抗体。

(二)放散试验

放散试验是把结合到红细胞上的抗体解离下来,用于其他目的。通过放散试验获得的含有或不含有抗体的溶液称为放散液。放散的方法有很多种,根据放散试验条件的不同,将放散试验分为物理放散和化学放散。物理放散主要有热放散试验、冻融放散试验和微波放散试验等;化学放散主要有乙醚放散试验、磷酸氯喹放散试验、枸橼酸放散试验、三氯甲烷(俗称氯仿)放散试验等。一般 ABO 抗体首选热放散试验;Rh 抗体首选乙醚放散试验。

1. 热放散试验 其原理为抗原、抗体最适的反应温度是 4℃(天然的冷抗体)或 37℃(温的免疫抗体),若将溶液温度提高至 56℃,抗体即从红细胞上解离下来,释放到溶液中成为游离的抗体。可用已知抗原的红细胞来鉴定放散液中抗体的种类及其强度,亦用以判断被检红细胞抗原或抗体的特异性。将疑有抗体包被的红细胞用生理盐水洗涤 3～6 次,用压积红细胞加等量生理盐水(也可用 AB 血清或 6% 牛清蛋白),置 56℃水浴箱中 7～8 min,期间摇动数次。取出后以 3 000 r/min 离心 2 min;取上清液即为放散液。热放散温度要准确,如温度降低,放散出的抗体又会重新与抗原结合;放散抗体时,应不断摇动,促使抗体从抗原抗体复合物上分离下来。

2. 乙醚放散试验 其原理为乙醚作为有机溶剂时,可以破坏红细胞膜,使 IgG 型抗体从红细胞表面解离下来,用谱红细胞可以鉴定放散液中抗体的特异性。乙醚放散试验是将经洗涤 3 次的待检压积红细胞,与生理盐水、乙醚按照 1 : 1 : 2 的比例混匀,用木塞盖紧,颠倒试管,用力振摇 1～2 min,然后以 3 000 r/min 离心 5 min,离心后分成 3 层,最上层是乙醚,中层是红细胞基质,下层是具有抗体的放散液(为樱红色或深红色)。用吸管插入试管底部吸出放散液,若有浑浊可重新离心 1 次,将放散液置 37℃水浴 10 min,除尽乙醚,然后与一组谱红细胞做间接抗人球蛋白试验,以鉴定抗体特异性。

(三)吸收放散试验的临床应用

1. 去除血清中不需要的抗体 当存在冷抗体、自身抗体或抗血清试剂中混有其他特异性抗体时,可利用吸收试验去除这些不必要或干扰试验的抗体。

2. 证实存在于红细胞上的弱抗原 如在 ABO 亚型鉴定中,红细胞上的 A、B、H 抗原有时很弱,可能与相应试剂血清反应后不出现明显凝集反应。经过吸收放散后,测定放散液中的抗体,可以确定红细胞上带有的抗原。

3. 分离、鉴定混合抗体 当血清中存在多种血型抗体,并要求鉴定抗体特异性时,可以利用吸收放散试验将抗体分离开来,并分别加以鉴定。

4. 浓缩低效价抗体 当血清抗体效价很低,可以利用吸收放散试验浓缩抗体。如利用红细胞膜做吸收放散试验可以浓缩低效价的抗血清,使之成为可利用的试剂。

5. 鉴定特异性 用已知抗原红细胞吸收抗体,有助于鉴定、核实该抗体特异性。

6. 鉴定抗体 利用吸收放散试验鉴定引起新生儿溶血病和免疫性输血反应的抗体。

7. 鉴别抗体 研究鉴别免疫性溶血性贫血的抗体。

第三节 白细胞抗原系统

一、人类白细胞抗原分类

人类白细胞可表达多种抗原,本节介绍白细胞表达的与输血医学有关的抗原,主要包括 3 类:与红细胞共有的血型抗原、人类白细胞抗原和白细胞所特有的血型抗原。

(一)与红细胞共有的血型抗原

人类白细胞膜除表达本身所特有的抗原外,还表达一些红细胞血型系统抗原,如 ABO、P、Lewis、Diego、I、MNS、Kidd、Kell 血型系统中的 A、B、H、Tj^a、Le^a、Le^b、Di^b、I、i、U、Jk^a、Jk^b、K、k 等抗原,但这些红细胞抗原在白细胞膜上表达量比较少,临床意义不大。

(二)人类白细胞抗原

1958 年 Dausset 首次发现,肾移植患者与供者组织细胞表面的同种异型抗原存在着差异时,患者出现排斥反应;反复输血患者血清中存在着与供血者白细胞发生反应的循环抗体,这些抗体针对人体所有有核细胞表面的靶分子。人们把这种代表个体特异性并能引起迅速而强烈排斥反应的同种异型抗原称为主要组织相容性抗原(major histocompatibility antigen,MHA),由一组紧密连锁的基因编码,其编码的基因群称为主要组织相容性复合体(major histocompatibility complex,MHC)。人的主要组织相容性抗原首先在人白细胞表面被发现,故又称为人类白细胞抗原(human leucocyte antigen,HLA)或 HLA 分子。

(三)白细胞所特有的血型抗原

白细胞本身所特有的血型抗原主要有粒细胞及其前体细胞的特异性抗原(HNA-1a、HNA-1b、HNA-1c、NB、NC、ND、NE 等)和淋巴细胞上的 Gr 系统抗原等。

二、HLA 抗原及抗体

（一）HLA 抗原表达基因

HLA 抗原由一系列紧密连锁的基因编码,这些基因被称为 HLA 复合体,即 HLA 基因。该基因位于人第 6 号染色体短臂上,HLA 基因按其编码分子的结构、表达方式、组织分布和功能等特性不同,可分为 3 类,即 HLA-Ⅰ类、HLA-Ⅱ类和 HLA-Ⅲ类,各类基因都含有多个基因位点。

1. HLA-Ⅰ类基因　包括经典 HLA-Ⅰ类基因和非经典 HLA-Ⅰ类基因。经典 HLA-Ⅰ类基因又称 HLA-Ⅰa 基因,包括 HLA-A、HLA-B 和 HLA-C 基因位点,分别编码 HLA-A、HLA-B、HLA-C 抗原重链。非经典 HLA-Ⅰ类基因又称 HLA-Ⅰb 基因,为免疫功能相关基因,包括 HLA-E、HLA-F、HLA-G、HLA-H、HLA-J,分别编码免疫原性和多态性均较低的分子(HLA-E、HLA-F、HLA-G、HLA-H、HLA-J)。

2. HLA-Ⅱ类基因　包括经典 HLA-Ⅱ类基因(DP、DQ 和 DR)和非经典 HLA-Ⅱ类基因(LMP、TAP 和 DM)。经典 HLA-Ⅱ类基因编码经典 HLA-Ⅱ类分子,即双肽链(α、β)分子;LMP、TAP 和 DM 为与抗原加工和提呈有关的基因,其编码的分子为非经典 HLA-Ⅱ类分子。

3. HLA-Ⅲ类基因　包括 C4B、C4A、C2、Bf、TNF 和 HSP70 基因,分别编码 C4、C2、B 因子、TNF-α、TNF-β 和 HSP-70 分子。

（二）HLA 抗原

HLA 是具有高度多态性的同种异体抗原,其化学本质为一类糖蛋白,HLA 按其分布和功能分为Ⅰ类抗原和Ⅱ类抗原。HLA-Ⅰ类抗原包括 HLA-A、HLA-B、HLA-C 抗原,HLA-Ⅱ类抗原包括 DR、DQ 及 DP 抗原。HLA-Ⅰ类抗原分子均由两条多肽链组成,一条是 HLA 基因编码的 α 重链,另一条是由第 15 号染色体上非 HLA 基因编码的 β 轻链(β_2-微球蛋白),两者通过非共价键结合形成 HLA-Ⅰ类抗原分子。HLA-Ⅱ类抗原分子结构与 HLA-Ⅰ类抗原分子类似,由 α 和 β 链通过非共价键连接组成。

HLA 抗原分子主要分布在细胞表面,也可出现于体液中,如血清、尿液、唾液、精液及乳汁中也可以检到游离的可溶性的 HLA-Ⅰ类、HLA-Ⅱ类抗原分子。

HLA-Ⅰ类抗原分子广泛地分布于体内所有有核细胞表面,但是不同组织细胞表达 HLA-Ⅰ类抗原分子的密度不相同。淋巴细胞表达水平最高;其次为巨噬细胞、树突状细胞及中性粒细胞;而心、肝、肺细胞,成纤维细胞、肌细胞、神经细胞及角膜细胞 HLA-Ⅰ类抗原分子表达水平较低。某些特殊类型的红细胞(如网织红细胞)也能检出 HLA-Ⅰ类抗原分子,但成熟红细胞和滋养层细胞不表达 HLA-Ⅰ类抗原分子。

HLA-Ⅱ类抗原分子表达范围极其狭窄,主要表达在某些免疫细胞表面,如树突状细胞、单核/巨噬细胞、B 淋巴细胞等。此外,精子细胞和活化 T 淋巴细胞表面也表达 HLA-Ⅱ类抗原分子,其表达水平与细胞分化及抗原刺激有关;内皮细胞和某些组织上皮细胞表达的 HLA-Ⅱ类抗原分子与某些自身免疫性疾病的发生有关。而中性粒细胞、未致敏的 T 细胞,肝、肾、脑及胎儿滋养层细胞等均不表达 HLA-Ⅱ类抗原分子。

HLA 抗原具有个体特异性,表达在细胞表面,识别自体和异己成分,参与机体免疫调节,调节细胞免疫和体液免疫,对选择器官组织的移植和血液成分输注的合适供者均具有重要的临床意义。

(三) HLA 抗体

HLA 基因具有遗传多态性,其编码的 HLA 抗原具有较强的免疫原性,致使个体之间细胞膜表面的 HLA 抗原分子相容性概率很低,人类容易通过输血、妊娠及移植等免疫刺激形成同种免疫,产生 HLA 抗体。血液制品中如存在白细胞或血小板(血小板也有 HLA 抗原),反复输注血液制品的患者可能会因为 HLA 抗原的刺激而诱发机体免疫学反应,产生 HLA 抗体,导致临床出现各种输血不良反应。

(四) HLA 抗原、抗体检验

1. HLA 血清学检验　血清学分型方法就是用一系列已知抗 HLA 抗原的标准分型血清来检验未知淋巴细胞的 HLA 抗原型别,HLA-Ⅰ类抗原和 HLA-Ⅱ类抗原均可采用血清学方法检验。

(1) HLA 抗原检验:HLA 抗原检验一般采用血清学方法,常用的方法有淋巴细胞毒试验(lymphocyte cytotoxicity test,LCT)和酶联免疫吸附测定(enzyme linked immunosorbent assay,ELISA),其中淋巴细胞毒试验是目前实验室指定 HLA 抗原鉴定的标准方法。该方法原理是淋巴细胞膜上的 HLA 抗原与相应抗体结合后,在补体的协同作用下,引起细胞膜损伤,增加了膜的通透性,表现为细胞溶解破裂,从而使染料(如伊红等)进入死细胞而着色,细胞肿胀,折光性下降。在显微镜下观察着色细胞的百分率,一般认为死细胞(即着色细胞)比例高于 20% 即为阳性反应。进行 HLA-Ⅰ类抗原分型时可用 T 淋巴细胞或外周血淋巴细胞。进行 HLA-Ⅱ类抗原分型时需用 B 淋巴细胞,由于 B 淋巴细胞分离方法及补体毒性各不相同,HLA-Ⅱ类抗原分型比 HLA-Ⅰ类抗原分型更困难。

(2) HLA 抗体检验:HLA 抗原可引起免疫应答产生 HLA 抗体。HLA 抗体在临床上具有重要意义,可诱发移植的超急性排斥反应、发热性非溶血性输血反应、血小板输注无效等。目前,用于 HLA 抗体检验的方法有多种,常见的方法主要有淋巴细胞毒试验法、流式细胞仪法、ELISA 法等,其中流式细胞仪法和 ELISA 法较淋巴细胞毒试验法敏感,特异性较好,可用于鉴定抗体的特异性或抗体的免疫球蛋白型。

2. HLA 细胞学检验　通过血清学方法可检验 HLA-A、HLA-B、HLA-C、HLA-DR 位点上的抗原,它们也称为 SD 抗原;而利用细胞学分型方法鉴定 HLA-D 位点上的抗原则称为 LD 抗原。HLA 细胞学分型技术是对 HLA-D 抗原特异性进行分型,曾利用该技术鉴定了多个 HLA-D、HLA-DP 抗原,但由于该分型技术细胞来源困难、操作烦琐、试验流程长,不适合常规检验,而且该方法指定抗原偏差较大,故该分型技术已逐渐被淘汰。

HLA 细胞学检验方法主要有混合淋巴细胞培养试验(mixed lymphocyte culture, MLC)、纯合分型细胞(homozygote typing cell,HTC)和预致敏淋巴细胞试验(primed lymphocyte test,PLT),其中 MLC 是一种测定受体和供体主要组织相容性抗原(HLA 抗原)相容程度的试验方法。其基本原理是将两个无关个体功能正常的淋巴细胞在体外混合培养时,由于HLA-Ⅱ类抗原不同,可相互刺激对方的T淋巴细胞发生增殖、转化,此为双向混合淋巴细胞培养;若将其中一方的淋巴细胞先用丝裂霉素C处理或用X射线照射使细胞中DNA失去复制能力,但仍能刺激另一方淋巴细胞发生增殖、转化,则称为单向混合淋巴细胞培养。两个体间HLA抗原差异程度越大,反应越强烈,可通过细胞数量、形态检验或^{3}H标记的胸腺嘧啶核苷(^{3}H-TdR)掺入率检验反应细胞的增殖水平。

3. HLA分子生物学检验 个体HLA遗传学差异本质在于编码其抗原产物的基因上,HLA分型技术已全面进入DNA分型阶段,目前HLA分型的分子生物学技术主要是以PCR为基础的分子生物学方法和以测序为基础的分子生物学方法等。

目前,国内大多数实验室HLA分型均采用基因分型技术。但值得注意的是,HLA基因分型是检验个体HLA位点上等位基因的核苷酸序列情况,测定的是核苷酸序列的差异,而HLA血清学技术和细胞分型技术是检验HLA位点上的抗原情况。基因分型技术与其他两种分型技术在大多数情况下相符合,但是在某些情况下可能出现不一致现象(如无效等位基因),在分型时应引起重视。

(五) HLA 抗原、抗体检验的临床意义

1. 移植医学 HLA作为人体组织细胞的遗传学标志,在抗原识别、提呈、免疫应答、免疫调控等方面均具有重要的作用,是器官移植免疫排斥反应的主要抗原。在器官移植中,移植物能否存活在很大程度上取决于供、受者HLA型别是否匹配。

造血干细胞来源于骨髓、脐带血及外周血,含有大量的免疫细胞(如成熟的T淋巴细胞),可以引起严重的免疫排斥反应。在器官移植中,供、受者HLA-A、HLA-B、HLA-C、HLA-DR、HLA-DQ及HLA-DP基因位点可以全部匹配,也可以部分匹配。但在造血干细胞移植中,对上述基因位点匹配程度的要求最为严格,一般首选HLA基因位点全部匹配的同胞供者或非血缘关系的供者。

影响肾移植的基因位点主要有HLA-A、HLA-B及HLA-DR位点。HLA-DR位点与移植后肾近期存活有关,而HLA-A及HLA-B位点与移植后肾远期存活有关。近几年,随着临床新型的免疫抑制剂的不断应用,HLA不匹配肾移植的近期存活率已经明显提高,但是不匹配肾移植的长期存活率还有待进一步证实,临床上仍应选择HLA位点匹配的供肾进行肾移植。目前,临床在肝移植、胸腔器官移植中,未完全要求HLA匹配移植。

2. 输血 在输血医学中,HLA抗原可以引起非溶血性发热反应、白细胞减少、血小板输注无效、荨麻疹等多种输血反应。因此,对于需要反复输血的患者,应注意选择HLA抗原相同的血液,避免急、慢性输血反应的发生。

3. 亲子鉴定 血型是人类的一种遗传性状,在一个家庭中孩子的血型基因必定来自父母,因此,血型可以作为一种遗传标志用于亲子鉴定。红细胞血型及HLA抗原等都可用于亲子鉴定,特别是HLA系统具有高度的多态性,在亲子鉴定中具有重要的意义。

4. 疾病的诊断 多年研究发现,一些疾病与HLA有关。例如,在我国汉族人群中,

91% 强直性脊柱炎患者带有 HLA-B27 抗原,而正常人仅 6.6% 带有该抗原。因此,检验 HLA-B27 抗原对强直性脊柱炎有辅助诊断意义。

三、粒细胞抗原系统

(一)粒细胞抗原

粒细胞表面抗原一般分为两大类:一类为与其他组织或细胞共有的抗原,另一类为粒细胞特异性抗原。

1. 与其他组织或细胞共有的抗原 粒细胞表面存在与其他组织或细胞共有的同种抗原。例如,粒细胞存在与红细胞血型系统共有的抗原,如 Lewis、P、Kx、GE、I 系统抗原,但没有 ABO 血型系统的 A、B、H 抗原;粒细胞存在与血小板和淋巴细胞共有的抗原,如 5 位点的 5a、5b,经典 HLA-Ⅰ类、HLA-Ⅱ类抗原。

2. 粒细胞特异性抗原 粒细胞特异性抗原是指仅分布于粒细胞表面的抗原,这些特异性抗原除分布在中性粒细胞表面外,可能也分布在嗜酸性粒细胞和嗜碱性粒细胞表面上,故统称为粒细胞特异性抗原或人类粒细胞抗原(human neutrophil alloantigen,HNA)。目前发现的 HNA 有 7 种,分别为 HNA-1a、HNA-1b、HNA-1c、HNA-2、HNA-3a、HNA-4a 和 HNA-5a,归属于 5 个粒细胞抗原系统。

(二)粒细胞抗体

粒细胞抗原免疫刺激产生粒细胞抗体,如 HNA-1a、HNA-lb、HNA-1c、HNA-2a、HNA-3a、HNA-4a 和 HNA-5a 抗体,多数为 IgG 型,但也存在 IgM 型抗体,以及 IgM 型与 IgA 型的混合抗体。多数情况下,IgG 型抗体致敏在粒细胞表面,与粒细胞抗原结合,导致粒细胞被肝和脾的单核 – 吞噬细胞系统清除。

(三)粒细胞抗原、抗体检验

1. 血清学检验 血清学技术检验粒细胞抗原和抗体的方法主要有粒细胞凝集试验、粒细胞免疫荧光试验、流式细胞仪法、单克隆抗体特异性粒细胞抗原捕获试验和 ELISA 法等。

2. HNA 基因分型技术 HNA-1、HNA-2、HNA-3、HNA-4 和 HNA-5 的分子机制已经阐明,且已经证实 HNA 系统抗原的差异由单核苷酸多态性引起,因此,理论上能够区分单核苷酸多态性的方法均可应用于 HNA 基因分型。

(四)粒细胞抗原系统检验的临床意义

人类粒细胞抗原作为一组中性粒细胞表达的免疫遗传分子,其主要的临床意义是粒细胞抗原、抗体反应引起的临床疾病,如发热性非溶血性输血反应、输血相关性急性肺损伤、输血相关性同种免疫性粒细胞减少症、新生儿同种免疫性粒细胞减少症等。粒细胞抗原、抗体检验对于及时诊断和治疗粒细胞血型抗原系统引起的疾病有重要的意义。

第四节 血小板血型系统

一、血小板血型系统抗原

血小板表面具有复杂的抗原系统,由遗传决定。血小板血型系统抗原主要分为两大类,即血小板相关性抗原(platelet-associated antigen)和血小板特异性抗原(platelet-specific antigen)。

(一)血小板相关性抗原

血小板相关性抗原是血小板表面存在的与其他细胞或组织共有的抗原,又称血小板非特异性抗原,包括红细胞血型系统抗原和 HLA 系统血型抗原。

1. 红细胞血型系统抗原   现已证明,血小板表面存在 ABH、Lewis、I、P 等红细胞血型系统抗原,但无 Rh、Duffy、Kell、Kidd 和 Lutheran 等红细胞血型系统抗原。血小板上的 ABH 抗原大部分是从巨核细胞分化而来的,或者是血小板膜糖蛋白表达的,小部分是从血浆中吸附的。

由于血小板表面存在着 ABH 血型抗原,因此目前临床血小板输血推荐 ABO 血型同型输注。因为 ABO 血型不相合的血小板输注中,容易出现血小板输注无效。例如,ABO 主侧不相容时的血小板输注:A/B 型血小板输注给 O 型患者,A/B 型血小板表面的抗原物质与 O 型患者血清中高效价抗 A 和 / 或抗 B 抗体可以发生免疫反应,导致 O 型患者血小板输注无效;ABO 次侧不相容时的血小板输注:O 型血小板输注给 A/B 型患者,O 型血清中的抗 A 和 / 或抗 B 抗体可以和患者血清中的可溶性 A/B 物质结合形成抗原抗体复合物,后者通过 Fc 受体结合在血小板表面,加速血小板的破坏。此外,次侧不相容血小板输注还可能发生罕见的急性溶血反应。

2. HLA 系统血型抗原   血小板膜上存在 HLA-I 类抗原,包括 HLA-A、HLA-B 抗原和少量 HLA-C 抗原,这些抗原位于血小板内膜,是血小板膜的组成部分之一。迄今未发现血小板表面存在 HLA-DR、HLA-DP 和 HLA-DQ 位点的 HLA-II 类抗原。但在特定细胞因子的刺激下,血小板表面可以表达 HLA-DR 抗原。一般情况,血小板表面的 HLA 抗原小部分是从血浆中吸附的,大部分为内源生成的血小板膜蛋白。多次输血可能产生 HLA 抗体,这一免疫作用对多次接受血小板输注的患者有重要的临床意义。

(二)血小板特异性抗原

血小板特异性抗原是构成血小板膜结构的一部分,由特定的抗原决定簇组成,表现血小板独特的遗传多态性,又称为人类血小板抗原(human platelet antigen,HPA)。最新研究发现,HPA 并非血小板所特有,HPA 也分布于其他细胞上,如 HPA-1 和 HPA-4 存在于内皮细胞、成纤维细胞和平滑肌细胞上;HPA-5 存在于活化的 T 淋巴细胞和内皮细胞上。

目前,免疫血清学已经确定了 24 个血小板同种特异性抗原,归于 6 个 HPA 系统即

HPA-1～HPA-5 和 HPA-15 系统,每个系统至少包括 2 个对偶抗原。其中,HPA-1 系统含有 HPA-1a 和 HPA-1b 抗原,HPA-2 系统含有 HPA-2a 和 HPA-2b 抗原,HPA-3 系统含有 HPA-3a 和 HPA-3b 抗原,HPA-4 系统含有 HPA-4a 和 HPA-4b 抗原;而 HPA-5 系统含有 HPA-5a、HPA-5b、HPA-6bw～HPA-14bw 共 11 个抗原;HPA-15 系统含有 HPA-15a、HPA-15b、HPA-16bw～HPA-17w 共 4 个抗原。

二、血小板血型系统抗体

HLA 和 HPA 均具有多态性,可介导同种抗体的产生,如 HLA 抗体、血小板特异性抗体和血小板自身抗体等,引发同种免疫性血小板减少。

1. HLA 抗体 血小板上 HLA 系统血型抗原的免疫原性比白细胞弱,但其在血小板上的数量较多,约占外周血 HLA-Ⅰ 类抗原总量的 70%,对于多次输注血小板进行治疗的患者来说,仍会刺激机体产生免疫学反应,产生 HLA 抗体,引起血小板输注无效。

2. 血小板特异性抗体 HPA 是血小板表面所具有的血小板独特性抗原,具有多态性。受血者因输注与之不配合的血小板,或因多次妊娠等免疫刺激,机体可能会产生抗血小板抗体(如 HPA-1a、HPA-2b、HPA-3a、HPA-4a 抗体等),引起血小板输注无效、输血后紫癜(post-transfusion purpura,PTP)或新生儿同种免疫性血小板减少症(neonatal alloimmune thrombocytopenia,NAIT)。

3. 血小板自身抗体 由于患者体内自身免疫系统失调,机体产生针对自身血小板抗原(如 HPA、HLA 等)的抗体,多为 IgG 或 IgA 型抗体,可引起特发性血小板减少性紫癜(idiopathic thrombocytopenic purpura,ITP)。

三、血小板抗原抗体检验

血小板血型系统在临床医学和输血实践中具有重要意义,检验血小板抗体的有无可以帮助提高血小板输注的安全性和有效性。传统研究血小板血型的方法主要依靠血清学分型技术。近年来,血小板血清学检验方法有了很大的进展,一些分子生物学技术被应用于血小板血型分型。

(一)血清学检验

1. 简易致敏红细胞血小板血清学试验(SEPSA) 将血小板抗原固定在 U 形微孔板孔壁上,与被检血清反应后洗净,应用 IgG 型抗 RhD 致敏的红细胞作为指示细胞,以兔抗人 IgG 作为免疫反应结合剂,在反应板的 U 形孔中进行免疫血清学反应。倘若血小板上结合有抗血小板抗体,则兔抗人 IgG 的 Fab 段与血小板抗体上的 Fc 段及指示细胞上的抗 D 抗体的 Fc 段结合,指示细胞向孔底移动被阻止,覆盖在固定的血小板单层上为阳性结果;倘若血小板上无抗血小板抗体,则指示细胞向孔底移动不受阻,均聚集在孔底中央,成为血凝细胞则为阴性结果。SEPSA 包括直接试验与间接试验,直接试验测定患者血小板表面抗血小板抗体,间接试验检验血清中的血小板抗体。

本试验可用于:① 血小板抗体筛选:包括 HLA 抗体、HPA 抗体及其他血小板反应性抗体,辅助血小板相关免疫性疾病的诊断。② 血小板交叉配型:为患者筛选相容性的血小板或血小板供者。③ 患者自身抗体检验：包括血小板结合抗体和血清中游离抗体，检验血小板结合抗体可将患者血小板平铺在反应孔后，直接加入抗人 IgG 和指示红细胞进行检验，血清中的游离抗体可通过患者自身血小板和血清反应来检验。

该方法操作简便、快速，结果直观可靠，而且其敏感性及特异性和免疫荧光法相一致。此外，采用完整血小板作为抗原进行检验适合于血小板交叉配型，但是不能区分抗体的特异性，检验的血小板抗体包括 HLA-Ⅰ类抗体、HPA 抗体及其他血小板反应性抗体。

2. 其他试验　主要有微柱凝胶血小板相容性试验、血小板免疫荧光试验、单克隆抗体特异性捕获血小板抗原试验等。

（二）分子生物学检验

分子生物学检验主要以 PCR 技术为基础，目前，国内外已广泛开展 HPA 基因分型工作。

四、血小板抗原抗体检验临床意义

通过妊娠、输血或骨髓移植等免疫刺激，患者体内均有可能产生同种血小板抗体。血小板抗体是造成同种免疫性血小板减少的直接原因。最常见的是血小板输注无效、输血后紫癜、新生儿同种免疫性血小板减少症和骨髓移植相关的血小板减少症等。由于自身免疫系统失调，患者体内产生的血小板自身抗体可以诱导自身免疫性血小板减少症。

1. 提高血小板输注疗效　给患者反复输注血小板，血清中可产生血小板同种抗体，当再输入血小板后，即可发生血小板抗原、抗体的免疫反应。输入的血小板会迅速被破坏，血小板上升低于预期值，甚至比输血前还要低，呈现血小板输注治疗无效情况。血小板产生的抗体主要是针对血小板特异抗原和 HLA，因此，选择与患者血小板和 HLA 相配的供血者，输浓缩血小板可获得更好的效果。

2. 诊断新生儿同种免疫性血小板减少症　新生儿同种免疫性血小板减少症与胎儿、新生儿溶血病发病机制相似，由于胎儿和母亲的血小板血型不合，使母亲产生同种免疫性抗体，这种免疫性抗体能通过胎盘进入胎儿体内，与血小板特异性反应而导致胎儿或新生儿的血小板减少，最严重的并发症是颅内出血。主要通过检验血小板抗原和血小板抗体来进行诊断。

3. 诊断原发性血小板减少性紫癜　原发性血小板减少性紫癜表现为患者体内存在抗血小板自身抗体，使血小板大量破坏而出现出血症状。检验血小板抗体是诊断原发性血小板减少性紫癜的一种手段。

第五节　成分血制备

一、采供血机构分类及职能

血液是宝贵的医疗资源，输血作为一种常见的治疗手段，在临床广泛应用。采供血机构负责血液采集、检验、加工、储存、运输等并为临床用血提供服务。

（一）分类

血站是采集、提供临床用血的公益性卫生机构。采供血机构主要分为血站和单采血浆站,血站分为一般血站和特殊血站。一般血站包括血液中心、中心血站和中心血库。特殊血站主要为脐带血造血干细胞库。单采血浆站是指采集供应血液制品生产用原料血浆的单位。

1. 血站 每个省级行政区域只设一个血液中心,一般设在直辖市或省会城市。中心血站应当设置在设区的市级人民政府所在城市,中心血站业务科室主要有血源组织与管理科、血液采集科、检验科、成分血制备科、机采科、血液储存与发放科以及质量管理科等。在血液中心或中心血站难以覆盖的县(市),可以根据实际需要设置一所中心血库,中心血库可以设置在当地县级综合医院内。同一行政区域内不得重复设置血液中心、中心血站。

2. 单采血浆站 单采血浆站设置在县及县级市,不得与一般血站设置在同一县级行政区域内。有地方病或者经血传播传染病流行、高发的地区不得规划设置单采血浆站。

（二）血液中心和血站的职责

1. 血液中心主要职责

(1) 按照省级人民政府卫生行政部门的要求,在规定范围内开展无偿献血者的招募、血液的采集与制备、临床用血供应以及医疗用血的业务指导工作。

(2) 承担所在省、自治区、直辖市血站的质量控制与评价。

(3) 承担所在省、自治区、直辖市血站的业务培训与技术指导。

(4) 承担所在省、自治区、直辖市血液的集中检验任务。

(5) 开展血液相关的科研工作等。

2. 中心血站主要职责

(1) 按照省级人民政府卫生行政部门的要求,在规定范围内开展无偿献血者的招募、血液的采集与制备、临床用血供应以及医疗用血的业务指导等工作。

(2) 承担供血区域范围内血液储存的质量控制。

(3) 对所在行政区域内的中心血库进行质量控制等。

二、献血者教育、动员和招募

1998 年,《中华人民共和国献血法》实施以来,国家实行无偿献血制度。无偿献血是血液安全的基础。"无偿献血,宣传先行",通过宣传,增加公民无偿献血的意识,建立一支庞大的固定无偿献血者队伍是安全血液充足供应的有效方法。

献血者动员、招募可以有多种形式,如① 街头采血车、献血屋宣传招募无偿献血志愿者。② 献血者回访进行动员、招募。③ 医院、血站血费报销的窗口进行宣传招募。④ 通过各种媒体或各种宣传日如世界献血者日(每年 6 月 14 日,国际输血协会 2004 年发起)等向人们宣传、播放和发放相关的宣传资料来进行招募。⑤ 在大专院校和大中型企业内,采取专题报告、讲座、展板等形式宣传进行志愿者招募。⑥ 已经加入无偿献血志愿者队伍的志愿者向自己的亲戚、朋友进行宣传,介绍他们加入无偿献血志愿者队伍。

微课:
献血者

三、献血者健康检查

献血者献血前健康检查主要包括两个方面,即一般体格检查和血液初筛检验。

(一)献血者一般体格检查项目及合格标准

根据《献血者健康检查要求》(GB 18467—2011)规定,献血者体格检查项目和合格标准见表 3-14。

表 3-14 我国献血者体格检查合格标准

项目	标准
年龄 *	18~55 周岁
体重	男:≥50kg;女:≥45 kg(仪器法)
血压	收缩压:12.0 kPa(90 mmHg)～18.7 kPa(140 mmHg) 舒张压:8.0 kPa(60 mmHg)～12.0 kPa(90 mmHg)
脉搏	60~100 次/min
体温	正常
其他	皮肤、巩膜无黄疸,皮肤创面无感染,无大面积皮肤病 四肢无重度及以上残疾,无严重功能障碍及关节无红肿 双臂静脉穿刺部位无损,无静脉注射痕迹

注:* 既往无献血反应,符合健康检查要求的多次献血者主动要求再次献血的,年龄可延长至 60 周岁。

(二)献血前血液筛检项目及合格标准

我国献血者献血前血液检验项目和合格标准见表 3-15。

表 3-15 我国献血者献血前血液检验合格标准

检验项目	合格标准
血型	ABO 血型(正定型)
血红蛋白(Hb)	男:≥120 g/L;女:≥115 g/L(仪器法)

注:单采血小板献血者,还应同时满足:① $HCT \geq 0.36$;②采血前 $150 \times 10^9/L \leq PLT < 450 \times 10^9/L$;③预测采血后 $PLT \geq 100 \times 10^9/L$。

四、全血采集、保存与运输

(一)献血场所

献血场所是为献血者提供献血前健康咨询、健康检查和血液采集等献血服务的专用场所。随着无偿献血工作的推广和方便献血者献血需要,目前采血场所分为固定献血场所(血站内的献血室及血站外的献血屋)、临时献血场所(在机关、企事业单位和社会团体等单位临时设置)和献血车(流动采血车、流动献血屋)3种类型。采血场所设置献血者健康咨询与检查区、血液采集区、献血后休息区和血液存放区。献血者健康咨询与检查区应具有私密性,以便能对献血者进行保密性咨询和正确体检。献血场所必须整洁、卫生、安全,均应符合国家相关要求。

(二)血液保养液

血液离体后,会发生一系列细胞的、化学的、酶学等改变。血液保养液是血液采集后储存的液体环境,对血液及其成分的质量和功能至关重要。血液保养液是以抗凝剂、葡萄糖等为主要成分的用于防止血液凝固并维持血液各成分生物活性和生理功能的制剂。

1. ACD保养液 ACD保养液(acid citrate dextrose preservation solution)主要由枸橼酸、枸橼酸钠、葡萄糖组成,其中葡萄糖是红细胞代谢的主要能量来源;枸橼酸钠是抗凝剂,也有阻止糖酵解的作用;枸橼酸使保养液pH较低,使保养液酸化,可以防止高压灭菌时葡萄糖的氧化反应,枸橼酸还可延缓红细胞脆性的增加。ACD保养液可在4℃保存全血21天。

2. CPD保养液 1957年Gibson在ACD保养液中加入磷酸盐,成为CPD保养液(citrate phosphate dextrose preservation solution),主要由枸橼酸、磷酸盐、葡萄糖组成。磷酸盐的作用是提高保养液的pH(pH从5.03到5.63),使2,3-DPG下降速度减慢,有利于红细胞的保存。CPD保养液可在4℃保存全血21天。

3. CPDA保养液 CPDA保养液(citrate phosphate dextrose ahenine preservation solution)主要由枸橼酸、枸橼酸钠、磷酸二氢钠、葡萄糖和腺嘌呤组成。腺嘌呤可以促进ATP合成,有利于红细胞活性维持,延长血液保存期,CPDA保养液可在4℃保存全血35天。

另外,各种改良配方的全血保养液见表3-16。

表3-16 常用全血保养液

保养液种类	成分及含量					pH	红细胞保存天数/天
	枸橼酸三钠·2H₂O/(g·L⁻¹)	枸橼酸·H₂O/(g·L⁻¹)	无水葡萄糖/(g·L⁻¹)	磷酸二氢钠·H₂O/(g·L⁻¹)	腺嘌呤/(mg·L⁻¹)		
ACD-A	22.0	8.0	24.5	—	—	5.03	21
ACD-B	13.2	4.4	14.7	—	—	5.03	21
CPD	26.3	3.27	25.5	2.22	—	5.63	21
CPDA-1	26.3	3.27	25.5	2.22	173	5.63	35

各种保养液的有效期均是指红细胞在保存期末输入人体24 h后的红细胞仍有70%以上的存活率。保存温度2~6℃仅是红细胞的最佳保存温度,在此条件下,血液中的凝血因子、白细胞、血小板等有效成分会很快失去活性。白细胞寿命只有5天,其中粒细胞死亡最快,淋巴细胞最后,血小板在24 h内至少有50%丧失功能,48 h更为显著。凝血因子Ⅷ保存24 h及凝血因子Ⅴ保存3~5天后活性丧失可达50%。全血4℃保存5天后

的基本成分是红细胞和血浆蛋白。血液在储存过程中,红细胞的形态、功能和生物化学特性等方面会发生改变,随着储存时间的延长变化更加显著,即红细胞"储存损伤"。全血保存过程中一些生化指标的变化,见表3-17。

表 3-17　全血保存过程中一些生化指标的变化

项目	CPD 储存		CPDA-1 储存	
	0 天	21 天	0 天	35 天
pH(37℃测定)	7.20	6.84	7.60	6.89
输后 24 h 红细胞存活率	100%	80%	100%	79%
ATP 与初值的百分比	100%	86%	100%	56% ± 16%
2,3-DPG 与初值的百分比	100%	44%	100%	<10%
血浆 K^+ 含量 /(mmol·L^{-1})	3.9	21.0	4.2	27.3

注:摘自 2005 年版美国血库协会(AABB)技术手册。

(三) 血液采集

1. 采血容器　采用一次性密闭多联塑料血袋系统,一般选用三联(或四联)血袋,包含一个含有全血保养液的首袋,用于全血的采集,一个含有红细胞添加液的袋子及一个或两个以上空的转移袋,用于成分血的制备,各个塑料单袋用二通或三通塑料管道连接成密闭系统,袋与袋之间一般采用折通管或夹片控制血液的互通。如制备去白细胞成分血,则在首袋与一个转移袋之间还需连有白细胞滤器。多联白细胞过滤采血袋的示意,见图3-2。

2. 血液采集程序及要求　血液采集同一般静脉采血。静脉穿刺成功后,固定针头位置,用敷料保护穿刺点。维持静脉穿刺点与血袋的落差,保持血流通畅。嘱献血者做握拳和松手动作,以促进静脉回流。血液开始流入采血袋后,即将其与抗凝剂轻轻摇匀混合,应当至少每 90 s 混合 1 次。同时,对采血时间进行控制,200 ml 全血采集时间>5 min,或 400 ml

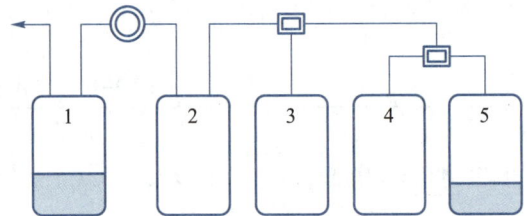

1 为含有保养液的采血首袋;1、2 袋之间为白细胞滤器;
2、3、4 为转移袋;5 为含红细胞添加液袋。

图 3-2　多联白细胞过滤采血袋示意

全血采集时间>10 min,应给予特殊标识,所采集的全血不可用于制备血小板。200 ml 全血采集时间>7 min,或 400 ml 全血采集时间>13 min,所采集的全血不可用于制备新鲜冰冻血浆。

标本只能在献血时同步留取,不得在献血者健康检验时提前留取。采用唯一的条码(同一献血码 50 年不得重复)标识献血记录、血袋、标本管。血站工作人员将献血者信息录入血液管理信息系统(blood management information system,BMIS),颁发献血证,并鼓励再次献血。

全血献血间隔不少于 6 个月,单采血小板献血后与全血献血间隔不少于 4 周,全血献血后与单采血小板献血间隔不少于 3 个月。

(四) 血液采集后的保存与运输

采集的全血绝大多数用于制备成分血的起始血液(原料血)。全血采集后应根据制备成分血品种的不同,尽快在合适的温度下保存与运输,并制备为成分血。需要制备浓缩血小板的全血,在室温或 20～24℃保存与运输,其他全血在 2～6℃条件下储存,2～10℃运输。各种成分血的保存条件、保存期见本节成分血制备部分。

在血液储存和运输过程中,坚持保证冷链要求,以保证血液的质量。冷链(cold chain)是指为了保证血液及血液制品的质量,从采集到用血的整个过程中,始终使其处于恒定的低温状态的一系列整体冷藏方案、专门的物流网络和供应链体系。冷链应遵循 3T 原则,即温度(temperature)、时间(time)、储存耐性(tolerance)。

五、血液检验

采血后,血液加工入库前必须对血液进行进一步检验,包括血型、转氨酶、传染病标志物(乙肝病毒、丙肝病毒、HIV、梅毒)等检验,以确保血液质量及血液安全。我国献血者献血后血液检验的具体项目和标准,见表 3-18。

表 3-18　我国献血者献血后血液检验标准

项目	标准及方法
ABO 血型	正确(正、反定型,大样本的血型筛查常用平板或微板法)
Rh(D)血型	正确(正定型)
ALT	≤25 U(赖氏法)
HBsAg、HBV-DNA	阴性(ELISA、PCR 法)
HCV 抗体	阴性(ELISA 法)
HIV 抗体	阴性(ELISA 法)
梅毒抗体	阴性(PRP 法或 TRUST 法)

六、成分血制备

成分血是指通过离心和过滤等方法制备的浓度高、纯度好的治疗性血液成分,如红细胞、白细胞、血小板和血浆。制备方式有两种,一种是将采血袋采集的全血离心分离制成一种或几种血液成分;另一种是使用血细胞分离机从符合要求的献血者血液中采集出一种或几种血液成分而制备成单采成分血,如单采血小板、单采新鲜冰冻血浆、单采粒细胞等。

微课:红细胞制备和保存

(一) 红细胞制备和保存

1. 浓缩红细胞(concentrated red blood cell,CRC)　是将采集的全血中大部分血浆在全封闭的条件下分离后剩余的部分所制成的红细胞成分血,也可以是全血在有效期内的任何时间分离出部分血浆制备而成。

(1) 制备方法：① 用二联袋(装有保养液的主袋和一空转移袋)采集 200 ml 或 400 ml 全血注入主袋。② 将全血在 2～6℃ 离心，离心力为 5 000 g，离心时间为 7 min，沉淀红细胞。③ 取出离心后全血，在低温操作台上将部分血浆转入空的转移袋内。④ 用热合机切断塑料袋间的连接管，即制备成浓缩红细胞。

(2) 保存：保存于 2～6℃，含 CAD 保养液的浓缩红细胞可保存 21 天，含 CPDA 保养液时可保存 35 天。

2. 悬浮红细胞(suspended red blood cell，SRC)　又称添加剂红细胞，是将全血中大部分血浆分离，并在剩余物中加入红细胞添加剂制成的红细胞成分血。悬浮红细胞使用方便，是临床广泛使用的红细胞制剂。

(1) 红细胞添加液：主要有 MAP(甘露醇 - 腺嘌呤 - 磷酸盐)、SAGM(生理盐水 - 腺嘌呤 - 葡萄糖 - 甘露醇)、AS 系列等。SAG 由氯化钠 - 腺嘌呤 - 葡萄糖组成；在 SAG 保存液中加甘露醇(抗溶血素)，即形成 SAGM 保存液；在 SAGM 中加入少量磷酸盐，即形成 MAP 保养液。各种红细胞添加液组成成分见表 3-19，表中红细胞添加液的各"种类"与"对应的全血保养液"呈一一对应关系，不能交叉应用，即全血保养液如果为 ACD-B，那么在制备悬浮红细胞时只能添加 MAP。

表 3-19　常见的红细胞添加液

| 种类 | 成分及含量 /(g·L^{-1}) | | | | | | | 对应的全血保养液 | 保存时间 / 天 |
	枸橼酸钠·2H$_2$O	枸橼酸·H$_2$O	磷酸二氢钠·2H$_2$O	葡萄糖	氯化钠	腺嘌呤	甘露醇		
MAP	1.50	0.20	0.94	7.21	4.97	0.14	14.57	ACD-B	35
SAGM	—	—	—	9.00	8.77	0.17	5.25	CPD	35
AS-1				22.00	9.00	0.27	7.5	CPD	42
AS-3	—	0.42	2.85	11.00	7.18	0.30	—	CP2D	42

(2) 悬浮红细胞制备方法：① 用含有红细胞保存液的三联袋或多联袋采集全血。② 在大容量离心机内(2～6℃)离心，离心力为：3 400 g，离心时间为 7 min。③ 取出血袋将上层血浆转移入空的转移袋，封闭。④ 把沉淀的红细胞与红细胞保存液充分混合。⑤ 用高频热合机切断采血袋之间的连接管并封闭，制成悬浮红细胞。

(3) 保存：保存于 2～6℃ 条件下，运输温度为 2～10℃，长途运输不超过 24 h。红细胞添加液为 MAP、SAGM、CPDA-1，保存期为 35 天；添加液为 AS-1、AS-3、AS-5，保存期为 42 天；添加液是生理盐水时，可保存 24 h。

3. 去白细胞悬浮红细胞　使用白细胞过滤器清除悬浮红细胞中几乎所有的白细胞，并使残留在悬浮红细胞中的白细胞数量低于一定数值的红细胞成分血称为去白细胞悬浮红细胞。

(1) 制备方法：白细胞去除技术是指在保证血液制剂质量的前提下，对血液制剂中的白细胞进行有效的清除。白细胞去除技术主要有以下两种。① 离心去除法：通过离心分离的方法去除白细胞,现已不被采用。② 滤器去除法:利用机械阻滞以及白细胞的黏附作用而滤除血液制剂中的白细胞。根据过滤材料的不同,白细胞滤器分为:尼龙纤维、棉花纤维、乙酸纤维、聚酯纤维、玻璃纤维、聚乙烯醇多孔板滤器等。由于红细胞和血小板的生物学特性差异较大,所以白细胞滤器又可分为:用于红细胞制剂的白细胞滤器和用于血小板制剂的白细胞滤器。我国绝大多数采供血机构都采用滤器去除法。

(2) 保存:同"悬浮红细胞"。

4. 洗涤红细胞 采用特定的方法在无菌条件下,将保存期内的全血、悬浮红细胞用大量等渗溶液洗涤,去除几乎所有血浆成分和部分非红细胞成分,并将红细胞悬浮在氯化钠注射液或红细胞添加液中所制成的红细胞成分血。

(1) 制备方法:① 起始血液,无破损渗漏,血液外观正常,在有效期内。② 连通红细胞悬液袋导管和洗涤溶液联袋。③ 将洗涤溶液移至红细胞袋内,夹紧导管,混匀。④ 按照制备"悬浮红细胞"的离心程序进行离心操作。⑤ 离心后将血袋取出,避免振荡,垂直放入分浆夹中,把上清液转移至空袋内,夹紧导管。⑥ 重复③～⑤步骤,洗涤 3 次。⑦ 将保存液移入已完成洗涤的红细胞,混匀。⑧ 热合,贴签,入库。

(2) 保存:保存温度为 2～6 ℃,如果在开放环境制备或最后以生理盐水混悬,洗涤红细胞保存期为 24 h。如果是在闭合无菌环境中制备且最后以红细胞保存液混悬,洗涤红细胞保存期与洗涤前的红细胞悬液相同。

5. 冰冻红细胞与冰冻解冻去甘油红细胞 采用特定的方法将自采集日期 6 天内全血或悬浮红细胞中的红细胞分离出,并将一定浓度和容量的甘油与其混合后,使用速冻设备进行速冻或直接置于 -65 ℃ 以下的条件下保存的红细胞成分血,称为冰冻红细胞。采用特定的方法将冰冻红细胞融解后,清除几乎所有的甘油,并将红细胞悬浮于一定量的氯化钠注射液或红细胞保存液中的红细胞成分血,称为冰冻解冻去甘油红细胞。

冰冻红细胞最大优点是可以长期保存。为了防止冰冻引起红细胞的解体死亡,需要在冰冻的过程中加入防冻剂(甘油最为常用),一般常用防冻剂根据它们能否穿透细胞膜分为两种:一是细胞内防冻剂(可降低溶液的冰点,增加不冻水量),如甘油、二甲基亚砜(DMSO);二是细胞外防冻剂(能使溶液的冰点降低,增加不冻水量,还可能影响冰的形成),如羟乙基淀粉(HES)、乳糖。冰冻红细胞制备与保存技术多应用于稀有血型(目前主要是指 RhD 阴性)红细胞保存,是临床稀有血型紧急用血的重要保障措施。目前,冰冻红细胞的制备方法有两种:高浓度甘油慢冻法和低浓度甘油超速冷冻法,其中前者较为常用。

低浓度甘油超速冷冻法是由美国纽约血液中心 Rowe 首先提出的。其方法是在浓缩红细胞中加入等体积甘油化试剂,快速(1.5～2.0 min)冷冻并保存在 -196 ℃ 液氮中。其解冻时放 45 ℃ 水浴快速解冻,离心去甘油后再用 16% 甘露醇生理盐水 300～350 ml 洗涤离心去上清液,然后加生理盐水或 0.2% 葡萄糖生理盐水 1 000～2 000 ml,离心去上清液后加入等体积的上述溶液即可。

冰冻解冻去甘油红细胞是采用特定的方法将冰冻红细胞融解后,清除几乎所有的甘油,并将红细胞悬浮于一定量生理盐水中的红细胞成分血,属于红细胞成分血的一种。甘油的洗脱方法一般分为盐水洗涤法和糖浆洗涤法,前者较为常用。糖浆洗涤法又名团聚法,是利用 50% 葡萄糖和 10% 蔗糖溶液反复洗涤,最终用生理盐水制成的红细胞悬液。

(二) 血小板制备和保存

目前,血小板制剂的制备方法有两种:一种是手工法,制备出的血小板为浓缩血小板制剂(包括富血小板血浆法和白膜法);另一种方法是用血细胞分离机从单一献血者体内进行采集,制备的血小板为单采血小板。

1. 浓缩血小板制剂　浓缩血小板指室温保存和运输的全血于采集后 6 h 内,或采集后置于 20～24℃ 保存和运输的全血 24 h 内,在室温条件下将血小板分离出,并悬浮于一定量血浆内的成分血。

(1) 富血小板血浆(PRP)法制备:① 轻离心:20～24℃ 条件下,将采集的全血轻离心(一般以 1 100 g 离心力离心 5 min 或以 700 g 离心力离心 10 min)后,将富含血小板的血浆转移至转移袋。② 将红细胞保存液袋内的红细胞保存液转移至红细胞袋。③ 核对血袋上的献血条形码,如一致则热合断离,生成 1 袋悬浮红细胞和 1 袋富血小板血浆。④ 重离心:20～24℃ 条件下,将富含血小板的血浆袋重离心(一般以 3 750 g 离心力离心 6 min 或以 3 000 g 离心力离心 20 min),上清液为血浆,沉淀物为血小板。⑤ 留取适量血浆,将多余的血浆转移至已经移空的红细胞保存液袋,热合断离,生成 1 袋浓缩血小板和 1 袋血浆。⑥ 将浓缩血小板袋在室温静置 1～2 h,待自然解聚后,轻轻混匀血袋,制成浓缩血小板混悬液。

(2) 白膜法制备:① 重离心:在 20～24℃ 条件下,将采集的全血重离心(一般以 3 750 g 离心力离心 6 min 或以 3 000 g 离心力离心 20 min)后,将血浆转移至第 1 个转移袋,将适量血浆及白膜成分转移至第 2 个转移袋。② 将红细胞保存液袋内的红细胞保存液转移至红细胞袋,充分混合即为悬浮红细胞。③ 核对血袋上的献血条形码,如一致则热合断离悬浮红细胞袋和血浆袋。④ 轻离心:在 20～24℃ 条件下,将白膜成分袋和 1 个空袋一起进行轻离心(一般以 280 g 离心力离心 10 min),将富含血小板血浆(上层)转移至空袋,制成浓缩血小板,热合断离,弃去白细胞袋。

(3) 保存:温度为 20～24℃,并持续轻缓振摇。储存于普通血袋时保存期为 24 h,储存于血小板专用血袋时,保存期为 5 天。当密闭系统变为开放系统时,保存期为 6 h,且不超过原保存期。

2. 单采血小板　使用血细胞分离机,在全封闭的条件下,自动将符合要求的献血者血液中的血小板分离并悬浮于一定量血浆内的单采成分血,称为单采血小板。

(1) 血细胞分离机工作原理:通过封闭的管道,将采集的血液与适当比例的抗凝剂(约 225 ml)置入分离杯内,经离心力作用分离,比重大的红细胞、粒细胞、淋巴细胞与比重较小的血小板、血浆将分成上下两层,在计算机的控制下,血小板成分流入采集袋内,剩余的红细胞等成分经采血针回输给献血者。当回输完成后,直到采足所需的血小板数量,其整个过程是在全封闭和无菌的状态下进行的。

(2) 单采血小板对献血者的要求:捐献者除符合规定捐献全血的检验标准外,还需符合以下要求。① 血液要求:血细胞比容(HCT) $\geqslant$ 0.36;采血前血小板(PLT)计

数 ≥ $150 \times 10^9/L$ 且 < $450 \times 10^9/L$；预测采血后血小板 ≥ $100 \times 10^9/L$。② 时间要求：单采血小板间隔时间为不少于 2 周且不大于 24 次 / 年。因特殊配型需要，由医师批准，最短间隔时间不少于 1 周。每次采集过程需要 1.0～1.5 h。③ 其他要求：口服抑制或损害血小板功能药物（如阿司匹林类药物）停药后超过 5 天；献血者应肘静脉粗大，充盈良好；采集前宜吃清淡食物，切忌空腹献血。

（3）血小板采集：单采血小板和去白细胞单采血小板（用配套的去白细胞采集血袋）通常使用离心式血细胞分离机进行自动采集和分离。

（4）保存：同"浓缩血小板"。

3. 其他血小板制剂

（1）洗涤血小板：血小板制剂中含有血浆成分，对于血浆引起输注不良反应的患者必须输注血小板时，可通过将单采血小板用晶体盐溶液洗涤去除血浆后制备成洗涤血小板进行输注。洗涤血小板保存温度与"浓缩血小板"相同，悬浮于生理盐水溶液后可保存 24 h。

（2）辐照射血小板：是使用 γ 射线对血液制剂进行照射，使血液制剂中的 T 淋巴细胞失去活性所制成的成分血。辐照对血小板功能影响较小，可在其保存期内任何时间辐照。保存温度、保存期与原制剂相同，辐照后宜尽快使用。

（3）去白细胞血小板：血小板成分血中的非治疗性成分如白细胞等是一种"污染物"，反复输注会产生 HLA 同种免疫抗体而使非溶血性免疫性发热输血反应发生率增高，引起血小板输注无效、输血相关移植物抗宿主病，以及某些嗜白细胞相关的病毒感染。去除白细胞可减少副作用，提高血小板输注效果。

（三）单采粒细胞制备和保存

单采粒细胞是使用血液单采机在全封闭的条件下自动将符合要求的献血者血液中的粒细胞分离出并悬浮于一定量的血浆内的单采成分血。

1. 采集方法　利用血细胞分离机并根据设定的粒细胞单采程序，采集献血者血液中的粒细胞。因一次采集量为 $(1.5～3.0) \times 10^{10}$ 个粒细胞，所以在采集前需让献血者口服一定剂量的粒细胞动员剂（皮质固醇类药物或使用粒细胞集落刺激因子），使骨髓和边缘池的粒细胞释放进入循环池，从而提高外周血中粒细胞的含量。

2. 保存　单采粒细胞保存温度为 20～24℃，保存期为 24 h，应辐照后尽早使用。

（四）血浆制备和保存

目前，国内常用的血浆制剂，根据制备方法、来源、凝血因子含量等不同分为两类：新鲜冰冻血浆和普通冰冻血浆，进一步处理加工后，可制备成病毒灭活血浆、去冷沉淀凝血因子血浆等。

1. 新鲜冰冻血浆制备和保存　在全血采集后 6 h（ACD）或 8 h（CPDA-1）内，但不能超过 18 h，将血浆分离速冻呈固态后保存于 -20℃ 以下冰箱即为新鲜冰冻血浆。

（1）制备方法：① 使用二联以上的采血袋采集血液。② 采集的全血冷藏保存时间不超过 18 h。③ 采血顺畅，200 ml 全血采集不超过 3 min，400 ml 全血采集不超过 6 min。

微课：血浆制备和保存

血浆的分离按照"浓缩红细胞"或"悬浮红细胞"制备方法操作。速冻：① 将拟速冻的血袋逐袋平放，而不应重叠堆放。② 应当将新鲜血浆快速冻结，在 60 min 内将血浆中心温度降至 −30℃ 以下。

(2) 保存：保存温度低于 −20℃，保存期为自采血之日起 1 年，解冻后 2～6℃ 保存，应在 24 h 内输注。

2. 普通冰冻血浆制备和保存 在全血有效期内，将血浆分离(从采集至冰冻呈固态时间已超过 18 h)并冰冻呈固态的成分血，或从新鲜冰冻血浆(含单采新鲜冰冻血浆)中分离冷沉淀凝血因子后将剩余部分冰冻呈固态的成分血，以及新鲜冰冻血浆(含单采新鲜冰冻血浆)超过其保存期(1 年)后都称为冰冻血浆。

(1) 制备方法：① 保存期内的全血，按照"浓缩红细胞"或"悬浮红细胞"制备方法分离血浆并冰冻呈固态。② 新鲜冰冻血浆在效期内分离冷沉淀凝血因子后，将剩余的血浆冰冻呈固态。③ 新鲜冰冻血浆超过 1 年保存期后自然转为冰冻血浆。

(2) 保存：保存温度低于 −20℃。保存期为自血液采集之日起 4 年，解冻后 2～6℃ 保存，应在 24 h 内输注。

3. 单采血浆制备和保存 使用血细胞分离机，在全封闭的条件下，自动将符合要求的献血者血液中的血浆分离，并在 6 h 内速冻呈固态的单采成分血。

(1) 制备方法：使用血细胞分离机，按照设定的程序采集血浆成分。我国规定，采集单采新鲜冰冻血浆要与单采血小板同时进行，所以对献血者的要求同"单采血小板"。

(2) 保存：同"新鲜冰冻血浆"。

（五）冷沉淀凝血因子制备和保存

冷沉淀凝血因子简称冷沉淀(cryoprecipitate, Cryo)，保存期内的新鲜冰冻血浆在 2～6℃ 融化后，分离大部分血浆，剩余的白色冷不溶解物，在 1 h 内速冻呈固态的成分血，称为冷沉淀凝血因子。冷沉淀主要含凝血因子Ⅷ（FⅧ）、纤维蛋白原（Fg）、血管性血友病因子（vWF）等。

1. 制备方法 用于制备冷沉淀凝血因子的起始血液为新鲜冰冻血浆。制备方法有离心法、虹吸法。

(1) 离心法：① 取出待制备冷沉淀的新鲜冰冻血浆，置 2～6℃ 冰箱中过夜融化或在 2～6℃ 水浴装置中融化。② 当血浆基本融化时，取出血浆，在 2～6℃ 的环境下重离心。③ 将大部分上层血浆移至空袋，制成冰冻血浆。将留下的 20～30 ml 血浆与沉淀物混合，制成冷沉淀凝血因子。

(2) 虹吸法：① 将新鲜冰冻血浆袋置于 2～6℃ 水浴装置中，另一空袋悬于水浴箱外，位置低于血浆袋，两袋之间形成一定的高度落差。② 血浆融化后，随时被虹吸至空袋中，当融化至剩下 40～50 ml 血浆与沉淀物时，闭合导管，阻断虹吸。将血浆与沉淀物混合，制成冷沉淀凝血因子。将冰冻血浆袋和冷沉淀凝血因子袋热合断离。

2. 保存 温度低于 −20℃，保存期为自血液采集之日起 1 年。解冻后 2～6℃ 保存，应在 24 h 内输注，解冻并在开放系统混合后 4 h 内输注。

（六）辐照血液

1. 原理 该项技术主要应用于造血干细胞移植患者的输血,辐照可灭活血液中的淋巴细胞,是预防输血相关性移植物抗宿主病(TA-GVHD)发生的有效手段。

用于血液辐照的射线有 γ 射线和 X 射线两种,两种射线辐射物理性能和损伤淋巴细胞的方式相同。射线以电子粒子或次级电子形式所致的电离辐射作用,具有敏捷、快速地穿透有核细胞,直接损伤有核细胞的 DNA 或间接依靠产生离子或自由基的生物损伤作用杀伤淋巴细胞,使其丧失有丝分裂的活性和停止增生。辐射作用只发生在瞬间,辐照后的血液及成分血没有放射活性,对受血者无任何放射杀伤作用。γ 射线在血液辐照技术(血液辐照仪)中的应用最为广泛。

2. 临床应用 ① 免疫功能严重损害者:免疫缺乏症和免疫缺陷类疾病、大剂量化疗、接受嘌呤类和免疫抑制剂治疗、造血干细胞移植、急性白血病贫血等患者。② 免疫功能低下:老年人(年龄大于 50 岁)、低体重的新生儿、早产儿等。③ 供血者与受血者有亲缘关系(一般指Ⅰ、Ⅱ级亲属血液)。④ 输血量较大者以及 6 个月以下的婴儿:输血、新生儿溶血病换血等。

3. 制备与保存 使用照射强度为 25～30 Gy 的 γ 射线对血液制剂进行照射,使血液制剂中的 T 淋巴细胞失去活性。经辐照后的血液制剂,其质量控制要求与原血液制剂的要求相同。

（七）血液制品病毒灭活

血液制品病原体灭活是指利用物理学、化学、靶向核酸化学、生物学等方法将成分血中的病原体去除或杀灭,从而减少输血传播疾病。

1. 血液制品病毒灭活的必要性 为了提高血液制品安全性,生产工艺要具有一定的去除 / 灭活部分病毒能力,生产过程中应有特定的去除 / 灭活病毒方法。随着血液筛查和检验水平的不断提高,血液的安全性得到了显著提高,大大地降低了经血传播疾病的输血感染,但是仍有许多因素可能造成漏检。

(1)"窗口期"感染:窗口期是指病原体感染后直到出现可检出病原标志物前的时期。处于"窗口期"感染的献血者已经存在病毒血症,血液具有传染性,但血液筛查呈阴性。

(2)检验试剂灵敏度与特异度:目前检验试剂不可能检出所有抗体、抗原等病毒标志物阳性的标本,即使是世界公认的优质试剂,由于灵敏度和特异度等原因也不可能有100% 的检出率,仍然存在漏检现象。

(3)检验局限性:血液筛查不可能覆盖所有已知的经血感染病原体。此外,还有许多新的病原体不断出现。

(4)人为误差:由于检验前、中、后各种原因导致的人为差错,即使使用全自动化检验设备和计算机管理,导致标本的漏检也是不可能完全避免的。

2. 血液制品病原体灭活的方法和原理

(1)亚甲蓝 / 光照法:其机制为适当波长和频率的光量子可激发亚甲蓝产生单态氧和

自由基,单态氧和自由基与病毒核酸以及病毒脂质包膜结合,在可见光的作用下发生化学反应,使病毒核酸断裂,包膜破损,从而达到病毒灭活的效果。

(2)补骨脂(S-59)/长波紫外线法:其机制为补骨脂是一种低分子量的呋喃类香豆素,能反向插入 DNA 或 RNA 的螺旋区域,在紫外光的激发下,补骨脂与 DNA 或 RNA 中的嘧啶相互作用形成共价化合物单体,然后与核苷酸发生交联,从而使病原体的基因组无法复制。该方法对包膜病毒和部分非包膜病毒(如轮状病毒、嵌杯样病毒、蓝舌病毒)都具有杀灭作用。

(3)核黄素(维生素 B_2)/可见光照射法:其机制为维生素 B_2 的分子结构核醇可以结合到 DNA 或 RNA 核酸链上,在紫外光或可见光的照射下吸收光子的能量,使核酸链上的鸟嘌呤残基断裂,导致病原体核酸链结构发生改变,使其丧失复制活性,从而杀灭病原微生物。

七、血液隔离与放行

血液隔离是指待检验、制备等尚未被判定合格的血液和不合格的血液进行隔离和管理,防止不合格血液的误发放。

(一)血液隔离

1. 物理空间隔离　应根据血液状态,设立有明显标识的 3 个隔离区域:合格品区、隔离区和不合格品区。合格品区存放检验合格、贴上合格标签的待放行的血液。隔离区存放待检血液,检验结果可疑需要再次检验确定结果的血液;不合格品区存放检验结果不合格、血袋破损等血液。

2. 血液管理信息系统(BMIS)隔离　在 BMIS 中,未经过批放行的血液都处于隔离状态。对检验合格和不合格的血液,通过计算机信息系统进行自动标识,自动打印合格或不合格标签进行标识隔离。

3. 人工隔离　对血液采集中出现凝块血、血量不足、血袋破损等不合格血液进行人工标识隔离。

(二)血液放行

对于已经符合质量要求的血液,给予解除隔离状态,使其处于可发放状态,即可以发放供临床使用,称为放行。对已经完成逐袋放行的整批血液进行核查,解除其隔离状态,使其转换为已放行(可发放)状态,称为批放行。

八、血液的储存、发放和运输

(一)血液储存

血液储存是指在一定的条件下尽可能延长全血或成分血的有效期的保存方法。需要制备浓缩血小板的全血,在室温或 20~24℃保存与运输。其他全血在 2~6℃条件下储存,2~10℃运输。血液储存温度低于 -18℃,保存期为自血液采集之日起 1 年。解冻后

2～6℃保存,应在 24 h 内输注,解冻并在开放系统混合后应 4 h 内输注,均宜尽早输注。血液及血制品的种类、保存温度及保存期见表 3-20。

表 3-20　血液及血制品的种类、保存温度及保存期

品种	保存温度	保存期
浓缩红细胞(CRC)	(4±2)℃	ACD:21 天;CPD:28 天;CPDA:35 天
少白细胞红细胞(LPRC)	(4±2)℃	与受血者 ABO 血型相同
红细胞悬液(CRC)	(4±2)℃	同 CRC
洗涤红细胞(WRC)	(4±2)℃	24 h 内输注
冰冻红细胞(FTRC)	(4±2)℃	解冻后 24 h 内输注
手工分离浓缩血小板(PC-1)	(22±2)℃	普通袋 24 h 或专用袋制备 5 天(轻振荡)
机器单采浓缩血小板(PC-2)	同 PC-1	同 PC-1
机器单采浓缩白细胞悬液(GRAN)	(22±2)℃	24 h 内输注
新鲜液体血浆(FLP)	(4±2)℃	24 h 内输注
新鲜冰冻血浆(FFP)	-20℃以下	1 年
普通冰冻血浆(FP)	-20℃以下	4 年
冷沉淀(Cryo)	-20℃以下	1 年
全血(WB)	(4±2)℃	同 CRC

(二)血液发放

建立和实施血液发放程序。遵循先进先出的原则,在发放前应检验血液外观,外观异常的血液不得发放。对发放的血液应有详细记录。

(三)血液运输

血液运输是将血液从一个地点运输到另一个地点的物流行为。在运输中,对运送条件、环节、血液质量进行控制、监督和检验等,以保证血液在运输过程中的质量。运输方式包括飞机、火车、汽车等,运输设备有冷藏车、冷藏箱等。运输温度:① 全血及红细胞类成分(不含冰冻红细胞)应维持在 2～10℃。② 冰冻血浆、冷沉淀应在冰冻状态。③ 血小板应在 20～24℃。④ 冰冻红细胞应在 -65℃及以下。

第六节　临床输血

血液是主要的医疗资源,临床输血是主要的治疗措施。临床输血应该做到规范、科学、合理用血,并确保输血安全。

一、输血科(血库)主要职责

(一) 设置要求

二级以上医院应设置独立的输血科(血库),负责临床用血的技术指导和技术实施,确保储血和配血,以及其他科学、合理用血措施的执行。不具备条件设置输血科或者血库的医疗机构,应当安排专(兼)职人员负责临床用血工作。

(二) 主要职责

1. 建立临床用血质量管理体系,推动临床合理用血;负责制订临床用血储备计划,根据血站供血的预警信息和医院的血液库存情况协调临床用血;负责血液预订、入库、储存、发放工作。

2. 负责输血相关免疫血液学检验

(1) 输血前相容性检验:血型鉴定(ABO 血型,RhD 血型)、抗体筛查和交叉配血试验等。

(2) 特殊血清学检验:疑难血型鉴定、疑难配血试验、抗体效价测定、抗体鉴定、血小板抗体检验、新生儿溶血病的免疫学试验、HLA 相容性检验、输血不良反应与相关性疾病监控等。

3. 参与推动自体输血等血液保护及输血新技术;参与特殊输血治疗病例的会诊,为临床合理用血提供咨询;参与临床用血不良事件的调查。

4. 根据临床治疗需要,参与开展血液治疗相关技术;承担医疗机构交办的有关临床用血的其他任务。

二、血液预订、入库、核对及储存

(一) 血液预订

根据各血型血液品种的平均日用血量、安全血液库存量、最佳血液库存量、最高血液库存量及实际库存量进行比较,确定补充库存血液的品种和数量,通过电话、传真或网络向供血机构预订,并确定送(取)血时间。

安全血液库存量指库存的各型血液,能满足医疗机构向血站发出抢救用血申请后,至血站送血到达或取回血液,并完成血液相容性检验的时间段内抢救对血液需求的最低储存量。安全库存量一般不少于 3 天常规医疗用血量。最佳血液库存量一般为 7 天常规医疗用血量。

(二) 血液入库

全血、血液成分入库前要认真核对验收。核对验收内容包括:运输条件、物理外观、血袋封闭及包装是否合格,标签填写是否清楚齐全(供血机构名称及其许可证号、供血者姓名或条形码编号和血型、血液品种、容量、采血日期、血液成分的制备日期及时间、有效期及时间、血袋编号 / 条形码、储存条件)等。

(三) 血液核对

输血科(血库)要认真做好血液出入库、核对、领发的登记,有关资料需保存 10 年。

(四) 血液储存

按 A、B、O、AB 血型将全血和血液成分分别储存于血库专用冰箱不同层内或不同专用冰箱内,并有明显的标识。

当储血冰箱的温度自动控制记录和报警装置发出报警信号时,要立即检查原因,及时解决并记录。储血冰箱内严禁存放其他物品;每周消毒一次;冰箱内空气培养每月 1 次,无霉菌生长或培养皿(90 mm)细菌生长菌落 <8 CFU/10 min 或 <200 CFU/m^3 为合格。

建立并实施血液出入库统计程序,包括:血液库存、患者用血、血液入库、血液出库的详细信息。通过库存统计确定血液的分配和血液预订。

三、临床输血程序

(一) 输血前对患者的评估、患者告知与输血申请

1. 患者评估　申请输血的医师应根据患者的临床表现及实验室检验结果,对患者仔细评估,决定是否需要输异体血及选择何种血液成分最适合患者。评估的原则是:在替代方法不能治疗或缓解患者病情,并且不输血可能危及患者生命或影响预后时方可采取输血治疗。

2. 患者告知　患者接受输血治疗享有知情权,在传染病标志物检验和进行输血相容性检验时,血液标本应严格要求并能代表受血者当前免疫学状况。输血治疗前,经治医师应向患者或其亲属履行告知义务,说明输注同种异体血液有可能发生输血不良反应和经血传播的疾病,征得患者或其亲属同意并在《输血治疗同意书》上签名后方可输血。因抢救生命垂危的患者需要紧急输血,且不能取得患者或者其近亲属意见的,经医疗机构负责人或者授权的负责人批准后,可以立即实施输血治疗,并记入病历。

3. 输血申请　一旦做出了输血决定,主治医师须逐项填写《临床输血申请单》(简称申请单),申请单由主治以上医师核准并签名,连同受血者血标本于预定输血日期前送交输血科备血。申请单填写应完整和清晰。凡资料不全,特别是缺乏输血史、已婚女性患者缺乏妊娠史或无主治医师以上签名的申请单应退回临床科室补充。

(二) 标本采集、送检与接收

1. 血液标本的采集　由护士完成,采集的血液标本主要用于传染病标志物检验和输血相容性检验。试管上粘贴的标签必须包含必要的和唯一的患者信息。

2. 标本运送　标识好的血标本连同《临床输血申请单》,由医护人员送往输血科。紧急送检血标本应符合输血科紧急检验项目的相关要求,并在申请单上注明"紧急"字样。标本运送要注意唯一标识原则、生物安全原则和及时运送原则。

3. **标本接收及处理** 血标本接收应该严格核对,不符合要求的标本应拒收。受血者配血试验的血液标本必须是输血前 3 天内采集的标本。如果受血者需要再次输注红细胞,尤其是受血者最后一次输注红细胞已间隔了 24 h,应该重新采集一份标本进行交叉配血试验,避免回忆反应而产生的抗体漏检。大量输血以后,第二天如果再需输血,应该重新采集交叉配血标本。如受血者使用肝素治疗,则应用鱼精蛋白凝固血标本。如受血者使用右旋糖酐、聚乙烯吡咯烷酮等治疗,应注意洗涤红细胞。每次输血后,受血者和供血者的标本必须保存于 2~8℃至少 7 天。

(三)输血传染病标志物检验

为规范医疗行为,加强输血管理,保障医疗用血安全,同时也是增强自我保护意识,避免医疗纠纷的发生,患者在输血治疗前要进行 HBsAg、HCV-Ab、HIV-1 抗体和 HIV-2 抗体、梅毒抗体 4 项输血传染病标志物检验,不能使用快速胶体金试纸。报告单贴在病历上,作为重要的法律依据,以备日后信息反馈及资料核查。待检的血液样本检验完毕后要按要求保留。

(四)输血相容性检验

输血相容性检验主要包括血型鉴定、交叉配血试验、不规则抗体筛查和鉴定等。操作者应逐项核对输血申请单、患者和供血者血样,复查患者和供血者 ABO 血型(正、反定型),并常规检验患者 Rh(D)血型,急诊抢救患者紧急输血时,Rh(D)检验可除外。在确保以上项目正确无误时,可进行交叉配血;凡输注全血、浓缩红细胞、红细胞悬液、洗涤红细胞、冰冻红细胞、浓缩白细胞、手工分离浓缩血小板等患者,应进行交叉配血试验。机器单采浓缩血小板应 ABO 血型同型输注;对有输血史、妊娠史或短期内需要接受多次输血者必须按《全国临床检验操作规程》有关规定做抗体筛选试验。

(五)发血

配血合格后,由医护人员到输血科(血库)取血。取血与发血的双方必须共同查对患者的姓名、性别、病案号、门急诊/病室、床号、血型、血液有效期及配血试验结果,以及保存血的外观等,准确无误时,双方共同签字后方可发出。血液发出后,受血者和供血者的血样保存于 2~6℃冰箱,至少 7 天,以便对输血不良反应追查原因。血液发出后不得退回。输血后的血袋应交回输血科,2~6℃保存至少 1 天,然后按照《医疗废物管理规程》处理,做好相关记录。

(六)血液输注

1. 输血前,由两名医护人员核对交叉配血报告单及血袋标签各项内容,检验血袋有无破损渗漏,血液颜色是否正常,准确无误方可输血。输血时,由两名医护人员带病历共同到患者床旁核对患者所有信息,确认与配血报告相符,再次核对血液后,用符合标准的输血器进行输血。

2. 取回的血应尽快输用,不得自行储血。输用前将血袋内的成分轻轻混匀,避免剧烈振荡。血液内不得加入其他药物,如需稀释只能用静脉注射生理盐水。一般输血不需要加温。需要加温的情况有:① 大量快速输血。② 婴儿换血。③ 患者体内有高效价冷凝集素。血液加温应使用专用血液加温器,不得在装有热水的容器中加温。

3. 输血完毕后,医护人员将输血记录单(交叉配血报告单)贴在病历中,将血袋送回输血科(血库)至少保存 1 天。对有输血反应的应逐项填写患者输血反应回报单,并返还输血科(血库)保存,输血科(血库)每月统计上报医务处(科)。

(七)输血后疗效评估

输血后由临床医师及时评估输血治疗效果,必要时及时调整输血方案。对于未达到输血治疗效果的患者要查找原因,消除影响因素,积极治疗原发病。

四、临床输血

输血分为全血输注和成分输血。全血输注目前已很少应用,取而代之的是各种成分输血。成分输血是指用物理或化学的方法将血液各种成分有效分离,分别制备成高浓度、高效价的成分血,根据患者的病情,补充所需血液成分的输血方法。成分输血具有反应少(安全)、疗效高(有效)、经济合理(节约)以及利于保存的优点,节约了血液资源,提高了血液利用效率,又减少了输血传播病毒的风险,提高了输血疗效。因此,开展成分输血的比例代表医疗水平的高低,也是等级医院评审的主要指标之一。

(一)全血输注

全血是指将人体一定量的血液采集入含有抗凝保存液的血袋中,包括血细胞及血浆中各种成分。全血分为库存全血和新鲜全血,其差别在于随着保存条件和时间的不同而成分发生变化。在 4℃保存下,5 天以内的 ACD 全血或 10 天以内 CPD 全血均可视为新鲜全血。库存全血中的有效成分是红细胞、清蛋白、免疫球蛋白和纤维蛋白原。

1. 适应证　因易引起过敏反应,临床输全血的并不多见,须严格掌握全血输注的适应证。主要是同时需要补充红细胞和血容量的患者,各种原因如急性大量失血、血液置换时应考虑全血输注。

2. 剂量及用法　全血输注应根据患者具体病情、年龄、贫血程度进行综合考虑。

(二)红细胞输注

全血经分离出血浆制备而成,由于红细胞浓度、加工方法和储存要求不同,分为许多种红细胞制剂。红细胞也是目前临床上最常用的血液制品,在输血技术水平较高的国家和地区,红细胞输注率在 95% 以上。

1. 适应证

(1)悬浮红细胞输注:用于慢性贫血、急性失血及心、肝、肾功能不全患者等。

(2)浓缩红细胞输注:与悬浮红细胞相同。

(3)去白细胞悬浮红细胞输注:用于反复输血已产生白细胞或血小板抗体、准备移植者及需长期反复输血者等。

(4) 洗涤红细胞输注：用于输血后发生过敏反应者、自身免疫性疾病贫血患者、反复输血已产生抗血细胞抗体者、仅主侧血型配合试验相合者、肝肾功能不全者及 HDN 未达到换血指征时的成分输血等。

(5) 冰冻红细胞输注：主要用于稀有血型的长期保存。

(6) 年轻红细胞输注：将全血中的新生红细胞分离出来而制备的特殊红细胞血制品。该血制品主要用于长期输血患者，以便延长输入红细胞的存活期，减少输血次数。

(7) 辐照红细胞输注：辐照射的目的是破坏免疫活性淋巴细胞的增殖，预防 TA-GVHD。

2. 剂量及用法

(1) 剂量：理论上 1 U 的血制品中红细胞数量应与 1 个单位全血中的红细胞数量相同，但在准备过程中可能丢失约 20% 的红细胞。由于制备方法、保存液、保存方法和时间不同，红细胞的实际差别可能较大。红细胞制品中的悬液主要是盐晶体溶液，远少于 1 U 全血 (200 ml)，对提升血容量有限。输入的红细胞 80% 进入血液循环，其余 20% 滞留于肝、脾，1 U 红细胞制品中约含 Hb 25 g，输血后一般可提高血中 Hb 20 g。

(2) 用法：血红蛋白浓度是评价是否输血的主要参考指标。急性贫血时 Hb > 100 g/L 以上可以不输血，Hb < 70 g/L 可以考虑输血，介于 70～100 g/L 时，应根据患者心肺功能决定是否输血。慢性贫血患者，Hb < 60 g/L 时应考虑输血。对于不同疾病的不同个体，贫血程度、脏器功能、临床表现差异较大，所以，通过输血来改善供氧，输血量也不同。对于急性失血性休克，应短时间输入大量红细胞，提高血容量，提高 Hb 水平。但对于慢性贫血，可以逐步输入红细胞制剂，达到预期 Hb 水平。

(三) 血小板输注

血小板输注主要用于预防和治疗血小板数量或功能异常所致出血，以恢复和维持机体正常止血和凝血功能。

1. 适应证　是否进行血小板输注取决于患者的临床病情、血小板减少的原因、血小板数量及功能。血小板输注分为治疗性血小板输注和预防性血小板输注。治疗性血小板输注通过输注血小板治疗存在活动性出血的血小板减少患者，达到止血的目的；预防性血小板输注通过血小板输注达到预防出血的目的。

2. 剂量及用法

(1) 剂量：血小板输注剂量和频率取决于个体情况，视病情而定。

(2) 用法：冰冻血小板除外，各种血小板制剂要求在 (22±2) ℃连续水平振荡。输血科 (血库) 及病房应在保证安全的前提下尽快完成血小板输注，输注速度宜快，以患者最大耐受速度进行。

(四) 单采粒细胞输注

1. 适应证　在临床上主要用于治疗因粒细胞缺乏症伴有败血症或威胁生命的严重感染时。另外，如果患者有粒细胞输注的适应证，但骨髓功能将在几天内可恢复，则不需要输注。

2. 用法和剂量 从血液分离开始到给患者输注,最好能在 4～6 h 内完成。另外,输注前还应给患者做红细胞交叉配血试验,以保证 ABO 及 Rh 等血型配合。有条件情况下,可行 HLA 配血试验,以预防 TA-GVHD。

(五)血浆输注

血浆制品主要有新鲜冰冻血浆和普通冰冻血浆,前者保存期较短,−20℃,3 个月以内,含凝血因子;后者保存期较长,−20℃,1 年以上,凝血因子已失活。

1. 新鲜冰冻血浆输注

(1)适应证:新鲜冰冻血浆含有全部凝血因子,包括凝血因子 V 和凝血因子 Ⅷ。适用于:① 补充凝血因子缺乏,如肝病、大剂量输血引起的凝血因子稀释、双香豆素抗凝过量等。② DIC。③ 血栓性血小板减少性紫癜(TTP)。

(2)剂量和方法:应用是先融化后再输注,如不能及时输注,应保存于 4℃环境,并不得超过 24 h。

2. 冰冻血浆输注

(1)适应证:主要用于凝血因子 V 和凝血因子 Ⅷ以外的凝血因子缺陷患者的治疗。

(2)剂量和方法:同新鲜冰冻血浆。

(六)冷沉淀凝血因子输注

冷沉淀物中主要含凝血因子 Ⅷ复合成分、凝血因子 ⅩⅢ、Fg 和 Ig 等,适用于血友病、血管性假血友病、原发性和继发性纤维蛋白原减少症患者。新鲜冰冻血浆可替代冷沉淀物,因为新鲜冰冻血浆含全部凝血因子。此外,临床上应用凝血因子 Ⅷ浓缩剂对甲型血友病预防与治疗,应用凝血酶原复合物浓缩剂治疗各种原因引起的凝血因子缺乏,如肝硬化、维生素 K 缺乏症。

(七)自身输血

自身输血是指采集患者自身血液,或回收手术野或创伤区无污染的血液,以满足患者自身手术或将来应急情况用血需要。近年来,输血不良反应及输血相关性疾病,尤其是输血后感染肝炎和艾滋病的病例日趋增多,自身输血的重要性日益突出。

1. 自身输血的优点 如节约血源,避免输血传染病,避免同种免疫反应所致的疾病,为稀有血型的患者解决输血上的困难等。

2. 自身输血的方式

(1)储存式自身输血:就是在手术前数周乃至数月采集自身血液(全血或分离成分)保存,以备手术时使用,也可在某些疾病缓解期采集自身血液成分,以备必要时使用。

(2)稀释式自身输血:稀释式自身输血是自身输血中较常用的方式,血液稀释可降低血黏度,改善微循环,又可使患者获得含有较多活性的血小板和凝血因子。血液稀释还有利于利尿,适量的血液稀释不会损害对组织的供氧,也不会影响血液凝固功能。

(3)回收式自身输血:对于手术中失血较多者及突然大量出血者采用回收式洗净回输的方式保持血容量。该法较复杂,并且副反应不易控制,一般较少采用。

（八）大量输血

美国血库协会定义的大量输血（MT）是指 24 h 以内输血量达到患者总血容量，或 4 h 内输血量超过患者总血容量的 1/2。我国指在 24 h 内输注红细胞大于或等于 18 U（成人）或 24 h 内输注红细胞悬液大于或等于 0.3 U/kg 体重。大量输血的不良反应增多，输血风险增加。医院应根据大量输血方案（MTP），对大量输血做出评估与准备，制订输血预案。通过大量输血恢复血容量和纠正贫血，维持组织灌注和氧供。

病例分析

患者，男，46 岁，因发现皮下瘀点 1 个月入院，诊断为"急性白血病 M2"。入院后血型鉴定结果为 O 型，Rh（D）血型阳性。

血常规检验：白细胞计数（WBC）53.19×10^9/L，其中未成熟白细胞达 68%，红细胞计数（RBC）2.78×10^{12}/L，血红蛋白（Hb）为 87 g/L，血小板计数（PLT）43×10^9/L，骨髓象示原粒细胞 66%，诊断为急性髓系细胞（AML-M2）白血病。

住院期间，输注了 4 次共 8 单位的 O 型 Rh（D）阳性红细胞悬液及 O 型血小板 4 个治疗量，期间没有任何不良反应。住院 23 天后，骨髓穿刺示急性髓系细胞白血病部分缓解骨髓象，予以出院。

半个月后，患者因感冒不适再次入院，此时复查血型却为 A 型，Rh（D）阳性。发现与患者前期血型并不相符，重新抽血进行复查，结果仍为 A 型。随后输入 A 型血小板 1 个治疗量，输血过程顺利，并无不良反应，患者随后出院。

这名患者两次入院血型不符，并且两次输注不同血型血液均无不良反应。为了验证患者血型，进一步进行了血型血清学检验。患者血型正、反定型试验均为 A 型，唾液中均分泌 A 物质和少量 H 物质。吸收试验证实患者红细胞上有 A 抗原。放散试验结果只与 A 细胞凝集，证实放散出抗 A 抗体。Coombs 直接试验为阴性，提示红细胞表面没有不完全抗体或补体。根据以上结果，证实患者的血型确实为 A 型。

请思考：

1. 患者在急性白血病治疗期间，血型发生了改变，与哪些因素有关？

2. 除了上述病例的急性白血病外，临床还有哪些情况可能导致血型改变？

第七节　输血不良反应与输血相关疾病

一、输血不良反应

输血不良反应是指在输血过程中或输血之后，受血者发生了与输血有关的新的异常表现或疾病。输血不良反应发生率可达 1%～10%，即使按照最高标准执行献血者挑选、血液采集、加工和储存，仍然可能发生与输血相关的不良反应，严重者甚至危及生命。

（一）输血不良反应分类

按发生的时间分为即发反应和迟发反应,前者是指在输血当时或输血后 24 h 内发生的反应。后者是指输血 24 h 后、几天或十几天发生的反应。按发病机制分为免疫性和非免疫性两类。输血不良反应分类见表 3-21。

表 3-21　输血不良反应分类

种类	免疫性	非免疫性
即发反应	非溶血性发热反应、过敏反应、溶血反应、输血相关的肺损伤	细菌污染反应、循环负荷过重、空气栓塞、出血倾向、非免疫性溶血反应、电解质紊乱、枸橼酸中毒
迟发反应	溶血反应、移植物抗宿主病、输血后紫癜、血细胞或血浆蛋白同种异体免疫	含铁血黄素沉着症、血栓性静脉炎、输血传播性疾病

（二）输血不良反应发生后的检验程序

根据原卫生部颁布的《临床输血技术规范》,输血反应发生后,应做以下核对检验。

1. 核对用血申请单、血袋标签、交叉配血试验记录。

2. 核对受血者及供血者 ABO 血型、Rh(D) 血型,核查保存于冰箱中的受血者与供血者血样、新采集的受血者血样、血袋中血样,重新检验 ABO 血型、Rh(D) 血型,重新进行不规则抗体筛选及交叉配血试验。

3. 立即抽取受血者血液加肝素抗凝剂,分离血浆,观察血浆颜色,测定血浆游离血红蛋白含量。

4. 立即抽取受血者血液,检验血清胆红素含量、血浆游离血红蛋白含量、血浆结合珠蛋白含量,做直接抗人球蛋白试验并检验相关抗体效价,如发现特殊抗体,应做进一步鉴定。

5. 如怀疑细菌污染性输血反应,应抽取血袋中血液做细菌学检验。

6. 尽快检验受血者的血常规、尿常规及尿血红蛋白。

7. 必要时,输血不良反应发生后 5～7 h 测受血者血清胆红素含量。

二、输血传播性疾病

输血传播性疾病(transfusional infectious disease)指供血者的传染病原如细菌、病毒、寄生虫,可通过输注血液制品进入受血者体内引起的疾病。全血输注或成分输血均有传播疾病的危险,经输血传播的疾病,又称输血相关疾病,其中以肝炎、艾滋病危害性最大。

1. 肝炎　主要是乙型和丙型肝炎。凡是由于输注血液制品引起受血者发生肝炎,或者无肝炎的临床症状和体征,但出现阳性的肝炎血清学标志物,统称为输血后肝炎。输血后丙型肝炎发生率远远高于输血后乙型肝炎发生率。

2. 艾滋病　人类免疫缺陷病毒(human immunodeficiency virus,HIV)既可存在于血浆中,也存在于细胞中,所以全血输注或成分输血均能传播 HIV,血源性传播是 HIV 传播的重要途径之一。

3. 巨细胞病毒　巨细胞病毒(cytomegalovirus,CMV)以一种或多种形式在白细胞内呈潜伏状态,其存活时间较短,所以输库存血或去除白细胞的血液制品比输新鲜血传播巨细胞病毒的可能性小。

4. 疟疾　输血传播疟疾是因为输注血液中含疟原虫裂殖体或裂殖子引起受血者感染。输血传播疟疾较少见。排除有疟原虫感染的献血者是最有效的预防措施。

5. 梅毒　献血者患梅毒并处于梅毒螺旋体血症阶段,可以传播梅毒。梅毒螺旋体在体外生存能力低,4℃时48～72 h 或40℃失去传染力,100℃立即死亡。避免输注新鲜血液,最好输注4℃冷藏5天以上的血液,可以防止或减少梅毒的传播。

6. 其他疾病　当献血者患有 EB 病毒感染、黑热病、丝虫病、回归热及弓形体感染等疾病时,均有可能通过输血传播。

三、新生儿溶血病

(一) 发病原因和机制

新生儿溶血病(hemolytic disease of newborn,HDN)从广义上说包括母婴血型不合、红细胞葡萄糖-6-磷酸脱氢酶缺陷、遗传性球形红细胞增多症等引起的溶血症;狭义上仅指母婴血型不合引起的溶血病,临床上以母婴血型不合引起的最为常见。

HDN 是发生在胎儿或新生儿时期的疾病,主要原因为母婴血型不合时,在妊娠后期由于胎盘局部破裂,使得母婴之间出现少量的红细胞交换,胎儿红细胞进入母体的数量远多于母体红细胞进入胎儿体内的数量,因此,当少量胎儿红细胞进入母体时,即可刺激母体产生相应的 IgG 型抗体。IgG 型抗体能通过胎盘进入胎儿体内,破坏胎儿红细胞。在我国的 HDN 中,ABO 血型系统不合所引起的溶血较常见,其次是 Rh 血型系统引起。其他如 Kell、Duffy、Kidd 等系统极为少见。

1. ABO 血型不合引起的 HDN　ABO 血型系统 HDN 90% 以上发生于 O 型母亲孕育了 A 型或 B 型的胎儿,A 型胎儿比 B 型胎儿更常见。O 型的母亲发病率较高。这是因为自然界大量存在的类似 A 和 B 血型物质刺激,使 O 型人血中存在 IgG 型抗 A、抗 B 和抗 AB,可以通过胎盘进入胎儿体内导致 HDN,因此 ABO 血型系统 HDN 可以在第一胎发病。

2. Rh 血型不合引起的 HDN　Rh 血型系统 HDN,以 D 抗原不合最为多见,临床表现也最严重,Rh 血型不合的新生儿溶血病一般在第二胎发生,因 Rh 阴性的母亲孕育了 Rh 阳性的胎儿引起。第一胎分娩时,胎儿带有一定数量的 Rh 抗原阳性红细胞进入母体,即可刺激母体产生抗 Rh 的抗体。此抗体可以通过胎盘进入胎儿体内,与胎儿红细胞表面抗原结合引起溶血。第一胎时因产生的抗 Rh 抗体很少,故极少发生溶血,当第二次妊娠后,再次受到 Rh 阳性抗原的刺激,产生的抗体增多而引起严重的 HDN,故 Rh 血型不合所致新生儿溶血病多发生在第二胎,但若孕妇曾有输 Rh 阳性血液或第一胎妊娠前有流产史,则生产第一胎也可发病。

(二)临床表现

1. ABO 血型不合引起的 HDN 病情大多较轻,黄疸多于出生后 48 h 内出现,少数重症可在 24 h 内出现,血清胆红素在 255～340 μmol/L(超过 340 μmol/L 时要警惕核黄疸)。贫血,肝脾大程度较轻,偶见胎儿水肿。

2. Rh 血型不合引起的 HDN 病情严重者可出现胎儿水肿。出生后 24 h 内(4～5 h)开始出现黄疸并迅速加重,3～4 天达高峰,血清胆红素常超过 340 μmmol/L;溶血导致新生儿贫血,贫血使器官组织缺氧,导致代偿性肝脾大;重症 Rh 血型不合引起的溶血有出血倾向,少数患儿可发生 DIC。

(三)实验室检验

1. 常规检验 新生儿脐带血血红蛋白测定,可以作为新生儿溶血性贫血换血治疗的依据。胆红素测定包括新生儿产前羊水及脐带血检验,羊水检验可预测子宫内的溶血情况,胆红素浓度越高,溶血越重;新生儿脐血胆红素测定,可诊断新生儿病理性黄疸及程度,是治疗的依据。

2. 血型血清学检验

(1) 血型鉴定:包括夫妇及新生儿的 ABO、Rh 血型鉴定,以确定夫妇血型是否配合,从而确定新生儿是否是因父母血型不合引起的新生儿溶血病。

(2) 抗体效价测定:检验母亲血清中有无 IgG 型抗体并做效价检验。ABO 血型不合引起的 HDN 是由 IgG 型抗 A(B)引起,所以夫妇 ABO 血型不配合时,应检验母亲血清中有无 IgG 型抗体并测定其效价,即可预测 HDN 是否发生,若 IgG 型抗 A(B)≥1:64,患儿发生 HDN 的可能性增大。夫妇 Rh 血型不配合时,应检验 Rh 阴性母亲血清中有无 IgG 型抗 D 抗体并测定其效价,IgG 型 Rh 抗体为 1:(32～64),即可能发生 HDN。

(3) 直接抗人球蛋白试验:检验新生儿红细胞是否被母亲的 IgG 型抗体致敏。直接抗人球蛋白试验阳性见于新生儿溶血病、溶血性输血反应、自身免疫性溶血性贫血。新生儿溶血病时,如果患儿红细胞已被 IgG 型抗 A(B)所致敏,直接抗人球蛋白试验应为阳性结果,但由于 ABO 血型不合引起的 HDN 患儿红细胞上抗体往往结合得很少,使直接抗人球蛋白试验常常显示为阴性,而 Rh 血型不合引起的 HDN 直接抗人球蛋白试验常为阳性。

(4) 游离抗体试验:新生儿血清中的 IgG 型抗 A(B)抗体来自母亲,当怀疑患儿血清中有与其红细胞不配合的 IgG 型抗 A(B)抗体时,应将其血清与 A、B、O 红细胞进行间接抗人球蛋白试验加以证实。Rh 血型不合引起的 HDN 的游离抗体试验最好用母亲的血清代替患儿血清与一组 Rh 谱细胞起反应,因为患儿血清中的抗体均来自母亲,而母亲血清抗体效价高,结果更清楚。使用母亲血清时,只有检出 IgG 型血型抗体,而且该抗体能够与患儿红细胞反应,才能判断为阳性,该试验只能确定患儿血清中可能有 IgG 型血型抗体,确诊仍要考虑直接抗人球蛋白试验和红细胞抗体放散试验。

(5) 红细胞抗体放散试验:ABO 血型不合引起的 HDN 抗体放散试验用加热放散法,将致敏患儿的红细胞上的抗体解离下来,释放到放散液中。放散液加经酶处理的 A、B、

O 红细胞做间接抗人球蛋白试验,本法敏感性高,准确性好,即使直接抗人球蛋白试验阴性的患儿,一旦出现阳性结果即可确诊,本法主要用于 ABO 系统抗体引起的新生儿溶血病。

Rh 血型不合引起的 HDN 抗体放散试验常用乙醚放散法。乙醚为有机溶剂,通过破坏红细胞膜使 IgG 型抗体解离,在放散液中抗体的回收率较高。

本章小结

血细胞血型主要包括红细胞血型系统、白细胞抗原系统和血小板血型系统。其中,红细胞血型系统中,ABO 和 Rh 血型系统具有重要的临床意义。输血前的检验,主要包括 ABO 血型和 Rh(D) 血型鉴定、抗体筛查和鉴定、交叉配血试验等。血型鉴定及交叉配血试验方法主要有有盐水介质法、酶介质法、凝聚胺介质法、微柱凝胶介质法及抗人球蛋白试验等。

成分血是指从全血中分离制备的高浓度、高纯度的血液组分。成分血制备主要在中心血站或血液中心进行,制备方法主要分为两大类,一类是从采集的全血进行离心制备,另一类是应用血液细胞分离机直接从单个献血者采集所获得。成分血获得流程主要有献血者招募与健康检查、全血采集、血液检验、成分血制备及保存等,其中全血的采集需要 ACD 或 CPD 等保养液。

二级甲等以上医院要成立输血科,根据患者病情需要输入相应的成分血制剂时,原则上能不输者则不输,能少输者不多输,输血可引起输血不良反应和输血传播性疾病。因此,成分血制备前要进行严格的输血传播性疾病病原体标志物及其他检验,血液采集和制备都要无菌操作,血液运送要保持冷链环境,以确保输血安全和成分血质量。

(黄金香　严家来　徐素仿)

思 考 题

一、名词解释

血型物质　天然抗体　不规则抗体　Rh 阳性　交叉配血　ACD 保养液　成分血　输血传播性疾病　新生儿溶血病

二、在线测试

第四章　血栓与止血检验

学习目标

1. 掌握血液的凝血机制,凝血因子的种类及特性,常见血栓与止血检验的临床意义。
2. 熟悉纤溶系统的作用机制,血液凝固分析仪的原理及常规检验项目。
3. 了解抗凝系统的组成成分,血液凝固分析仪的操作及维护保养。
4. 能够进行血栓和止血相关试验检验。
5. 具有解释检验结果的知识储备和能力。

思维导图

第一节　凝血、抗凝与纤溶

人体的止血过程比较复杂,生理情况下,血液的凝血机制(主要包括血管壁、血小板和凝血因子)与抗凝及纤溶系统相互制约,处于动态平衡状态,维持着血管内血流畅通。当局部血管出现损伤时,血管壁、血小板和凝血因子相互配合及相互作用,此间凝血因子通过不同的途径依次激活,最终纤维蛋白原转变成纤维蛋白,在血管损伤处形成血凝块,出血停止。凝血、抗凝及纤溶任一方面功能出现减弱或亢进,都可能导致机体发生出血性或血栓性疾病。

一、凝血机制

当健康人的血管被划破,血管壁受损,出现流血的情况时,机体的血管壁、血小板以及血浆内的诸多凝血因子将共同协作完成止血过程。

(一)血管壁的作用

1. 血管收缩　在神经－体液的调节作用下,受损血管会立刻发生收缩。另外,血管内皮细胞和血小板也会释放一些物质,如儿茶酚胺、血管紧张素、内皮素、肾上腺素、5-羟色胺及血栓烷 A_2 等,促进血管的收缩。

2. 激活并诱导血小板聚集　内皮细胞合成并释放血管性血友病因子(vWF)和血小板活化因子(PAF),诱导血小板黏附并聚集于血管内皮下。

3. 激活内、外源性凝血途径　内皮细胞合成组织因子(TF)释放入血,启动外源性凝血途径；同时，内皮下胶原等组织暴露，激活凝血因子Ⅻ，启动内源性凝血途径。

4. 促进血栓形成，加强止血　血管内皮细胞合成的前列环素（PGI$_2$）、组织型纤溶酶原激活物（t-PA）、抗凝血酶（AT）等释放减少，而vWF、纤溶酶原激活物抑制物（PAI）等物质释放增多，使血管的促血栓功能增强。

（二）血小板的作用

1. 黏附于受损的血管内皮、内皮下组织。

2. 血小板相互之间黏附和聚集。

3. 血小板释放内容物，促进血管收缩。

4. 为凝血因子提供活化表面，促进血液凝固。

5. 伸出伪足，并发生向心性收缩，使血凝块更加牢固。

（三）凝血因子的作用

凝血因子共有14种，分别是以罗马数字命名的凝血因子Ⅰ～凝血因子ⅩⅢ，以及激肽释放酶原（PK）和高分子量激肽原（HMWK），其中因子Ⅵ是因子Ⅴ的活化形式，已被废除。除因子Ⅳ为钙离子外，其余均为蛋白质；因子Ⅲ是组织因子，除组织因子外，其他因子均存在于血浆内；因子Ⅱ、因子Ⅶ、因子Ⅸ和因子Ⅹ的合成需依赖维生素K。机体可通过因子Ⅻ被激活，启动内源性凝血系统，或者通过组织因子（因子Ⅲ）进入血液，启动外源性凝血途径。正常机体血液中的凝血因子是以无活性酶原形式存在的，当某一凝血因子被激活后，可使许多凝血因子按一定的次序先后被激活，彼此之间有复杂的催化作用，被称为"瀑布学说"（图4-1）。

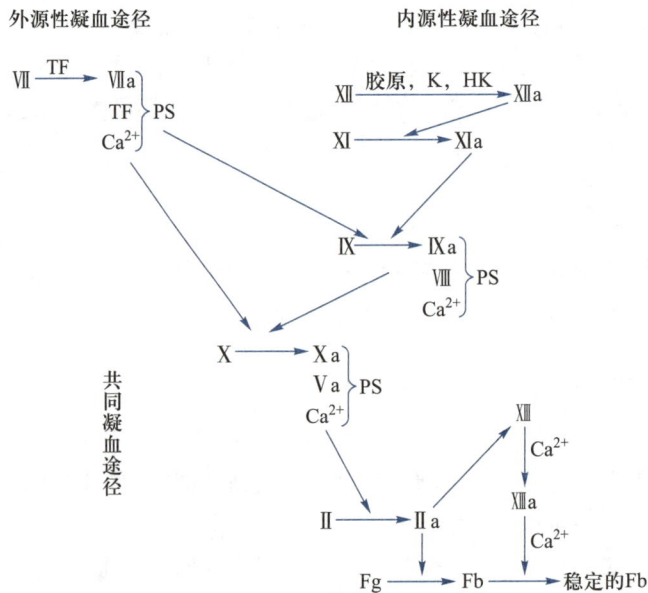

图4-1　血液的凝固机制

二、抗凝与纤溶系统

由于血液中的抗凝与纤溶系统的作用,正常生理情况下,即使有少量的凝血因子被激活或促凝物质进入血液循环,血液也不会凝固,保证了血液在血循环中正常运行。

抗凝系统包括细胞抗凝和体液抗凝,其中发挥主要作用的为体液抗凝。细胞抗凝主要是由于单核-吞噬细胞系统、肝细胞对促凝物质及活化凝血因子的消除作用以及血管内皮细胞的抗凝作用。体液抗凝主要指血浆中的多种蛋白酶抑制物,如抗凝血酶、蛋白C系统、组织因子途径抑制物等,在生理抗凝和调控凝血机制过程中发挥重要的作用。

纤溶系统即纤维蛋白溶解系统,其主要作用是将沉积在血管内外的纤维蛋白溶解,起到修复、去除和防止血管内由于纤维蛋白沉着(如血栓形成)引起的阻塞作用。纤溶系统主要由纤溶酶原激活物,包括组织纤溶酶原激活物(tissue-type plasminogen activator,t-PA)和尿激酶型纤溶酶原激活物(urokinase-type plasminogen activator,u-PA),纤溶酶原和纤溶酶,以及纤溶抑制物组成。

第二节 血栓与止血常用筛选试验

当患者发生出血性或者血栓性疾病时,血栓与止血试验能够为疾病的诊断和治疗提供必要的依据。本节仅介绍血栓与止血的常用筛选试验,其中出血时间(bleeding time,BT)、血浆凝血酶原时间(prothrombin time,PT)、血浆活化部分凝血活酶时间(activated partial thromboplastin time,APTT)、血浆凝血酶时间(thrombin time,TT)和血浆纤维蛋白原(fibrinogen,Fg)的测定对出血性疾病的初步评估十分重要,而纤维蛋白(原)降解产物(fibrin/fibrinogen degradation product,FDP)和D-二聚体(D-dimer,D-D)的测定主要用于纤溶活性的检验。

一、出血时间

出血时间(BT)是指在特定条件下,皮肤小血管被刺破后,血液自行流出到自然停止的时间。BT异常与血小板数量和功能、血管壁完整性、某些凝血因子缺乏等有关。

1. 试验原理　使用出血时间测定器在受检者前臂皮肤上造成一个标准切口,记录血液自行流出到自然停止所需要的时间,即为出血时间(BT)。

2. 试剂和器材　血压计、干净滤纸、秒表、出血时间测定器(为双刃刀片弹簧装置,两把刀片,每片长均为6 mm、深为1 mm)。

3. 操作步骤

(1)将血压计袖带缚于上臂,加压。成人维持在5.3 kPa(40 mmHg),儿童维持在2.6 kP(20 mmHg)处。

(2)在肘前窝下二横指处常规消毒,紧绷皮肤,避开血管瘢痕、水肿,置出血时间测定器,使其贴合于皮肤表面,注意刀片的长度与前臂相平行,按其按钮,使刀片由测定器内刺入皮肤,启动秒表。

（3）每隔 30 s,用干净滤纸吸取流出的血液,直至出血自然停止,按秒表计时。

4. 参考区间　（6.9±2.1）min。

5. 临床意义

（1）BT 延长　主要涉及血小板和血管壁的一期止血缺陷。见于:① 血小板数量异常,如血小板减少症、原发性血小板增多症。② 血小板功能缺陷,如血小板无力症、巨大血小板综合征。③ 某些凝血因子的缺乏,如血管性血友病(vWD)、低(无)纤维蛋白原血症和 DIC。

（2）BT 缩短　主要见于某些严重的血栓性疾病。

二、血浆凝血酶原时间

凝血酶原时间(PT)是在体外模拟体内外源性凝血的全部条件,测定血浆凝固所需的时间。PT 是常用的外源性凝血途径和共同凝血途径的筛检指标之一。

1. 试验原理　采用 Quick 一步凝固法,37℃条件下,在待检血浆中加入足量的组织凝血活酶(含组织因子、磷脂)和适量的钙离子,满足外源性凝血的全部条件,通过激活因子Ⅶ而启动外源性凝血途径,使乏血小板血浆凝固。从加钙离子到血浆开始凝固所需的时间即为凝血酶原时间。由于组织凝血活酶的来源和制备方法不同,PT 测定结果差异较大,可比性较差,特别影响对口服抗凝剂治疗效果的监测。因此,必须使用标有国际敏感指数(international sensitivity index,ISI)的 PT 试剂。1967 年,WHO 将人脑凝血活酶标准品(批号 67/40)作为标定不同来源组织凝血活酶 ISI 的参考品,其 ISI 确定为 1.0。ISI 值越接近 1.0,表示灵敏度越高。现用的凝血活酶国际参考品是组织提取物生理盐水制剂 BCT/253(人脑或胎盘制剂)和 RBT/79(兔和兔－猴组织混合制剂),复合凝血活酶国际参考品是组织提取物生理盐水制剂加入凝血因子Ⅴ、氯化钙、Fg,如 OBT/79(牛组织制剂)。其他各种组织凝血活酶 ISI 需要按照新的参考品 ISI 进行标定,其标定方法按照 ICSH 公布的参考方法进行。ISI 为组织凝血活酶参考品与每批组织凝血活酶 PT 校正曲线的斜率,即在双对数的坐标纸上,纵坐标为用参考品测定的 PT 对数值,横坐标为用待标定的组织凝血活酶测定的相同标本 PT 对数值。

为了尽可能地消除不同组织凝血活酶灵敏度的差异对 PT 测定结果的影响,1985 年,ICSH 等发布了在口服抗凝剂监测中,推荐使用国际标准化比值(INR)报告 PT 结果的文件。INR 计算公式为:

$$INR = (患者 PT 值 / 正常人平均 PT 值)^{ISI}。$$

WHO 等国际权威机构要求,每次(每批)PT 测定的正常对照值,必须用至少来自 20 名以上男女各半的正常人混合血浆所测定的结果。目前,商品化参考血浆常用 100 名正常男女各半的混合血浆作为正常对照用的标准血浆。另外,测定的试剂、标本温浴时间应控制在 3～10 min,测定温度应控制在(37±1)℃,准确判断血浆凝固终点(纤维蛋白形成)是 PT 测定结果准确性的关键。最终结果的报告方式有 PT(s)、国际标准化比值(international normalized ratio,INR)、凝血酶原比率(prothrombin rate,PTR)、凝血酶原活动度(prothrombin activity,PTA),其评价见表 4-1。

表 4-1 PT、INR、PTR 和 PTA 报告方式与评价

报告方式	评价
PT/s	必须使用的方式,因为试剂不同,其结果差异大,但要同时报告正常对照值
INR	当口服抗凝剂患者治疗监测时,必须使用的报告方式
PTR	PTR= 被检血浆 PT/ 正常对照血浆 PT,现已少用
PTA	为被检血浆相当于正常对照血浆凝固活性的百分率,可用于评估肝受损程度

2. 试剂和器材 ① 组织凝血活酶浸出液:常用人或兔脑粉浸出液。② 0.025 mol/L 氯化钙溶液。③ 器材:秒表、塑料试管、塑料注射器。

3. 操作步骤

(1) 在试管中加入 109 mmol/L 枸橼酸钠溶液 0.2 ml,然后加待检全血 1.8 ml 混匀,低速离心,分离血浆。

(2) 取小试管 1 支,加入待检血浆和组织凝血活酶浸出液各 0.1 ml,37℃温育,再加入 0.1 ml 氯化钙溶液 37℃温育,立即开动秒表,不断倾斜试管,记录至液体停止流动所需时间,重复操作 2～3 次,取平均值,即为凝血酶原时间。

(3) 同时按上法测定正常对照。

4. 参考区间 PT:成人 11～13 s,超过正常对照值 3 s 为异常;INR:依 ISI 不同而异;PTR:成人 0.85～1.15;PTA:70%～130%。

5. 临床意义

(1) PT 延长 参与外源性凝血途径的凝血因子减少或者缺乏,见于:① 先天性凝血因子Ⅱ、凝血因子Ⅴ、凝血因子Ⅶ、凝血因子Ⅹ缺乏症和低(无)纤维蛋白原血症。② 获得性凝血因子缺乏,如严重肝病、维生素 K 缺乏症(影响凝血因子Ⅱ、凝血因子Ⅶ、凝血因子Ⅸ、凝血因子Ⅹ合成)、原发性纤溶亢进、DIC 等。③ 血循环中存在抗凝物质,如口服抗凝剂等。

(2) PT 缩短 常见于:① 先天性凝血因子Ⅴ增多症。② 高凝状态和血栓性疾病。③ 药物,如长期服用避孕药等。

三、血浆活化部分凝血活酶时间

活化部分凝血活酶时间(APTT)是在体外模拟体内内源性凝血的全部条件,测定血浆凝固所需的时间,以反映内源性凝血因子是否异常和血液中是否存在抗凝血物质,是常用且比较灵敏的内源性凝血系统的筛检指标之一。

1. 试验原理 在 37℃条件下,于待检血浆中加入足量的接触因子激活剂(如白陶土)、部分凝血活酶(代替血小板磷脂)和适量 Ca^{2+},满足内源性凝血的全部条件,通过激活因子Ⅻ而启动内源性凝血途径,观察血浆凝固所需的时间。

2. 试剂和器材 ① 待测血浆及正常对照血浆:以 109 mmol/L 枸橼酸钠溶液作 1:9 抗凝,3 000 r/min 离心 10 min,获贫血小板血浆,应使用塑料试管,防止血小板激活。② 40 g/L 白陶土—脑磷脂的混悬液。③ 0.025 mol/L 氯化钙溶液。④ 秒表、塑料试管等。

3. 操作步骤

(1) 取待测血浆、40 g/L 白陶土—脑磷脂的混悬液各 0.1 ml,混匀,置 37℃ 水浴温育 3 min,期间轻轻摇荡数次。

(2) 加入经温育至 37℃ 的 0.025 mol/L 氯化钙溶液 0.1 ml,立即开启秒表,置水浴中不断振摇,约 30 s 时取出试管,观察出现纤维蛋白丝的时间,重复两次取平均值,同时按上法测定正常对照。

4. 参考区间　25～35 s,超过正常对照值 10 s 为异常。由于使用不同 APTT 试剂,其检验结果存在差异。因此,每个实验室必须建立相应的参考区间。

5. 临床意义　APTT 是检验参与内源性凝血系统的凝血因子(包括参与内源性凝血途径的凝血因子Ⅻ、凝血因子Ⅺ、凝血因子Ⅸ、凝血因子Ⅷ和参与共同凝血途径的凝血因子Ⅱ、凝血因子Ⅰ、凝血因子Ⅴ和凝血因子Ⅹ等)是否缺乏的较为灵敏的试验。

(1) APTT 延长:① 凝血因子Ⅷ、凝血因子Ⅸ水平降低的血友病甲、乙,凝血因子Ⅺ缺乏症,部分血管性血友病。② 严重的凝血因子Ⅰ、凝血因子Ⅱ、凝血因子Ⅴ、凝血因子Ⅹ缺乏,如严重肝病、维生素 K 缺乏症等。③ 原发性或继发性纤溶亢进。④ 口服抗凝剂、应用肝素等。⑤ 血液循环中存在病理性抗凝物质,如抗凝血因子Ⅷ或凝血因子Ⅸ抗体、狼疮样抗凝物等。

(2) APTT 缩短:高凝状态和血栓性疾病,如 DIC 高凝期、心肌梗死、深静脉血栓形成等。

四、血浆凝血酶时间

凝血酶时间(TT)是反映血浆中纤维蛋白原(Fg)转变为纤维蛋白所需时间的筛检指标之一。TT 延长主要反映 Fg 浓度减少或功能异常以及血液中存在相关的抗凝物质(肝素、类肝素等)。

1. 试验原理　37℃ 条件下,在待检血浆中加入"标准化"凝血酶后,直接将血浆纤维蛋白原转变为纤维蛋白,使乏血小板血浆凝固,其凝固时间即为 TT。

2. 试剂和器材　109 mmol/L 枸橼酸钠溶液、凝血酶溶液、秒表、试管等。

3. 操作步骤

(1) 在试管内加入 109 mmol/L 枸橼酸钠溶液 0.2 ml,然后加入待检血浆(或正常对照)1.8 ml,混匀,高速离心,分离血浆。

(2) 取小试管 1 支,加入待检血浆枸橼酸钠抗凝血浆 0.1 ml,37℃ 温育 5 min,再加入凝血酶溶液 0.1 ml,立即开启秒表,不断轻轻倾斜试管,记录至液体停止流动所需要的时间。重复以上操作 2～3 次,取平均值,即为凝血酶时间。

(3) 同时按上法测定正常对照。

4. 参考区间　16～18 s,超过正常对照值 3 s 以上者为异常。由于试剂中凝血酶溶液浓度不同,其检验结果存在差异。因此,每个实验室必须建立相应的参考区间。

5. 临床意义

(1) TT 延长:① 低(无)纤维蛋白原血症和异常纤维蛋白原血症,其中更多见于获得性低纤维蛋白原血症。② 肝素或类肝素抗凝物质,如肝素治疗、肿瘤和系统性红斑狼疮等。③ 原发性或继发性纤溶亢进时(如 DIC),由于 FDP 增多对凝血酶有抑制作用,可导致 TT 延长。

(2) TT 缩短:常见于血样本中有微小凝块或 Ca^{2+} 存在时,一般无临床意义。

(3) 在使用链激酶、尿激酶做溶栓治疗时,可用 TT 作为监护指标,以控制在正常值 2～5 倍为宜。

五、血浆纤维蛋白原测定

纤维蛋白原(Fg)由肝合成,是血浆浓度最高的凝血因子。Fg 浓度或功能异常均可导致凝血障碍。因此,Fg 是出血性疾病与血栓性疾病诊治中常用的筛检指标之一。在一定的条件下(如加 Ca^{2+}、凝血酶及加热等),可使 Fg 转变成纤维蛋白(Fb)或凝集,然后利用比色或比浊的原理检验并计算出 Fg 的含量。目前,常用的方法有 Clauss 法、PT 衍生法等。

1. Clauss 法原理　在待检稀释的血浆中加入足量的凝血酶,使血浆中的 Fg 转变成 Fb,血浆凝固,其血浆凝固时间与 Fg 含量成负相关;以 Fg 含量一定的国际标准品为参比血浆,测定其对应的凝固时间,制作标准曲线;通过标准曲线,可以得到待检血浆中 Fg 含量。

2. 试剂和器材　凝血酶(冻干)、参比血浆(冻干)、血浆稀释液、试管。

3. 操作步骤

(1) 蒸馏水复溶凝血酶 2 ml。

(2) 将待测或参比血浆用血浆稀释液作 10 倍稀释。

(3) 取已稀释的血浆 0.2 ml 于一小试管中,置 37℃水浴加温 2 min,再加入已复溶的凝血酶试剂 0.1 ml,即刻观察凝固时间。

(4) 再一次重复上述操作,若两次结果差异超过 0.5 s,则需再重复一次,取两次结果的平均值。

(5) 如遇有凝固时间长的标本,使两次结果间误差大,可用 1∶5 的稀释血浆进行操作,将结果除以 2 再报告结果。

(6) 根据凝固时间(s)查阅标准曲线读数表,即可获得血浆纤维蛋白原浓度(g/L)。

4. 参考区间　成人:2.00～4.00 g/L;新生儿:1.25～3.00 g/L。

5. 临床意义　Fg 可作为溶栓治疗检验的指标。使用链激酶、尿激酶等溶栓治疗时,Fg 一般不应低于 1.2 g/L,低于 1.0 g/L,可能有出血的危险。

(1) Fg 增高:Fg 是一种急性时相反应蛋白,其增高往往是机体一种非特异性反应。① 感染:毒血症、肺炎、亚急性细菌性心内膜炎等。② 无菌性炎症:肾病综合征、风湿热、风湿性关节炎等。③ 血栓前状态与血栓性疾病:糖尿病、急性心肌梗死等。④ 恶性肿瘤。⑤ 外伤、烧伤、外科手术后、放射治疗后。⑥ 其他:妊娠晚期、妊娠高血压综合征等。

(2) Fg 减低:① 原发性纤维蛋白原减少或结构异常:低(无)纤维蛋白原血症、异常纤维蛋白原血症。② 继发性纤维蛋白原减少:DIC 晚期、纤溶亢进、重症肝炎和肝硬化等。

(3) 溶栓治疗监测:Fg 测定可用于溶栓治疗(如用尿激酶、组织型纤溶酶原激活物)及蛇毒治疗(如用抗栓酶、去纤酶)的监测。

六、血浆纤维蛋白(原)降解产物测定

纤维蛋白原、可溶性纤维蛋白、纤维蛋白多聚体、交联纤维蛋白均可被纤溶酶降解，生成纤维蛋白(原)降解产物(FDP)(图 4-2)。FDP 中 X、Y、D 和 E 等片段具有纤维蛋白原的抗原决定簇，用其免疫动物可获得抗 FDP 抗体。因此，通过免疫学方法可检验血浆 FDP 浓度。血液中 FDP 增高是体内纤溶亢进的标志，但不能鉴别原发性纤溶亢进与继发性纤溶亢进。

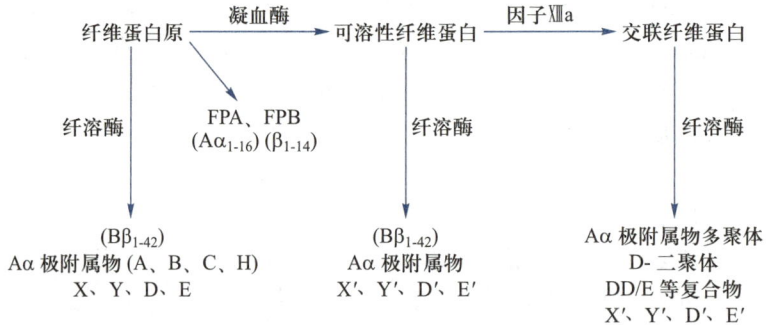

图 4-2　纤溶降解产物

1. 试验原理

(1) 胶乳凝集法(Fi 试验)：用特异性抗纤维蛋白(原)D、E 片段抗体标记的胶乳颗粒与受检血清混合，如血清中含有 FDP，特别是 D、E 片段，可发生抗原抗体反应，导致胶乳颗粒凝集。

(2) 胶乳增强散射比浊法：将 FDP 抗体包被在胶乳颗粒上，与 FDP 结合后，形成 FDP 抗原抗体复合物的胶乳凝集颗粒，体积增大，根据散射光的变化计算出其含量。ELISA 法：将抗 FDP 抗体(多克隆或单克隆抗体)包被于固相载体上(酶标反应板)，加入待测血清或尿液。如存在 FDP 即发生抗原抗体反应，形成的复合物再与酶联抗体(过氧化物酶标记的相同抗体)反应，以邻苯二胺(OPD)显色，读取的 A 值与 FDP 含量成正比，参照用标准品制成的标准曲线可算出待测样品的 FDP 量。

2. 试剂与器材　以胶乳凝集法为例。① 鼠抗人 FDP 单抗包被的胶乳颗粒悬浮液。② 甘氨酸缓冲液。③ FDP 阴性对照液。④ FDP 阳性对照液。⑤ 专用纸片板。⑥ 混匀用塑料小棒。

3. 操作步骤

(1) 待测样本需先做两个稀释度，1∶2(待测血浆 50 μl 加甘氨酸缓冲液 50 μl)，1∶8(待测血浆 50 μl 加甘氨酸缓冲液 350 μl)，混合。

(2) 每个稀释度各取 20 μl，加于专用纸片板的相邻环行圈内。

(3) FDP 阳性对照液、FDP 阴性对照液各取 20 μl 于各环行圈内。

(4) 每个环行圈内各加经摇匀的单抗胶乳颗粒悬液 20 μl。

(5) 每圈取一根混匀用塑料小棒，将两液混合，然后轻巧地旋转专用纸片板 3 min。

(6) 将待测样本与 FDP 阳性液、FDP 阴性液对照比较，若两个稀释度均与 FDP 阴性

对照液一样不产生凝集,则 FDP 值小于 5 mg/L;若 1:2 稀释度出现凝集而 1:8 不凝集,则 FDP 在 5～20 mg/L;若两个稀释度均与 FDP 阳性对照液一样产生凝集,则 FDP 值大于 20 mg/L。本法地 FDP 检验阈值为 2.5 mg/L。超过 1:8 稀释度阳性时,则检验值为大于 2.5×8(稀释倍数)。

4. 参考区间　① 胶乳凝集法:阴性;② 散射比浊法:0～5 μg/ml。

5. 临床意义　FDP 阳性或增高见于原发性纤溶亢进或继发性纤溶亢进,如 DIC、肺栓塞、深静脉血栓形成、急性心肌梗死、严重肺炎、大手术后、恶性肿瘤、肝病、器官移植排斥反应和链激酶等溶栓治疗等。

七、血浆 D- 二聚体测定

D- 二聚体(D-D)是交联纤维蛋白的降解产物之一。因为继发性纤溶中纤溶酶的主要作用底物是纤维蛋白,生成特异性 FDP 即为 D- 二聚体,所以 D- 二聚体是继发性纤溶特有的代谢产物。用 D- 二聚体免疫动物可获得抗 D- 二聚体抗体,因此,可通过免疫学方法检验血浆 D- 二聚体浓度。

1. 试验原理

(1) 胶乳凝集法:向受检血浆中加入标有 D- 二聚体单克隆抗体的胶乳颗粒悬液,若血浆 D- 二聚体含量高于 0.5 mg/L,则与胶乳颗粒上标记的单抗发生凝集反应。

(2) 胶乳增强散射比浊法:将 D- 二聚体抗体包被在乳胶颗粒上,然后与 D- 二聚体结合,形成 D- 二聚体抗原抗体复合物的胶乳凝集颗粒,体积增大,根据散射光的变化计算出其含量。

(3) ELISA 法:将 D- 二聚体单抗包被于酶标反应板,加入受检血浆,血浆中的 D- 二聚体与包被在反应板中的 D- 二聚体单抗结合,再加入酶标记的 D- 二聚体抗体,与被包被的 D- 二聚体结合,最后加入底物显色,显色的深浅与血浆 D- 二聚体含量成正相关,查标准曲线计算血浆 D- 二聚体的含量。

2. 试剂与器材　以 ELISA 法为例:已包被抗体的酶标反应板、酶标抗体、酶抗体反应助剂(使用前与酶标抗体等量混合)、样品稀释液、D- 二聚体标准品、洗涤液、底物(邻苯二胺,临用前加底物缓冲液 2 ml,蒸馏水 3 ml,加 30% 过氧化氢溶液 4 μl)、底物缓冲液、30% 过氧化氢溶液、终止液和酶标仪等。

3. 操作步骤

(1) 标准曲线绘制:

1) 标准品用样品稀释液 0.5 ml 精确复溶。

2) 将已包被有抗体的酶标反应板揭去封口膜后,倾去保护液并用洗涤液洗涤 1 次,甩干。

3) 在酶标反应板的右侧两排孔 11(A～H)、12(A～H)中,11A、12A、11B、12B 加标准品各 100 μl。用样品稀释液(各孔 100 μl),从 11B、12B 开始按倍比稀释法进行连续稀释(每一稀释度都是双孔)至 11H、12H,每孔最终体积为 100 μl,37℃温育 1.5 h。

4) 甩去液体,用洗涤液洗 4 次,拍干。

5) 加酶标记 D- 二聚体单抗,每孔 100 μl,温育 30 min。

6) 甩去酶标抗体,洗涤 4 次,拍干。

7）加底物，每孔 100 μl，37℃温育 15 min。

8）每孔加终止液 50 μl，于 495 nm 波长读取吸光度值，空白对照孔调零点。

9）在半对数坐标纸上，以 D-二聚体含量为纵坐标，吸光度值为横坐标，绘制标准曲线。

（2）D-二聚体测定：

1）检验孔每孔加 90 μl 样品稀释液、10 μl 待测样品，加毕轻轻振荡酶标反应板，使混合均匀。37℃温育 1.5 h。

2）余同标准曲线绘制步骤 4）～8）。

3）用样品孔双孔吸光度的平均值，查曲线得 D-二聚体含量，乘稀释倍数获最初含量。

4. 参考区间　胶乳凝集法阴性；胶乳增强散射比浊法：0～256 μg/L；ELISA 法：0～200 μg/L。

5. 临床意义　正常人血液中 D-二聚体浓度很低，而在血栓形成与继发性纤溶时显著增高。因此，D-二聚体是 DIC 诊断中特异性较强的指标，并在排除血栓形成中有重要的价值。

（1）血浆中 D-二聚体含量增高见于 DIC 形成及继发性纤溶发生，是体内血栓形成的指标，是诊断 DIC 的重要依据之一。另外，脑梗死、急性心肌梗死、肝硬化、肿瘤、急性非淋巴细胞性白血病等也可见 D-二聚体增高。

（2）D-二聚体在继发性纤溶时增高，原发性纤溶时正常。因此，D-二聚体检验可以用于原发性纤溶与继发性纤溶的鉴别试验。

（3）溶栓治疗的监测。使用尿激酶治疗时，D-二聚体水平显著增高，尤以用药后 6 h 峰值最高，24 h 恢复至用药前水平。

案例分析

　　患者，男，30 岁，轻微外伤后臀部出现一个大的血肿。患者既往无出血史，其兄有类似出血症状。体格检查：T 37℃，P 87 次 /min，R 18 次 /min，BP 128/86 mmHg，无贫血貌，口腔黏膜有出血点，浅表淋巴结未触及，心、肺无异常，肝、脾未触及。实验室检验：RBC 4.5×10^{12}/L，WBC 7.0×10^9/L，HGB 125 g/L，PLT 300×10^9/L；骨髓象未见异常；血栓与止血检验结果：PT 15 s，APTT 66 s，TT 19 s，Fg 3.6 g/L。

　　请思考：

　　1. 初步诊断及诊断依据是什么？

　　2. 为明确诊断还需要做哪些实验室检验？

第三节　血液凝固分析仪

　　血液凝固分析仪，简称血凝仪，是对血栓和止血进行实验室检验的常用仪器。血栓与止血检验可为临床出血性和血栓性疾病的诊断、溶栓以及抗凝治疗的监测及疗效观察提供有价值的指标。目前，血凝仪分为半自动（图 4-3）与全自动（图 4-4）两类，均是基于凝固法对血液凝固过程进行测量。这种"瀑布学说"产生的激变在血液的生物物理特性上表现为：黏度增强（可用磁珠法测定），浊度上升（可用光学法测定），因此凝固法中主要为光学法和磁珠法。

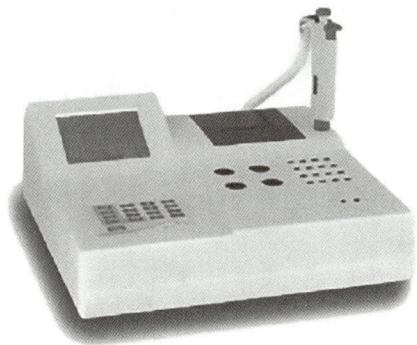

图 4-3 半自动血凝仪

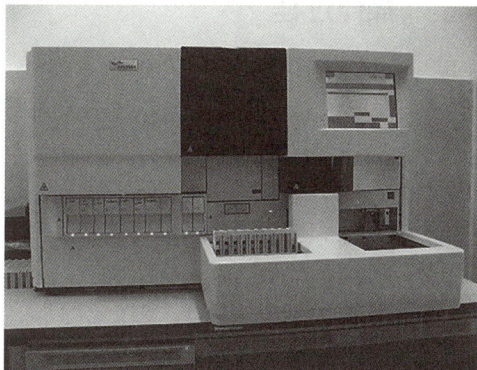

图 4-4 全自动血凝仪

一、原理

1. 光学法（比浊法） 光学法是根据血浆凝固过程中浊度的变化来测定凝血功能。根据仪器不同的光学测量原理，又可分为散射比浊法和透射比浊法两类。

散射比浊法是根据待测样品在凝固过程中散射光的变化来确定检验终点的。在该方法中检验通道的单色光源与光探测器成 90° 直角，当向样品中加入凝血激活剂后，随样品中纤维蛋白凝块的形成过程，样品的散射光强度逐步增加。当样品完全凝固以后，散射光的强度不再变化，通常是把凝固的起始点作为 0%，凝固终点作为 100%，把 50% 作为凝固时间。光探测器接收这一光学的变化，将其转化为电信号，经过放大再被传送到监测器上进行处理，描出凝固曲线。

透射比浊法是根据待测样品在凝固过程中吸光度的变化来确定凝固终点的，与散射比浊法不同的是，该方法的光路同一般的比色法一样，呈直线，来自光源的光线经过处理后变成平行光，透过待测样品后照射到光电管变成电信号，经过放大后监测处理。当向样品中加入凝血激活剂后，开始的吸光度非常弱，随着反应管中纤维蛋白凝块的形成，样本吸光度也逐渐增强，当凝块完全形成后，吸光度趋于恒定。血凝仪可以自动描绘吸光度的变化曲线并设定其中某一点对应的时间为凝固时间。

2. 磁珠法 磁珠法是根据血浆凝固过程中黏度的变化来测定凝血功能。根据仪器对磁珠运动测量原理的不同，又可分为光电探测法和电磁珠探测法。

在光电探测法中，光电探测器的作用与在光学法中不同，它只测量血浆凝固过程中磁珠的运动规律，与血浆的浊度无关。在光电探测法中，一对电磁铁安放在测试杯的两端，它们产生恒定的交替磁场使磁珠在测试杯中摆动，在与磁珠摆动的垂直方向安放一对光电接收装置，当磁珠摆幅衰减到 50% 时确定凝固终点。光电探测法中，还可以利用红外光反射来监测磁珠运动。

电磁珠探测法又称为双磁路磁珠法,其中一对磁路用于吸引磁珠摆动,另一对磁路利用磁珠摆动过程中对磁力线的切割所产生的电信号,对磁珠摆动幅度进行监控,当磁珠摆动幅度衰减到 50% 时确定凝固终点。

二、操作过程

以全自动血凝仪为例,其操作过程如下。

1. 开电源之前的检验:包括洗涤瓶中洗涤液是否足量,废液瓶中废弃液是否需要处理,是否正确连接电缆等。

2. 打开电源,等待系统自检。

3. 工作前准备好各凝血检验项目的试剂,室温平衡质控品。

4. 质控测试,分析结果,合格方可进行后续检验。

5. 准备样本,编号并放置于样本架上。

6. 仪器进行样本分析。

7. 审核样本结果并打印报告单。

8. 一天的样本检验完毕,进行仪器的日常清洗、维护和保养,处置废弃液、废弃物及使用过的反应管。

9. 关闭电源,并将检验试剂取出置于冰箱保存。

三、常规检验项目

1. 凝血系统　可以进行凝血系统的筛选试验,如 PT、APTT、TT 测定;也能进行单个凝血因子含量或活性的测定,如 Fg、凝血因子 Ⅱ、凝血因子 Ⅴ、凝血因子 Ⅶ、凝血因子 Ⅹ、凝血因子 Ⅷ、凝血因子 Ⅸ、凝血因子 Ⅺ、凝血因子 Ⅻ,其中 PT、APTT、TT、Fg 的检验在临床上被称为"凝血四项"。

2. 抗凝系统　可进行抗凝血酶 Ⅲ(AT-Ⅲ)、蛋白 C(PC)、蛋白 S(PS)、抗活化蛋白 C(APC)、狼疮抗凝物质(LAC)等测定。

3. 纤溶系统　可测定纤溶酶原(PLG)、α_2- 抗纤溶酶(α_2-AP)、FDP、D- 二聚体等。

4. 临床用药的监测　当临床应用普通肝素(UFH)、低分子肝素(LMWH)及口服抗凝剂如华法林时,可用血凝分析仪进行监测以保用药安全。

四、维护与保养

1. 每周对通针和清洗槽进行清洗。选择 Maintenance,进入保养程序,选择 Rinsing Pump,回车;再选择 Needle Purge,回车,用 F6 键打开试剂存放抽屉,3 根针移到前面。将 0.5% 的次氯酸加入清洗槽内,约为清洗槽的 4/5,浸泡 10 min;用通针器通每一根针;将机械臂上的检验杯的定位塑料套取下冲洗,擦干后重新安装牢固。用 F6 键关闭抽屉,3 根针即自动进入清洗槽,分别冲洗 3 根针。

2. 进入用户保养程序,打开透明玻璃盖,用干净纱布清洁运动导杆及丝杆,并涂少许润滑油;检验冷却液液面,若不够应及时加足。

3. 清洗空气过滤器。

4. 每月重复周保养内容。观察注射器活塞头,如有漏液及时更换,进入保养程序中的 SyringeTip/Syringe Replacement,按照提示的步骤更换新的活塞头。

本章小结

人体血液的凝血机制是血栓和止血的基础,过程比较复杂。当健康人血管被划破,机体的血管壁受损时会立刻发生相应的反应,继而与血小板、血浆凝血因子一起参与凝血过程,机体启动凝血机制,最终完成止血。在此过程中,为防止止血功能异常亢进,机体的抗凝和纤溶系统与之相互制约,使机体不会发生止血障碍,即出血性疾病,同样也不会发生血栓性疾病。

血栓和止血的筛查项目可用来初步判断一个人是否有凝血功能异常,为疾病后续的检验、诊断、治疗及效果监测都提供了重要的依据。常见的筛查项目有 BT、PT、APTT、TT、Fg、FDP 和血浆 D- 二聚体测定等。

血液凝固分析仪是对血栓和止血进行实验室检验的常用仪器。目前,有半自动和全自动两类,均是基于凝固法对血液凝固过程进行测量,根据凝固过程中血液的生物物理变化特性,测定方法主要以光学法和磁珠法为主。

(夏黎明)

思 考 题

一、名词解释

出血时间　血浆凝血酶原时间　血浆活化部分凝血酶时间　血浆凝血酶时间

二、在线测试

第五章 尿液检验

学习目标

1. 掌握尿液涂片、染色、镜检的方法；尿液有形成分细胞、管型、结晶及微生物的形态特征。尿液中细胞计数的方法。

2. 熟悉尿液标本的种类、标本采集与处理要求；尿液分析仪、尿干化学试带法的原理和质量控制要求；尿液检验各参数的临床意义。

3. 了解尿液分析仪种类、尿液自动分析工作站。

4. 能够根据检验申请单进行尿液常规检验及特殊检验并规范报告。

5. 会解释尿液常规检验及特殊检验的检验报告。

思维导图

尿液(urine)由肾生成。血液流经肾小球滤过形成原尿,正常成年人每天形成的原尿约 180 L。原尿再经过肾小管、集合管的重吸收及分泌形成终尿,正常成年人每天排出的尿液仅 1～2 L,通过输尿管、膀胱及尿道排出体外。

尿液检验有以下一些临床应用:① 可为泌尿系统疾病的诊断、治疗、监测和预后判断提供有价值的客观指标。② 可协助其他系统疾病如心血管、内分泌、消化、生殖、造血系统等疾病的诊断及鉴别诊断。③ 可用于安全用药监测及服用违禁药品的筛查。④ 可用于中毒及从事重金属作业人员的职业病防护的检测。⑤ 可用于人群的健康体检,早期筛查有无泌尿、肝胆系统疾病及糖尿病等。

第一节 尿液标本采集与处理

一、采集方法和注意事项

(一) 采集方法

尿液标本采集是关系到尿液检验结果是否可靠的重要环节,属于分析前质量控制。影响因素包括受检者准备、容器的规格与质量、标本采集时间与标本量等。

1. 受检者准备　根据检验申请目的,告知受检者采集尿液标本的方法及注意事项。

一般检验留取清洁中段尿,女性避免阴道分泌物或月经血的污染,男性避免精液的混入。细菌培养用尿液标本,要求在使用抗生素前采用无菌技术采集。

2. 尿液标本的收集容器 容器要求由透明、惰性、环保材料制成,容积在 50 ml 以上,圆形、广口,直径大于 4 cm,底部宽阔、稳固;干燥、清洁、无污染,如可降解的一次性塑料杯等。做细菌培养的尿液标本应选用无菌容器,容器周围应标有患者姓名、检验联号(条形码),并留有空白处填写标本留取时间。

3. 尿液标本种类及采集方法 根据检验目的不同,选择不同种类的尿液标本。临床上根据采集时间或检测项目的不同分为晨尿、随机尿、计时尿及特殊尿标本。

(1) 晨尿(first morning urine):是指清晨起床后未进食和做运动之前第一次排尿时收集的尿液标本(首次晨尿)。晨尿标本中的成分较为浓缩和恒定,适用于对慢性泌尿系统疾病患者和住院患者的检验,用于观察尿液中有形成分(细胞、管型及结晶)、检测人绒毛膜促性腺激素及判断肾浓缩稀释功能等。

(2) 随机尿(random urine):是指受检者无须任何准备,随时留取的尿液标本。此类尿液标本易受多种因素(如运动、饮食、用药、情绪、体位等)影响,导致某些成分浓度降低或增高,如饮食性糖尿或药物(尤其维生素 C 等)的干扰,影响病理性临界浓度的判断和有形成分的检出,因此,随机尿不能反映受检者的客观状况。随机尿因新鲜、方便,常用于门诊、急诊检验。

(3) 计时尿(timed urine):是指采集规定时间段内的尿液标本,用于特定检验。

1) 餐后尿(postprandial urine):通常收集午餐后 2~4 h 的尿液。进餐后,尿糖、尿蛋白的肾阈值降低以及餐后机体出现的"碱潮"状态,有利于尿胆原的排出,从而便于检出病理性尿糖、蛋白或尿胆原,有助于对肝胆疾病、肾病、糖尿病、溶血性疾病等的诊断。

2) 3 h 尿:是指收集上午 6—9 时的尿液,多用于检验尿液有形成分,如 1 h 尿排泄率检验等。

3) 12 h 尿:即晚上 8 时到次晨 8 时之内的 12 h 全部尿液。适用于尿液有形成分计数(如 Addis 计数)、微量清蛋白、球蛋白排泄率测定。该类标本应注意防腐。

4) 24 h 尿:受检者于上午 8 时排空膀胱,并弃去尿液,收集此后每次排出的尿液,直至次日上午 8 时最后一次排出的全部尿液。由于在 24 h 不同阶段的尿液中出现的某些成分的含量不同,为准确定量测定,需采集 24 h 尿。常用于内生肌酐清除率、儿茶酚胺、17- 羟皮质类固醇、17- 酮类固醇、总蛋白、香草扁桃酸、电解质等化学物质的定量,尿结核分枝杆菌检验。

(4) 特殊尿标本

1) 尿三杯试验:是临床上遇到血尿、白细胞尿(脓尿)时,为了确定病变部位和揭示病因而进行的临床检验方法。具体步骤及注意事项:将容器按照顺序编号,留清晨第一次小便,清洗外阴及尿道口后按照顺序将小便排入三杯中,其中第一杯 10~20 ml,第二杯 30~40 ml,第三杯 5~10 ml,整个排尿过程不间断,小便总量应大于 150 ml。尿三杯试验一般只有在尿液镜检红细胞阳性时才进行,主要用于血尿部位的定位诊断和脓尿定位诊断。如第一杯尿中有红细胞,说明病变部位在前尿道;第三杯尿中有红细胞,说明病变部位在后尿道、前列腺、膀胱底部;三杯全部血尿说明病变部位在膀胱或膀胱以上部位,如肾盂肾炎、肾小球炎等。

案例分析

患者,男,30岁,因"间断性血尿"并感小腹隐痛就诊。无腰痛,无尿频、尿急、尿痛,无发热、畏寒。于当地医院检验尿常规:尿隐血(3+)。彩色多普勒超声检查双肾、输尿管、膀胱未见结石;泌尿系统增强CT未见占位性病变以及其他异常。当地医院给予止血药及抗生素静脉滴注,3天后好转停药。

停药1天后,患者再次出现血尿,转到上级医院就诊。该院的接诊医师详细追问了患者病史,患者自诉有长期打麻将史和过量饮酒史,遂考虑为前列腺炎引起血尿,让患者做尿三杯试验。患者自诉已在当地医院做过此试验。问其做法,诉医师只告诉其接小便时分成三段接即可,结果显示均为血尿,故当地医师怀疑其是上尿路结石或者肿瘤可能,于是接着行CT等辅助检查,但结果未见相关病变。

接诊医师从患者病史中发现导致肉眼血尿的原因最有可能是前列腺炎,辅助检查未见结石、肿瘤、结核等导致血尿的泌尿系统常见疾病,外院所查尿三杯试验做法可能有误。于是让患者再次行尿三杯试验,要求患者将容器按照顺序编号,留清晨第一次小便,清洗外阴及尿道口后按照顺序将小便排入三杯中,其中第一杯10~20 ml,第二杯30~40 ml,第三杯5~10 ml,整个排尿过程不间断,小便总量应大于150 ml。第2天拿到报告一看,果然前两杯都正常,只有第三杯红细胞和白细胞指标异常,诊断为"慢性前列腺炎",给予相应治疗,2周后返医院复查,血尿治愈。

分析与体会:

1. 标本留取必须严格按照要求操作,否则很容易导致误诊。

2. 当地医师对患者的病史了解不够详细,医患之间缺少足够的沟通。当地医师告知患者做尿三杯试验的操作时,解释用语太专业或者不甚清晰。

2) 培养用尿(midvoid urine):留尿前先清洗外阴,再用0.1%新洁尔灭消毒尿道口后,以无菌容器留取中段尿送检。

3) 导管尿和耻骨上穿刺尿:在征得患者或家属的同意后,由临床医护人员进行严格的局部消毒后,以无菌术采集导管尿及耻骨上穿刺尿。常用于尿潴留或排尿困难时的尿液标本采集。

4. 标本的运送 尿液标本采集后要尽快送到门诊实验室检验,运送过程中防止漏洒。

(二) 注意事项

为了保证尿液检验结果的准确性,对尿液标本采集、处理等过程应制定相应的标准化程序,以规范受检者状态、饮食、用药,尿液放置和保存的温度、时间等要求,尽量排除标本采集时的各种影响因素。

1. 尿液标本采集的影响因素

（1）生理性状态：主要包括年龄、性别、妊娠、月经等因素。受检者的准备及生理学变化可直接影响检验结果，为了减少这些生理因素的影响，要求临床医师、护士、受检者及检验人员共同配合，以使检验结果尽可能地反映受检者的实际情况。

（2）生活习惯：生活习惯可影响尿液检验结果，如饮食、饥饿、运动、饮酒等。

（3）标本保存时间和温度对检验结果的影响：随着保存时间的延长，尿液有形成分将会有不同程度的破坏，细胞、管型逐渐减少，而结晶逐渐增多。

2. 尿液标本采集与处理的质量保证

（1）尿液标本采集与处理的标准操作程序制定与下发：临床实验室要制定尿液标本采集的 SOP 文件，内容包括受检者准备、标本容器、尿液留取方式和要求、尿量、运送时间与地点等。相关标准操作程序文件、标本采集手册等应装订成册，并下发到各病区、门诊护士站。

（2）尿液标本采集前受检者的状态控制：

1）告知：为了使检验结果有效地服务于临床，医护人员、检验人员应了解标本采集前患者的状态和影响结果的非疾病性因素，并将相关的要求和注意事项以口述、书面、影视等方式告知受检者，按要求采集，以减少假阳性，保证结果准确。

2）控制：按规定的要求控制饮食、用药、活动、情绪等影响因素。

（3）尿液标本采集器材的标准化：尿液标本采集器材如尿杯、试管应严格按标准采购，离心管、离心机符合要求并定期严格校准。

（4）尿液标本的运送要求：

1）缩短运送时间：尽量减少运送环节和缩短储存时间，标本运送要做到专人且有制度保障，以避免主、客观因素影响检验结果。

2）防止气泡产生：轨道传送带或气压管道运送时避免剧烈振动，防止尿液产生过多的泡沫引起细胞溶解，从而影响尿沉渣的检验。

3）注意生物安全：运送过程中同时要注意生物安全，并应采取必要的预防措施，防止标本漏出或侧翻，污染环境、器材和衣物等。

（5）健全尿液标本的验收制度：加强制度建设，严格执行标本验收制度，对标本标识内容与检验申请单内容不一致、申请单的项目不全、标本类型错误、尿量不足、有污染、防腐剂使用不当、容器破损、标本流失等不合格的标本均可以拒收。对不合格的标本要及时与送检部门相关人员联系，建议其核实并重新采集标本。对难以得到的尿液标本或再次采集确有困难时，则可与临床医师协商后"继续"检验，但必须在检验报告单上注明"检验结果仅供参考"及标本不合格的原因。

二、标本接收与处理

（一）尿液标本的接收与拒收

关于尿液标本的可接收性，要求每个实验室必须有明确的操作指南，对可接收或不可接收标本的具体指标做出严格规定。对未做明确标记，缺少下列信息者，临床实验室有权拒收。如门诊尿液标本编号与化验单编号不符、住院标本没有条形码一律不接收。其中标本的标记至少包括:① 患者姓名、性别、科别、床号等。② 采集的日期、时间。③ 采集方法、尿量、保存条件等信息。对患者信息不清、采集时间不清或采集时间超过 2 h 的标本应拒收。此外,尿量不够、采集标本容器不符合要求者同样拒收,以免造成结果的假阴性或假阳性。

(二)尿液标本的保存

尿液中的化学物质和有形成分不稳定,长时间存放会使尿液中化学物质挥发、分解及有形成分被破坏。因此,尿液标本留取后应在 2 h 内检测。若不能及时检验应妥善保存。

1. 低温保存

(1) 4℃冷藏:可抑制微生物生长,维持尿液 pH 恒定,保持尿液有形成分的形态基本不变。一般可保存 6 h,冷藏与防腐剂联用,效果更好。尿液标本冷藏时可析出无定形磷酸盐和尿酸盐,沉淀影响尿沉渣检验。因此,2 h 内能完成检测的尿液标本,不建议低温保存。

(2) 冰冻:可较好地保存尿中一些酶类、激素等,需先将新鲜尿离心除去有形成分,留取上清液冰冻保存。

2. 化学防腐　尿液常规检验一般不需要使用防腐剂。计时尿、标本采集后 2 h 内无法进行检验,或被检验成分不稳定时的标本,可加入特定防腐剂,冷藏保存。常用的化学防腐剂有以下几种。

(1) 甲醛(400 g/L):5 ml/L 尿,用于管型、细胞等有形成分检验的防腐。甲醛具有还原性,不适于尿糖检验的标本防腐。

(2) 甲苯:5 ml/L 尿,甲苯能在尿液表面形成一薄层,阻止尿液与空气接触,起到防腐作用。常用于尿糖、尿蛋白等化学成分定量测定的防腐。

(3) 浓盐酸或冰乙酸:浓盐酸 10 ml/L 尿,用于尿中的钙、磷、17- 酮类固醇、17- 羟皮质类固醇、儿茶酚胺等成分测定的防腐;冰乙酸 25 ml/L 尿,适用于 24 h 尿液标本的防腐,常用于保存尿中香草扁桃酸、17- 酮、17- 羟类固醇、5- 羟色胺等。

(4) 麝香草酚:小于1 g/L 尿,既能抑制细菌生长,又能保持尿液中的有形成分。通常用于尿中化学成分、细胞等的防腐。但加入过量可造成加热乙酸法蛋白定性试验呈假阳性,还可干扰尿胆色素的检验。

(5) 硼酸:1 g/L 尿,适用于尿蛋白、尿酸等检验的防腐,但干扰尿常规检验的酸碱度。

(三)尿液标本检验后的处理

任何尿液标本,都应视为感染物。检验后的尿液标本,除特殊标本须继续保存外,其余均要按照《临床实验室废物处理原则》(WS/T 249—2005)经过严格消毒处理后才能弃去,以符合医院感染管理办法及环境保护法的要求,防止疾病传播。

1. 尿液的处理　尿液标本检验完毕后,加入 10 g/L 过氧乙酸,或 30～50 g/L 漂白粉消毒处理后,再向下水道内排放。

2. 重复使用容器的消毒　对需要重复使用的实验器材和标本盛器,可用 70% 乙醇浸泡或 30～50 g/L 漂白粉溶液消毒处理;也可用 10 g/L 次氯酸钠溶液浸泡 2 h,或用 5 g/L 过氧乙酸浸泡 30～60 min 再用清水和蒸馏水冲洗干净,烘干后备用。

3. 一次性尿杯的销毁　使用后的一次性尿杯,应先消毒后毁型,再按医疗废弃物进行无害化处理。

微课:尿液标本的采集、保存、处理

第二节　尿液一般性状检验

尿液一般性状检验包括颜色和透明度、气味、尿量、尿比重、尿渗量测定。

微课:尿液一般性状检验

一、尿量

尿量是指 24 h 内排出体外的尿液总量。尿量不仅与肾小球的滤过,肾小管的重吸收、浓缩和稀释功能有关,还受饮食、起居习惯、环境温度、排汗量、年龄、精神因素、机体内分泌功能、药物应用等多种因素影响。因此,即使是健康人,24 h 尿量的变化也较大。尿量检测一般使用量筒或其他有刻度的容器,直接测量尿液体积。

(一) 参考区间

健康成人尿量为 1～2 L/24 h,小儿按每千克体重计排尿量,为成年人 3～4 倍。

(二) 临床意义

1. 多尿(polyuria)　指 24 h 尿液总量超过 2.5 L。生理性多尿常见于饮水过多、摄入利尿性的食物过多、静脉输液过多、精神紧张或癔症,也可见于服用噻嗪类利尿剂、咖啡因、脱水剂等。病理性多尿可见于:① 代谢性疾病,如糖尿病等。② 内分泌疾病,如尿崩症、原发性醛固酮增多症及甲状腺功能亢进等。③ 肾病,如慢性肾炎和肾盂肾炎晚期、急性肾衰竭多尿期、肾移植术后等。

2. 少尿或无尿　少尿(oliguria)是指 24 h 尿量少于 400 ml,或每小时尿量持续少于 17 ml(儿童小于 0.8 ml/kg);无尿是指尿量<100 ml/24 h 或 12 h 内完全无尿液排出,其中排不出尿液又称为尿闭。生理性少尿见于机体缺水或出汗过多。病理性少尿可见于:① 肾前疾病:因肾缺血、血容量低、血液浓缩或应激状态使肾血流量不足,导致肾小球滤过率减低所致肾前性少尿,见于休克、高热、剧烈呕吐、腹泻、大面积烧伤、心功能不全等。② 肾病:因肾实质病变导致肾小球滤过率减低所致肾性少尿,常见于急性肾小球肾炎、肾衰竭、肾移植术后的排斥反应,严重者可导致无尿。③ 肾后疾病:见于各种原因引起的尿路梗阻所致的肾后性少尿,常见于输尿管结石、损伤、肿瘤、膀胱功能障碍及前列腺增生等。

二、颜色

尿液的颜色源于尿色素及尿胆原,受饮食、药物、尿量及化学成分的影响。大量饮水、输液、精神紧张、尿崩症、糖尿病等尿液的颜色可变浅或无色。

（一）参考区间

正常新鲜尿液为淡黄色。

（二）临床意义

在生理情况下，影响尿液颜色的主要代谢产物是尿色素、尿胆素、尿胆原及尿卟啉等，尤其以尿色素的含量影响最大。正常人尿液颜色深浅与尿液被稀释或浓缩的状态有关。大量饮水、尿量多则尿液颜色淡；饮水少或运动、出汗、尿量少则尿液颜色深。此外，尿液颜色也受食物、药物以及女性月经血污染的影响。

在病理情况下，尿液中出现异常成分时则发生颜色变化。常见的有红色（血尿、血红蛋白尿、肌红蛋白尿及卟啉尿）、白色（脓尿及乳糜尿）、黄色（胆红素尿）等。

1. 血尿　尿液内含有一定量的红细胞时，称为血尿。依据含血量的不同，可呈淡红色云雾状、淡洗肉水样或鲜血样。每升尿内含血量达到或超过 1 ml 即可出现淡红色，称为肉眼血尿；若尿液外观变化不明显，每高倍视野平均大于等于 3 个红细胞，称为镜下血尿。正常人离心尿沉渣镜检时每高倍视野小于 3 个红细胞。血尿见于：① 泌尿生殖系统疾病，如感染、结核、结石、肿瘤、外伤、多囊肾、肾小球疾病等。② 血液病，如血友病、过敏性紫癜和特发性血小板减少性紫癜等。③ 其他，如系统性红斑狼疮、流行性出血热，某些健康人剧烈运动后出现的一过性血尿等。

2. 血红蛋白尿　是指尿液中含有游离血红蛋白。血管内溶血时血浆游离血红蛋白增多，超过结合珠蛋白的结合能力，过多的游离血红蛋白可经过肾小球的滤过，超过肾阈值（约 1.3 g/L）和肾小管重吸收能力时，形成血红蛋白尿，使尿液呈棕色、深棕红色浓茶样或棕黑色酱油样外观。常见于：血型不合的输血反应、阵发性睡眠性血红蛋白尿、阵发性寒冷性血红蛋白尿、蚕豆病、溶血性疾病等。

3. 肌红蛋白尿　正常人血浆中肌红蛋白含量很低，尿中含量甚微，当血浆中肌红蛋白增多超过肾阈值时，形成肌红蛋白尿，使尿液呈粉红色或暗红色。常见于肌肉组织广泛损伤，如大面积烧伤、创伤及急性心肌梗死等。

4. 卟啉尿　尿液呈红葡萄酒色，见于先天性卟啉代谢异常等。

5. 胆红素尿　尿液中含有大量的结合胆红素，外观呈深黄色，振荡后泡沫亦呈黄色。若在空气中久置可因胆红素被氧化为胆绿素而使尿液外观呈棕绿色。主要见于阻塞性黄疸和肝细胞性黄疸。另外，服用核黄素、呋喃唑酮、维生素 B_2、利福平、小檗碱、熊胆粉、牛黄等药物后，尿液亦可呈黄色，但胆红素定性试验呈阴性。

6. 乳糜尿　经肠道吸收的乳糜液不能经正常的淋巴道引流入血，而反流至泌尿系统的淋巴管中，引起该淋巴管内压力增高，淋巴管曲张、破裂，淋巴液进入尿液所致。乳糜尿可呈不同程度的乳白色浑浊。乳糜尿中有时可含有多少不等的血液，称为血性乳糜尿或乳糜血尿。乳糜尿主要见于丝虫病、肿瘤、腹部创伤肾病综合征、肾小管变性或某些原因引起的肾周围淋巴循环受阻。

7. 脓尿　尿液中含有大量白细胞、细菌等炎性成分，外观呈不同程度的黄白色浑浊或含脓丝状悬浮物,放置后可有絮状沉淀。常见于泌尿系统化脓性感染,如肾盂肾炎、膀胱炎、精囊炎等。

三、透明度

尿液透明度一般可分为清晰透明、轻度浑浊(雾状)、浑浊(云雾状)、明显浑浊 4 个等级,主要取决于尿液中细胞、细菌及析出的盐类结晶等有形成分的含量。清晰透明指没有肉眼可见的颗粒物质;轻度浑浊指出现少数可见的颗粒物质,但透过尿液能看清纸上的字迹;浑浊指出现可见的颗粒物质,透过尿液所见纸上的字迹模糊不清;明显浑浊指透过尿液看不见纸上的字迹。

(一)参考区间

正常新鲜尿液为清晰透明。

(二)临床意义

新鲜尿液发生浑浊,是由尿液中增多的细胞、细菌、盐类结晶等引起,通过物理或化学方法可以确定其产生浑浊的原因。常见的原因是盐类的影响,加热消失的为尿酸盐;加冰乙酸变清并产生气泡的为碳酸盐,不产生气泡的为磷酸盐,无变化为脓尿或菌尿;加乙醚变清的为乳糜尿。

(三)方法学评价

尿液的颜色和透明度,是通过肉眼或尿液分析仪观察和判断的结果,受检验人员主观因素及尿液分析仪设计标准的影响,临床应用中仅作为参考。

四、尿比重

尿比重(specific gravity,SG)是指在 4℃时尿液质量与同体积的纯水质量之比,是肾小管浓缩和稀释功能的一个指标。尿比重的高低因尿中水分、盐类及有机物的含量与溶解度而异,与尿液溶质(氯化钠等盐类、尿素)的浓度成正比,同时受年龄、饮食和尿量的影响。在病理情况下,受尿糖、尿蛋白及尿液有形成分的影响。

(一)干化学试带法

1. 原理　甲乙烯酸马来酐系高分子电解质,其解离常数的负对数(pK_a)与尿中离子成分的浓度按一定比例发生变化。在低比重的尿液中,此高分子电解质的 COOH— 与尿内电解质离子发生反应,置换出的 H^+ 浓度低,pH 增高,指示剂溴麝香草酚蓝呈深蓝绿色。随着离子浓度的增高,指示剂的颜色从绿色到黄绿色,通过目测与标准比色卡对照或用尿液分析仪测定其颜色变化得出尿比重。

2. 试带　试带模块主要有甲乙烯酸马来酐、溴麝香草酚蓝及缓冲液等成分。

（二）折射计法

折射计（refractometer）法是利用光线折射率与溶液中总固体量相关性进行测定的。

（三）比重计法

比重计法又称浮标法。尿比重与尿中所含溶质数量、分子量及分子大小成正比。溶质数量越多，分子量和分子越大，尿比重越高，对浮标的浮力就越大，浸入尿液中的比重计部分则越小，读数越大；反之，读数越小。同时，随温度升高，尿比重降低。

1. 尿比重计　采用特制的尿比重计（图 5-1），每套比重计包括比重计（浮标）1 支和比重计玻璃筒 1 个。比重计上标识 1.000～1.060 刻度及标识温度，国产比重计标示温度为 20℃。

2. 操作

（1）取新鲜尿液，斜持比重计玻璃筒，将尿液沿筒壁缓缓倒入，将比重计玻璃筒垂直竖立于水平工作台。

（2）将比重计浮标轻轻放入，使其垂直悬浮于尿中。

（3）待比重计悬浮稳定后，读取与尿液凹液面相切的刻度（图 5-1），记录下来。

（4）测量尿液温度。

（5）经校正后报告尿比重数值：1.0××。

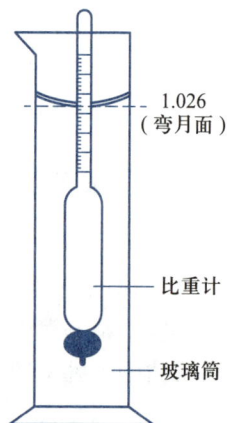

图 5-1　尿比重计及
其观察法示意

（四）质量保证

1. 干化学试带法

（1）标本：标本要新鲜，防止细菌污染。放置过久会因挥发性酸丧失或细菌污染繁殖而使 pH 升高。细菌也可使葡萄糖降解为乙酸，使 pH 降低。

（2）试剂带：应避光、密封、干燥保存，远离酸性和碱性物质，有效期内使用；最好使用与仪器配套的试剂带。

（3）操作：试剂带测试区应全部浸入尿液中；按试剂带说明书严格控制试剂带与尿液反应时间。定期用标准质控带或标准质控液进行检测。

（4）其他：尿液酸碱度及蛋白可影响比重测定结果，应进行校正。如尿液 pH>6.5，结果应加 0.005；尿液 pH>8.0 时，结果应加 0.010。尿蛋白每增加 10 g/L，结果应减去 0.006。

2. 折射计法

（1）校准仪器：可用 10 g/L、40 g/L、100 g/L 的蔗糖溶液校正折射计的基准线，其折射率分别为 1.334 4、1.338 8、1.347 9。

（2）盐类析出影响测定结果：可经 37℃ 水浴，使尿酸或其他盐类所致沉淀溶解，待温度降低后再测定。

（3）尿液有形成分也影响测定结果，需离心后测定上清液的比重。

（4）测定时，所加尿液不得混有气泡。

(5) 蛋白尿、糖尿对结果有影响,应进行校正。尿蛋白每增加 10 g/L,结果应减去 0.005 以对蛋白尿进行校正。尿中葡萄糖每增加 l0 g/L,结果应减去 0.004。

3. 比重计法

(1) 尿液要新鲜,防止尿素分解导致比重下降;尿量要足够,以保证比重计悬浮于液面中央而不贴壁。

(2) 比重计应经过校正,新购置的比重计应用纯水在规定温度下观察其准确性。

(3) 盐类析出影响比重测定,处理方法同折射计法。

(4) 向比重计玻璃筒中注入尿液时防止液面产生泡沫,比重计要垂直悬浮于尿液中,不要贴壁,读数应准确。

(5) 比重计浮标上不能有蛋白及盐类结晶附着,以免影响结果准确性,每次测定完毕要用水冲洗浮标及比重计玻璃筒。

(6) 尿中有大量蛋白、葡萄糖时要进行结果校正,尿蛋白每增加 10 g/L,结果应减去 0.003。尿中葡萄糖每增加 l0 g/L,结果应减去 0.004。如测定温度高于或低于比重计所标温度,也需校正。温度每高出 3℃,应将结果加上 0.001 给予粗略校正;反之则需加温。

(五)方法学评价

1. 干化学试带法　简便快速,已广泛地应用于尿液自动化分析,不受非离子成分(葡萄糖、尿素、造影剂等)的干扰,但受强酸和强碱以及尿液蛋白质的影响较大。该法灵敏度低,精密度差,测试范围窄,仅适用于成人的尿液筛检,不适用于评价肾功能。

2. 折射计法　结果精确可靠,是 CLSI 推荐的参考方法。标本用量小,可重复测定,易于标准化,尤其适用于少尿和儿科患者。但结果也受蛋白质、葡萄糖的影响。

3. 比重计法　操作简便,无须特殊设备,曾广泛应用。但因标本用量大,受温度及尿液内容物(蛋白质、葡萄糖、造影剂等)的影响,易使结果出现误差。准确性和精密度均较差,因而 CLSI 建议不再使用本法。

此外,尿比重的测定还有称重法、超声波法等。称重法最为准确,曾经作为参考方法,但操作烦琐,不适用于临床标本检测。超声波法虽然易于自动化、标准化,但也需专门仪器测定。

(六)参考区间

成人晨尿>1.020,随机尿为 1.003～1.030;新生儿为 1.002～1.004。

(七)临床意义

1. 比重增高　心力衰竭、周围循环衰竭、急性肾小球性肾炎、脱水及大量出汗,尿量少比重高;糖尿病、使用造影剂,尿量多比重高。此外,右旋糖酐、蔗糖等可引起尿比重增高。

2. 比重降低　尿液比重<1.015 时,称为低比重尿或低渗尿。见于慢性肾炎、慢性肾盂肾炎、急性肾衰竭多尿期、尿崩症、低蛋白血症等。如尿液比重固定在 1.010±0.003 时,称为等渗尿,则提示肾浓缩稀释功能严重受损。此外,氨基糖苷类、锂、甲氧氟烷可使尿比

重减低。

五、尿渗量

尿液渗透浓度(osmotic concentration)简称尿渗量(urine osmolality,UOsm),指经肾排泄到尿液中具有渗透活性的全部溶质微粒的总数量。尿渗量主要与尿液中溶质颗粒数量有关,与颗粒大小及电荷无关。它反映溶质和水的排泄速度,用质量毫渗摩尔浓度[$mOsm/(kg \cdot H_2O)$]或$mmol/(kg \cdot H_2O)$表示。测定溶液渗透浓度的仪器有两类,一类为半透膜式,另一类为非半透膜式,主要是利用电解质使溶液的沸点、冰点升高或下降的特性而设计,分为蒸气压降低法、沸点升高法和冰点下降法等几种。目前,广泛用于临床及科研的测定方法多为冰点下降法,有专用的冰点渗透压计。

(一)冰点下降法

1. 原理　冰点渗透压计的检测原理是利用溶液冰点下降温度(ΔT)计算尿渗量。1个Osm浓度可使1 kg水的冰点下降1.858℃,即1 Osm[$mol/(kg \cdot H_2O)$]=$\Delta T/1.858$。

2. 器材　冰点渗透压计及相关组件。

(二)质量保证

1. 冰点渗透压计的校准最好采用与仪器配套的渗透量标准品。也可用AR级NaCl配制标准溶液,称量前200℃过夜、干燥。严格按说明书操作,将仪器标定在标准品±2 $mOsm/(kg \cdot H_2O)$以内。

2. 测定前标本要预温,使析出的盐类溶解,离心除去不溶性颗粒及尿中有形成分。

3. 加入试样杯中的尿量要准确,以免发生"早冻"或"不冻"的情况,导致测定失败。

4. 测定时采用适当的振幅,强振时以探针能打到试管壁为宜。

5. 测定血浆(或血清)渗量时,要用肝素化血浆,不能用草酸钙或枸橼酸钠等作为抗凝剂。

(三)方法学评价

冰点渗透压计测定法的准确性高,既不受温度的影响,也不受标本中含有挥发性物质的影响。

(四)参考区间

尿渗量:600～1 000 $mOsm/(kg \cdot H_2O)$;24 h内最大范围:40～1 400 $mOsm/(kg \cdot H_2O)$;尿渗量(UOsm)/血浆渗量(POsm)为(3.0～4.7):1。

(五)临床意义

1. 评价肾浓缩稀释功能　健康人禁水12 h后,UOsm>800 $mOsm/kg \cdot H_2O$,UOsm/Posm>3,如果低于此值,提示肾浓缩功能障碍。若Uosm/Posm等于或接近于1,称为等渗尿,为肾实质功能严重受损,可见于慢性肾盂肾炎、慢性肾小球肾炎、多囊肾、尿酸性肾病等慢性间质性肾病变等。

2. 鉴别肾前性和肾性少尿 肾前性少尿,肾小管浓缩功能完好,故尿渗量较高,常大于 450 mOsm/(kg·H$_2$O);肾小管坏死致肾性少尿时,尿渗量降低,常小于 350 mOsm/(kg·H$_2$O)。

第三节　尿液化学检验

一、尿蛋白定性检验

少量小分子量蛋白质经肾小球滤过后,绝大部分被近端肾小管重吸收,中、大分子量的蛋白质不能滤出。因此,健康人尿中只含有极微量的蛋白质(30～130 mg/24 h 尿),常规化学定性为阴性。尿液蛋白质有 2/3 来自血浆蛋白,分子量为 4.0 万～7.0 万,以清蛋白为主,还有少量来自肾小管、尿路及生殖道的分泌性蛋白,当尿蛋白排出量>150 mg/24 h 或尿中蛋白质浓度>100 mg/L 时,常规化学定性检验呈阳性,称为蛋白尿(proteinuria)。

(一)加热乙酸法

1. 原理　加热煮沸可使蛋白质变性凝固,加稀冰乙酸使尿液 pH 降低并接近蛋白质等电点(pH 4.7),促使变性凝固的蛋白质进一步沉淀。加酸还可消除因磷酸盐或碳酸盐析出造成的浑浊。

2. 试剂　5% 冰乙酸溶液:冰乙酸 5 ml,加蒸馏水 100 ml,密闭保存。

3. 器材　酒精灯、玻璃试管(12 mm×100 mm)、试管夹、滴管、广泛 pH 试纸。

4. 操作步骤

(1)加尿液:取试管 1 支,加清晰尿液 5 ml 或至试管高度的 2/3 处。

(2)加热:用试管夹夹持试管下端,斜置试管,在酒精灯上加热尿液上 1/3 段,煮沸即止。

(3)观察:轻轻直立试管,在黑色背景下观察煮沸部分有无浑浊。

(4)加酸后再加热:滴加 5% 冰乙酸溶液 2～4 滴,再煮沸后立即观察结果。

(5)判断结果:加热乙酸浊尿蛋白定性结果判断及报告方式,见表 5-1。

表 5-1　加热乙酸法尿蛋白定性结果判断及报告方式

反应现象	报告方式	相当蛋白质含量/(g·L^{-1})
清晰透明	−	<0.1
黑色背景下轻度浑浊	±	0.1～0.15
白色浑浊,无颗粒或絮状沉淀	1+	0.2～0.5
浑浊,有颗粒	2+	0.6～2.0
大量絮状沉淀	3+	2.0～5.0
立即出现凝块并有大量絮状沉淀	4+	>5.0

(6) 报告方式：尿蛋白定性：阴性或阳性(加热乙酸法)，阳性程度：±～4+。

(二) 磺基水杨酸法

1. 原理 磺基水杨酸(磺柳酸)为生物碱试剂，在略低于蛋白质等电点的酸性条件下，磺基水杨酸根阴离子与蛋白质的氨基阳离子结合，生成不溶性的蛋白盐而沉淀。沉淀生成的程度可反映蛋白含量。

2. 试剂 200 g/L 磺基水杨酸溶液：20.0 g 磺基水杨酸溶于 100 ml 蒸馏水中。

3. 器材 玻璃试管(12 mm×100 mm)、滴管、吸管、黑色衬纸、广泛 pH 试纸等。

4. 操作步骤

(1) 加尿液：取试管 2 支，各加清晰尿液 1 ml。

(2) 加试剂：于第 1 支试管内滴加 200 g/L 磺基水杨酸溶液 2 滴，轻轻混匀；另 1 支试管不加试剂，作空白对照，1 min 时观察结果。

(3) 判断结果：磺基水杨酸法尿蛋白定性结果判断及报告方式，见表 5-2。

表 5-2 磺基水杨酸法尿蛋白定性结果判断及报告方式

反应现象	报告方式	相当蛋白质含量 /(g·L^{-1})
清晰透明	−	<0.05
黑色背景下轻度浑浊	极微量	0.05～0.1
不需黑色背景即见轻度浑浊	±	0.1～0.5
白色浑浊,但无颗粒出现	+	0.5～1.0
浑浊并出现颗粒	++	1.0～2.0
明显浑浊呈絮状	+++	2.0～5.0
絮状浑浊,有大凝块	++++	>5.0

(4) 报告方式：尿蛋白定性：阴性或阳性(磺基水杨酸法)，阳性程度：±～++++。

(三) 干化学试带法

1. 原理 利用 pH 指示剂的蛋白质误差原理。在 pH 3.2 时，溴酚蓝产生阴离子，蛋白质(清蛋白)产生阳离子，二者结合后发生颜色变化，由淡黄色渐呈绿色，乃至蓝色。

2. 试带 试带模块中主要有酸碱指示剂溴甲酚蓝或四溴酚蓝二酯(pH 阈值为 3.0～4.6)、枸橼酸缓冲系统和表面活性剂等成分。

(四) 质量保证

1. 加热乙酸法

(1) 受检者：检验前应清洁尿道口，采集中段尿。防止混入某些分泌物(如生殖系统分泌物)或较多的细胞成分而引起假阳性。

(2) 标本：① 标本应新鲜，陈旧尿因尿液中大量细菌生长可引起假阳性；浑浊尿应离心后测定上清液。② pH：尿液偏酸(pH<3)、偏碱(pH>9.0)时，远离蛋白质等电点，加热乙酸法及磺基水杨酸法可出现假阴性,试验前需先将尿液 pH 调至 5.0～6.0。③ 离子强度:尿液离子强度很低时,可使加热乙酸法呈假阴性。因此,对于限盐或无盐饮食的患者使用本法进行尿蛋白定性时,需滴加饱和氯化钠溶液 1～2 滴后再进行检验。

(3) 加热:加热试管中尿液的上 1/3 段;在操作规程中要严格按加热、加酸、再加热的程序进行。

(4) 观察结果:在操作过程中有 3 次试验结果观察,观察结果应仔细、及时。

2. 磺基水杨酸法

(1) 受检者、标本、操作等项目的质量保证同加热乙酸法。

(2) 药物:① 患者应用大剂量青霉素钾盐、庆大霉素、对氨基水杨酸(PAS)、含碘造影剂时,容易使磺基水杨酸法出现假阳性。② 大剂量奎宁、磺胺等药物引起的强碱性尿,则尿蛋白结果呈假阴性。可用稀乙酸将尿液 pH 调至 5～7,再行检测。

3. 干化学试带法

(1) 酸碱度:尿液 pH>9.0 时,使干化学试带法结果呈假阳性;尿液 pH<3 时则引起干化试带学法蛋白定性结果呈假阴性。

(2) 药物:① 应用大剂量青霉素钾盐、庆大霉素、对氨基水杨酸(PAS)、含碘造影剂时,容易使干化学试带法出现假阴性。② 大剂量奎宁、磺胺等药物引起的强碱性尿,则尿蛋白结果呈假阳性。

(五) 方法学评价

上述方法敏感性不同,因此不同方法与蛋白定量之间缺乏可比性(表 5-3)。

表 5-3　蛋白质定性方法学评价

阳性标准及敏感度	蛋白质含量 /(g·L^{-1})		
	加热乙酸法	磺基水杨酸法	干化学试带法
−	<0.1	<0.05	<0.1
±	0.1～0.15	0.05～0.1	0.1～0.3
1+	0.2～0.5	0.1～0.5	0.3～1.0
2+	0.6～2.0	0.5～2.0	1.0～3.0
3+	2.0～5.0	2.0～5.0	3.0～8.0
4+	>5.0	>5.0	>8.0
评价	准确,可与尿中所有蛋白质反应,假阳性少。通常作为蛋白质的确证试验,但操作比较复杂	操作简便,敏感性高。清蛋白、球蛋白、本周蛋白均可检出,简便、快速,曾为 CCCLS[①]推荐位参考方法。干扰因素多,有些药物及盐类结晶可致假阳性	简便、快速,广泛用于健康普查和肾病筛查,但结果受尿液 pH 影响。对清蛋白的敏感度高,对球蛋白的灵敏度仅为清蛋白的 1/100～1/50,与血红蛋白、肌红蛋白、黏蛋白、Tamm-Horsfall 蛋白(T-H 糖蛋白)及本周蛋白等基本不反应[②]

注:① CCCLS 即中国临床检验标准委员会;② 部分蛋白质定性检验试带采用考马斯亮蓝等染料,对清蛋白、球蛋白、本周蛋白等具有同样的敏感度。另有采用单克隆抗体技术的新型试带,可专一检测尿中清蛋白,不受其他化学成分的干扰,更利于检出早期肾小球病变,但尚未在临床实验室普及。

（六）参考区间

阴性。

（七）临床意义

1. 生理性蛋白尿

（1）功能性蛋白尿：指由于发热、剧烈运动、精神紧张等应激状态导致的蛋白尿。多见于青少年，呈一过性，蛋白定性在"+"以下。摄入蛋白质过多，也会出现暂时性蛋白尿。

（2）体位性蛋白尿：又称直立性蛋白尿。多见于瘦长体型的青少年。受检者在卧床休息时蛋白定性呈阴性；而站立活动时因脊柱前突对肾的压迫，则出现蛋白尿，无自觉症状。

2. 病理性蛋白尿　根据其发生机制可分为六类。

（1）肾小球性蛋白尿：某些炎症、免疫损伤和代谢异常等因素使肾小球滤过膜通透性增加，静电屏障遭到破坏，甚至失去选择性，较大分子量的血浆蛋白出现在原尿中，超过肾小管重吸收能力，形成的蛋白尿称为肾小球性蛋白尿。以清蛋白为主。见于急性肾小球肾炎，肾病综合征、紫癜性肾病等，还见于糖尿病、高血压、系统性红斑狼疮等所致的肾小球病变。尿蛋白多在 +～++，很少超过 +++；而肾病综合征患者多在 ++ 以上。

（2）肾小管性蛋白尿：炎症或中毒引起肾小管对低分子量蛋白质的重吸收能力降低而导致的蛋白尿称肾小管性蛋白尿。以 β_2 微球蛋白、α_1 微球蛋白、溶菌酶及其他小分子蛋白质为主，也可以是一些酶类。见于肾盂肾炎、间质性肾炎和肾小管性酸中毒等。还见于氨基糖苷类抗生素、解热镇痛药、重金属盐、中药（关木通、马兜铃）等引起的肾小管损伤以及肾移植排斥反应等。蛋白定性大致为 ±～+，很少超过 ++。

（3）混合性蛋白尿：肾脏病变相继累及肾小球和肾小管产生的蛋白尿为混合性蛋白尿。常见于慢性肾炎、慢性肾盂肾炎、高血压、糖尿病、红斑狼疮性肾炎、肾淀粉样变性等。尿中清蛋白、球蛋白和 β_2 微球蛋白同时增多。尿蛋白阳性程度视病情而定。

（4）组织性蛋白尿：由于炎症或药物刺激，肾组织破坏、泌尿系统分泌蛋白质（黏蛋白、T-H 糖蛋白、分泌型 IgA）和酶，或因病变细胞的内容物释放增多所致，称为组织蛋白尿。其中，T-H 糖蛋白易形成管型的核心。最常见于尿路感染，蛋白定性多在"±"或"+"之内，很少超过 ++。此时进行单项蛋白成分测定有利于病变的定位。

（5）溢出性蛋白尿：循环血浆中某些低分子量蛋白质增多，经肾小球滤出，超过肾小管重吸收能力所致，称为溢出性蛋白尿或肾前性蛋白尿。如血红蛋白尿、肌红蛋白尿、本周蛋白尿、溶菌酶尿等。

（6）偶然性蛋白尿：也称假性蛋白尿。当尿中混有多量血、脓、黏液等成分时，可导致蛋白质定性检验呈阳性，称为假性蛋白尿。主要见于泌尿道炎症、出血及尿中混入生殖道分泌物等，可提示下尿路及生殖道炎症。

病理性蛋白尿的阳性程度并不完全代表病情的轻重，在很大程度上取决于肾及泌尿系统所发生的病理损伤的类型；而尿蛋白种类则可在一定程度上反映病变种类及进展情况。限于检验方法的灵敏度，蛋白定性阴性也不能绝对排除肾及泌尿系统的疾病。因此，进行 24 h 尿蛋白定量及分类测定,更有利于早期诊断、疗效观察和预后判断。

二、尿葡萄糖定性检验

微课:尿蛋白定性检验

葡萄糖为分子量 180 的单糖,含有还原性醛基,血浆浓度为 3.9~6.1 mmol/L(葡萄糖氧化酶测定法),经肾小球全部滤过,在肾近曲小管几乎全部被主动重吸收。正常人尿液中葡萄糖排出量仅为 0.6~1.7 mmol(0.1~0.3 g)/24 h,浓度为 0.3~0.8 mmol/L(50~150 mg/L),常规方法定性为阴性。当血浆葡萄糖含量超过肾糖阈(>8.88 mmol/L)或肾小管重吸收能力下降时,尿糖定性为阳性,称为糖尿(glucosuria)。

(一) 班氏法

1. 原理　在高热、碱性溶液中,葡萄糖或其他还原性糖的醛基,能将班氏试剂的蓝色硫酸铜还原为黄色的氢氧化亚铜沉淀。

2. 试剂　班氏试剂:主要成分有硫酸铜、氢氧化钠及枸橼酸钠。其中,硫酸铜作为氧化剂,氢氧化钠提供碱性环境,枸橼酸钠保持硫酸铜的稳定性,防止生成氢氧化铜沉淀。

3. 器材　酒精灯、大试管、试管架、试管夹、滴管。

4. 操作步骤

(1) 取大试管 1 支,加入班氏试剂 2 ml,摇动大试管,徐徐加热至沸腾,观察试剂有无颜色及性状变化。

(2) 若试剂仍为透明蓝色,则向班氏试剂中加入离心后的尿液 0.2 ml(约 4 滴),混匀。

(3) 继续煮沸 1~2 min,或置于沸水浴 5 min,自然冷却后判断结果。

(4) 判断结果:班氏法尿葡萄糖定性试验结果判断及报告方式,见表 5-4。

表 5-4　班氏法尿葡萄糖定性试验结果判断及报告方式

反应现象	报告方式	相当葡萄糖含量 /(mmol·L^{-1})
蓝色不变	−	<5.6
蓝色中略带绿色,但无沉淀	±	5.6~11.2
绿色,伴少许黄绿色沉淀	1+	11.2~27.9
较多黄绿色沉淀,以黄为主	2+	28~56
土黄色浑浊,有大量沉淀	3+	57~112
大量棕红色或砖红色沉淀	4+	>112

(5) 报告方式:尿糖定性:阴性或阳性(班氏法),阳性程度:±~4+。

(二) 干化学试带法

1. 原理　采用葡萄糖氧化酶法,葡萄糖氧化酶特异与尿液中葡萄糖产生氧化还原反应,生成的 H_2O_2 可催化色原物质邻甲苯胺(或碘化钾)显色。

2. 试带　试带模块中含葡萄糖氧化酶、色原物质如邻甲苯胺(或碘化钾)等成分。

(三) 质量保证

1. 班氏法

(1) 患者：大剂量注射维生素 C 和水杨酸盐等药物，可与 Cu^{2+} 结合而使班氏法尿葡萄糖定性结果出现假阳性。因此建议临床：患者大剂量注射维生素 C 后 5 h 内不做尿糖定性，必要时注明用药剂量及时间，以便临床实验室设法消除干扰，或先将尿液煮沸几分钟后再进行测定。

(2) 容器：不含氧化性物质，否则易导致班氏法呈现假阴性结果而试带法呈现假阳性结果。

(3) 标本留取与送检：根据临床需要留取清晨空腹尿或餐后 2 h 尿，不宜长时间存放，以免细菌繁殖造成假阴性结果。

(4) 其他干扰因素：① 蛋白尿：大量蛋白质能成为铜的保护胶体而影响班氏法 Cu_2O 的沉淀，使检验结果不可靠，应加热除去。② 黄疸尿可干扰反应的颜色。

(5) 判断结果：需待反应物自然冷却后观察。

(6) 其他还原性糖类：会使班氏法定性结果高于干化学试带法，此时按干化学试带法结果报告。

2. 干化学试带法

(1) 容器及标本采集要求同班氏法。

(2) 药物干扰：高浓度的维生素 C 可使干化学试带法结果呈假阴性，处理方法同班氏法。

(3) 高比重尿及高酮体(>0.4 g/L)尿：可使干化学试带法尿糖定性结果呈假阴性。必要时可用班氏法辅助确定阳性程度。

(四) 方法学评价

尿液葡萄糖定性结果仅作为糖尿病的过筛指标，用于确诊或动态观察时最好测定空腹血糖。班氏法和干化学试带法尿糖定性检验方法学评价，见表 5-5。

表 5-5　班氏法和干化学试带法尿糖定性检验方法学比较

敏感度及检测范围	葡萄糖含量 /($mmol \cdot L^{-1}$)	
	班氏法	干化学试带法
–	<5.6	<1.67
±	5.6～11.2	1.67～2.78
1+	<28	5.0～14
2+	28～56	14～28
3+	57～112	28～56
4+	>112	56～112

续表

敏感度及检测范围	葡萄糖含量/(mmol·L^{-1})	
	班氏法	干化学试带法
评价	优点:稳定性好 缺点:特异性差,假阳性率高(大剂量维生素C、肌酐、尿酸、其他还原性糖)。逐渐被干化学试带法取代	优点:较班氏法敏感、简便、快速、特异性高、可半定量。可目测,也可上机检测。极少出现假阳性 缺点:易出现假阴性,如大剂量维生素C;含维生素C氧化剂的试带可帮助排除这一干扰;高浓度酮体、高比重尿均可降低试剂带的敏感性

薄层层析法是鉴别、确证尿糖种类的特异试验,但操作烦琐,不适合临床常规标本的测定。

(五) 参考区间

清晨空腹尿或餐后 2 h 尿:阴性。

(六) 临床意义

1. 血糖增高性糖尿 见于① 糖尿病:由于患者胰岛素水平降低或机体对胰岛素敏感性下降所致,是筛查糖尿病的重要依据。患者应用降血糖药或控制饮食使血糖恢复正常时,尿糖可暂时转阴,多用于指导临床用药。糖尿病并发肾损害者肾糖阈升高,常导致血糖升高与尿糖阳性程度不平行,须依据血糖水平及糖耐量检验等结果指导临床合理用药。② 其他内分泌性疾病:甲状腺功能亢进(甲状腺素增加)、库欣综合征(糖皮质激素增加)、肢端肥大症(生长激素增加)、嗜铬细胞瘤(肾上腺素、去甲肾上腺素增加)等。③ 应激状态:颅脑损伤、脑血管意外、突然情绪紧张或激动可使血糖一过性升高,尿糖呈阳性。④ 饮食因素:健康人一次性摄入大量糖(200 g 以上)或含糖食物,也可使血糖暂时性增高,尿糖呈阳性。

2. 血糖正常性糖尿 血糖正常,但肾小管对葡萄糖吸收功能减退,即肾糖阈降低所致的糖尿,也称为肾性糖尿。见于慢性肾小球肾炎、肾病综合征、间质性肾炎、家族性糖尿及新生儿糖尿等。妊娠晚期,尿中也可出现葡萄糖,与糖尿病鉴别的要点是前者口服葡萄糖耐量试验结果正常。

案例分析

  一位职工参加单位组织的体检,尿糖 +++,而血糖正常,其他检验项目都正常。这位职工害怕自己得了糖尿病,来医院复查了 3 次血常规和尿常规,检验结果每次都是尿糖 +++,而血糖正常。他感觉是检验科检验结果有误,准备投诉检验科。

  检验科主动与肾内科医师联系,肾内科医师看了该患者的尿常规结果:仅尿糖 +++,其余指标正常,尿 pH 5.5 也在正常范围内。考虑患者极有可能为肾性糖尿,但不能完全排除肾小管性酸中毒及 Fanconi 综合征的可能,建议患者去上级医院行相关检验。该患者同意去上级医院行进一步检验。

1个月后，随访该患者，该患者多次肾功能、血糖、糖化血红蛋白、尿酸及离子检验均正常，氯化铵负荷试验阴性，尿磷酸盐、氨基酸检测阴性。考虑为肾性糖尿而不是糖尿病，因无明显低血糖而未进行任何治疗。

分析与体会：

1. 该患者体检时发现尿糖＋＋＋，多次复查血糖正常，而尿糖持续＋＋＋，他并没有咨询肾内科医师而怀疑检验结果有误。检验科及时与临床医师联系，由临床医师给予合理解释，并帮助患者分析可能的疾病，最终得出了正确的诊断，避免了不必要的医患矛盾。这可以看出检验科与临床医师沟通的重要性。

2. 尿液葡萄糖定性结果仅作为糖尿病的过筛指标，不作为糖尿病的诊断指标。当出现尿糖明显增高时，应积极完善相关检验，以便排除肾性糖尿等其他原因引起的尿糖增高。

3. 其他糖尿　尿中除葡萄糖外还可出现乳糖、半乳糖、果糖、戊糖等，除与膳食种类有关外，哺乳期妇女和肝功能障碍者可发生果糖尿、乳糖尿或半乳糖尿；某些遗传代谢性疾病如半乳糖血症、糖原贮积症、黏多糖贮积症和果糖尿症等也会在尿中出现相应的还原性糖。因此，我国许多医疗及保健机构已将上述疾病（包括苯丙酮尿症）的筛查作为围生期常规检验项目。

三、尿酮体定性检验

酮体（ketone body, KET）是脂肪代谢的中间产物，包括乙酰乙酸、β-羟丁酸和丙酮。正常生理状态下，肝合成的酮体大部分被其他组织利用，血浆中含量仅为 2.0～4.0 mg/L，其中乙酰乙酸、β-羟丁酸和丙酮分别占 20%、78% 和 2%。因 β-羟丁酸肾阈较高；丙酮大部分经呼吸道排出，故 24 h 尿中酮体含量仅为：乙酰乙酸<25 mg，β-羟丁酸<9 mg，丙酮<3 mg，常规化学定性方法测不出。当体内脂肪代谢加速，生成的大量酮体便在血中蓄积，称为酮血症（ketonemia），从尿中排出形成酮尿（ketonuria）。

（一）朗格法

1. 原理　亚硝基铁氰化钠遇尿液分解生成 $Na_4Fe(CN)_6$、$NaNO_2$、$Fe(OH)_3$ 和 $Fe(CN)_5^{3-}$。如尿中存在可检出量的酮体（丙酮、乙酰乙酸），在酸性环境中与试剂作用生成异硝基（$HOON=$）或异硝基胺（$NH_2OON=$），后者与 $Fe(CN)_5^{3-}$ 生成紫红色化合物，在氨水界面处形成紫色环。

2. 试剂　采用亚硝基铁氰化钠、冰乙酸、氨水 3 种试剂。其中，亚硝基铁氰化钠遇水分解后的产物与尿酮体反应；冰乙酸提供酸性环境；氨水为酮体反应提供气体界面。

3. 简要操作　加尿液→加亚硝基铁氰化钠粉末→加冰乙酸→加氨水→观察结果。

（二）改良 Rothea 法

改良 Rothea 法又称酮体粉法。酮体粉剂含亚硝基铁氰化钠、无水碳酸钠和硫酸铵。亚硝基铁氰化钠在碱性条件下与乙酰乙酸或丙酮生成紫红色化合物。检测时只需将尿液滴入酮体粉试剂中即可观察反应。

（三）干化学试带法

1. 原理　采用亚硝基铁氰化钠法，在碱性条件下，亚硝基铁氰化钠与乙酰乙酸或丙酮生成紫红色化合物。

2. 试带　试带模块中主要有亚硝基铁氰化钠、碱缓冲剂和甘氨酸。

（四）质量保证

1. 标本要新鲜　大量细菌繁殖将使乙酰乙酸转变为丙酮，丙酮挥发会造成结果呈假阴性。

2. 假阳性分析　高色素尿，尿中存在大量肌酐、肌酸、酚酞、苯丙酮、左旋多巴代谢物等，可导致尿酮体定性呈假阳性。

（五）方法学评价

1. 灵敏度见表 5-6。

表 5-6　尿酮体不同检测方法检出限及灵敏度比较　　　　　　单位：$mg \cdot L^{-1}$

酮体	朗格法	改良 Rothea 法	干化学试带法
乙酰乙酸	50	80	50～100
丙酮	200	100	400～700
β- 羟丁酸	不反应	不反应	不反应

2. 上述方法对乙酰乙酸和丙酮的敏感度不同，在不同的病程内所出现的酮体种类也存在差异，因此各结果之间缺乏可比性。

（六）参考区间

阴性。

（七）临床意义

1. 糖尿病酮症酸中毒　酮尿是糖尿病性昏迷的前期指标，多伴有高血糖和糖尿。但若患者正在接受双胍类降血糖药，如盐酸苯乙双胍等药物治疗会出现血糖、尿糖正常，而尿酮体阳性的情况。应注意：① 在酮血症期，血中 β- 羟丁酸首先蓄积，由于该物质肾阈高，常规的酮体定性方法对此并不敏感，此时检测将导致临床对病情估计不足，最好进行血中 D-3 羟丁酸浓度测定，有利于酮症酸中毒的早期诊断。② 当酮症酸中毒病情缓解时,β-羟丁酸已转化为乙酰乙酸,又会造成结果偏高,使临床对病情估计过重,出现尿酮体检验结果与病情分离的现象。这提示分析结果时应密切结合临床。

2. 饥饿、过分节食、剧烈呕吐或腹泻、全身麻醉、长时间空腹运动及寒冷刺激等可导致尿酮体阳性;妊娠妇女可因严重妊娠反应、剧烈呕吐、重症子痫出现酮尿;酒精性肝炎、肝硬化也可出现酮尿。

四、尿胆红素定性检验

胆红素(bilirubin,Bil)主要有非结合胆红素(unconjugated bilirubin,UCB)和结合胆红素(conjugated bilirubin,CB)。由于血中结合胆红素水平很低,非结合胆红素不能透过肾小球滤过膜,故健康人尿中胆红素定性结果为阴性;如果血中结合胆红素水平升高,则有较多的胆红素滤出,导致尿胆红素定性结果为阳性,称为胆红素尿(bilirubinuria)或黄疸尿。

(一)Harrison 法

1. 原理 氯化钡与尿中硫酸根形成硫酸钡沉淀,可吸附并浓缩胆红素,后者在酸性环境中被三氯化铁氧化为胆绿素、胆青素和胆黄素,胆绿素和胆青素显绿色。

2. 试剂 氯化钡溶液和 Fochet 试剂。Fochet 试剂主要成分为三氯化铁和三氯乙酸。

3. 简要操作 加尿液→加氯化钡→离心留取沉淀物→加 Fochet 试剂→观察结果。

(二)干化学试带法

1. 原理 采用偶氮反应法,在强酸介质中,胆红素与重氮盐发生偶联反应,生成红色偶氮化合物。

2. 试带 试带模块中主要有 2,4-二氯苯胺或二氯重氮氟化硼酸盐、强酸介质等。

(三)质量保证

1. Harrison 法
(1)受检者:服用大量牛黄、熊胆粉和水杨酸后,药物与试剂产生紫红色反应,干扰 Harrison 法的结果观察。检验前应详细询问用药史。
(2)标本:① 新鲜,避光:防止胆红素被氧化造成假阴性。② 有足够浓度的 SO_4^{2-}。检测时可向尿中滴加硫酸铵试剂 $1\sim2$ 滴,以形成足够的 $BaSO_4$ 沉淀,保证胆红素最大限度地被吸附。

2. 干化学试带法 ① 维生素 C:含量大于 0.5 g/L 时,能抑制偶氮反应而使干化学试带法结果为假阴性。② 大剂量氯丙嗪和高浓度的盐酸苯偶氮吡啶的代谢产物在酸性条件下则使干化学试带法结果为假阳性。③ 尿路感染的某些细菌产生亚硝酸盐,能抑制偶氮反应而使干化学试带法结果为假阴性。

(四)方法学评价

1. Harrison 法 敏感度(0.9 μmol/L 或 0.5 mg/L)。尽管操作较为复杂,但准确性高。

2. 干化学试带法　本法敏感度不高(2～10 mg/L),但操作简便、快速,具有半定量作用,目视和仪器检测均适用,已在临床广泛应用。但结果可疑者,最好用 Harrison 法加以验证。

(五) 参考区间

阴性。

(六) 临床意义

尿胆红素阳性见于以下情况。

1. 肝细胞性黄疸　如黄疸性肝炎、肝硬化等,肝细胞处理胆红素的能力下降;毛细胆管阻塞使结合胆红素随胆汁分泌受阻,反流入血从尿中排出。

2. 阻塞性黄疸　如肝内胆汁淤积和胆管占位性病变,结合胆红素排泄障碍,由肝及胆管反流入血从尿中排出。

3. 先天性高胆红素血症　由于肝细胞对胆红素的摄取、结合和排泄缺陷所致的黄疸,其中的 Rotor 综合征、Dubin-Johnson 综合征可出现胆红素尿。

五、尿胆原定性检验

胆红素经胆管排泄至肠道后,在肠道细菌作用下生成尿胆素原(urobilinogen,URO),又称尿胆原,其中大部分又经肠肝循环被肝细胞摄取转化成胆红素。少部分尿胆原(0.5～4.0 mg)进入血液由尿中排出,还有一部分随粪便排出体外。当尿胆原合成增加或肝细胞摄取、转化尿胆原的能力下降时,尿中尿胆原排出增加;而由于胆管阻塞,胆红素不能排泄入肠道时,则没有尿胆原生成,尿中尿胆原减少,甚至定性结果为阴性。

(一) 改良 Ehrlich 法

1. 原理　尿胆原在酸性环境中与对二甲氨基苯甲醛反应生成樱红色化合物。

2. 试剂　Ehrlich 试剂和无水氯化钙。① Ehrlich 试剂主要成分:对二甲氨基苯甲醛和浓盐酸。② 无水氯化钙可吸附并除去尿中胆红素,浓盐酸提供酸性环境,对二甲氨基苯甲醛与尿胆原发生醛反应。

3. 简要操作　加尿液→加氯化钙→离心留取上清液→加 Ehrlich 试剂→观察尿液颜色。

(二) 干化学试带法

1. 醛反应试带法　试带成分、作用及测定原理同改良 Ehrlich 法。

2. 偶氮反应试带法

(1) 原理:采用偶氮反应法,在强酸性条件下,对-四氧基苯重氮四氟化硼与尿胆原发生偶联反应,使试带变为胭脂红色。

(2) 试带:试带模块中主要为对-四氧基苯重氮四氟化硼。

（三）质量保证

1. 改良 Ehrlich 法（含醛反应试带法）

（1）受检者：① 尿胆原含量在午后 2～4 h 达到最高峰。尿胆原的清除率受尿液 pH 影响，pH 5.0 时，排泄率为 2 ml/min；而 pH 8.0 时排泄率为 25 ml/min。因此，标本采集前应嘱患者口服少量 NaHCO$_3$ 使尿液碱化，留取午餐后 2～4 h 尿可提高检出率。② 服用磺胺、PAS 者，尿液接触醛反应试剂（带）时呈黄色或黄红色浑浊；服用氯丙嗪者，尿液接触醛反应试剂（带）时呈紫色反应。③ 维生素 C、甲醛和乌洛托品等，对醛反应具有抑制作用，可使尿胆原定性结果呈假阴性，需加做尿胆素定性试验给予验证。

（2）标本：① 新鲜、避光保存，防止尿胆原氧化为尿胆素，以免结果出现假阴性。② 胆红素也可使改良 Ehrlich 法结果呈阳性，应先用硫酸钡（或氯化钙）吸附法除去胆红素后再行检测。③ 测定前先以乙酸调节 pH 至弱酸性，以保证醛反应的最适 pH。

（3）其他干扰因素：吲哚类物质和卟胆原尿也会使醛试剂显红色。但由尿胆原产生的樱红色化合物可被氯仿萃取；吲哚类物质能被正丁醇提取；都不能被提取的物质是卟胆原，以此可以鉴别。吡啶、酮体也使反应出现假阳性，可加入戊醇进行鉴别，真阳性加戊醇后仍呈红色；由酮体等造成的假阳性遇戊醇后变成淡绿色。

（4）温度：显色速度受温度影响较大，一般要求在 20℃ 左右，室温过低时需加温。

（5）结果观察：由于醛反应快速，应在规定时间内，依相关标准判读结果。

2. 偶氮反应试带法

（1）药物干扰：维生素 C 可抑制偶氮反应，使结果出现假阴性。

（2）由于大多数尿液试剂带没有设置尿胆原阴性标本的判断标准，所以对于阻塞性黄疸尿胆原减少的患者，不宜用干化学试带法进行测定。

（四）方法学评价

1. 改良 Ehrlich 法　操作简便，但结果受胆红素、卟胆原以及某些药物的干扰。

2. 干化学试带法　简单快速，可以半定量，敏感度为 1～4 mg/L，不受尿中胆红素的影响。

（五）参考区间

弱阳性；尿液 1:20 稀释后阴性。

（六）临床意义

1. 黄疸鉴别　尿胆原定性多与胆红素定性同时进行，在临床上常结合血清胆红素定量及粪便颜色的改变用于黄疸的鉴别。溶血性黄疸时尿胆原生成及排出明显增加；肝细胞性黄疸时尿胆原排出增加；完全阻塞性黄疸时尿胆原定性结果为阴性。

2. 反映肝细胞损伤　急性黄疸性肝炎时，尿胆原排泄量首先增加，早于黄疸症状出现之前。

3. 长时间大剂量应用抗生素可抑制肠道菌群，使尿胆原不能合成，造成尿胆原定性结果呈阴性;而长时间便秘则容易使尿胆原阳性程度增加。分析时应结合用药史和病史。

微课:尿胆红素和尿胆原定性检验

六、尿亚硝酸盐定性检验

尿中有病原微生物增殖,且尿液在膀胱中存留足够长时间的情况下,某些含有硝酸盐还原酶的病原菌可将尿中的硝酸盐(nitrate)还原为亚硝酸盐(nitrite,NIT)。最常见的有:大肠埃希菌属、克雷伯杆菌属、变形杆菌、葡萄球菌属、假单孢菌属等。此外,产气杆菌、铜绿假单胞菌、某些厌氧菌以及真菌也富含有硝酸盐还原酶。因此,尿亚硝酸盐定性试验可作为泌尿系统感染的筛选指标之一。

(一)干化学试带法

1. 原理　采用 Griess 法,NIT 先与对氨基苯磺酸或氨基苯磺酰胺反应形成重氮盐,再与 α- 萘胺结合形成红色偶氮化合物。

NIT 阳性结果取决于 3 个条件:① 尿液中是否有硝酸盐的存在。② 感染的病原微生物是否产生亚硝酸还原酶。③ 尿液在膀胱内是否停留 4 h 以上。

2. 试带　试带模块中主要有对氨基苯磺酸或氨基苯磺酰胺、α- 萘胺等成分。

(二)质量保证

1. 受检者

(1)食物:尿液中亚硝酸盐主要来源于正常饮食、体内蛋白质代谢或由氨内源性合成,不能正常饮食的患者,体内缺乏硝酸盐,即使有细菌感染,定性检验结果也可出现阴性。另外,若摄入大量含硝酸盐的食物如蔬菜、水果等,定性检验结果也会呈阴性。

(2)药物:大剂量维生素 C 可抑制 Griess 反应而使定性检验结果呈假阴性;服用利尿剂后,由于排尿次数增多会使结果呈假阴性。

2. 标本　尿液在膀胱需要停留足够长的时间(4 h),因此宜使用晨尿标本;及时送检,尽快检测,因标本被非感染性细菌污染时,陈旧尿会使定性检验结果呈阳性;偶氮试剂污染的尿液,其定性检验结果产生假阳性。

3. 综合分析结果　尿亚硝酸盐测定结果影响因素较多,阴性结果不能排除泌尿系统细菌感染。反之,阳性结果也不能完全肯定为泌尿系统感染,要结合白细胞酯酶、尿显微镜检验结果,综合分析。

(三)方法学评价

干化学试带法简便、快速,可以自动化,敏感度为 0.3～0.6 mg/L,尿亚硝酸盐定性检验结果有假阳性和假阴性。但确证试验仍为尿细菌培养。

(四)参考区间

阴性。

（五）临床意义

该指标可作为泌尿系统感染的过筛指标之一。

七、尿血红蛋白定性检验

在正常生理状态下,红细胞在单核 – 吞噬细胞系统被破坏。血浆中微量血红蛋白(20～40 mg/L)与触珠蛋白形成 Hb-Hp 复合物,不能从尿中排出。因此,正常尿中血红蛋白含量极微,化学定性为阴性。尿中血红蛋白来源有两个,其一,为血管内溶血时,红细胞破坏,血红蛋白释放入血浆,当游离血红蛋白超过触珠蛋白的结合能力,则由肾小球滤过,随尿液排出;其二,为上尿路出血,红细胞在低渗、高渗或酸性环境中溶血。尿中血红蛋白含量较少时,肉眼看不出颜色变化,但隐血试验(occult blood test,OBT)为阳性。

（一）湿化学法

1. 原理　采用过氧化物酶法。血红蛋白有类似过氧化物酶的活性,能催化底物氧化脱氢(电子),并将氢(电子)传递给受氢体(过氧化氢)。供氢(电子)体通常是苯胺或酚等色原物质,氧化后发生颜色变化;过氧化氢被还原成水。

2. 试剂　隐血试验试剂包括:① 色原性物质(苯胺或酚等),如联苯胺、邻甲苯胺、邻联甲苯胺、无色孔雀绿、愈创木酯和氨基比林等。② 过氧化氢。

3. 简要操作　取小试管→加尿液→加邻甲苯胺类试剂→加过氧化氢→观察颜色变化。

（二）干化学试带法

试带模块主要有氨基比林、邻联甲苯胺、联苯胺或其衍生物及过氧化物等成分;原理同湿化学法,按说明书操作即可。

（三）单克隆抗体免疫胶体金法

原理、试剂、操作等见粪便隐血试验。

（四）质量保证

1. 患者　检测前如大剂量输注维生素 C,5 h 内最好不做隐血试验,防止结果产生假阴性。

2. 标本　要求新鲜,并及时测定,长时间放置可因细菌繁殖造成结果假阳性,或因红细胞破坏导致干化学试带法与镜检法的人为差异。

3. 器材　清洁、干燥,防止被血、脓、铁剂、硝酸、铜、锌、铋、碘化物等物质污染,而使结果产生阳性。

4. 综合分析结果　血尿、肌红蛋白尿(见本节尿肌红蛋白定性检验相关内容)也呈阳性反应,尤其是泌尿系统疾病(特别是隐匿性肾炎)引起的血尿,可使干化学试带法结果出现阳性,但阳性程度与显微镜下红细胞数量并不成正比,此时应综合判断。

（五）方法学评价

1. 湿化学法和干化学试带法　简便、快速,敏感度高(150～300 μg/L)。但尿液被细菌(产生对热不稳定酶)、氧化剂、铁剂污染或尿路感染(某些细菌产生过氧化物酶)时,可致结果呈假阳性;大剂量维生素 C 等其他还原性物质可抑制酶活性使反应结果呈假阴性。

2. 单克隆抗体免疫胶体金法　简便、快速,敏感度更高(0.2 μg/L,2 个 RBC/HP);与其他动物血都不起反应,干扰因素少,特异性强;既适用于检验尿隐血,也适用于粪便隐血。缺点是如果尿液标本中游离血红蛋白浓度过高,可因抗原过剩而使结果出现假阴性。

（六）参考区间

阴性。

（七）临床意义

尿液血红蛋白定性检验通常用于以下情况。

1. 辅助诊断泌尿系统疾病　血红蛋白主要存在于红细胞内,因而泌尿系统疾病引起出血都可导致隐血试验阳性,尤其是隐匿性肾炎,当尿中仅有的少量红细胞被破坏时,可能表现为查到的红细胞数与隐血试验结果不一致,应注意分析。

2. 辅助诊断血管内溶血性疾病　阵发性睡眠性血红蛋白尿、阵发性寒冷性血红蛋白尿、行军性血红蛋白尿、自身免疫性溶血性贫血、血型不合输血者,均可能出现尿隐血试验阳性。

微课:尿血
红蛋白检测

八、pH(酸碱度)测定

肾是调节酸碱平衡的重要器官,肾小管通过分泌 H^+,形成可滴定酸和 NH_4^+ 随尿排出,使尿液呈酸性,同时重吸收 HCO_3^- 以维持体内酸碱平衡。尿液 pH 取决于尿中酸性磷酸盐(主要是 $H_2PO_4^-$)和碱性磷酸盐(主要是 HPO_4^-)的相对含量,受饮食、运动、药物和疾病种类影响较大。测定尿液酸碱度可间接地反映肾小管的功能。

（一）干化学试带法

1. 原理　采用双指示剂法,溴麝香草酚蓝检测范围为 pH 6.0～7.6;甲基红检测范围为 pH 4.6～6.2。与待测标本接触后,试带变色范围为橙红(pH 4.5)—黄绿色(pH 7.0)—蓝色(pH 9.0)。检测结果多由仪器判读,也可经肉眼目测,对照标准色板进行判断。

2. 试带　试带模块中主要有溴麝香草酚蓝和甲基红等成分。

3. 操作　试带浸入尿中一定时间,取出读取结果。

（二）其他方法

有 pH 精密试纸法、广泛试纸法、指示剂法、滴定法和 pH 计法(电极法)。

（三）质量保证

1. 标本　标本宜新鲜，防止细菌污染。放置过久会因挥发性酸丧失或细菌污染繁殖而使 pH 升高。细菌也可使葡萄糖降解为乙酸，使 pH 降低。

2. 试剂带　应避光、密封、干燥保存，远离酸和碱性物质，在有效期内使用，最好使用与仪器配套的试剂带，定期用标准质控带或标准质控液进行检测。

3. 试剂带测试区　应全部浸入尿液中；按试剂带说明书严格控制试剂带与尿液反应时间。

4. 其他　尿液 pH 本身还可作为其他检验项目的质量控制指标，若 pH<3 或 pH>9 均会影响其他检测结果，如蛋白、比重等。检测相关项目时应按规定调整 pH。

（四）方法学评价

1. 干化学试带法（多联）　简便、快速，已成为常规检验方法。

2. 其他方法　pH 计法精密度高，但需专用仪器，仅适用于医学研究；指示剂法试剂不便于保存及运输，且易受黄疸尿、血尿的干扰而影响结果判断；滴定法测定尿中可滴定酸，方法烦琐，已很少应用。pH 精密试纸法检测范围宽，但准确性差，不能用仪器测定。

（五）参考区间

随机尿 pH 最大范围为 4.6～8.0，多数尿 pH 在 5.5～6.5。

（六）临床意义

1. 酸碱平衡状态的观察指标　① 尿 pH 降低：见于代谢性酸中毒、低钾代谢性碱中毒、痛风、糖尿病、白血病或服用氯化铵等药物。② 尿 pH 增高：见于碱中毒、肾小管酸中毒，应用利尿剂及碳酸氢钠等药物。

2. 泌尿系统感染的辅助诊断　某些细菌（如变形杆菌、铜绿假单胞菌等）能分解尿素，使感染者的尿液呈碱性。碱性尿本身也不利于泌尿系统的自我防御，易使机体发生感染。

3. 判断泌尿系统结石种类及指导临床用药　草酸盐、磷酸盐、碳酸盐结石多见于碱性尿；尿酸盐、胱氨酸结石多见于酸性尿。因此可通过改善尿液的酸碱度，增加某些结晶的排泄率，用于泌尿系统结石的预防。

微课：尿液
pH 测定

九、尿液 hCG 定性检验

人绒毛膜促性腺激素（human chorionic gonadotropin, hCG）是受孕女性胎盘滋养层细胞分泌产生，可促进性腺发育的一种糖蛋白激素。hCG 由一条 α 多肽链（分子量为 1.8 万）和一条 β 多肽链（分子量为 3.2 万）组成。其中，α 多肽链与其他激素，如黄体生成素（LH）、卵泡刺激素（FSH）及促甲状腺素（TSH）的 α 链相似；而 β 多肽链为 hCG 特有。故用 β-hCG 的抗体来测定 hCG 的特异度高。hCG 主要存在于孕妇的血液、尿液、羊水、初乳和胎儿的体内，通常用于早期妊娠的诊断及滋养层细胞肿瘤的诊断及疗效观察。

（一）单克隆抗体胶体金标记免疫层析定性检验

1. 原理　试带浸入尿液一定的时间后,通过层析作用,尿中 hCG 先与鼠抗人 β-hCG 单克隆抗体(简称单抗)结合,移行至检测区,被羊抗人 hCG 抗体捕获,形成金标记鼠抗人 β-hCG 单抗 -β-hCG- 羊抗人 hCG 多抗复合物,局部出现紫红色区带。同时,金标记鼠 IgG 随尿上行至质控区,被羊抗鼠 IgG 抗体捕获,形成金标记鼠 IgG 抗原－羊抗鼠 IgG 抗体复合物,出现紫红色区带。

2. 试剂带　试剂带依次由胶体金颗粒标记区、检测区和质控区组成。各区主要试剂及其作用如下:① 胶体金颗粒标记区:位于试带的标本接触端。均匀吸附了胶体金(氯化亚金)标记的鼠抗人 β-hCG 单抗和胶体金标记的鼠 IgG(抗原),呈紫红色。鼠抗人 β-hCG 单抗可与尿液中人 hCG 特异性结合,形成人 hCG- 鼠抗人 β-hCG 单抗复合物。② 检测区:位于质控区下方。包被有羊抗人 hCG 多克隆抗体(简称多抗),可捕获人 hCG- 鼠抗人 hCG 单抗复合物。③ 质控区:位于试带手柄端,并与检测区平行排列。包被羊抗鼠 IgG 抗体,可捕获鼠 IgG。

3. 简要操作　从试带包装中取出试带,并恢复至室温→将试带的箭头端浸入尿液 5～30 s →取出平放→观察结果。

4. 观察及判断结果　见图 5-2。

(1) 阳性:试带上质控线和检测线都显示紫红色。

(2) 弱阳性:试带上质控线显示紫红色,检测线显示浅红色。

(3) 阴性:试带上仅质控线显示紫红色,检测线不显色。

(4) 无效:试带上质控线未显紫红色,表示试剂失效或操作不正确。

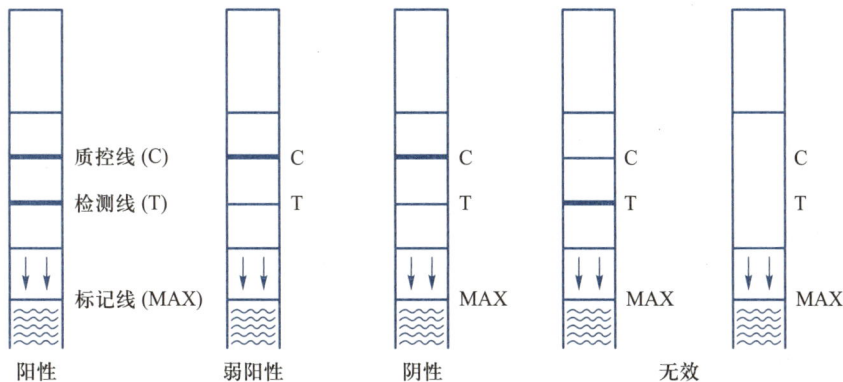

图 5-2　hCG 检测结果示意图

（二）尿 hCG 定量测定

尿 hCG 定量测定主要有双抗体夹心酶联免疫法、电化学发光免疫分析法和放散免疫测定法等方法。定量结果报告方式主要有以下几种:① mIU/ml:目前比较常用的一种报告单位,也可用 IU/L 报告。② μg/L:目前已经很少用,同样质量的 hCG 因其纯度不同,免疫活性也随之不同。因此,如用 μg/L(或 ng/ml)表达 hCG 水平,必须证明在试验测定中的 hCG 每 mg 含多少国际单位。用 μg/L 表达结果的试剂盒必须在说明书中注明,在该试剂盒中每毫克 hCG 相当于多少国际单位。

(三)质量保证

1. 宜采集晨尿标本。留尿前不要大量饮水以免稀释,标本要新鲜。
2. 不能使用严重蛋白尿、血尿、菌尿标本进行 hCG 检测。
3. 操作时注意试带浸入尿液时,液面要低于两抗体检测线。同时,加做阴、阳性对照,并做原浓度和 2 倍稀释的尿液测定,均为阳性才可做出判断。

(四)方法学评价

尿液 hCG 检测方法学评价,见表 5-7。

表 5-7 尿液 hCG 检测方法学评价

方法	灵敏度/$(IU \cdot L^{-1})$	临床应用价值
单克隆抗体胶体金标记免疫层析法	10～25	操作简便,灵敏度高、特异性强,半定量。受精后 7～10 天即可做出诊断,广泛应用
双抗体夹心酶联免疫法	20～50	烦琐、需时长,灵敏度高,特异性强,适合批量检验
电化学发光免疫分析法	<0.1	简便、快速、灵敏度高,特异性强,定量。多用于血液 hCG 测定
放射免疫测定法	<2	灵敏度高,特异性强,稳定,准确;环境污染,需时长;临床应用少,主要用于医学研究
胶乳凝集抑制试验	100～500	简便,快速、经济,但灵敏度低,目前已少用

(五)参考区间

非孕妇健康人:阴性;正常妊娠:阳性。

(六)临床意义

1. 早期妊娠诊断 受孕 1 周后,血清 hCG 在 50 IU/L 左右,受孕 7～10 天即能采用单克隆抗体胶体金标记免疫层析法自尿中检出。在妊娠不同时期,尿中 hCG 水平变化见表 5-8。正常妊娠期间,尿液 hCG 定性检验持续呈阳性,血清水平略高于尿液,产后 5～6 天呈阴性。

表 5-8 妊娠不同时期孕妇尿中 hCG 水平

妊娠时间 / 天	尿中 hCG 水平 / (IU·L^{-1})
7～10	>50
22～24	>1 000
60～70	8 000～320 000
120	5 000～20 000

2. 滋养层细胞肿瘤诊断及预后判断　葡萄胎、恶性葡萄胎、绒毛膜上皮细胞癌及男性患睾丸畸胎瘤患者,尿中 hCG 水平明显高于正常妊娠女性。采用稀释后的尿液进行 hCG 定性检测时,葡萄胎 1:200 稀释后呈阳性反应,绒毛膜上皮癌 1:500 稀释后仍呈阳性反应。滋养层细胞肿瘤患者术后 3 周,hCG 应低于 50 IU/L (<4 ng/ml),8～12 周转阴性,如仍呈阳性反应,提示可能有残存瘤组织,具有潜在复发的可能。

3. 协助诊断异位妊娠及流产　① 异位妊娠也称"宫外孕",在宫外孕流产或破裂前,hCG 水平低于正常妊娠,约 60% 为阳性,因此,临床检验时应选择特异性强、灵敏度高的方法。宫外孕流产或破裂后大部分转阴,此方法有助于和其他急腹症相鉴别。② 不完全流产患者的子宫内尚有胎盘组织残留,妊娠试验仍可为阳性。完全流产或死胎时,由阳性转为阴性。在保胎治疗过程中,尿 hCG 不断下降说明保胎无效,反之,明显上升表示保胎成功。

4. 其他　脑垂体疾病、甲状腺功能亢进、子宫内膜增生、宫颈癌及卵巢囊肿等 hCG 也增高,尿液 hCG 定性检验可出现阳性。

微课:人绒毛膜促性腺激素的测定

十、尿本周蛋白定性检验

本周蛋白(Bence Jones protein,BJP)的特点为: ① 在 pH 为 4.5～5.5 时,加热至 40～60℃ (通常为 56℃)时沉淀,继续加热至 90～100℃时沉淀溶解,而温度下降到 56℃ 时恢复凝固,因此又称凝溶蛋白。② BJP 本质是免疫球蛋白分子的轻链(L 链),L 链又分为 κ 型和 λ 型,属于不完全抗体球蛋白,通常出现于尿中的本周蛋白是 L 链的二聚体,能自由通过肾小球滤过膜,当浓度增高超过近曲小管重吸收阈值时,可从尿中排出。③ 免疫球蛋白的轻链单体分子量为 2.3 万,二聚体分子量为 4.6 万,乙酸纤维膜电泳可出现 "M" 带,多位于 α_2 和 γ 区带之间。

(一) 热沉淀法

1. 原理　BJP 在 pH 为 4.5～5.5 的条件下,加热至 40～60℃ (通常为 56℃)时沉淀,继续加热至 90～100℃时沉淀消失,当温度恢复为 40～60℃时又变浑浊。据此可初步验证其存在。

2. 试剂成分及作用　① 200 g/L 磺基水杨酸:用于蛋白质定性。② 2 mol/L 乙酸缓冲液和晶体氯化钠:用于沉淀其他黏蛋白。

3. 简要操作　离心尿上清液→蛋白质定性→除去黏蛋白→ 56℃水浴 15 min →取

沉淀沸水浴 3 min →尿液变清为阳性→如沉淀加重→过滤→冷却至 56℃→滤液浑浊为阳性。

（二）对－甲苯磺酸法

1. 原理　对－甲苯磺酸能沉淀分子量较小的 BJP,而对分子量较大的清蛋白和球蛋白不起反应。

2. 试剂成分及作用　① 120 g/L 对－甲苯磺酸溶液:使 BJP 沉淀。② 冰乙酸:设置阴性对照用。

3. 简要操作　离心尿上清液→加对－甲苯磺酸→静置→浑浊加重或沉淀→阳性。

（三）蛋白电泳分离法

1. 原理　尿液蛋白在载体上经电泳,BJP 可在 α_2 至 γ 球蛋白区带间出现"M"带。

2. 电泳载体　包括乙酸纤维膜、聚丙酰胺凝胶、十二烷基磺酸钠－琼脂糖凝胶等。

（四）其他免疫学方法

1. 免疫电泳法　基于区带电泳和免疫学特异性抗原抗体反应的原理。

2. 免疫固定电泳法　基于区带电泳和免疫学特异性抗原抗体反应的原理。将抗尿液或血清直接加于电泳后蛋白质区带表面,抗原与相应抗体发生反应,形成的复合物嵌于固相支持物中。

3. 免疫速率散射浊度法　在抗原抗体反应的最高峰测定其复合物形成量,并可区分轻链的类型,定量检测 κ、λ 链。

（五）质量保证

1. 热沉淀法

(1) 患者:部分患者在使用某些药物如利福平类抗结核药时可出现本周蛋白尿。检测前应明确用药史。

(2) 标本:① 标本要新鲜、足量,及时送检。② 浑浊尿应离心取上清液。③ 若为蛋白尿,应先用加热乙酸法沉淀普通蛋白质,趁热过滤。过滤要迅速,不要振荡,防止本周蛋白夹杂于其他沉淀的蛋白中被过滤掉造成假阴性结果。④ 高浓度的本周蛋白在 90℃不易完全溶解,需做阴性对照或将标本稀释。

(3) 酸碱度:最适 pH 为 4.5～5.5,pH 低于 4.0 时,分子聚合受到抑制而致结果呈现假阴性。

2. 对－甲苯磺酸法　如尿中出现其他球蛋白(大于 5 g/L),可使结果出现假阳性。需进行确证试验。

（六）方法学评价

BJP 测定方法学评价,见表 5-9。

表 5-9　BJP 测定方法学评价

方法	评价
热沉淀法	灵敏度低(0.3~2 g/L),假阴性率高,所需标本量大,已较少使用
对-甲苯磺酸法	操作简便,为灵敏度较高(BJP 3 mg/L)的筛检试验。不与尿液清蛋白反应。尿液球蛋白>5 g/L 时,可使结果出现假阳性
蛋白电泳分离法	对 BJP 的阳性检出率可高达 97%
免疫电泳法	简单易行,标本用量少,在抗原抗体最适比例时,分辨率高,特异性强
免疫固定电泳法	用特异抗体鉴别区带电泳分离的蛋白,比蛋白电泳分离法和免疫电泳法更灵敏
免疫速率散射浊度法	在抗原抗体反应的最高峰测定其复合物形成量,能定量检测 κ、λ 轻链,检测速度快,灵敏度和精确度高,稳定性好

(七) 参考区间

阴性。

(八) 临床意义

1. 尿本周蛋白阳性　浆细胞病中约 50% 的多发性骨髓瘤及 15% 的巨球蛋白血症出现本周蛋白尿,为重要诊断依据之一。另外,慢性淋巴细胞白血病、淋巴肉瘤及肾淀粉样变性患者也可出现本周蛋白尿。肾排出大量本周蛋白,可在近曲小管及周围沉积,逐渐影响近曲小管的重吸收功能,进而可累及肾小球使肾功能严重受损。因此,当尿中排出大量本周蛋白,同时伴有清蛋白和其他球蛋白时,易发生肾功能不全。尿中仅排出少量的本周蛋白而没有其他蛋白时,发生肾功能不全者较少见。

2. M 蛋白　多发性骨髓瘤、巨球蛋白血症、淋巴瘤患者,血或尿中可出现 M 蛋白,因此 M 蛋白尤其对于多发性骨髓瘤的诊断有重要的临床意义。M 蛋白是浆细胞或 B 淋巴细胞单克隆大量增殖时所产生的一种异常免疫球蛋白,其氨基酸组成及排列顺序十分均一,空间构象、电泳特征也完全相同,本质为免疫球蛋白或其片段(轻链、重链等),这些 M 蛋白大多无抗体活性,所以又称为副蛋白。

微课:尿本
周蛋白测定

十一、乳糜尿定性检验

尿液中混入淋巴液(脂肪皂化后的乳糜液体)时,其外观呈乳白色牛奶状,故名乳糜尿(chyluria)。乳糜尿内含脂肪微粒、卵磷脂、胆固醇及少量纤维蛋白原和清蛋白等。如含有较多血液时,称为乳糜血尿。乳糜尿的程度与患者摄入脂肪量、淋巴管破裂程度和运动强度等有关。

(一) 有机溶剂萃取染色法

1. 原理　乳糜尿中的乳糜微粒或脂肪小滴溶解于脂溶性有机溶剂(乙醚、氯仿),可被脂溶性染料(苏丹Ⅲ)染成橘红色。

2. 试剂成分及作用　①乙醚(AR):萃取尿中的乳糜微粒或脂肪小滴。②苏丹Ⅲ染料:脂溶性染料,使脂肪着色。

3. 简要操作　乳糜尿 + 乙醚→取上清液→隔水蒸干→苏丹Ⅲ染色→镜检。

(二)质量保证

1. 乳糜尿与过多的盐类结晶尿及脓尿在外观上容易混淆。鉴别方法:盐类结晶尿加酸、加碱或加热溶解;脓尿常呈颗粒样浑浊状,经离心上层液体清晰,底层为脓细胞;乳糜尿经离心后仍浑浊不分层,管底沉淀可能有少数淋巴细胞,且加乙醚后变澄清。

2. 乳糜定性检验为阳性时,应在显微镜下查找微丝蚴。

(三)方法学评价

本法简便易行,过小的脂肪小滴不易在显微镜下观察,可利用尿液加乙醚后是否变清来判断,若变清则为乳糜尿。

(四)参考区间

阴性。

(五)临床意义

乳糜尿阳性常见于以下几种情况。

1. 累及淋巴循环的疾病　如先天性淋巴管畸形、肿瘤压迫、腹腔结核等导致腹腔淋巴管或胸导管阻塞。

2. 丝虫病　丝虫在淋巴系统中引起炎症反复发作,使腹腔淋巴管或胸导管广泛阻塞,导致肾淋巴管破裂出现乳糜尿。其乳糜尿多为间歇性,可间歇数周、数月或数年发作一次,个别病例可呈持续阳性,劳累过度、妊娠等常为诱发因素。

微课:乳糜
尿检测

十二、尿含铁血黄素定性检验

含铁血黄素(hemosiderin)是一种颗粒状、暗黄色、不稳定的铁蛋白聚合物。血管内溶血时,大部分游离血红蛋白随尿排出,形成血红蛋白尿;小部分被肾小管上皮细胞摄取并分解为含铁血黄素,当细胞脱落时随尿排出。

(一)Rous 试验

1. 原理　含铁血黄素中的高铁离子,在酸性环境中与亚铁氰化钾作用,产生蓝色的亚铁氰化铁沉淀,显微镜下可见蓝色闪光颗粒,此即普鲁士蓝反应检验(Rous 试验)。

2. 试剂成分及主要作用　①20 g/L 亚铁氰化钾水溶液:与含铁血黄素的 Fe^{3+} 结合生成亚铁氰化铁,将含铁血黄素中的 Fe^{2+} 氧化为 Fe^{3+}。后者与亚铁氰化钾结合生成亚铁氰化铁。②盐酸:为反应提供酸性环境。

3. 简要操作　尿液离心→留取沉渣→加亚铁氰化钾水溶液→加盐酸→离心→显微镜下观察沉淀物。

（二）质量保证

1. 留清晨第一次尿并将全部尿液自然沉淀,再取沉淀物离心,提高阳性率。
2. 所用容器、器材、试剂均应洁净,防止铁剂污染导致结果呈现假阳性。
3. 加做阴性对照。如亚铁氰化钾与盐酸混合即显深蓝色,表示试剂已被污染。
4. 保证盐酸浓度,以免结果出现假阴性。

（三）方法学评价

Rous 试验无须特殊仪器设备,操作简便。但可能因含铁血黄素颗粒太小(<1 μm),用普通光学显微镜无法看到,引起假阴性结果,故结果呈阴性时,也不能完全排除血管内溶血。本试验也可将尿沉渣涂片后待干,按骨髓片铁染色法加入酸性亚铁氰化钾溶液染色,但不常用。

（四）参考区间

阴性。

（五）临床意义

慢性血管内溶血,如阵发性睡眠性血红蛋白尿症可引起含铁血黄素尿,但在溶血初期,虽然有血红蛋白尿,由于血红蛋白尚未被肾上皮细胞所吸收,未形成含铁血黄素排出,该试验可呈阴性,而隐血试验可呈阳性。但有时血红蛋白含量少,隐血试验可能为阴性,而本试验可能为阳性。

微课:尿含
铁血黄素
检验

十三、尿肌红蛋白定性检验

肌红蛋白(myoglobin,Mb)分子由一条蛋白肽链和一个亚铁血红素组成,分子量为 1.745 万,约为 Hb 分子量的 1/4,有种属特异性,与氧可逆性结合,为肌肉组织供能。肌红蛋白分子量小,可自由滤出肾小球,形成肌红蛋白尿(myoglobinuria)。

（一）化学法

1. 原理 Mb 能溶于 80% 硫酸铵溶液中,其血红素也具有类过氧化氢酶样活性,隐血试验呈阳性。
2. 试剂及作用 ① 隐血试验试剂或干化学试带:作用同尿液隐血试验。② 80% 硫酸铵溶液:沉淀 Hb。
3. 简要操作 尿液隐血试验→阳性→加 80% 硫酸铵溶液→离心→上清液做隐血试验→阳性者为肌红蛋白尿。

（二）分光光度法

利用 Hb 与 Mb 的氧化物在 580~600 nm 处各自吸收光谱完全不同的特点,将二者区别开。

（三）单克隆抗体免疫法

有酶联免疫、放射免疫及免疫胶体金试带法。

（四）质量保证

1. 标本处理　标本要新鲜,否则肌红蛋白将因变性而被硫酸铵溶液沉淀,导致结果呈假阴性。肌红蛋白在酸性环境中不稳定,在碱性(pH 8～9)条件下 4℃ 可稳定至少 1 周,因此如需保存,标本宜碱化后冷藏。

2. 防止假阴性结果　宜将硫酸铵溶液缓慢加入尿中,轻微振荡,防止局部浓度过高沉淀肌红蛋白引起假阴性结果。

（五）方法学评价

1. 化学法　简便、经济,敏感度高,可用作过筛试验。

2. 分光光度法　灵敏度不高。其他如超滤法、硫酸铵溶液沉淀法、层析法和电泳法等,均不敏感且影响因素较多,未能在临床推广。

3. 单克隆抗体免疫法　方便、快速、灵敏、特异,已成为测定 Mb 的主要方法。

（六）参考区间

阴性。

（七）临床意义

1. 创伤　挤压综合征、电击伤、烧伤、手术创伤等时,外伤造成的肌肉组织损伤,大量肌红蛋白出现于尿中可使尿液发生肉眼改变的颜色,尤其是发生挤压综合征时,可引起急性肾衰竭。

2. 缺氧、缺血　局部组织缺血可使肌肉组织破坏,如心肌缺血所致心肌梗死,尿中可查到 Mb,但一般不能仅以尿肌红蛋白阳性作为心肌梗死的确诊依据,应同时检测其他心肌损伤标志物进行综合分析。此外,各种中毒、全身感染、恶性高热和低钾血症导致全身性缺氧与微循环障碍时,也会出现不同程度的肌红蛋白尿。

3. 阵发性肌红蛋白尿　见于剧烈运动,如马拉松长跑后。

4. 其他　原发性肌红蛋白尿症和家族性肌病、肌炎综合征(多发性肌炎、皮肌炎、系统性红斑狼疮等)、进行性肌营养不良等也可出现肌红蛋白尿。

十四、尿液白细胞酯酶定性检验

（一）干化学试带法

1. 原理　中性粒细胞和巨噬细胞胞质含有酯酶,酯酶能水解吲哚酚酯生成吲哚酚和有机酸,吲哚酚与重氮盐反应,生成紫红色缩合物,颜色深浅与粒细胞和巨噬细胞数量成正比。本法主要针对中性粒细胞酯酶进行定性检验。

微课:尿肌
红蛋白检验

2. 试带 干化学试带模块中含有吲哚酚酯、重氮盐及其他物质。吲哚酚酯为酯酶作用的底物,重氮盐与吲哚酚酯的酶解产物发生重氮反应。

（二）质量保证

1. 患者 ① 避免阴道分泌物或甲醛污染。② 静脉滴注大剂量青霉素或头孢氨苄、庆大霉素等药物时可使结果偏低或出现假阴性。因此应在输注上述药物之前采集尿液进行白细胞检测。

2. 标本 ① 标本应新鲜,防止中性粒细胞破坏导致干化学试带法与镜检法白细胞检测结果不符。② 尿蛋白>5 g/L 时,可使结果偏低或出现假阴性,检测前应先用加热乙酸法除去。

3. 综合判断结果 尤其针对镜检法与干化学试带法结果不一致的标本,应结合临床资料及尿亚硝酸盐(NIT)结果进行综合判断。

（三）方法学评价

1. 本法对中性粒细胞的灵敏度为 10～25 个 WBC/μl 或 5～15 个 WBC/HP。新鲜未离心尿液白细胞计数为 20×10^9/L(计数板法)时,干化学试带法分析的灵敏度为 80%～90%,特异度为 80%～90%;白细胞计数在 100×10^9/L 时灵敏度为 95%。

2. 干化学试带法与显微镜法的白细胞检测原理有着根本的区别,很难找出二者完全对应的关系和直接的换算方式。因此,本法仅用于临床筛检,不可代替显微镜法。

（四）参考区间

阴性(白细胞<5 个 /HP)。

（五）临床意义

白细胞增加见于泌尿系统感染性疾病及肾小球等病变。

十五、尿液维生素 C 定性检验

检测维生素 C 主要目的在于对其他检测项目干扰的评估,而非简单的尿维生素 C 水平定量。

（一）还原钼蓝法

1. 原理 维生素 C 的化学名称为 2,3,4,5,6- 五羟基 -2- 己烯酸 -4- 内酯,其 1,2- 烯二醇基团具有强还原性。磷钼酸缓冲液与尿液中维生素 C 反应,形成亮蓝色的钼蓝,颜色由蓝色变成紫色,颜色深浅与尿液中维生素 C 含量成正比。

2. 试带 试带模块中含有磷钼酸缓冲液(偏磷酸 – 乙酸 + 钼酸铵),缓冲液(pH 为 3～5)中的磷钼酸既是氧化剂,又可以作为色原。

（二）2,6- 二氯酚靛酚钠还原法

1. 原理　维生素 C 具有 1,2- 烯二醇还原性基团,在碱性及中性条件下,将氧化态蓝色 2,6- 二氯酚靛酚染料还原成无色的 2,6- 二氯二对酚胺(酚亚胺),试带颜色由深蓝色(或绿色)变成无色或淡黄色,颜色变化程度与尿液中维生素 C 含量成正比。

2. 试带　试带模块中含有 2,6- 二氯酚靛酚钠、中性红、亚甲基氯磷酸二氢钠(或亚甲基氯磷酸三氢钠)和磷酸氢二钠。磷酸二氢钠(或亚甲基氯磷酸三氢钠)和磷酸氢二钠组成缓冲对。2,6- 二氯酚靛酚染料为氧化剂及显色剂,在碱性及中性条件下处于氧化态,显示蓝色。

（三）质量保证

尿中含高浓度维生素 C 可使干化学试带法检测时,葡萄糖、隐血、胆红素、亚硝酸盐和白细胞检测结果呈假阴性(表 5-10)。因此,目前多数临床实验室都采用含维生素 C 检测的干化学试带用于尿液分析,便于对检验结果进行正确分析。还有部分干化学试带的相关检验模块上加入了抗维生素 C 的试剂如过碘酸盐等,可破坏尿中的维生素 C,以消除上述干扰。

表 5-10　尿液维生素 C 浓度对干化学试带法检测时相关项目的干扰

项目	产生干扰的维生素 C 浓度 /(mg·L^{-1})	反应机制
隐血	≥90	与试带上过氧化氢竞争性反应
胆红素	≥250	与试带上重氮盐竞争性反应
亚硝酸盐	≥250	先与试带上重氮盐产物反应
葡萄糖	≥500	先与过氧化氢产物反应

（四）方法学评价

干化学试带法只能检测左旋抗坏血酸,即还原型抗坏血酸,灵敏度为 50～100 mg/L,不同试剂带可能有所差异。

十六、尿液微量清蛋白定量检验

清蛋白(albumin, Alb)是血浆蛋白的主要成分,为一单链多肽,含有 585 个氨基酸残基,分子量为 66 458。在 pH 正常的血浆中,清蛋白带负电荷,极少通过肾小球,主要由肾近曲小管重吸收,尿中含量极微(为 5～30 mg/24 h)。肾小球病变早期,清蛋白排泄率即有所增加,但因未达到 100 mg/L 或 150 mg/24 h,常规定性方法尚不能检出,只有通过更为敏感的方法才可检测到尿中清蛋白含量的变化,因而曾于 1982 年被 Viberti 命名为微量清蛋白(micro-albumin, MAlb),以区别于传统意义上的尿蛋白。

（一）免疫比浊法

抗原、抗体在特殊缓冲液中快速形成抗原抗体复合物，反应液出现浊度。当保持反应液抗体过量时，形成的复合物随抗原量增高而增高，反应液浊度也随着增高，其结果与一系列标准品对照，即可计算出受检物的含量。

（二）其他方法

有 ELISA 法、放射免疫测定（RIA）法及化学定量法（溴甲酚绿法）等。

（三）质量保证

1. 受检者　剧烈运动后尿中清蛋白排出量可增高，宜在清晨或安静状态下收集尿液。
2. 容器　① 容器及所用器材要清洁干燥。② 留取 24 h 尿时，容器应加盖，4℃存放或冷冻。
3. 标本　① 检测前需离心，以除去尿中有形成分及不溶性杂质。② 先进行蛋白定性或半定量，或利用仪器的自检功能，对蛋白含量较高者给予适当稀释。
4. 抗血清　宜在 4℃保存，防止被其他杂质污染，更不可反复冻融，每次更换试剂后应重新制作标准曲线。
5. 结果报告方式　由于检测方法较多，所用尿标本类型分晨尿、随机尿和 24 h 尿等，报告方式也尚未统一。① 晨尿法：报告每升尿排出量（mg/L）。② 定时留尿法：计算单位时间内的排泄率（μg/min 或 mg/24 h），推荐以 24 h 尿清蛋白总量，即尿清蛋白排泄率（urin albumin excretion rate，UAE）表示。③ 随机尿法：采用随机尿测定 MAlb，同时测定尿肌酐，用肌酐比值报告排出率（mg/mmol Cr 或 mg/mmol Cr），剔除了晨尿所致的尿液浓缩因素，客观反映了受检者生理状态下肾尿蛋白排出情况。

（四）方法学评价

1. 免疫比浊法　是临床常用的方法。本法操作简便，有商品试剂盒，在紫外分光光度计、特种蛋白仪及普通光度计的紫外光区均可测定。敏感度及特异度也较高，但受尿中其他浑浊性杂质的干扰。当清蛋白浓度超过抗血清中的抗体浓度时不易得到可靠结果。
2. 其他方法　ELISA 法和 RIA 法敏感度及准确度均很高，但 RIA 法受实验室条件限制，且有放射污染，有被免疫比浊法及 ELISA 法取代的趋势。化学定量法操作简单，试剂易得，但敏感度及特异度均较差，线性范围窄，不利于检出微量清蛋白，目前已少用。

（五）参考区间

晨尿：（6.5 ± 5.1）mg/L；随机尿：（1.27 ± 0.78）mg/mmol Cr 或（11.21 ± 6.93）mg/g Cr。

（六）临床意义

1. 早期肾小球损害的筛检　糖尿病、高血压、重金属及药物中毒性肾病，清蛋白排泄率的增加可出现于其他指标变化之前，定期监测有助于早期发现肾损害。在美国，已将清蛋白排泄率作为对糖尿病患者的监测指标。当持续出现微量清蛋白尿时,提示患者处于发展为糖尿病肾病的早期,如果及时治疗,可阻止疾病发展或使病变逆转;当排泄量持续大于 300 mg/24 h 后,可诊断为糖尿病肾病。

2. 过敏性紫癜的肾小球功能监测　大部分过敏性紫癜患者会并发肾炎或肾病,而最早发生的变化是尿中清蛋白增加。早期发现有助于指导临床防止并发肾损害。

3. 肾小球肾炎的病情观察　病变急性期尿清蛋白排泄率明显升高,在恢复期趋于正常,但疾病稍有活动该指标立即上升。

4. 其他　尿路感染时,尿清蛋白排泄率轻度升高;某些特发性水肿的患者,尿清蛋白排泄率也高于正常人。

（李庆华）

第四节　尿液显微镜检验

尿液显微镜检验是指用显微镜对尿液中的细胞、管型、结晶、病原微生物及寄生虫等有形成分进行识别与计数的检验方法,简称尿镜检。尿镜检可以发现在尿液一般性状检验或化学检验中难以发现的异常变化,对减少漏诊、误诊有重要的价值,是尿液有形成分检验的金标准。尿液显微镜检验应在排尿后立即检测,以免有形成分被分解破坏。

一、尿液有形成分形态及临床意义

尿液中有形成分包括:细胞、管型、结晶、细菌等,其形态特点及临床意义如下。

（一）红细胞

1. 形态变化　新鲜红细胞在未染色尿液标本中的形态:① 等渗尿液中为淡黄色,双凹圆盘形,有弱折光性。② 高渗尿中,红细胞由于脱水呈皱缩状。③ 低渗尿中,红细胞因吸水胀大颜色较浅,甚至血红蛋白从红细胞中溢出成为大小不等的空环形,称为影红细胞。④ 碱性尿中,红细胞膜内侧有颗粒形成或脱失部分血红蛋白而呈环状。⑤ 弱酸性尿中,红细胞形态较为稳定。

镜检时要注意尿液中红细胞与球形草酸钙结晶、脂肪球和酵母菌的鉴别(表 5-11),必要时可做瑞特染色或隐血试验协助鉴定。

表 5-11　红细胞与球形草酸钙结晶、脂肪球和酵母菌的鉴别

指标	红细胞	球形草酸钙结晶	脂肪球	酵母菌
形态	淡黄色,双凹圆盘形	圆或椭圆形	正圆形	无色,椭圆形
大小	新鲜时基本一致	不一,较大排列	相差悬殊	不一
排列	无规律	常有典型结晶并存	散在	出芽
折光	弱	强	强	强
特性	溶于乙酸或皂苷	不溶于乙酸	苏丹Ⅲ染红色	不溶于乙酸或皂苷

新鲜尿中红细胞的形态对于鉴别肾小球性血尿和非肾小球性血尿有重要的价值。镜检时,不仅要注意红细胞的数量,还必须注意其形态的改变。如尿液外观未见红色,离心尿液镜下红细胞>3 个/HP,称为镜下血尿。近年来利用相差显微、扫描电镜和普通光学显微镜经细胞活体染色后观察尿中红细胞形态,可将血尿分为 3 种类型。① 均一性血尿(非肾小球性血尿):红细胞外形及大小正常,畸形红细胞类型不超过两种以上,见于非肾小球性损伤(图 5-3)。② 非均一性血尿(肾小球性血尿):尿中畸形红细胞的类型在两种以上(图 5-4)。③ 混合性血尿:为形态正常的红细胞与畸形红细胞混杂的血尿,如以畸形红细胞为主的混合性血尿,多为肾小球性血尿。

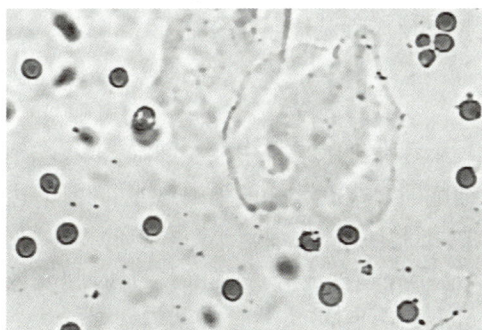

图 5-3 均一性血尿

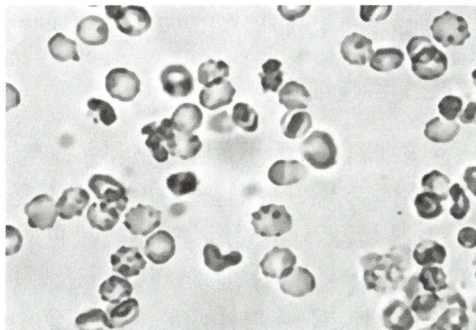

图 5-4 非均一性血尿

2. 临床意义 尿中红细胞增多常见于以下情况。① 肾病:急、慢性肾小球肾炎,肾盂肾炎、狼疮性肾炎、与药物反应有关的间质性肾炎、肾肿瘤、肾结核、肾结石、肾静脉栓塞、肾盂积水、多囊肾等。② 下尿道疾病:见于膀胱结石、膀胱炎、膀胱癌、尿道狭窄、药物治疗后膀胱出血等。③ 其他:白血病、凝血因子异常等。尿中红细胞还可用于某些疾病的鉴别诊断,如尿沉渣中红细胞少,尿蛋白多,提示肾疾患;尿沉渣中均一性血尿(非肾小球性血尿)多,尿蛋白少,提示泌尿系统感染;有红细胞伴有肾小管上皮细胞及管型,或有红细胞并伴有红细胞管型,提示肾病;有均一性红细胞无肾上皮细胞和管型,一般提示为肾外泌尿系统疾病。通过观察和分析尿液中红细胞的形态特征,可以帮助鉴别血尿的来源(表 5-12)。

表 5-12 以异常红细胞形态鉴别血尿来源

红细胞形态	肾小球性血尿	非肾小球性血尿
多形性/%	≥80	<50
棘形红细胞(带 1 个或多个突起)/%	≥5	<5

(二)白细胞

1. 形态变化 尿中白细胞主要是中性粒细胞,偶见单核细胞和淋巴细胞。新鲜尿中的白细胞外形与周围血中的白细胞形态结构相同,呈圆球形,未染色时细胞核较模糊,仅见淡灰色带折光的颗粒状胞质(图 5-5)。在低渗及碱性尿中,白细胞常肿大,约 50% 在 2 h 内溶解。在低渗尿中,中性粒细胞发生肿胀,胞质内颗粒呈布朗运动,由于光的折射,出现淡蓝色发光现象,称为"闪光细胞"。在高渗及酸性尿中,白细胞常皱缩。炎症时,变性死亡的白细胞,结构模糊,胞质内充满粗大颗粒,核不清楚,常粘连成团,称为脓细胞。

2. 临床意义

(1)尿中中性粒细胞大量增加:常见于泌尿系统炎症,如肾盂肾炎、膀胱炎、前列腺炎、精囊炎、尿道炎、肾结核、肾肿瘤等。"闪光细胞"常见于肾盂肾炎、膀胱炎。

(2)尿中淋巴细胞和单核细胞增加:见于肾移植后排斥反应的患者,尿中淋巴细胞增多,还可见于病毒感染等。

(3)嗜酸性粒细胞增多:见于间质性肾炎、变态反应性泌尿系统炎症。

(三)吞噬细胞

吞噬细胞可分为小吞噬细胞和大吞噬细胞,小吞噬细胞来自中性粒细胞,多吞噬细菌等微小物体。大吞噬细胞来自单核细胞,是白细胞的 2~3 倍,一般为圆形或椭圆形,边缘不整齐;核呈肾形、类圆形、稍偏位、染色质细致;细胞质丰富,细胞质中吞噬的物体很多,如红细胞、白细胞碎片,脂肪滴、精子及颗粒状物质等多种成分(图 5-6)。有时胞质内还可见空泡及伸出阿米巴样伪足,新鲜尿液中还可见到伪足活动。

吞噬细胞可在泌尿道急性炎症时出现,同时伴有白细胞及细菌,如急性肾盂肾炎、膀胱炎及尿道炎等。吞噬细胞出现的多少,取决于炎症的程度。

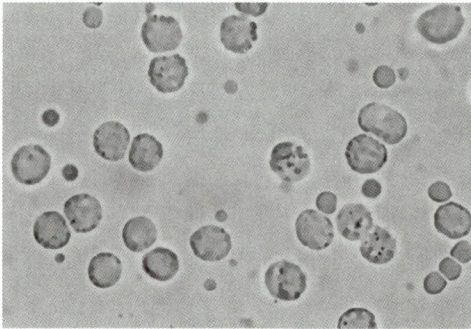

图 5-5　尿液中白细胞

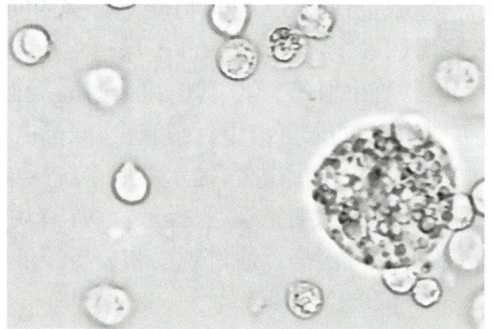

图 5-6　尿中吞噬细胞

(四)上皮细胞

尿中脱落的上皮细胞来自肾小管、肾盂、肾盏、输尿管、膀胱及尿道。常见的类型有:鳞状上皮细胞、移行上皮细胞、肾小管上皮细胞等。在尿液检验时应进行分类报告。

1. 鳞状上皮细胞　来自尿道前段。正常人尿中可见少量鳞状上皮细胞,如有明显增多或成堆出现并伴有白细胞增多时,则提示该处患有炎症。成年女性尿中混有阴道分泌物时,可见较多的鳞状上皮细胞(图 5-7)。

2. 移行上皮细胞 移行上皮细胞被覆于肾盂、输尿管、膀胱及尿道近膀胱段等处。其形态随尿量的增减而变化,通常分为以下几种类型。

(1) 表层移行上皮细胞:又称为大圆上皮细胞(图5-8),在器官充盈时,其脱落的细胞体积较大,多呈不规则圆形,细胞核较小居中。在器官收缩时,则细胞体较小,为白细胞的2～3倍,形态较圆。正常尿液中偶见,膀胱炎时可大量成片脱落。

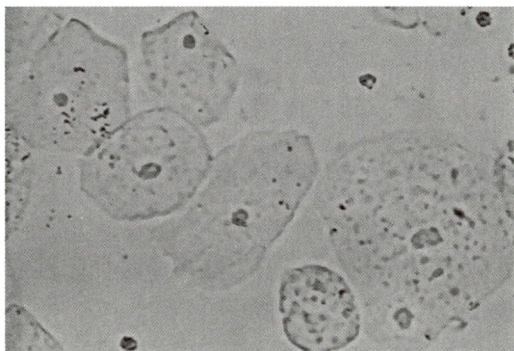

图5-7 鳞状上皮细胞

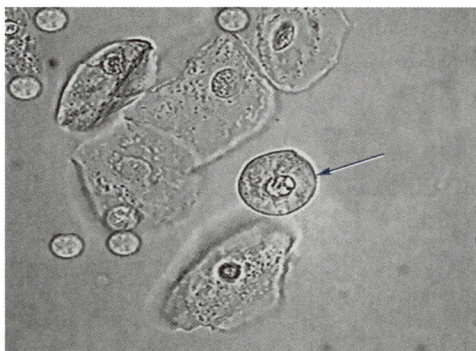

图5-8 表层移行上皮细胞

(2) 中层移行上皮细胞:又称尾形上皮细胞(图5-9),其体积大小不一,常呈梨形、纺锤形或带尾形,细胞核较大,呈圆形或椭圆形,多来自肾盂,故又称为肾盂上皮细胞,亦可来自输尿管及膀胱颈部。

(3) 基底层移行上皮细胞:形态与肾小管上皮细胞相近,但细胞核较后者小。基底层移行上皮细胞(图5-10)与肾小管上皮细胞统称为小圆上皮细胞,在正常尿中不易见到,在肾盂、输尿管或膀胱颈部有炎症时可大量出现,并伴有白细胞和红细胞增多。

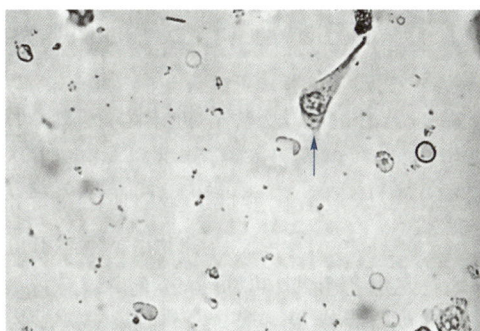

图5-9 中层移行上皮细胞

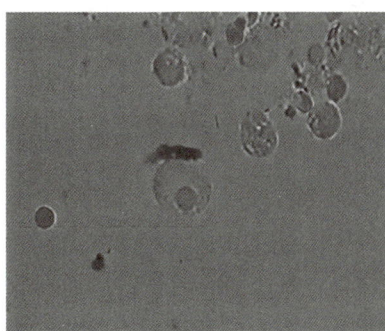

图5-10 基底层移行上皮细胞

3. 肾小管上皮细胞 来自肾小管,也称肾小管上皮细胞或肾上皮细胞(图5-11)。正常尿中很少见,出现或增多表示肾小管有病变,多见于急性肾小球肾炎;如成堆出现,常提示有肾小管坏死。在某些慢性肾病中,肾小管上皮细胞可发生脂肪变性,细胞质充满脂肪颗粒,甚至将细胞核覆盖,称为复粒细胞或脂肪颗粒细胞。在肾慢性出血、梗死或血红蛋白尿时,肾小管上皮细胞内出现微褐色的含铁血黄素颗粒,经普鲁士蓝染色后显示为蓝色颗粒。患者肾移植 1 周后,尿中可见较多肾小管上皮细胞,随后逐渐减少或恢复正常,当发生排斥反应时,尿中可再度出现成片的肾小管上皮细胞。白细胞、肾小管上皮细胞、基底层移行上皮细胞的形态区别,见表 5-13。

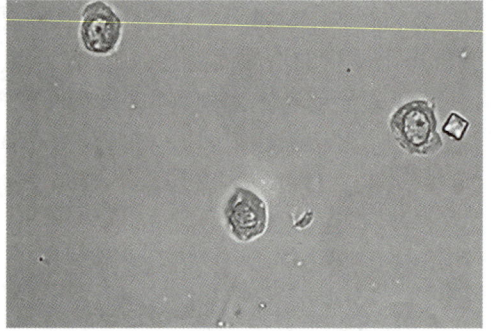

图 5-11　肾小管上皮细胞

表 5-13　白细胞、肾小管上皮细胞、基底层移行上皮细胞的形态区别

鉴别点	白细胞	肾小管上皮细胞	基底层移行上皮细胞
细胞大小	直径 10~12 μm	比白细胞略大 1/3	比肾小管上皮细胞小
形态	圆形,脓细胞时边缘不规则	不规则或多边形	圆形或卵圆形
细胞核	分叶核(加酸后明显)结构紧密成块	核大而圆,结构细致	圆形,较肾小管上皮细胞核稍小,结构细致
细胞质及颗粒	细胞质量多,脓细胞含许多颗粒,加酸后颗粒消失	细胞质量少,可含不规则颗粒、脂肪滴	细胞质量稍多,折光强,一般无颗粒
过氧化物酶(POX)染色	阳性	阴性	阴性

(五) 管型

管型(cast)是蛋白质、细胞及其裂解产物在肾远端小管和集合管内酸化、浓缩、凝集而成的圆柱形蛋白聚集体。其典型形状是两边平行、两端钝圆,长短、粗细取决于形成部位肾小管的直径和局部环境条件,以及内容物成分。管型对肾实质性疾患的诊断、鉴别诊断有重要的价值。

管型形成应该具备 3 个条件:① 原尿中含有一定量的蛋白,特别是含有来自肾小管分泌的 T-H 糖蛋白,是形成管型基质的主要蛋白质。② 肾小管有使尿液浓缩和酸化的能力,浓缩既能提高蛋白质含量,又能增加盐类浓度,尿液酸化能促进蛋白质的沉淀形成。③ 有可供交替使用的肾单位,正常人两肾共有 200 万个肾单位,它们交替休息和工作。形成管型需要让形成管型的尿液在肾单位下部有足够停止时间,使蛋白质得以浓缩,并凝聚成管型。当形成管型的肾单位重新排尿时,管型随尿排出。管型常见种类及临床意义如下。

1. 透明管型　主要由 T-H 糖蛋白及少量的血浆蛋白质组成,偶可附有少量细小颗粒或细胞。无色透明或半透明,质地菲薄,表面较光滑,折光性较弱,适合较暗视野观察(图 5-12)。为防止遗漏,可加 S-M 染色液染色提高检出率。透明管型在碱性或低渗尿内最易溶解消失,故应及时镜检。正常人清晨浓缩尿液中偶见透明管型。当肾有轻度或暂时性功能改变时,如剧烈运动、长期发热、心功能不全、麻醉或服用利尿剂后,可见少量透明管型。老年人尿中也见增多。明显增多见于肾实质病变,如急性或慢性肾小球肾炎、肾病综合征、急性肾盂肾炎、肾淤血、充血性心力衰竭及恶性高血压等。

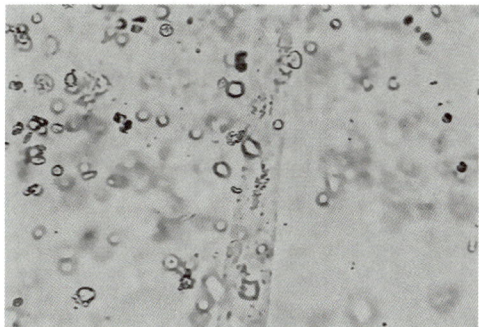

图 5-12　透明管型

2. 颗粒管型　管型基质中的颗粒含量占管型面积 1/3 以上时,称颗粒管型,由发生变性的细胞分解产物或血浆蛋白质及其他物质直接聚集形成。颗粒管型外形常较透明管型短而宽大,易折裂,可有不规则的断端,呈无色、淡黄褐色或棕色,其颗粒轮廓清晰。按颗粒的粗细分为粗颗粒管型(图 5-13)和细颗粒管型(图 5-14)两种,前者充满粗大颗粒,常呈暗褐色,后者含许多微细颗粒,不透明,呈灰色或微黄色。颗粒管型的出现提示肾单位有淤滞现象,表示肾有实质性病变,多见于急性或慢性肾小球肾炎、肾盂肾炎、肾小管硬化症、肾病、病毒性疾病、慢性铅中毒及肾移植的急性排斥反应等。

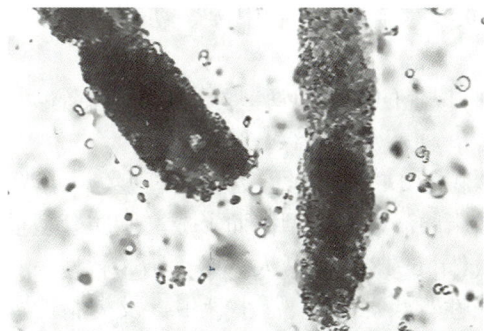

图 5-13　粗颗粒管型

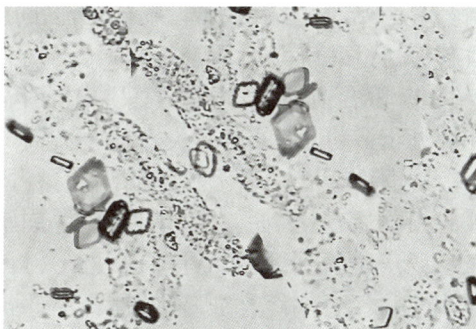

图 5-14　细颗粒管型

3. 细胞管型　管型基质内含有细胞且其数量占管型体积的 1/3 以上时称为细胞管型。根据管型基质内所含细胞种类的不同,细胞管型分为以下几种。

(1) 红细胞管型:管型基质中嵌入不同数量的红细胞,低倍镜下呈棕黄色或红色,管型内的红细胞通常已破损(图 5-15)。红细胞管型是由于肾小球或肾小管出血所致。常见于急性肾小球肾炎、慢性肾小球肾炎急性发作、肾出血及肾移植后的急性排斥反应,亦可见于狼疮性肾炎、肾梗死、肾静脉血栓形成、亚急性细菌性心内膜炎及恶性高血压等。若管型中红细胞已全部溶解,则成为棕红色均质性的血红蛋白管型。

(2) 白细胞管型:管型基质内含有较多数量的白细胞称为白细胞管型(图 5-16)。白细胞虽呈球形,但常重叠聚集成块状,在形态上与上皮细胞管型不易区分,但白细胞管型过氧化物酶染色呈阳性。此种管型出现表示有化脓性炎症,常见于急性肾盂肾炎、间质性肾炎,亦可见于非感染性炎症(如狼疮性肾炎)、肾病综合征及肾小球肾炎等。

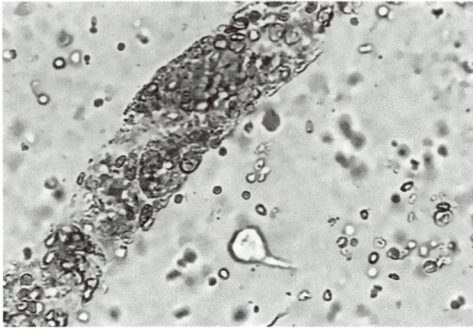

图 5-15　红细胞管型

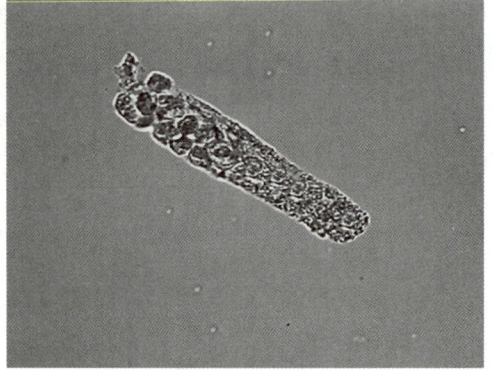

图 5-16　白细胞管型

（3）肾上皮细胞管型（简称上皮细胞管型）：管型基质中嵌有多量肾小管上皮细胞而成（图 5-17）。所含细胞比白细胞略大，常见叠瓦状排列，根据细胞核的形状可与白细胞相区别。细胞变性后，核形模糊，胞体大小不定，识别困难。可用加酸法使其核形清楚，或用过氧化物酶染色，阴性可与中性粒细胞管型（过氧化物酶染色阳性）区别。正常人尿中不会出现上皮细胞管型，此管型出现提示肾小管病变、肾小管上皮细胞变性脱落。常见于急性肾小管坏死、急性肾炎、肾淀粉样变性、间质性肾炎及重金属或药物中毒等，亦可见于阻塞性黄疸、肾移植后排斥反应等。

（4）混合细胞管型：管型基质中同时存在两种以上的细胞和管型称为混合细胞管型。主要见于活动性肾小球肾炎、缺血性肾小球坏死、肾梗死及肾病综合征等。

4. 脂肪管型　管型中脂肪滴含量占管型体积的 1/3 以上时称为脂肪管型。由于肾小管损伤后，上皮细胞发生脂肪变性、崩解，大量脂肪滴进入管型内而形成。脂肪管型呈灰色或灰蓝色，脂肪滴大小不等，圆形，折光性强（图 5-18）。正常人尿中无脂肪管型。若出现多见于肾病综合征、亚急性肾小球肾炎、慢性肾小球肾炎、肾小管中毒及类脂性肾病等。

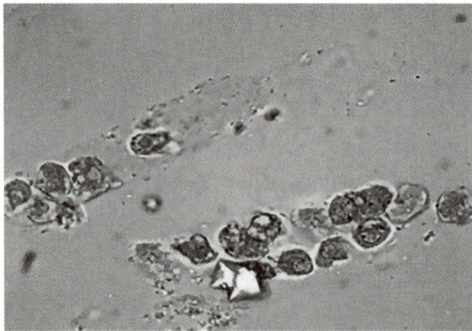

图 5-17　肾小管上皮细胞管型

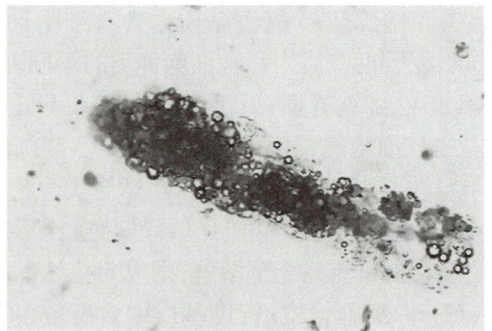

图 5-18　脂肪管型

5. 蜡样管型　蜡样管型是一种均一的不含细胞及颗粒的管型，呈浅灰色或淡黄色，有蜡烛样高度折光，质地较厚，外形宽大，易折断，边缘常见裂纹（图 5-19）。在低渗溶液和不同的 pH 介质内均不溶解。正常人尿中无蜡样管型,若尿液中出现此种管型,提示局部肾单位长期阻塞,有少尿或无尿现象存在,说明肾病变严重。见于慢性肾小球肾炎的晚期肾功能不全及肾淀粉样变性。

6. 宽幅管型 又称肾衰竭管型,多为颗粒管型和蜡样管型演变而成,其宽度为一般管型的 2～6 倍,形状宽而长、不规则、易折断(图 5-20)。常见于急性肾衰竭的多尿期,在慢性肾炎的晚期出现时,提示预后不良。

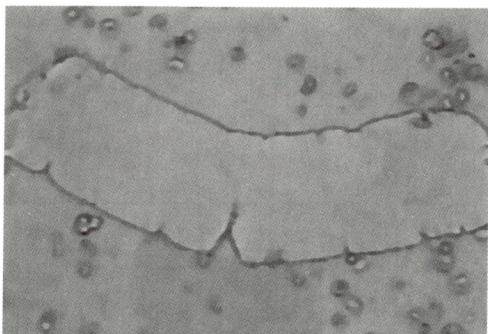

图 5-19 蜡样管型

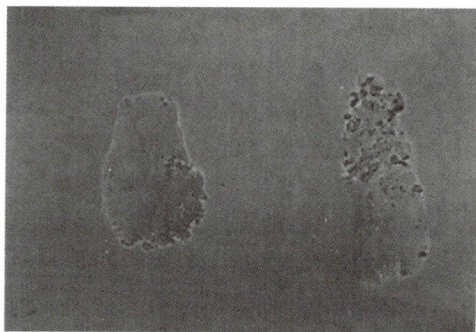

图 5-20 宽幅管型

7. 其他管型 尿中除上述常见的管型外,还可偶见以下管型。① 血红蛋白管型:血管内溶血时,大量血红蛋白进入肾小管而形成,见于急性血管内溶血。② 血小板管型:见于 DIC。③ 肌红蛋白管型:肌肉挤压伤患者,肌红蛋白进入肾小管而形成的管型。④ 胆红素管型:管型中充满金黄色的非晶性胆红素颗粒称为胆红素管型,见于重症黄疸。⑤ 窄幅管型:见于新生儿及小儿,直径在 15 μm 以下。⑥ 细菌管型:如果管型中充满细菌表示肾实质受细菌感染,常见于肾化脓性感染。⑦ 真菌管型:管型中含有多量的真菌孢子及菌丝,如念珠菌等,表示肾受真菌感染。

8. 类似管型和易误认为管型的物体

(1)黏液丝:似透明管型,多为长线条状,不规则,粗细不等,边缘不清晰,末端尖细卷曲、分支。可见于正常人尤其是女性尿中,大量出现表示尿道受刺激或有炎症反应。

(2)类圆柱体:形似透明管型,一端或两端尖细呈螺旋形卷曲,可能是集合管产生的黏液丝,也可能是尚未完全形成的透明管型,常和透明管型同时存在,多见于肾血循环障碍或肾受刺激时。

(3)假管型:黏液性纤维状物附着非晶性尿酸盐、磷酸盐等,形成圆柱体,外形似颗粒管型,但看不到基质,边缘不齐,粗细不等,两端破碎,颗粒密集,色泽发暗。区别方法:加温、加酸、加碱后,假管型消失,真管型不变。

(4)混合细胞团:红细胞、白细胞、肾小管上皮细胞或细菌堆积在一起,有时亦类似管型,但一般排列较松散,边缘不整齐,两端不圆。

(5)标本污染:丝、麻、毛、棉等各种纤维污染标本时,亦可误认为管型,根据两边不平行、两端不圆、无内容物等特征加以区别。

（六）结晶

尿液中的结晶析出，与尿中该物质浓度、饱和度、pH、温度和保护性胶体物质（主要是黏蛋白）的浓度有关。结晶多来源于食物或盐类代谢的结果，尿中的结晶一般分为生理性结晶和病理性结晶。

1. 生理性结晶　多为食物代谢后酸性物质与金属离子结合生成的无机盐或有机盐，故又称代谢性盐类结晶，一般无临床意义。但有些结晶如草酸钙结晶，虽为正常人进食后尿液中出现的结晶，但当其大量持续出现于患者新鲜尿液内时，同时伴有较多的红细胞，则应怀疑有尿结石的可能。各种结晶的识别是很重要的，除通过对形态特征的观察进行确定外，还应利用加热、加碱、加酸、加有机溶剂等化学方法进行鉴别（表5-14）。

表 5-14　常见代谢性盐类结晶

名称	尿液外观	镜下形态	特征	临床意义
尿酸结晶	红沙状沉淀	棕红色或黄色，呈菱形、哑铃形、斜方形、菱形、玫瑰花形	加热、加酸不溶，溶于NaOH，多见于强酸尿	急性痛风症、儿童急性发热、慢性间质性肾炎等
尿酸钠结晶	浑浊尿	无色，针状或成束扇状	强酸尿中容易析出。加热、加NaOH溶解	一般无临床意义
非晶形尿酸盐	砖红色沉淀	不定形细颗粒	加热、加碱消失，加乙酸变为尿酸结晶	一般无临床意义
草酸钙结晶	白色浑浊尿	无色，方形、八面体或信封样，有时呈菱形，偶见哑铃形或饼状	溶于盐酸，但不溶于乙酸和NaOH	伴有红细胞并有肾区疼痛或膀胱刺激症状时，应考虑草酸钙尿结石
尿酸铵结晶	褐色浑浊尿	树杈状、蝎子形状等	加乙酸后溶解，形成尿酸结晶	多见于膀胱炎时
碳酸钙结晶	白色浑浊尿	无色，球形或哑铃形	加乙酸溶解并产气泡	一般无临床意义

（1）尿酸结晶：呈菱形、斜方形或玫瑰花形，薄的结晶常无色，厚的结晶呈黄色至红褐色（图5-21）。大量尿酸结晶见于高尿酸肾病及尿酸结石，亦可见于急性痛风症、儿童急性发热、慢性间质性肾炎等。

（2）草酸钙结晶：为无色、方形、折光性强的八面体或信封样，有两条对角线互相交叉，有时呈菱形，偶见哑铃形（图5-22）。草酸钙结晶是正常代谢成分，比较常见。若新鲜尿液有大量草酸钙结晶，并伴有红细胞增多时，提示为肾或膀胱结石的征兆。尿路结石约90%为草酸钙结晶。

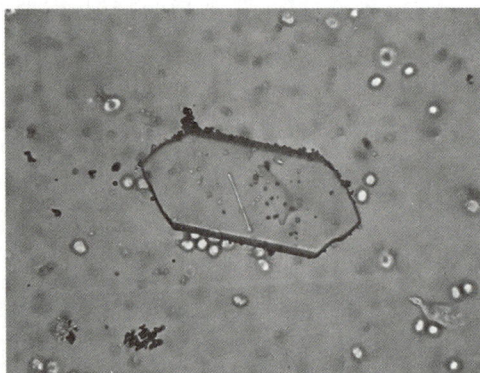

图 5-21　尿酸结晶

（3）非晶形尿酸盐：主要是尿酸钠、尿酸钾、尿酸钙等的混合物,外观呈不定形的细的黄褐色颗粒,一般无临床意义。

（4）磷酸钙结晶：无色、薄呈玫瑰花样,具有针状末端。如果长期在尿液中见到大量磷酸钙结晶,则应排除甲状旁腺功能亢进、肾小管性酸中毒等。

2. 病理性结晶 病理性结晶主要来自磺胺类、解热镇痛类和放射造影剂类药物,还有一些尚未被人们认识的或某些新药也可能形成结晶。

（1）胆红素结晶：为成束针状或小块状黄褐色结晶(图5-23)。多见于黄疸、急性重型肝炎、肝癌、肝硬化、急性磷中毒等。

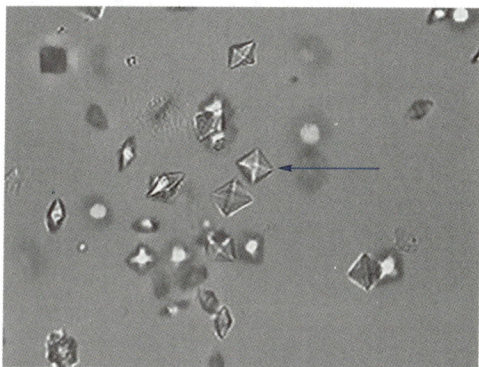

图 5-22 草酸钙结晶

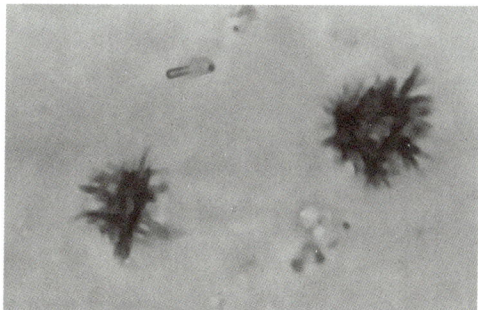

图 5-23 胆红素结晶

（2）胱氨酸结晶：为无色、六边形,边缘清晰,折光性强的薄片状结晶(图5-24),不溶于乙酸而溶于盐酸,能迅速溶解于氨水中,再加乙酸后结晶可重新出现。正常人尿液中少见,大量胱氨酸结晶是肾或膀胱结石的先兆。

（3）亮氨酸结晶：亮氨酸为蛋白质的分解产物,结晶呈淡黄色或褐色小球形,表面有密集辐射状条纹,折光性强,似脂肪滴(图5-25),不溶于盐酸而溶于乙酸,见于组织大量坏死性疾病。

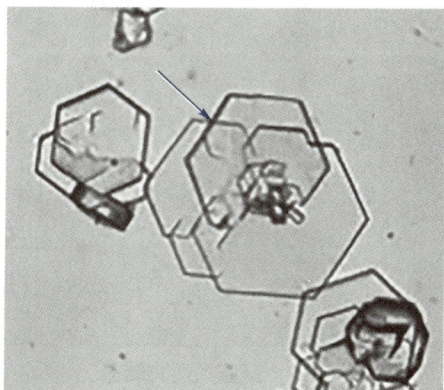

图 5-24 胱氨酸结晶

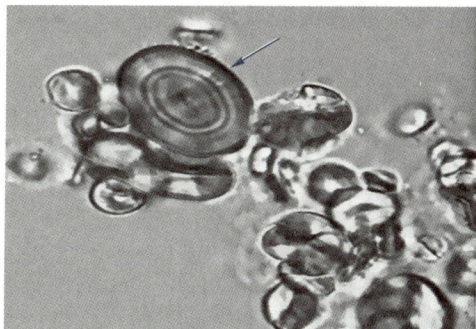

图 5-25 亮氨酸结晶

（4）酪氨酸结晶：酪氨酸为蛋白质分解产物，结晶呈略带黑色的细针状，成堆或羽毛状（图5-26），溶于氢氧化铵而不溶于乙酸，见于严重的肝病，如急性重型肝炎；还可见于组织大量坏死性疾病，也见于代谢紊乱性疾病。

（5）胆固醇结晶：无色透明薄片状，呈缺角的长方形或方形，常浮于尿液的表面（图5-27）。可溶于氯仿、乙醚。正常人尿液中少见，可见于膀胱炎、肾盂肾炎、淋巴结病、乳糜尿、严重的泌尿道感染和肾病综合征患者，也偶见于脓尿患者。

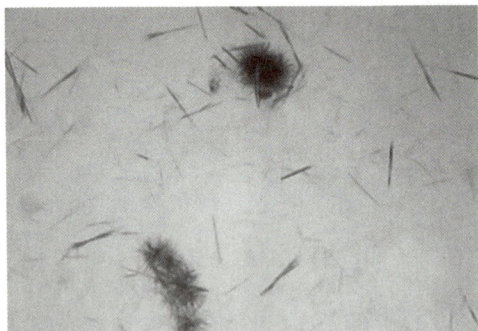

图5-26　酪氨酸结晶

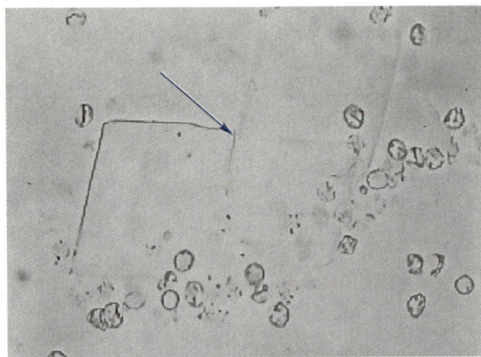

图5-27　胆固醇结晶

（6）磺胺类药物结晶：磺胺类药物较多，形成的结晶形态各异。目前临床上常见的磺胺甲基异噁唑结晶呈无色透明的长方形或正方形的六面体，厚度大，有立体感，散在或集中呈十字排列；磺胺嘧啶结晶呈不对称麦秆束状或球状（图5-28）。磺胺类药物结晶可溶解于丙酮。

（7）放射造影结晶：使用放射造影剂泛影酸、碘番酸和泛影葡胺等后，可在尿液中发现束状、球状、多形性的结晶。结晶可溶于氢氧化钠溶液，但不溶于乙醚、氯仿等有机溶剂。此类结晶对人体无显著影响，多次排尿后可自动清除。

（七）尿液其他成分

1. 脂肪球（脂肪滴、脂肪颗粒）　由于肾上皮细胞、白细胞发生脂肪变性，尿中可见折光性很强、大小不等的脂肪小滴（不足以形成乳糜尿），可被苏丹Ⅲ染色，多见于肾病综合征。

2. 细菌　尿液细菌有革兰氏阴性杆菌和革兰氏阳性球菌，以大肠埃希菌、链球菌、葡萄球菌等多见。正常人尿液自形成到储存于膀胱，这一过程中并无细菌生长，检出少量细

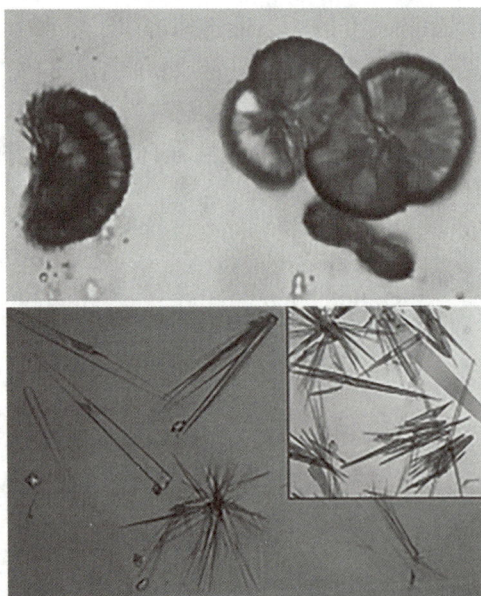

图5-28　磺胺类药物结晶

菌,主要因收集标本时受污染所致,一般无临床意义。若出现大量细菌,并伴有大量脓细胞和上皮细胞,提示尿路感染。

3. 真菌 ① 白假丝酵母菌:未染色状态下无色,呈椭圆形或短圆柱形,有时因芽生孢子而集群,一般是尿液被阴道分泌物污染所致。如为假丝酵母菌还可见到假菌丝,革兰氏染色油镜下观察,可见革兰氏阳性孢子或菌丝(图5-29)。② 酵母菌:卵圆形,似红细胞,折光性较强(图5-30),可见芽孢和假菌丝,多见于糖尿病患者、女性尿液及碱性尿液中。

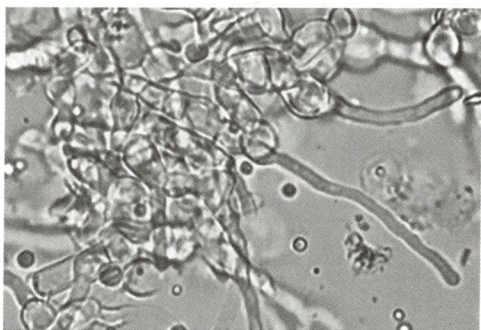

图 5-29 白假丝酵母菌

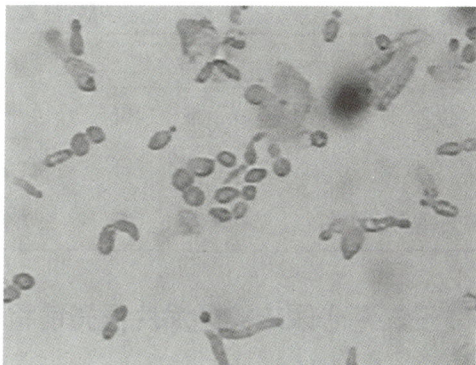

图 5-30 酵母菌

4. 寄生虫 ① 阴道毛滴虫多来自女性白带,常见于女性尿中,也可偶见于男性尿,一般为感染所致。② 尿液被粪便污染时,可检出肠道寄生虫或虫卵,如溶组织内阿米巴、蛔虫卵、蓝氏贾第鞭毛虫等。③ 乳糜尿液中可检出微丝蚴。尿液中的寄生虫及虫卵多因标本被污染所致。

5. 精子 多见于遗精后及患有前列腺炎的男性尿中,也见于性交后的两性尿中。但通常已无活动能力。

微课:尿沉渣镜检有形成分立体结构

二、未离心未染色尿涂片显微镜检验

根据尿液标本是否进行离心,镜检方法分为未离心尿法(又称混匀一滴尿法)和离心尿镜检法,根据是否染色又分为未染色和染色。常用的未离心尿未染色涂片镜检适用于细胞数目较多的尿标本,如脓尿、肉眼血尿等。其优点是标本用量少,对细胞形态破坏小;其缺点是阳性率低,易漏诊。

未离心尿未染色涂片镜检操作方法如下。

1. 主要器材 滴管、载玻片、盖玻片、普通显微镜。

2. 标本 新鲜尿液。

3. 简要操作 将尿液充分混匀后滴1滴于载玻片上,加盖玻片。先用低倍镜观察全片细胞、管型、结晶等有形成分分布情况,再用高倍镜确认;确认后的管型在低倍镜下计数,至少计数20个视野;确认后的细胞、结晶在高倍镜至少观察计数10个视野。结晶在高倍镜视野内分布范围估计报告。计数同时注意细胞的形态、完整性,还要注意有无其他异常巨大细胞、寄生虫虫卵、滴虫和细菌等。

4. 结果报告方式

(1) 细胞、管型较少：① 细胞、结晶：最低～最高个数 /HP 或平均值 /HP，如白细胞 2～3 个 /HP。② 管型：最低至最高个数 /LP 或平均值 /LP。如透明管型 1～2 个 /LPF。

(2) 细胞、管型较多：用"+～++++"表示，占视野 1/4 为 +，占视野 1/2 为 ++，占视野 3/4 为 +++，满视野为 ++++。

(3) 尿液结晶、细菌、真菌、寄生虫虫卵结果报告方式，见表 5-15。

表 5-15　尿液结晶、细菌、真菌、寄生虫虫卵结果报告方式

成分	−	±	+	++	++++
结晶	0	散在于数个视野	1～4 个 /HP	5～9 个 /HP	10 个 /HP
细菌、真菌	0	散在于数个视野	各视野均可见	量多或呈团状聚集	无数
寄生虫虫卵	0	散在于数个视野	1 个 / 全片～4 个 /HP	5～9 个 /HP	10 个 /HP

三、离心尿未染色涂片显微镜检验

离心尿未染色涂片显微镜检验操作方法如下。

1. 主要器材　10 ml 刻度离心管、离心机、滴管、载玻片、盖玻片、普通显微镜。

2. 标本　新鲜尿液。

3. 简要操作　取新鲜尿液充分混匀，加入刻度离心管中至 10 ml 处。以 1 500 r/min 离心 5 min。倾倒或吸去上层尿液，保留离心管底部残留尿沉渣 0.2 ml（浓缩 50 倍），轻轻混匀尿沉渣，取 0.02 ml 于载玻片上，加盖玻片。显微镜检验同未离心尿未染色直接涂片法。

4. 结果报告方式及标准　同未离心尿未染色直接涂片显微镜检验法。

四、离心尿染色涂片显微镜检验

（一）结晶紫 - 沙黄（Sternheimer-Malbin，S-M）染色法

1. 试剂　染色液含染色液 I（结晶紫、乙醇、草酸铵及蒸馏水）和染色液 II（沙黄、乙醇及蒸馏水）。

2. 简要操作　混匀尿沉渣（同离心尿未染色直接涂片显微镜检验法）加 1 滴染色液，3 min 后混匀取约 20 μl 于载玻片上，用盖玻片覆盖后镜检。

3. 染色结果判断　结晶紫 - 沙黄染色法对尿液有形成分染色结果判断，见表 5-16。

表 5-16　结晶紫－沙黄染色法对尿液有形成分染色结果判断

分类	有形成分	染色结果
细胞	红细胞	淡紫色
	多形核白细胞	细胞核呈橙红色,细胞质内可见颗粒
	闪光细胞	细胞核呈淡蓝色或蓝色,细胞质内颗粒呈苍白色或淡蓝色
	上皮细胞	细胞核呈紫色,细胞质呈淡紫色～粉红色
管型	透明管型	粉红色或淡紫色
	颗粒管型	淡红色～蓝色
	细胞管型	深紫色
	脂肪管型	不着色

（二）Sternheimer（S）染色法

1. 试剂　染色液含染色液Ⅰ(阿尔新蓝 8GS 水溶液)和染色液Ⅱ(派若宁 B 水溶液)。
2. 简要操作　取离心后的尿沉渣 0.2 ml 加 1 滴染色液,混匀后显微镜检验。
3. 染色结果判断　Sternheimer(S)染色法对尿液有形成分染色结果判断,见表 5-17。

表 5-17　Sternheimer（S）染色法对尿液有形成分染色结果判断

分类	有形成分	染色结果
细胞	红细胞	红色或无色
	多核白细胞	深蓝色、淡蓝色或无色
	鳞状上皮细胞	淡粉红色或紫红色
	移行上皮细胞、肾小管上皮细胞	紫红色
管型	颗粒管型	淡粉红色或深紫色
	细胞管型	淡蓝色或深蓝色

尿液有形成分显微镜检验方法及方法学评价,见表 5-18。

表 5-18　尿液有形成分显微镜检验方法及方法学评价

方法	方法学评价
未离心尿未染色涂片显微镜检验法	标本用量少,对细胞形态破坏少,适用于数目较多的标本。但阳性检出率低,易漏诊
离心尿未染色涂片显微镜检验法	阳性检出率高,重复性好,适用于有形成分较少的标本。但操作繁琐、费时,离心速度过快可能破坏有形成分

续表

方法	方法学评价
标准化沉渣定量计数板法	操作烦琐、耗时,但能达到尿液有形成分检验规范化、标准化,符合美国临床实验室标准化委员会(NCCLS)和中国临床检验标准委员会(CCCLS)的要求,是目前推荐的尿液有形成分定量检验方法
1 h 尿液有形成分计数法	由于时间短,不加防腐剂对有形成分影响小且不受饮食限制,影响因素较少,适用于门诊患者及住院患者的连续检验

尿液有形成分染色方法以 S-M 染色法、S 染色法最常用,其区别见表 5-19。

表 5-19　尿液有形成分几种染色方法及方法学评价

方法	方法学评价
S-M 染色法	染色后尿中有形成分形态清晰而易于识别,是常用的方法
S 染色	弥补 S-M 染色法染料易沉淀出现染色过深的缺陷,常用于常规尿液有形成分检验
瑞 - 吉染色法	有利于鉴别是中性粒细胞、嗜酸性粒细胞、淋巴细胞和单核细胞
巴氏染色	能识别肾上皮细胞、异常上皮细胞等,对肿瘤细胞和肾移植排斥反应诊断具有临床意义
苏丹Ⅲ染色	对脂肪管型、脂肪球等染色效果好
过氧化物酶染色	用于鉴别不典型的红细胞与白细胞,区别白细胞管型与肾上皮细胞管型

五、标准化定量计数板计数

这是一种离心未染色尿液镜检的方法。

1. 器材　尿液标准化沉渣定量计数板为特制的一次性使用硬质塑料计数板(图 5-31),每块板上有 10 个计数池,每个计数池刻有 10 个大方格,计数池的高度为 0.1 mm,每个大方格的面积为 1 mm^2,故每个大方格的容积为 0.1 μl。每个大方格分为 9 个小方格。

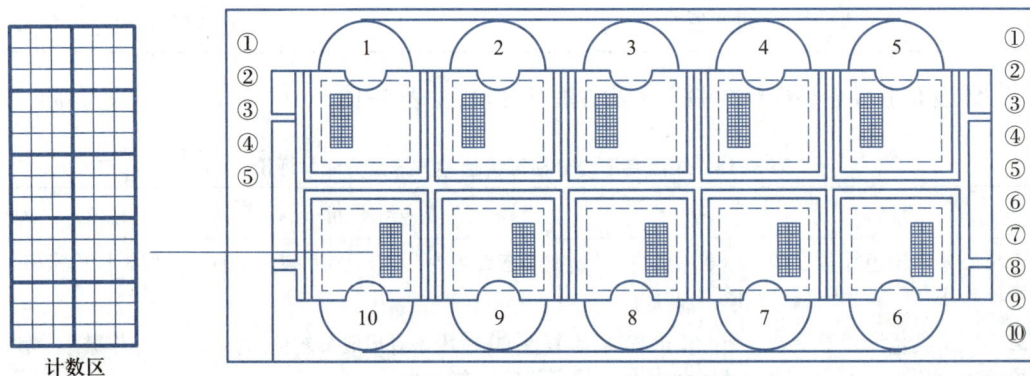

计数区

图 5-31　FAST-READ10 尿液标准化沉渣定量计数板

2. 简要操作 制备尿沉渣,混匀后取 1 滴充入计数板的一个计数池内。先用显微镜低倍镜计数 10 个大方格内管型总数,再用高倍镜下计数 10 个大方格内细胞数量,即每微升尿液某种管型或细胞的数量。

3. 报告方式 ① 细胞、管型:个数 /μl。② 结晶:同涂片法。③ 其他有形成分:报告中描述。

六、1 h 尿液有形成分排泄率

为了更准确地了解泌尿系统的病变性质和严重程度,观察疗效和判断预后,需要准确地测定尿液有形成分,为泌尿系统疾病诊断、疗效观察提供较为准确的依据,现多采用 1 h 尿液有形成分计数。

1. 简要操作 留取正常生活状态下 3 h 内全部尿液(如晨 6:30—9:30 尿液),准确测量尿量后混匀,取 10 ml 尿置于刻度离心管,以 1 500 r/min 离心 10 min 后留管底沉渣物 1 ml,混匀沉渣后充入血细胞计数板两侧计数池计数(同标准化定量计数板计数,其中细胞计数 10 个大方格,管型计数 20 个大方格),再换算成 1 h 尿细胞数和管型数。

2. 报告方式 ① 细胞、管型:个数 /h。② 结晶:同涂片法。③ 其他有形成分:报告中描述。

因每个实验室的方法各异,所用标本量、离心力大小、沉渣浓度、观察沉渣量、沉渣计数板规格等都不尽相同,参考区间最好由实验室自行制订。尿液有形成分检验的参考区间,见表 5-20。

表 5-20 尿液有形成分检验的参考区间

方法	红细胞	白细胞	透明管型	上皮细胞
未离心直接涂片法	0 或偶见 /HP	0~3 个 /HP	0 或偶见 /LP	少见
离心直接涂片法	0~3 个 /HP	0~5 个 /HP	0~1/LP	少见
FAST-READ10 尿沉渣定量计数板	男:0~4 个 /μl 女:0~9 个 /μl	男:0~5 个 /μl 女:0~12 个 /μl	–	–
1 h 尿液有形成分计数	男 <30 000/h 女 <40 000/h	男 <70 000/h 女 <140 000/h	<34 00/h	–

七、质量保证

为保证检验结果的准确性,镜检过程中须注意以下事项。

1. 标本

(1) 推荐用晨尿标本,因晨尿经过长时间在膀胱内储存浓缩且偏酸,可提高阳性率。尿液如为碱性,则血细胞和管型易被破坏。

(2) 标本应新鲜,2 h 内完成检测,如不能立即送检,可冷藏或防腐保存。

(3) 如酸性尿液中因尿酸盐结晶析出而浑浊,可适当加温(37℃)使其溶解;尿液呈碱性可加适量稀乙酸溶解磷酸盐,但切勿加酸量过多,以免红细胞及管型被破坏。

（4）脓尿、肉眼血尿和盐类结晶较多的浑浊尿标本可直接涂片检验。

2. 所用器材应干净、干燥，标准化，严格按操作程序操作。

3. 涂片前充分混匀标本。

4. 镜检光线强弱要适宜，避免因光线太强而漏掉红细胞及透明管型；尽量多观察视野。

5. 认真鉴别尿有形成分形态，如尿液红细胞、真菌、草酸钙结晶等。

6. 尿有形成分检验必须与尿干化学对照分析。

第五节　尿液干化学分析仪和有形成分分析仪

一、尿液干化学分析仪

1956 年，美国 Alfred Free 博士发明了 Clinistix paper 即尿糖试纸，开创了尿液干化学分析的新纪元。尿液干化学检测是将化学试剂吸附于载体（吸水性材料）中烘干制成干的化学试带，当尿液与试带接触后，尿中的待检成分与化学试带中的试剂反应后发生颜色变化。尿液干化学分析仪是由自动程序控制的采用光检测器感受从试带反应区反射来的光强度，再将光强度转化成电信号并转化成测定结果的检测方法。试剂反应后的颜色变化也可用目测比色检测。现在尿液干化学分析仪具有操作简便，检测快速，结果准确，能定性或半定量作用。尿液干化学分析为临床尿液检验带来了质的飞跃，得到迅速普及，几乎取代了传统的湿化学实验方法，成为尿液化学检验的主要检测手段之一。

（一）尿液干化学分析仪的类型

按照干化学试带检测项目的多少，尿液干化学分析仪可分为 8 项、9 项、10 项、11 项，甚至 12 项，目前 11 项尿液干化学分析仪临床应用非常广泛，包括尿蛋白（PRO）、尿糖（GLU）、酮体（KET）、尿胆原（URO）、胆红素（BIL）、隐血（BLD）、亚硝酸盐（NIT）、白细胞（LEU）、尿比重（SG）、pH、维生素（VitC），12 项尿液干化学分析仪应用包括以上 11 项 + 颜色或浊度，或 11 项 + 微量清蛋白肌酐，但目前临床应用极少；按照仪器的自动化程度，尿液干化学分析仪可分为半自动和全自动，两者的主要区别是加样方式不同。

（二）尿液干化学分析仪工作原理

不同类型的尿液干化学分析仪均由 3 部分组成：机械系统、光学系统（或光电转换系统）和电路系统。

1. 机械系统　机械系统的主要功能是将干化学试带和／或待检标本传送到检测区，待检测后将干化学试带传送到废物盒。

（1）半自动尿液分析仪：机械系统比较简单，主要有两类。一类是干化学试带架式，将手工加样后的干化学试带放置在干化学试带的固定沟槽中，仪器将干化学试带架传送到光学系统进行检测，或光学驱动器运动到干化学试带上方进行检测后自动回位，此类分析仪测试速度缓慢。另一类是干化学试带传送带式,将干化学试带放入干化学试带架内,传送装置或机械手将干化学试带传送到光学系统进行检测,检测完毕送到废物盒,测试速度较快。

(2) 全自动尿液分析仪:结构比较复杂,主要有两类。一类是浸式加样,首先由机械手取出干化学试带后,将干化学试带浸入尿液中,再放入测量系统进行检测,检测时需要足够量的尿液。另一类是点式加样,首先由加样装置吸取尿液标本,待传送装置将干化学试带送入测量系统后,将尿液加到干化学试带上进行检测。此类分析仪所需尿液量少。仪器除了能自动将检测完毕的干化学试带送到废物盒外,还具有自动清洗系统,可随时保持检测区清洁。同时,由于仪器自动加样,减少了工作人员与尿标本接触,降低了操作人员的感染风险。

2. 光学系统 即样品的光检测系统。一般包括光源、单色处理器、光电转换器 3 部分。光线照射到反应区表面产生反射光,反射光的强度与各个项目所反映的颜色成正比。不同强度的反射光再经光电转换器转换为电信号进行处理。不同厂家尿液分析仪的光学系统组成也不尽相同。通常有以下 3 种。

(1) 滤光片分光系统:采用球面积分仪(图 5-32)双波长反射式光度计,测定试带上的颜色变化。被尿液浸湿的干化学试带放入仪器的比色槽内,已发生化学反应的试剂模块被光源(卤灯)照射,其反射光被球面积分仪接收,球面积分仪的光电管被反射的双波长光(通过滤光片的单色测定光及一束参考光)照射,实现光电转换。各波长的比例由检测项目决定。

(2) 发光二极管系统:采用可发射特定波长的发光二极管(light emitting diode,LED)作为检测光源,两个检测头上都

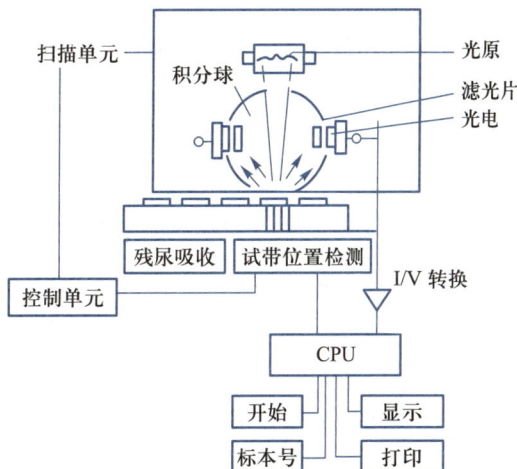

图 5-32 球面积分仪尿液测定原理

有 3 个不同波长的光电二极管,对应于特定的检测项目,分别为红、橙、绿 3 种单色光(660 nm、620 nm、555 nm),光束相对于检测面以 60° 照射在反应区上。作为光电转换器的光电二极管垂直位于反应区的上方,在进行光照射的同时也接收反射光。

(3) 电荷耦合器件(charge coupled device,CCD)系统:采用 CCD 作为光学元件进行光电转换。先把反射光分解为红、绿、蓝(三原色波长:610 nm、540 nm、460 nm)3 种颜色,又将每种颜色分为 2 592 个灰度等级,这样整个反射光分为 7 776 个灰度等级,可精确分辨颜色由浅到深的各种微小变化。CCD 具有良好的光电转换特性,光电转换因子可达 99.7%。其光谱范围从可见光到近红外线。通常采用高压氙灯作光源,特点为:发光光源接近日光;放电通路窄,可形成线状光源或点光源;发光效率高。

3. 电路系统 电路系统包括 I/V 转换器(电流/电压转换器)、CPU(中央处理器)、显示器、打印机、操作面板等。仪器先将转换后的电信号放大,再经模/数转换后送 CPU 处理,计算出最终检测结果,最后将结果输出到显示屏并打印。其中,CPU 不但负责检测数

据的处理,而且控制整个机械、光学系统的运作,并通过软件实现多种功能。

(三)尿液干化学分析的试带组成

将临床常用的多种检测项目的试带模块,按一定顺序、间隔固定在同一条干化学试带上,即组成了多联干化学试带。不同型号的尿液分析仪有各自配套的干化学试带,不能混用。通常干化学试带上的模块要比测试项目多1个空白校正块,以消除尿液本身的颜色对检测结果的影响。另外,还有市售的目测单联干化学试带,用于患者自检和床旁检测分析。多联干化学试带采用多层膜结构(表5-21),其基本结构如图5-33所示。

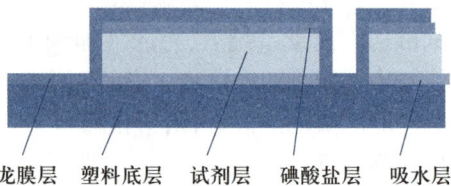

尼龙膜层　塑料底层　试剂层　碘酸盐层　吸水层

图 5-33　干化学试带多层膜结构组成

表 5-21　尿液干化学试带多层膜结构及主要作用

膜结构	主要作用
第一层尼龙膜层	起保护作用,防止大分子物质对反应的污染,保证干化学试带的完整性
第二层绒制层	包括试剂层和碘酸盐层。试剂层含有试剂成分,主要与尿液中的化学物质发生反应,产生颜色变化。碘酸盐层可破坏维生素C等物质的干扰,有些试带无碘酸盐层,但增加了检测维生素C的试剂模块,以辅助临床在分析结果时排除维生素C的干扰
第三层吸水层	可使尿液快速均匀地浸入,并能抑制尿液渗透到相邻反应区
第四层支持层	由尿液不浸润的塑料片制成,起支持作用

尿液干化学与湿化学法分析测定的比较见表5-22。

表 5-22　尿液干化学与湿化学方法比较

比较点	湿化学法	干化学法
反应载体	试管等容器中	塑料支持层上
反应介质	标本溶液中待测成分与液体试剂发生反应	标本溶液中待测成分与固定在支持层上的干试剂发生反应
反应原理及现象	形成沉淀或发生颜色变化	颜色变化
检测手段及参数	肉眼观察或仪器测定,检测透射光强度	肉眼观察或仪器测定,检测反射光强度
优点	个别项目准确度高,仍作为验证性试验	操作简便,快速,可以自动化,也可用于即时检验(POCT),个别项目特异性强
缺点	操作繁琐,个别项目干扰因素多,逐渐被取代	个别项目灵敏度低,检测范围窄

(四)尿液干化学分析的测定原理

1. 尿液 pH 测定原理　采用双指示剂法,溴麝香草酚蓝检测范围为 pH 6.0~7.6；甲基红检测范围为 pH 4.6～6.2。与待测标本接触后,试带变色范围为橙红(pH 4.5)—黄绿色(pH 7.0)—蓝色(pH 9.0)。可通过尿液分析仪判读结果,也可肉眼目测,对照标准色板进行判断。

2. 尿比重测定原理　试带模块中含有聚甲基乙烯基乙醚/顺丁烯二酸高分子电解质,其电离常数的负对数(pKa)与尿液中离子成分的浓度成比例变化。此高分子电解质的羧基与尿中的电解质发生反应时释放出 H^+,使溴麝香草酚蓝指示剂变色。比重值高的尿液电解质浓度高,置换出的 H^+ 多,根据指示剂的颜色变化知其相应的比重。

3. 尿液蛋白质测定原理　利用指示剂的蛋白质误差原理。试带模块中主要有酸碱指示剂溴甲酚蓝或四溴酚蓝二酯(pH 阈值为 3.0～4.6)、枸橼酸缓冲系统和表面活性剂等成分。在 pH＝3.2 时,溴甲酚蓝产生阴离子,蛋白质(清蛋白)产生阳离子,二者结合后发生颜色变化,由淡黄色渐呈绿色乃至蓝色。

4. 尿液葡萄糖测定原理　采用葡萄糖氧化酶法,试带模块中葡萄糖氧化酶特异与尿液中葡萄糖产生氧化还原反应,生成的 H_2O_2 可催化色原邻甲苯胺(或碘化钾)显色,其颜色深浅与葡萄糖含量成正比。

5. 尿液酮体测定原理　采用亚硝基铁氰化钠法,试带模块中主要有亚硝基铁氰化钠、碱缓冲剂和甘氨酸,在碱性条件下,亚硝基铁氰化钠与乙酰乙酸或丙酮生成紫红色化合物。

6. 尿液胆红素测定原理　采用偶氮反应法,试带模块中主要有 2,4- 二氯苯胺或二氯重氮氟化硼酸盐、强酸介质等。在强酸介质中,胆红素与重氮盐发生偶联反应,生成红色偶氮化合物,颜色深浅与结合胆红素含量成正比。

7. 尿胆原测定原理

1)醛反应法:尿胆原在酸性环境中与对二甲氨基苯甲醛发生醛化反应生成樱红色化合物,其颜色深浅与尿胆原含量成正比。

2)偶氮反应法:在强酸性条件下,尿胆原与对-四氧基苯重氮四氟化硼发生偶联反应,使试带变为胭脂红色,其颜色深浅与尿胆原含量成正比。

8. 尿液亚硝酸盐测定原理　采用 Griess 法,试带模块中主要有对氨基苯磺酸或氨基苯磺酰胺、α-萘胺等成分。NIT 先与对氨基苯磺酸或氨基苯磺酰胺反应形成重氮盐,再与 α- 萘胺结合形成红色偶氮化合物。

9. 尿液血红蛋白测定原理　采用过氧化物酶法。血红蛋白有类似过氧化物酶的活性,能催化底物氧化脱氢(电子),并将氢(电子)传递给受氢体(过氧化氢)。供氢(电子)体通常是苯胺或酚等色原物质,氧化后发生颜色变化,颜色深浅与血红蛋白含量成正比。试带模块主要有匹拉米洞、邻联甲苯胺、联苯胺或其衍生物及过氧化物等成分。

10. 尿液白细胞酯酶测定原理　干化学试带模块中含有吲哚酚酯、重氮盐及其他物质。吲哚酚酯为酯酶作用的底物,重氮盐与吲哚酚酯的酶解产物发生重氮反应,中性粒细胞和巨噬细胞胞质含有酯酶,酯酶能水解吲哚酚酯生成吲哚酚和有机酸,吲哚酚与重氮盐反应,生成紫红色缩合物,颜色深浅与粒细胞和巨噬细胞数量成正比。

11. 尿液维生素 C 测定原理　维生素 C 的 1,2- 烯二醇基团具有强还原性。磷钼酸缓冲液与尿液中维生素 C 反应,形成亮蓝色的钼蓝,颜色由蓝色变成紫色,颜色深浅与尿液中维生素 C 含量成正比。试带模块中含有磷钼酸缓冲液（偏磷酸－乙酸＋钼酸铵），磷钼酸既是氧化剂，又是色原。

（五）尿液干化学分析仪的安装和使用

1. 仪器的安装　在安装尿液干化学分析仪前，应仔细阅读干化学分析仪操作手册。仪器安装所需的条件要求如下。

（1）实验室环境要求：清洁、通风，温度、湿度适宜，避免高温及阳光直接照射，远离高频电磁波干扰源、热源及煤气气源。

（2）实验台要求：台面稳定，空间大小要适宜，便于操作。

（3）用电安全保证：仪器接地良好，电源电压稳定。

2. 仪器的检定　新仪器安装后或每次大维修之后，必须对仪器的技术性能进行测试、评价，以保证检验质量。

（1）首先将仪器调整在最佳工作状态：尿液分析只有在校正通过时才能进行试验，否则要查找原因。

（2）评价仪器及干化学试带的准确度：严格按照操作规程，每份标准物测定 3 次，看测定结果与标准物浓度相符合的程度。

（3）将用传统方法与尿液干化学分析仪测定的结果作对比分析：与传统湿化学法对比分析时，应注意两种方法测试原理不同带来的实验误差，如磺基水杨酸法蛋白定性可测清蛋白、球蛋白等多种蛋白质，而干化学法只能检测清蛋白。

（4）了解仪器对每项检测指标的测试范围：建立该实验室尿液干化学分析仪检测结果参考区间。

3. 仪器的日常维护与保养

（1）尿液干化学分析仪日常维护：① 使用尿液干化学分析仪之前，应仔细阅读说明书，按照标准操作程序进行操作。② 每天开机前，要对仪器进行全面检查（各种装置及废液装置、打印纸情况，以及仪器是否需要校正等），确认无误时才能开机。测定完毕，要对仪器进行全面清理、保养。③ 对尿液干化学分析仪要有专人负责，建立专用的仪器登记本，对每天仪器的情况进行登记。④ 已打开包装但未使用的尿干化学试带，应按照要求妥善保存，以免影响结果。

（2）尿液干化学分析仪的保养：严格按照仪器的保养要求进行日保养、周保养以及月保养。

4. 仪器的简要操作　工作人员上岗前必须经过严格培训，掌握仪器的工作原理、操作规程、校正及保养要求。按照仪器说明书操作，主要步骤如下。

（1）仪器开机前准备：检查仪器试剂量、废液容器、各种装置，配制仪器质控物。

（2）开机：打开电源开关，仪器自动进行本底（空白计数）测试，完成自检后进入准备状态。

（3）质控分析：在进行临床标本检测前，至少使用两种浓度水平的质控液进行检测，其上机操作与临床标本完全相同。如果有任一参数失控，应分析原因，重新启动质控程序，直到所有参数均在控，再进行以下操作。

（4）检测标本：仪器处于在控状态时才能检测标本，检测模式有手动和自动模式供选择。如选择自动模式，将标本放置在专用的试管架上，放入自动进样槽，对第一个标本编号后按开始键，仪器进行自动混匀、吸样、检测。如果选择手动进样模式，则将标本手工混匀后，置于进样针下方，按进样键，仪器吸样后进行检测。

（5）打印、分析结果：检测结束后，仪器会自动显示和打印结果。尿有形成分结果应与尿干化学分析结果结合分析，筛选异常结果标本进行人工显微镜复检。

5. 仪器使用注意事项

（1）保持仪器洁净：如有尿液污染，应立即进行清洁。

（2）标本要新鲜测定并注意混匀：标本留取后不超过 2 h。

（3）使用配套试带并妥善保管：不同类型的尿液干化学分析仪要使用各自配套的尿干化学试带，每次取用后应立即密封保存，防止干化学试带受潮变质。

（4）保证干化学反应区有足够的尿量：按说明书要求将所有试带模块（包括空白块）全部浸入尿液中，并浸入足够的时间，用滤纸吸走试带上多余的尿液标本。

（5）检测温度要适宜：仪器、尿液标本和干化学试带的温度都应维持在 20～25℃，以保证仪器在最佳温度环境内工作。

（6）正确解释检验结果：在解释结果时，不能单独以符号代码来解释结果，要结合半定量结果，以免因不同仪器定性结果的报告方式不统一，不便于临床进行结果分析。

（六）尿液干化学分析参数及临床应用

1. 尿液干化学分析参数　尿液 11 项干化学试带检测参数及反应原理，见表 5-23。

表 5-23　尿液 11 项干化学试带检测参数及反应原理

参数	英文缩写	反应原理	参考区间
尿胆原	URO	醛反应或偶氮反应法	弱阳性
胆红素	BIL	偶氮反应法	阴性
酮体	KET	亚硝基铁氰化钠法	阴性
亚硝酸盐	NIT	Griess 法	阴性
隐血或红细胞	BLD	过氧化物酶法	阴性
白细胞	LEU	中性粒细胞酯酶法	阴性
蛋白质	PRO	pH 指示剂蛋白质误差法	阴性
葡萄糖	GLU	葡萄糖氧化酶法	阴性
pH	pH	双指示剂法	随机尿：pH 4.5～8.0
比重	SG	多聚电解质离子解离法	1.015～1.025
维生素 C	VitC	还原法	阴性

2. 尿液干化学分析仪的临床应用　尿液干化学分析仪操作简单、快速、一次检测多个项目，在临床得以广泛应用，主要用于患者的初筛，也可与尿液有形成分自动分析仪联

合使用。尿液干化学分析仪检测指标及临床应用,见表 5-24。

表 5-24　尿液干化学分析仪检测指标及其临床应用

指标	临床应用
URO	健康体检,筛检早期黄疸患者;黄疸的鉴别;评价肝功能
SG	粗略估计肾的浓缩稀释功能
KET	监测酮症尤其是糖尿病酮症酸中毒
NIT	菌尿的筛检
BLD	健康体检,筛检早期患者;泌尿系统疾病检测;血管内溶血等疾病的检测
LEU	NIT 联合检测用于泌尿系统感染的检测
PRO	健康体检,筛检早期患者;肾病患者的疗效观察
GLU	健康体检,筛检早期患者;血糖增高性疾病的疗效观察
pH	了解机体的酸碱代谢;评估 pH 对干化学试带其他模块反应结果的影响
BIL	同 URO
VitC	评估 VitC 对 GLU、BLD、BIL、NIT 检测结果的影响

3. 尿液干化学分析仪的评价　尿液干化学分析仪具有快速、简便、一次检测多个项目等优点,目前已成为各级医院的常规检验仪器之一。但也有一定的局限性:① 试带在设计上难以兼顾临床上所有病理成分的检出,容易造成疾病的漏诊或病情判断失误。② 尿液干化学试带的反应原理与湿化学法和显微镜检法存在差异,彼此之间缺乏可比性。③ 尿液干化学分析灵敏度有局限性,干扰因素多。因此,尿液干化学分析仪检测仅是过筛试验,用于临床常见疾病的筛查。对于已确诊的病例还应结合多种方法检测,尤其不能忽视显微镜检验。

(七) 尿液干化学分析仪检验的质量保证

尿液干化学分析仪检验结果的准确性受许多因素的影响,这些影响因素可以出现在分析前、分析中、分析后各个环节,应加强质量控制。

1. 分析前的质量控制　主要包括尿液标本采集时间、采集方法、有效的标本标识与识别、干化学试带质量和仪器的工作状态等。其中标本采集时应注意以下事项。

(1) 患者告知:如可能影响尿液化学检验的饮食、用药、标本采集方法等。

(2) 标本采集方法对检验结果的影响:① 尿液标本混入了生殖系统分泌物,可出现蛋白质假阳性。② 尿液混入脓性分泌物,可引起蛋白质和白细胞结果偏高。

(3) 尿液标本宜新鲜:标本采集后尽快送检,2 h 内完成检验,否则需将标本进行冷藏保存。

(4) 干化学试带的性能:了解其性能,对试带进行正确评价。

(5) 仪器的准备:严格按照操作规程要求,保证仪器的各项指标处于质控状态,才能用于临床标本检测。在保证仪器正常工作状态的基础上,每天使用"正常"和"异常"两种浓度的质控尿液进行试验,质控物任何一个试带模块的检测结果与质控尿液期望"靶值"允许有 1 个定性等级的差异,超过此范围或结果在"正常与异常"之间均视为失控。

2. 分析中的质量控制 主要包括仪器的正确操作和干化学试带的正确使用,影响因素及处理等。在测试过程中要规范操作,原则上在取样后 2 h 内完成检测。应严格按尿液干化学分析仪 SOP 进行操作。

3. 分析后的质量控制

(1) 参考区间的认可:每个实验室应建立自己的参考区间。

(2) 检验结果的分析:① 干化学法只是半定量检验,因此应结合临床进行综合判断。② 干化学检测受多种因素的影响,在结果分析时应注意,尿液干化学分析仪检测假阳性、假阴性结果常见的原因见表 5-25。③ 尿液干化学检验结果与镜检结果不一致的原因分析:干化学试带法是依据试带上各模块化学反应后的颜色变化,间接判断细胞的有无及大致数量;显微镜法则是直接观察并计数细胞等有形成分。由于两者检测原理不同,标本在存放过程中某些成分发生改变等,有时会在临床工作中出现检测结果不一致的现象,见表 5-26。

表 5-25 尿液干化学分析仪检测假阳性、假阴性结果常见的原因

参数	假阳性	假阴性
URO	吲哚、吩噻嗪类、维生素 K、磺胺药	亚硝酸盐、光照、重氮药物、对氨基水杨酸
BIL	吩噻嗪类或吩嗪类药物	维生素 C(>500 mg/L)、亚硝酸盐、光照
KET	酞、苯丙酮、左旋多巴代谢物	试带潮解、陈旧尿液
NIT	陈旧尿液、亚硝酸盐或偶氮剂污染、含硝酸盐丰富的食物	尿胆原、尿液 pH<6.0、维生素 C、尿量过多、食物含硝酸盐过低、尿液在膀胱中储存时间<4 h
BLD	肌红蛋白、菌尿、氧化剂、易热性触酶	大剂量维生素 C(>100 mg/L)、甲醛、高比重尿
LEU	甲醛、毛滴虫、氧化剂、高浓度胆红素、呋喃妥因	蛋白质、维生素 C、葡萄糖、头孢氨苄
PRO	奎宁、嘧啶、聚乙烯、吡咯酮、氯己定、磷酸盐、季胺类消毒剂、尿液 pH≥9.0	大量青霉素尿、尿液 pH<3.0
GLU	容器被氧化剂污染	大剂量维生素 C(>500 mg/L)、尿酮体(>0.4 g/L)、高比重尿、氟化钠、细菌污染
SG	尿蛋白	尿素>10 g/L、尿液 pH<6.5

表 5-26 尿液干化学法与显微镜法的不相符情况与原因

参数	干化学法	显微镜法	原因
白细胞	+	−	尿液久置,致白细胞被破坏、粒细胞酯酶释放
	−	+	肾移植排斥反应,淋巴细胞增加(干化学法检测的是中性粒细胞酯酶,与淋巴细胞及单核细胞不反应)

续表

参数	干化学法	显微镜法	原因
红细胞	+	−	尿液久置,红细胞被破坏,释放 Hb,尿液中含易热性触酶,肌红蛋白尿(将尿液煮沸冷却后再检测可以排除酶的影响)
	−	+	少见,见于维生素 C>100 mg/L 或试带失效时

(3) 患者信息核对、报告单书写与发放:在签发尿液检验报告时要注意规范、清晰、易于保存。

(4) 定期参加室间质量评价:按要求定期参加相应质评机构的室间质量评价,应达到合格水平或符合比对要求。如果出现失控,应有失控情况描述、核查方法、原因分析、纠正措施、纠正结果等详细的失控报告记录。所有质量控制结果记录至少保存 2 年。

二、尿液有形成分分析仪

(一) 流式全自动尿液有形成分分析仪检验

该仪器应用流式细胞术和电阻抗的原理,将尿液中有形成分经核酸荧光染色后,在鞘流液的作用下,形成细胞流,呈单个纵列快速通过氩激光检测区,接受来自荧光、散射光和电阻分析的检测。其中荧光染料有菲啶和羧花氰。① 菲啶(phenanthridine):使染色质着色,发橙色荧光。② 羧花氰:使细胞膜、核膜线粒体等脂质双层结构着色,发绿色荧光。因此,尿液中每个有形成分的粒子(细胞、管型等)信号可表达为 3 类:荧光、前向散射光和电阻抗。荧光强度(Fl)是指从染色尿液细胞发出的荧光,主要反映细胞染色质的强度;前向荧光脉冲宽度(Flw)主要反映细胞染色质的长度;散射光强度(Fsc)主要反映细胞的大小;前向散射光脉冲宽度(Fscw)主要反映细胞的长度;而电阻抗大小主要与细胞的体积成正比。仪器在捕获了荧光强度、前向荧光脉冲宽度、散射光强度、前向散射光脉冲宽度、电阻抗信号后,通过仪器内计算机的识别和计算得到有关细胞的大小、长度、体积和染色质长度等资料,经过分析给出一份有红细胞、白细胞、细菌(或真菌)、管型等的散点图及定量结果报告(图 5-34)。目前,全自动尿液有形成分分析仪检测尿液管型影响因素较多,不能对病理管型进行分型,只能作为病理管型的过筛检测。

尿液有形成分分析仪报告包括:基本参数、标记参数(报警参数)和研究参数。① 基本(定量)参数:红细胞(RBC/μl)、白细胞(WBC/μl)、上皮细胞(EC/μl)、管型(CAST/μl)、细菌(BACT/μl)。② 标记(提示)参数:病理管型(Path CAST)、小圆上皮细胞(SRC)、类酵母细胞(YLC)、结晶(X'TAL)和精子(SPERM)。③ 研究参数:电导率、红细胞信息和白细胞平均前向散射强度。

1. 红细胞(RBC) 红细胞出现在散点图的左侧(图 5-35)。由于红细胞在尿液中直径大约是 8.0 μm,没有细胞核和线粒体,所以荧光强度(Fl)很弱,红细胞在尿液标本中大小不均,且部分溶解成小红细胞碎片,或者在肾脏疾病时排出的红细胞也大小不等,因此红细胞前向散射光强度(Fsc)差异较大。一般来看,Fl 极低和 Fsc 大小不等都可能为红

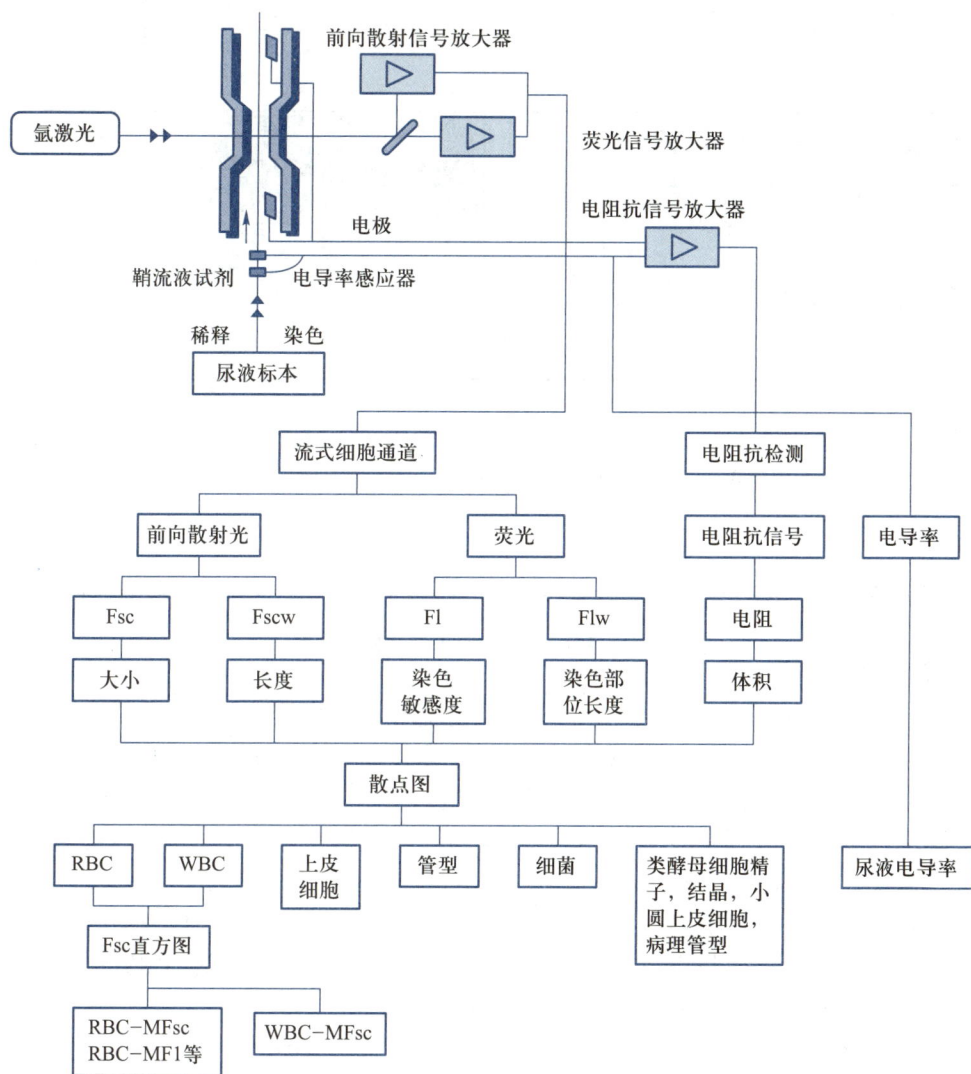

图 5-34 尿液有形成分分析仪测定原理

细胞。仪器除报告尿红细胞数量外,还可报告尿红细胞其他研究参数,如均一性红细胞(isomorphic RBC)的百分比、非均一性红细胞(dysmorphic RBC)的百分比、非溶血性红细胞的数量(non-lysed RBC)和非溶血性红细胞的百分比(non-lysed RBC%)、平均红细胞前向荧光强度(RBC-MF1)、平均红细胞前向散射光强度(RBC-MFsc)和红细胞荧光强度分布宽度(RBC F1-DWSD)。

2. 白细胞(WBC) 白细胞出现在散点图的正中央,分布相对集中。仪器除可报告白细胞数量外,还可测出尿液中平均白细胞前向散射光强度(WBC-MFL)。白细胞在尿液中的直径大约为 10 μm,比红细胞稍大,前向散射光强度也比红细胞稍大一些,但白细胞含有细胞核,因此它具有高强度的前向荧光,能将白细胞与红细胞区别开来,白细胞存活时会呈现前向散射光强而前向荧光弱;白细胞变性或死亡时,则会呈现前向散射光弱而前向荧光强。因此,可初步区分泌尿系统急性感染或慢性感染。

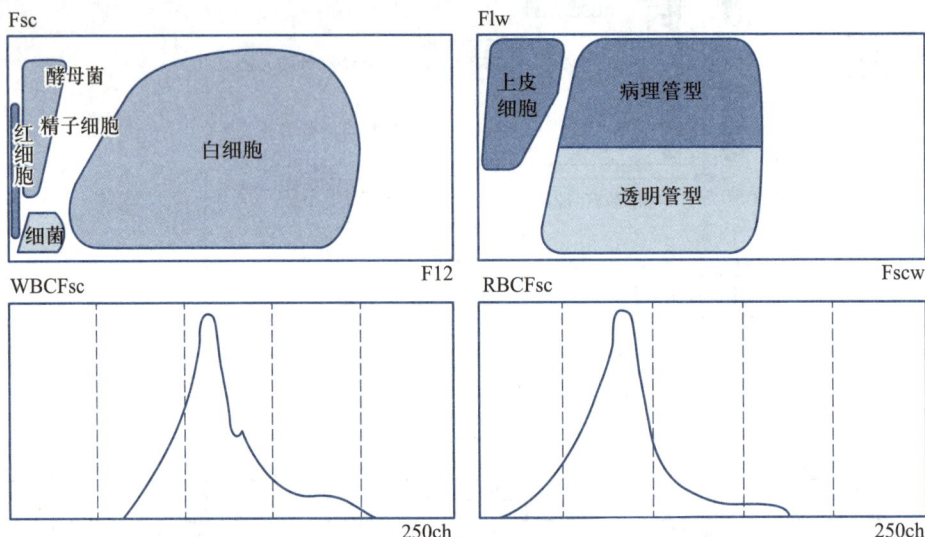

图 5-35　尿沉渣中有形成分的分布区域

3. 上皮细胞(EC)　上皮细胞由泌尿道上皮脱落而来,种类较多,大小不等。因为上皮细胞体积大,散射光强,且都含有细胞核、线粒体等,荧光强度也比较强。一般来说,大的鳞状上皮细胞和移行上皮细胞分布在第二张散点图的左角。仪器除可报告上皮细胞数量参数外,还能标出小圆上皮细胞(SRC),并在第二个屏幕上显示出小圆上皮细胞数/微升尿。小圆上皮细胞是指细胞大小与白细胞相似或略大,形态较圆的上皮细胞,它包括肾小管上皮细胞、中层和底层移行上皮细胞。但这些细胞散射光、荧光及电阻的信号变化较大,仪器不能完全区分出是哪一类细胞。因此,当仪器标出这类细胞的细胞数到达一定的浓度时,还需通过离心染色镜检才能得出准确的结果。

4. 管型(CAST)　管型种类较多,且形态各不相同,仪器不能完全区分开这些管型性质,只能检测报告为透明管型和/或标出有病理管型的存在。透明管型体积大,无荧光着色成分,因此显示极高的前向散射光脉冲宽度和微弱的荧光脉冲宽度,出现在第二张散点图的中下区域。而病理管型(如细胞管型等),其体积与透明管型相近,但有内含物(如线粒体、细胞核等荧光染色成分),故其前向散射光脉冲宽度和荧光脉冲宽度都很大,出现在第二张散点图的中上区域,借助于荧光脉冲宽度,即可区分出透明管型和病理管型(图 5-35)。当仪器标明有病理管型时,由于仪器只能起过筛作用,既不能完全判定就是病理管型,也无法判断管型的种类,必须通过离心镜检加以确认。

5. 细菌(BACT)　细菌体积小并含有 DNA 和 RNA,所以前向散射光强度要比红、白细胞弱,但荧光强度介于红、白细胞之间。因此细菌分布在第一张散点图红细胞和白细胞之间的下方区域。仪器可定量报告细菌数量,但不能鉴别细菌种类,如果需要进一步明确感染何种细菌,还需做细菌培养和鉴定。

6. 其他检测　全自动尿液有形成分分析仪除检测上述参数外,还能标记出类酵母细胞（YLC）、精子细胞（SPERM）、结晶（X'TAL），并能够给出定量值。当尿酸盐浓度增多时，部分结晶会对红细胞计数产生影响，或附着于黏液丝被仪器误报为管型。因此，当仪器报告出现类酵母细胞、精子细胞和结晶时，都应离心镜检。

7. 电导率（conductivity）的测定　电导率与渗量有密切的关系。电导率代表溶液中溶质的质点电荷，与质点的种类、大小无关；而渗量代表溶液中溶质的质点（渗透活力粒子）数量，与质点的种类、大小及所带的电荷无关，所以电导率与渗量又有差异。如溶液中含有葡萄糖时，由于葡萄糖是无机物，没有电荷，与导电无关，但与渗量有关。

（二）影像型尿液有形成分分析仪检验

仪器采用流式细胞术、高速频闪光源和电视摄像技术，以及计算机辅助图像分析等技术。其工作原理是仪器用负压将混匀的尿液吸入仪器的标本口，同时自动加染色液，染色后的尿液，在平板式流动池中做层流运动，使管道中间的尿标本定量通过显微镜物镜下方的专用尿分析定量板，当尿液中的有形成分通过全自动智能显微镜（AIM）时，以每秒60次的高频闪光作光源，对流经尿分析定量板的有形成分进行电视摄像，经计算机处理后即可在显示屏上获得尿液各种有形成分的彩色图像。仪器可显示尿液中常见的12种颗粒，分别提示为：白细胞、白细胞团、红细胞、鳞状上皮细胞、非鳞状上皮细胞、透明管型、未分类管型、结晶、细菌、酵母菌、精子及黏液丝。通过人工对尿液中有形成分进行定性分析、计数，并可根据操作人员需要对鉴定结果进行修改，以区分尿中有形成分的亚类，再由计算机以标准格式输出尿常规分析的报告。

（三）尿沉渣分析工作站检验

为摆脱烦琐、费时和不规范的操作程序，需要做到尿液有形成分分析的标准化、自动化。随着现代科学技术的进步，应用电子技术、计算机技术、流式细胞术和影像学技术的各类高效能尿液有形成分分析仪相继问世，出现了尿沉渣分析工作站。在计算机的管理下，将全自动尿干化学分析仪与全自动尿液有形成分（沉渣）分析仪无缝连接在一起，组成全自动尿液分析工作站。原尿标本不需要人工事先处理，直接上工作站完成尿干化学和尿液沉渣检测（自动加检测试纸条、自动加沉渣计数板、自动离心、自动拍照和分析），结果报告单包含干化学和沉渣检测结果，并配有沉渣视野图，便于人工复核，这种报告方式更有诊断意义，结果可在实验室信息系统（LIS）上共享。

本章小结

尿液检验是临床上最基础及最常用的检验，对泌尿系统及其他系统疾病的诊断、疗效观察和预后判断有重要价值。

尿液标本的采集、运送、保存和处理，是关系到尿液检验结果是否可靠的重要环节。临床上最常用的标本是随机尿，最好的标本是晨尿。

尿液检验包括一般性状检验、化学检验和有形成分检验。其中，一般性状检验包括颜色和透明度、气味、尿量、尿比重测定、尿渗量测定等；化学检验包括尿蛋白质、尿葡萄糖、尿酮体、尿胆红素、尿胆原、尿亚硝酸盐、尿血红蛋白、尿pH、尿本周蛋白、乳糜尿、尿含铁血黄素、尿肌红蛋白、尿液白细胞酯酶、尿液微量清蛋白等项目。有形成分包括细胞、管型、结晶等。

尿液干化学分析仪是尿液化学初筛试验的仪器,具有操作简单、检测项目多、检验速度快的特点。而尿液有形成分分析仪操作简单、准确、直观,可定量,但受影响因素多,要加强质量控制,且不能取代显微镜检验。

(丁海峰 严家来)

思 考 题

一、名词解释

影红细胞 镜下血尿 均一性血尿 蛋白尿 尿液隐血试验 闪光细胞 管型

二、在线测试

第六章 粪便检验

思维导图

粪便（feces or stool）是食物在体内消化吸收后剩余的产物。粪便的成分主要有：未消化的食物残渣，已消化但未被吸收的食糜，消化道分泌物，食物分解产物，肠道脱落的上皮细胞，细菌（包括肠道寄生菌和一些过路菌）等。在病理情况下，粪便中可见到血液、脓液、寄生虫、致病菌和结石等。粪便检验包括标本采集与处理、粪便一般性状检查、隐血试验、显微镜检验、粪便分析仪检验等内容。

粪便检验的主要目的是：① 了解消化道和肝胆，以及胰腺等有无炎症、出血、恶性肿瘤、寄生虫感染等。② 了解食物消化状况，以间接判断胃肠、肝胆、胰腺等消化器官的功能状况。③ 分析肠道正常菌群有无失调及有无致病菌，以协助诊断肠道传染病。

视频：粪便
检查

第一节 标本采集与处理

一、标本采集与运送

粪便标本是在医护人员或检验人员指导下，由受检者自行留取。粪便标本采集方法是否符合要求，直接影响检查结果的可靠程度。粪便标本的采集应按下列要求进行。

1. 采集新鲜粪便，盛于洁净、干燥、无吸水性的有盖容器中。进行细菌学检查时，粪便标本应收集于无菌容器内。标本采集后一般应于 1 h 内检查完毕，否则因 pH 及消化酶等影响，可导致有形成分的分解破坏及病原菌的死亡。

2. 采集标本时应用干净竹签挑取含有血、黏液、脓等病理成分的粪便。外观无异常的粪便须从表面、深部多处取材。

3. 检查溶组织内阿米巴原虫滋养体时应于排便后立即检查,寒冷季节标本传送及检查时均须保温;检查日本血吸虫卵时应取脓血、黏液部分,孵化毛蚴时至少留取 30 g 粪便,且须尽快处理;检查蛲虫卵须用透明薄膜拭子或棉拭子于晚 12 时或清晨排便前自肛门周围皱襞处拭取并立即镜检。

4. 化学法做隐血试验,应于检查前 3 天禁食动物血、肉类、肝,并禁服铁剂及维生素 C 等药品。

二、标本接收与拒收

接收标本应严格实行核对制度,包括姓名、性别、年龄、门诊号 / 住院号、容器、条形码标识、检验目的等,所送标本必须与检验目的相符。不合格的标本拒收,在核对检验标本的同时,应查对临床医师的检验申请单是否正确、完整、规范,如有不合格,应予退回,符合要求后,再予接收。所有拒收或退回标本均应登记,以备查验。因 pH 及消化酶等影响,可导致有形成分的分解破坏及病原菌的死亡,所以标本接收后,应于 1 h 内检查完毕。

三、标本检验后处理

检验完毕后的粪便标本应按生物危害物处理,要求连同使用后的纸类或塑料等容器置入医疗废物袋中,统一焚烧处理;搪瓷容器、载玻片等应浸泡于消毒液(如 0.5% 过氧乙酸、新洁尔灭等)中,24 h 后弃去消毒液,再加水煮沸,最后用流水冲洗,晾干或烘干后备用。

第二节　一般性状检验

粪便一般性状检验包括粪便量、外观、气味、酸碱度、寄生虫、结石等。粪便的一般性状检查有助于腹泻、吸收不良综合征、痢疾、胆道阻塞、胃肠道出血及寄生虫感染等疾病的诊断,具有一定的临床意义。

一、量

(一) 参考区间

健康成人每天粪便量为 100～300 g,干重 25～50 g。

(二) 临床意义

粪便量的多少与食物的种类、进食量及消化器官的功能有直接关系。进食粗粮及含纤维素较多的食物,粪便量相对较多;进食细粮或以肉食为主时,粪便量相对较少。在病理情况下,如胃肠、肝胆、胰腺有病变或肠道功能紊乱时,粪便的量及次数均可发生变化。

二、颜色

（一）检验方法

用肉眼观察新鲜粪便的颜色和性状。操作步骤如下。

1. 观察外观　取新鲜粪便,肉眼仔细观察其颜色及性状。

2. 观察特殊成分　选择粪便异常部分,肉眼仔细观察有无黏液、寄生虫虫体等。

3. 报告方式　根据不同颜色和性状作描述性报告,如颜色为黄色、褐色、红色、黑色、白色等;性状为柱状软便、球形硬便、稀汁样便、黏液脓血便、米泔样便等。

（二）参考区间

健康人的粪便因含粪胆素而呈黄色或褐色,婴儿的粪便因含胆绿素而呈黄绿色或金黄色。

（三）临床意义

粪便的颜色易受食物和药物的影响。病理情况下,粪便可呈现出特征性的颜色变化,其临床意义见表 6-1。

表 6-1　粪便颜色变化的临床意义

颜色	非病理性	病理性
鲜红色	食用红心火龙果、番茄、西瓜等	肠道下段出血(如痔、肛裂、直肠癌等)
暗红色	食用大量咖啡、可可、巧克力等	阿米巴痢疾、肠套叠等
黑色	食用铁剂、动物血、肝、药用炭及某些中药	上消化道大量出血
灰白色	服用硫酸钡,进食过量脂肪等	胆道阻塞、阻塞性黄疸、胰腺疾病
绿色	食用大量绿色蔬菜等	婴儿肠炎(胆绿素未转变为粪胆素)
黄色	新生儿粪便,服用大黄等中药	胆红素未氧化及脂肪不消化

三、性状

健康成人粪便为成形的黄褐色软便,婴儿粪便多为黄色或金黄色糊状便。粪便的性状常与进食的食物种类、消化道的功能状态有关。在病理情况下,粪便的性状可发生改变。

（一）黏液便

正常粪便中含有少量黏液,与粪便均匀混合不易察见。黏液增多常见于肠道炎症或受刺激。小肠炎症时,增多的黏液均匀地混合于粪便之中;来自大肠病变的黏液,多因粪便已逐渐成形而附着于粪便表面。黏液便常见于各种肠炎、细菌性痢疾、阿米巴痢疾、急性血吸虫病等。

(二)脓性及脓血便

脓性及脓血便常见于细菌性痢疾、阿米巴痢疾、溃疡性结肠炎或直肠癌。脓和/或血的多少，取决于炎症的类型和病变的程度。细菌性痢疾时，以黏液和脓为主，脓中带血；阿米巴痢疾时，以血为主，血中带脓，呈暗红色果酱样。应注意与摄入大量咖啡、巧克力后的粪便相鉴别。

(三)鲜血便

鲜血便常见于直肠息肉、结肠癌、肛裂和痔等。患痔疾时常在排便之后有鲜血滴落，而其他疾病多见鲜血附着于粪便的表面。食用大量西瓜、红辣椒、番茄、红心火龙果后也可见大便呈红色。

(四)胨状便

肠易激综合征（irritable bowel syndrome，IBS）患者常于腹部绞痛后，排出黏胨状、膜状或纽带状物；某些慢性痢疾患者也可排出类似的粪便。

(五)柏油样便

当上消化道出血量达 50 ml 以上时，红细胞在胃肠液作用下被破坏，释放出的血红蛋白在肠道细菌作用下，进一步降解为血红素、卟啉和铁，铁与肠道分解产生的硫化氢生成硫化铁而呈黑色，并刺激肠壁分泌过多黏液附着于粪便表面，而使之富有光泽，形成柏油样便。粪便呈褐色或黑色、质软，隐血试验呈阳性。服用药用炭、铋剂之后也可排黑色便，但无光泽，且隐血试验为阴性。

(六)稀糊状或稀汁样便

稀糊状或稀汁样便常因肠蠕动亢进或分泌过多所致。见于各种感染性或非感染性腹泻，尤其是急性胃肠炎。小儿肠炎时肠蠕动加速，粪便很快通过肠道，以致胆绿素来不及转变为粪胆素而呈绿色稀糊样便。若遇大量黄绿色稀汁样便并含有膜状物时应考虑到伪膜性肠炎。艾滋病伴发肺孢子菌感染时也可排出大量稀汁样便。

(七)米泔样便

呈乳白色淘米水样，内含黏液片块。多见于霍乱、副霍乱患者。

(八)白陶土样便

因胆道阻塞，进入肠道的胆汁减少或缺如，粪胆素生成减少甚至无粪胆素产生，使粪便呈灰白色。主要见于胆汁淤积性黄疸，钡餐造影术后或食用过量的脂肪亦可使粪便呈灰白色或白色。

（九）球形硬便

粪便在肠道内停留过久,水分过度吸收所致。常见于习惯性便秘,亦可见于老年人排便无力时。

（十）乳凝块状便

婴儿粪便呈黄白色乳凝块或蛋花样,提示脂肪或酪蛋白消化不完全。常见于消化不良、婴儿腹泻等。

四、寄生虫和结石

粪便中可发现蛔虫、蛲虫、绦虫节片等。过筛冲洗后可发现钩虫、鞭虫等细小虫体。绦虫患者驱虫后,应仔细查找头节。粪便中还可见到胆石、胰石、肠石等,尤其是胆结石,常在患者应用排石药物或碎石术后出现。

五、气味

食物在肠道中经细菌作用后,产生吲哚(靛基质)、硫醇、粪臭素和硫化氢等有臭味的物质,故健康人的粪便有一定的臭味。一般情况下,肉食者臭味较浓,素食为主者臭味相对较淡。

慢性肠炎、胰腺疾病、消化道大出血、结肠或直肠溃烂时多因未消化的蛋白质发生腐败而致粪便有恶臭;脂肪及糖类消化不良或吸收不良时,由于脂肪酸分解及糖的发酵,而致粪便有酸臭味;阿米巴肠炎时粪便有鱼腥臭味。

第三节 化学与免疫学检验

一、隐血试验

当上消化道有少量(<5 ml)出血时,粪便外观无可见的血液,因红细胞溶解破坏,显微镜检查也未见红细胞,这种肉眼及显微镜均不能证实的出血称为隐血(occult blood, OB)。采用免疫学或化学等方法检验粪便隐血的试验,称为粪便隐血试验(fecal occult blood test,FOBT)。

（一）检验方法

1. 胶体金法

(1)原理:特制的乙酸纤维薄膜上含均匀分布胶体金标记的羊抗人 Hb 单克隆抗体和胶体金标记鼠 IgG,膜的上端由上至下依次包被羊抗鼠 IgG 抗体和羊抗人 Hb 多抗体。检测时,将试带反应端浸入被检的稀释粪便液中,粪便悬液通过层析的作用,沿着试带上行,如粪便中含有 Hb,在上行过程中与胶体金标记羊抗人 Hb 单克隆抗体结合,待行至羊

视频:粪便隐血试验(单克隆抗体胶体金试带法)

抗人 Hb 多抗体线时,形成胶体金标记的抗人 Hb 单抗－粪 Hb-羊抗人 Hb 多抗复合物,在试带上显现一条紫红色线,即为隐血试验阳性;试带上胶体金标记鼠 IgG 随粪便悬液上行至羊抗鼠 IgG 处时,与之结合形成另一条紫红色线,为阴性对照线(试剂质控线),即隐血试验阳性时试带出现 2 条紫红色线,如果只显现 1 条紫红色线为隐血试验阴性,试带无紫红色线出现即说明已失效。

(2) 操作步骤:

1) 制备粪便悬液:取洁净干燥的小试管加入 0.5 ml 蒸馏水(或载玻片 1 张,滴加 2～3 滴蒸馏水),取粪便 10～50 mg,调成均匀混悬液。

2) 浸试带:将试带的反应端浸入粪便混悬液中,5 min 内观察试带上有无颜色变化。

3) 结果判断与报告:单克隆抗体胶体金试带法粪便隐血试验结果判断与报告方式,见表 6-2。

表 6-2　单克隆抗体胶体金试带法粪便隐血试验结果判断与报告方式

结果判断标准	报告方式
反应线和质量控制线同时呈现紫红色	阳性
只有质量控制线呈现紫红色	阴性
反应线与质量控制线均不呈色	试带失效

2. 邻联甲苯胺法　湿化学法隐血试验主要有邻联甲苯胺法、邻甲苯胺法、还原酚酞法、联苯胺法、氨基比林法、无色孔雀绿法、愈创木酯法等,以邻联甲苯胺法最为常用。

(1) 原理:血红蛋白中的亚铁血红素有类似过氧化物酶的活性,能催化过氧化氢分解释放新生态氧,将受体邻联甲苯胺氧化成邻甲偶氮苯而显蓝色。

(2) 试剂:① 10 g/L 邻联甲苯胺冰乙酸溶液:取邻联甲苯胺 1 g,溶于冰乙酸及无水乙醇各 50 ml 的混合液中,置棕色瓶内,保存于 4℃冰箱,可用 2～12 个月,若变色则失效。② 3% 过氧化氢。

(3) 操作步骤:

1) 制备涂片:用竹签挑取少许粪便涂于消毒棉签(或滤纸或白瓷板)上。

2) 滴加试剂:滴加 10 g/L 邻联甲苯胺冰乙酸溶液及 3% 过氧化氢各 1～2 滴于棉签(或滤纸或白瓷板)标本上。

3) 结果判断与报告方式:邻联甲苯胺法粪便隐血试验结果判断与报告方式,见表 6-3。

表 6-3　邻联甲苯胺法粪便隐血试验结果判断与报告方式

结果判断标准	报告方式
加入试剂后 2 min 仍不显色	阴性
加入试剂后 2 min 内显蓝色	阳性
加入试剂 10 s 后显浅蓝色,渐变蓝色	+

续表

结果判断标准	报告方式
加入试剂后显浅蓝褐色,且逐渐加深	++
加入试剂后立即显蓝褐色	+++
加入试剂后立即显蓝黑褐色	++++

3. 干化学试带法 目前,国内外已生产出以四甲基联苯胺和愈创木酯为显色基质的隐血试带,其基本原理同湿化学法。

4. 其他方法 有转铁蛋白测定法、卟啉荧光法血红蛋白定量试验、同位素法等。

(二)质量控制

1. 饮食控制 若采用化学法进行隐血试验,患者在试验前3天内需禁食动物血、肉类、肝及含叶绿素食物、铁剂、中药、维生素C等影响试验结果的食物和药物,以免产生假阳性或假阴性结果。

2. 试验用品 试验器具清洁,器具不能沾污铁、铜、血迹或脓液,否则可能导致化学法呈假阳性结果;过氧化氢不稳定,最好新鲜配制;邻联甲苯胺溶液保存应按要求,若变为深褐色,应重新配制。

3. 粪便标本 应新鲜,立即送检,及时检查,以免灵敏度减低;标本应避开脓液或黏液的污染,否则导致假阳性结果;齿龈血、鼻出血、月经血等均可导致假阳性结果。

4. 规范化操作 严格按照标准操作程序进行操作,每天应进行阳性和阴性对照,控制反应时间,加试剂后立即记录时间和观察结果,统一结果的判断标准。

5. 结果分析 免疫学检测要注意后滞现象,必要时可将标本稀释后检测;胶体金法要注意是否出现质控线,无质控线要检查试带是否失效。

(三)方法学评价

粪便隐血检测方法主要有化学法和免疫学法两大类,目前,国内外尚无统一公认的标准化方法,美国胃肠病学学会(American College of Gastroenterology,ACG)推荐愈创木酯法或免疫学法。临床常用的粪便隐血试验的方法学评价,见表6-4。

表6-4 粪便隐血试验的方法学评价

方法	评价
单克隆抗体胶体金试带法	操作简单,特异性强,不受饮食限制;灵敏度高,生理性出血或服用刺激消化道药物后可造成假阳性结果,导致临床结果判断混乱;上消化道出血免疫原性丧失或大量出血导致后滞现象均可出现假阴性结果
邻联甲苯胺法	灵敏度高,Hb在0.2~1.0 mg/L即可检出,可检出消化道有1~5 ml出血;但特异性差,动物血、动物肉、生食含有过氧化物酶的蔬菜,服用铁剂、铋剂等均可导致假阳性结果;服用维生素C、陈旧出血及试剂不新鲜可导致假阴性结果

续表

方法	评价
干化学试带法	操作简单,患者可自行留取标本检查,适合胃肠肿瘤的大规模普查,根据所用试带不同,同样具有湿化学法本身的局限性
转铁蛋白测定法	灵敏度达 2 mg/L,单独或联合检测粪便隐血可作为消化道出血的有效标志。联合检测转铁蛋白(Tf)和 Hb,假阴性结果减低,有助于筛检早期大肠癌

(四)参考区间

阴性。

(五)临床意义

1. 消化道出血的重要指标　消化道疾病如消化性溃疡、药物(如阿司匹林、糖皮质激素、吲哚美辛等)对胃黏膜的损伤、肠结核、克罗恩(Crohn)病、应激性溃疡、溃疡性结肠炎、钩虫病、结肠息肉以及消化道肿瘤(如胃癌、结肠癌等),FOBT 常为阳性。

2. 消化性溃疡的疗效判断指标　消化性溃疡经治疗后粪便颜色已趋正常,但 FOBT 阳性仍可持续 5～7 天,FOBT 转为阴性可作为判断出血完全停止的可靠指标。

案例分析

患者,男,49 岁。近期出现食后饱胀感,并伴有反复嗳气及上腹疼痛。患者无恶心、呕吐、食欲减退、排便习惯改变及黑便。体格检查:意识清楚,无贫血貌,皮肤巩膜未见黄染,浅表淋巴结未见肿大,X 线、心电图等检查均无异常,患者近期未服用任何药物,其他状态良好,生化、尿常规等检查正常,但 FOBT 化学法结果呈阳性。

请思考:

1. 如何排除该 FOBT 结果的非特异性反应?

2. 患者素食 3 天后再来检查结果仍呈阳性,如无法排除非特异性反应,从检验角度应考虑应用何种方法确证?

3. 该患者的隐血试验排除非特异性干扰后,结果呈阳性,应首先考虑的诊断是什么?

二、人类轮状病毒检验

人类轮状病毒(human rotavirus,HRV)属于呼肠孤病毒科轮状病毒属,是婴幼儿腹泻的主要病原体。全世界因急性胃肠炎而住院的儿童中,有 40%～50% 为轮状病毒所引起。感染轮状病毒后粪便中会排出病原体。

(一)检验方法

常用检验方法为人轮状病毒抗原检验。粪便 HRV 检验为抗原与免疫标记的特异性单克隆抗体发生抗原抗体反应,以判断是否存在 HRV。抗原检验可以检出 A 组轮状病毒,并判定亚组和血清型。另外,还有电镜与免疫电镜检验、病毒 RNA 聚丙烯酰胺凝胶电泳(PAGE)、核酸检测等。

(二)方法学评价

粪便轮状病毒检验的方法学评价,见表 6-5。

表 6-5　粪便轮状病毒检验的方法学评价

方法	评价
轮状病毒抗原检验	① 胶体金法:简单方便,可用于快速检测。② ELISA 法:灵敏度高,操作耗时较长。③ 胶乳凝集试验:特异性较好,但不及 ELISA 法灵敏
核酸检测	① 核酸杂交:用地高辛等标记组特异性探针(*VP6* 基因)或型特异性探针(*VP4* 或 *VP7* 基因型特异性序列)检测轮状病毒 RNA。② PCR 检验:既可用于诊断,又可用于分型
聚丙烯酰胺凝胶电泳	抽提病毒 RNA 后,经 PAGE 硝酸银染色进行分析,根据 A、B、C 三组 *RV11* 基因片段电泳位置的特殊分布图形进行判断
电镜与免疫电镜检验	粪便悬液超速离心,沉渣经乙酸钠染色后电镜观察,或进行免疫电镜观察。电镜下观察到轮状病毒即可确诊

(三)参考区间

阴性。

(四)临床意义

人类轮状病毒感染常见于 6 个月至 2 岁的婴幼儿,主要在冬季流行,一般通过粪-口途径传播。患儿主要症状是腹泻,严重时可导致脱水和电解质平衡紊乱,一般病程为 3~5 天。A 组轮状病毒是引起婴幼儿急性重症腹泻的主要病原体,粪便人类轮状病毒检验可用于流行病学调查及协助诊断胃肠道传染病。

三、脂肪检验

(一)检验方法

1. 称量法　粪便标本经盐酸处理后,结合脂肪酸转变成游离脂肪酸,用乙醚、石油醚等有机溶剂萃取中性脂肪及游离脂肪酸,蒸发除去有机溶剂并精确称重,即得总的脂肪重量。

2. 滴定法　将粪便脂肪与氢氧化钾乙醇溶液煮沸后形成脂皂,冷却后再加入过量的盐酸将脂皂转换成脂酸,采用有机溶剂抽提脂酸,蒸干的残渣以乙醇溶解后,用氢氧化钠滴定,计算出脂肪总量。本法检测的是总脂肪酸,在普通膳食情况下,脂肪总量和总脂肪酸相差无几。

3. 显微镜检查法　利用显微镜观察粪便中有无脂肪颗粒。

（二）方法学评价

称量法与滴定法作为定量方法,准确客观;但操作复杂,临床应用较少。显微镜检查法简便易行,但准确性低,只能作为消化吸收不良的筛检试验,不能作为诊断依据。

（三）参考区间

在普通膳食情况下,脂肪占粪便干重的 10%～20%。健康成人 24 h 内粪便中的脂肪总量为 2～5 g。

（四）临床意义

若粪便中脂肪总量超过 6 g,则称为脂肪泻。脂肪泻常见于胆汁淤积性黄疸、慢性胰腺炎、胰腺癌、胰腺纤维囊性病以及小肠病变等。

第四节　显微镜检验

一、检验方法

粪便显微镜检验是临床常规检查项目,一般以涂片镜检法最为常用,包括生理盐水直接涂片镜检法和浓聚后涂片镜检法。本节主要介绍生理盐水直接涂片镜检法。

（一）原理

利用显微镜对粪便涂片进行检查,观察粪便中各种有形成分的数量和形态的变化。

（二）试剂

生理盐水,细胞染色用瑞特染液,脂肪染色用苏丹Ⅲ染液,寄生虫虫卵用卢戈(Lugol)碘液。

（三）操作步骤

视频:粪便
直接涂片法

1. 制备涂片　取洁净载玻片滴加生理盐水 1～2 滴,用竹签挑取粪便中的异常部位或多处取材,与生理盐水混合涂成直径约 2 cm 的圆形薄片,厚度以能透视纸上字迹为宜,加盖玻片。

2. 镜下观察　首先在低倍镜下观察全片有无虫卵、原虫和食物残渣等,再换高倍镜观察细胞的情况,并对其数量进行估计。观察由上至下,由左至右,避免重复。

3. 报告方式　粪便显微镜检查报告方式,见表 6-6。

(1) 低倍镜下:报告寄生虫虫卵、原虫和食物残渣等,如"查见某种虫卵""查见较多植物细胞和纤维素"等。

（2）高倍镜下：以所见最低值和最高值报告细胞。

表 6-6　粪便显微镜检查报告方式

视野中细胞数	报告方式
多个视野无发现	未见异常
观察多个视野仅见 1 个	偶见
不见或一个视野最多见到 5 个	0～5
6～10 个/视野（占视野面积的 1/4）	+
>10 个/视野（占视野面积的 1/2）	++
视野中均匀分布，难以计数（占视野面积的 3/4 及以上）	+++～++++

二、质量控制

（一）取材涂片

采集合格标本在规定时间内送检，检验人员挑取外观异常部分进行涂片，外观无异常的标本多点取材，涂片厚薄适宜。

（二）显微镜检验

按照临床检验操作规程，先用低倍镜观察全片，选择合适视野，再用高倍镜观察，至少观察 10 个以上视野。

（三）器材

生理盐水要定期更换，以防真菌污染，载玻片要清洁、干燥。

三、方法学评价

粪便显微镜检查根据检查目的不同，采用不同的方法，主要有直接涂片镜检法、沉淀镜检法、饱和盐水浮聚法、硫酸锌离心浮聚法、蔗糖离心浮聚法等，其方法学评价见表 6-7。

表 6-7　粪便显微镜检查的方法学评价

方法	评价
直接涂片镜检法	临床最为常用，操作简便；易漏检，阳性率低，重复性差
沉淀镜检法	操作繁琐，比重大的原虫包囊和蠕虫卵检出效果好，比重小的钩虫卵和某些原虫包囊检出效果差
饱和盐水浮聚法	操作繁琐，对钩虫卵检出效果最好
硫酸锌离心浮聚法	操作繁琐，适合检查原虫包囊、球虫卵囊、线虫卵和微小膜壳绦虫卵
蔗糖离心浮聚法	操作繁琐，适合检查隐孢子虫的卵囊

四、参考区间

正常粪便显微镜检查无红细胞,偶见白细胞,无吞噬细胞和脓细胞,无寄生虫虫体、虫卵和包囊。

五、有形成分形态及临床意义

(一)细胞

1. 白细胞 见图6-1。正常粪便中不见或偶见。肠道炎症时增多,其数量多少与炎症轻重及部位有关。小肠炎症时,白细胞数量不多(<15个/HP),均匀混合于粪便中,且细胞已被部分消化,难以辨认。结肠炎症时,如细菌性痢疾,白细胞大量出现,并可见到退化白细胞,呈灰白色,细胞质中充满细小颗粒,核不清楚,呈分叶状,胞体胀大,边缘已不完整或已破碎,成堆出现脓细胞。若滴加冰乙酸,细胞核清晰可见。过敏性肠炎、肠道寄生虫病(如阿米巴痢疾或钩虫病)时粪便涂片染色后还可见较多的嗜酸性粒细胞,同时常伴有夏科 – 莱登(Charcot-Leyden)结晶。

2. 红细胞 见图6-1。正常粪便中无红细胞。上消化道出血时,红细胞多因胃液及肠液消化而被破坏,可用隐血试验予以证实。下消化道炎症(如细菌性痢疾、阿米巴痢疾、溃疡性结肠炎)、外伤、肿瘤及其他出血性疾病时可见到多少不等的红细胞。在阿米巴痢疾的粪便中以红细胞为主,成堆存在,并有残碎现象。在细菌性痢疾的粪便中白细胞增多,红细胞常分散存在,形态多正常。

3. 巨噬细胞 为一种能吞噬较大异物的单核细胞,其胞体较中性粒细胞大,核形态多不规则,胞质常有伪足状突起,胞质内常吞噬

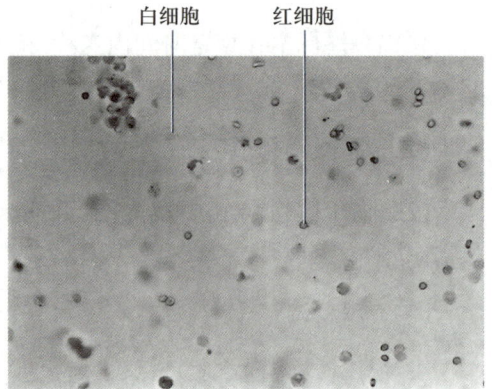

图 6-1 粪便可见到的细胞成分

有颗粒或细胞碎屑等异物,有时也可见吞噬的红细胞、白细胞和细菌等。粪便中见到巨噬细胞是诊断急性细菌性痢疾的依据,也可见于急性出血性肠炎或偶见于溃疡性结肠炎。

4. 肠黏膜上皮细胞 整个小肠和大肠黏膜的上皮细胞均为柱状上皮细胞。在生理情况下,少量脱落的上皮细胞大多被破坏,故正常粪便中不易发现。当肠道发生炎症,如霍乱、副霍乱、坏死性肠炎等,上皮细胞增多;假膜性肠炎时,粪便的黏膜块中可见到数量较多的肠黏膜柱状上皮细胞,多与白细胞共同存在。

5. 肿瘤细胞 乙状结肠癌、直肠癌患者的血性粪便涂片染色,可见到成堆的癌细胞。

(二)病原生物

1. 寄生虫虫卵 粪便涂片中常可见蛔虫卵、钩虫卵、鞭虫卵、蛲虫卵、血吸虫卵、姜片虫卵、肺吸虫卵、肝吸虫卵、绦虫卵等(形态见寄生虫学检验)。由于虫卵有时易与某些植

物细胞形态混淆,所以应注意虫卵大小、色泽、形状、卵壳的厚薄和内部结构等,认真观察予以鉴别(图 6-2)。同时还应结合临床,以确认检查结果。

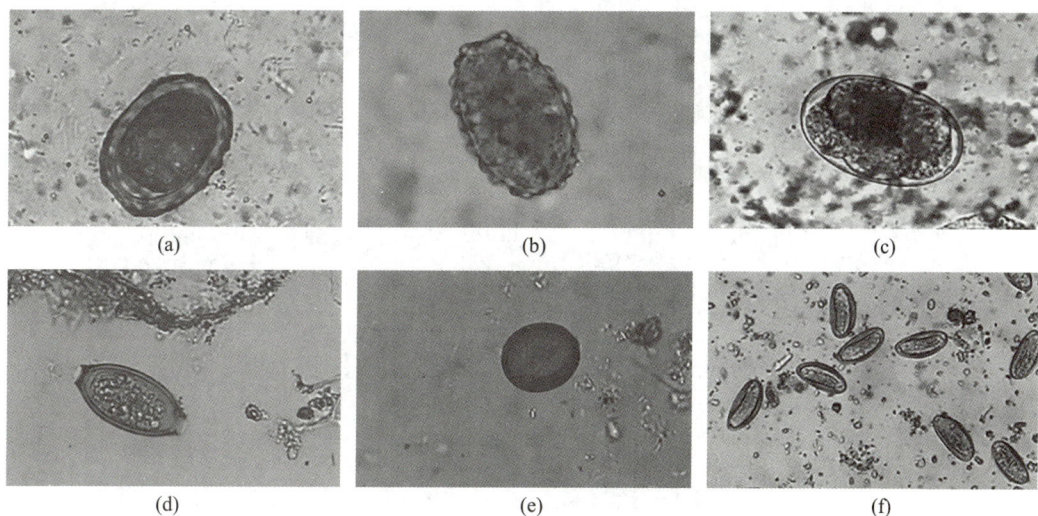

(a) 蛔虫卵(受精卵);(b) 蛔虫卵(未受精卵);(c) 钩虫卵;(d) 鞭虫卵;(e) 绦虫卵;(f) 蛲虫卵。

图 6-2 粪便常见的寄生虫虫卵

2. 原虫滋养体和包囊 见图 6-3。

(1)阿米巴原虫:在阿米巴痢疾的暗红色黏液便中,可见到大滋养体和夏科-莱登结晶;在腹泻患者水样粪便中可查到小滋养体;在带虫者或慢性患者成形粪便中只可见到包囊。

(2)蓝氏贾第鞭毛虫:主要见于感染所致的腹泻儿童和旅游者,在稀便中可找到滋养体,在成形粪便中可找到包囊。

(3)隐孢子虫:为体积微小的球虫类寄生虫,广泛存在于多种脊椎动物体内,是引起免疫缺陷综合征和儿童腹泻的主要病原生物,现已列为艾滋病患者的重要检测项目之一。水样或糊状粪便直接涂片染色,检出卵囊即可确诊。用金胺-酚染色法、改良抗酸染色法、基因检测、免疫学检测等方法可提高阳性检出率。

(4)人芽囊原虫(blastocystis hominis):是寄生于高等灵长类动物和人类肠道的机会致病性原虫。虫体无色或呈淡黄色,圆形或卵圆形,大小不一,胞内含一巨大透明体,周边绕以狭窄的胞质,胞质内含有少数折光小体,有时易与白细胞及酵母样真菌混淆,可借破坏试验来鉴别。即用蒸馏水代替生理盐水制备粪便涂片,人芽囊原虫迅速被破坏而消失,而酵母样真菌及白细胞不易被破坏。常用的检查方法有生理盐水直接涂片和碘液染色法、固定染色法(如吉姆萨或瑞特染色法)以及体外培养法。

3. 细菌 约占粪便干重的 1/3,多属正常菌群。成人粪便中以大肠埃希菌、厌氧菌和肠球菌为主要菌群,约占 80%,婴幼儿主要是双歧杆菌、拟杆菌、肠杆菌、肠球菌、葡萄球菌等。正常情况下,粪便中细菌处于动态平衡。粪便中球菌(G^+)和杆菌(G^-)的比例大致

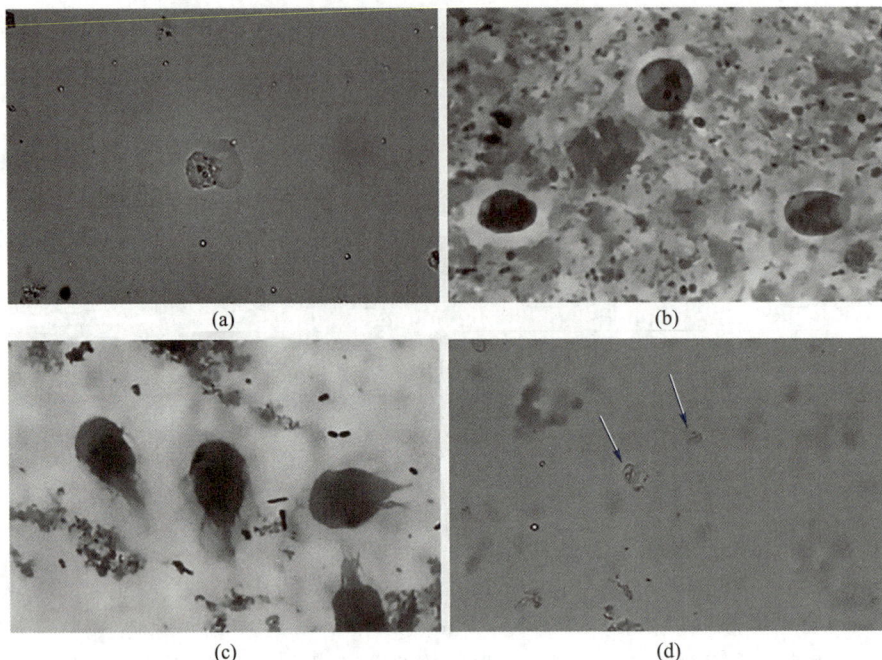

（a）结肠内阿米巴滋养体;（b）溶组织内阿米巴包囊;（c）蓝氏贾第鞭毛虫滋养体(瑞－吉复合染色);
（d）蓝氏贾第鞭毛虫包囊。

图 6-3　粪便可见到的原虫滋养体和包囊

为 1∶10。长期使用广谱抗生素、免疫抑制剂以及某些慢性消耗性疾病患者,粪便中球菌/杆菌比值变大。革兰氏阴性杆菌严重减少甚至消失,而葡萄球菌或真菌等明显增多,常提示肠道菌群失调。粪便标本直接涂片进行革兰氏染色,镜检观察标本中的细菌数量、种类及比例。对粪便标本进行细菌培养,分离病原菌,并与镜检结果进行对照,能准确地向临床提示各种原因造成的菌群失调。用粪便悬滴液检查和涂片染色有助于霍乱弧菌初筛。

4. 真菌　真菌孢子直径为 3～5 μm,呈圆形或椭圆形,有较强的折光性,革兰氏染色阳性,大多有菌丝,正常粪便中少见,主要见于应用大量抗生素所致的肠道菌群紊乱,引起真菌性二重感染。酵母样真菌呈卵圆形,因芽生增殖呈出芽或短链状排列。正常人粪便中可见到普通酵母样真菌,假丝酵母样真菌(如念珠菌)较少见。

（三）结晶

正常粪便中可见到多种结晶,如磷酸钙、草酸钙、碳酸钙、胆固醇等结晶,一般无临床意义。具有病理意义的结晶有以下几种。

1. 夏科－莱登结晶　为无色透明指南针样,呈菱形、两端尖长、大小不等、折光性强的结晶(图 6-4),多见于阿米巴痢疾及过敏性肠炎粪便中,并与嗜酸性粒细胞同时存在。

2. 血红素结晶　为棕黄色斜方形结晶,不溶于氢氧化钾溶液,遇硝酸呈青色,该结晶多见于胃肠道出血后的粪便中。

3. 脂肪酸结晶　多见于阻塞性黄疸,由于胆汁排放减少引起的脂肪酸吸收不良所致。

(四)食物残渣

1. 淀粉颗粒 一般具有同心性线纹或不规则放射线纹,呈大小不等的圆形、椭圆形或棱角状,无色,具有一定的折光性。滴加碘液后呈蓝黑色,若部分水解为红糊精者呈棕红色(图6-5)。正常粪便中少见,在慢性胰腺炎、胰腺功能不全、碳水化合物消化不良及腹泻患者粪便中可大量出现。

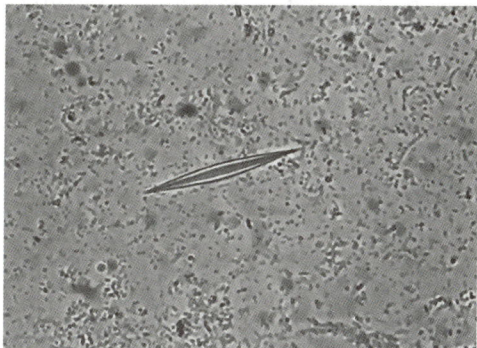

图6-4 粪便中的夏科-莱登结晶

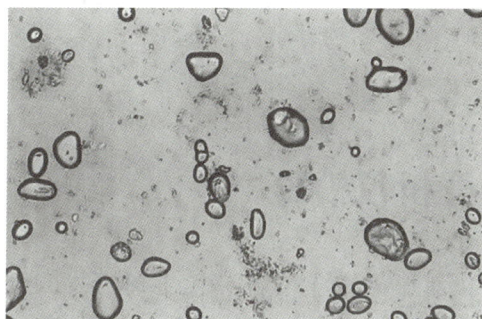

(a)

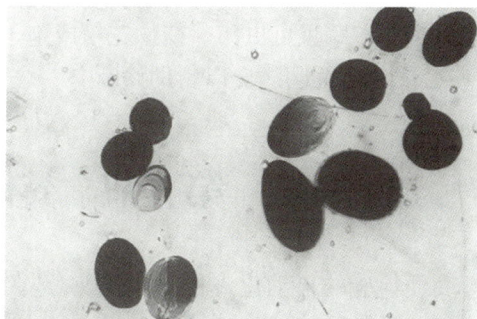

(b)

(a)未染色;(b)碘液染色。

图6-5 粪便中可见到的淀粉颗粒

2. 脂肪 粪便中的脂肪有中性脂肪、游离脂肪酸和结合脂肪酸3种形式。中性脂肪亦称脂肪小滴,呈大小不一、圆形、折光性很强的小球状(图6-6),苏丹Ⅲ染色呈朱红色或橘红色;游离脂肪酸为片状、针束状结晶,加热熔化;结合脂肪酸是脂肪酸与钙、镁等结合形成的不溶性物质,呈不规则块状或片状,加热不溶解,不被苏丹Ⅲ染色。正常人食物中的脂肪经胰脂肪酶消化分解后大多被吸收,粪便中很少见到。如果镜检脂肪小滴>6个/HP,视为脂肪排泄增多,若大量出现称为脂肪泻,多见于胰腺功能减退、胆汁分泌失调和腹泻患者。尤其是在慢性胰腺炎时,常排出有特征性的粪便:量多,泡沫状,灰白色,有光泽,恶臭,镜检有较多的脂肪小滴。

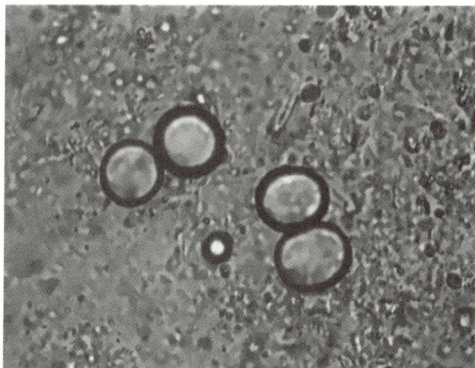

图6-6 粪便中可见到的中性脂肪

3. 肌肉纤维 正常人大量食肉后,粪便中可以见到少量柱状、黄色、两端圆形、横纹模糊的肌纤维,但在一张盖玻片(18 mm×18 mm)范围内不应多于10个。肠蠕动亢进、腹泻或蛋白质消化不良时增多。当胰蛋白酶缺乏时,可出现明显横纹的肌纤维。在涂片上滴加 5 mol/L 乙酸 1 滴混匀后,结构更清楚。若见到肌纤维内的细胞核,则为胰腺功能障碍的佐证(细胞核的消化有赖于胰液中的核蛋白酶)。

4. 结缔组织　为无色或微黄色、成束、边缘不清的线条状物。正常粪便中很少见,多出现于胃蛋白酶缺乏的粪便中,且常与弹性纤维同时存在,于涂片上加入 5 mol/L 乙酸 1 滴后,结缔组织则膨胀,而弹力纤维更清晰。

5. 植物纤维及植物细胞　形态呈多样化。植物纤维导管为螺旋形,植物细胞形态繁多,有圆形、椭圆形、多角形,双层胞壁,有时细胞内含有叶绿素小体或淀粉颗粒。植物毛为细长、一端呈尖形管状、有强折光的条状物。肠蠕动亢进、腹泻时此类成分增多,严重者肉眼可观察到粪便中的若干植物纤维成分。

6. 粪便中可出现的药物等成分　某些中草药或保健品含有植物的花粉或孢子等成分,其在体内消化不完全时,显微镜检验时常易误认为是寄生虫虫卵,其中,灵芝孢子常被误认为是华支睾吸虫虫卵。植物花粉或孢子数量常较大,内部结构常不清楚,有较厚的细胞壁,必要时可询问病史以帮助诊断。

第五节　粪便分析仪检验

粪便检验的自动化进程开展较晚,是在尿液有形成分分析仪应用以后才开发的。近年来,消化道癌症迅速上升为仅次于肺癌的第二大癌症,与消化道密切相关的粪便常规检测,越来越引起临床医师的重视,因此,临床实验室急需开展对粪便标本的自动化检测。全自动粪便分析仪,即粪便分析工作站一般包括标本处理、形态学检测、免疫学检测和三废处置四大功能模块,不仅可以代替手工操作,提高工作效率,更主要的是解决了常规手工粪便分析中涂片检测的不规范性以及难以标准化的问题。

一、基本组成

粪便分析仪是由高清晰度优质玻璃制成的两个流动计数池(未染色计数池和染色计数池)、连接管道、可调(双)吸样针、微电脑控制台、自动染色装置、带摄像的优质显微镜(内置数码相差显微镜)和计算机系统组成。

二、检测原理

(一)形态学检测原理

粪便分析仪采用专用的离心管,检验时从专用管内取出标本采集匙,采集粪便标本后,再放回该管"混合室"内并拧紧。在标本室中加入甲醛(有固定寄生虫虫卵、原虫、幼虫和细胞等,保持形态和结构不变,且有消毒、除臭等作用)和乙酸乙酯(有加速粪便物质的乳化及破坏并释放出虫卵、幼虫等作用)处理后,离心管旋紧封闭。经过振摇,粪便呈混悬液,经管内过滤环,粪便中大颗粒分子粪渣隔于残渣收集器内,而寄生虫虫卵、原虫、幼虫、包囊和细胞则通过滤孔进入离心管内,经离心沉淀后收集于底部呈浓集液。系统根据动力管道产生吸力的原理,在微电脑控制台的控制下自动吸样,在蠕动泵作用下,自动吸入沉淀物、染色、混匀、重悬浮,在标准流动计数池内定量计数寄生虫虫卵、原虫、幼虫。系统每次吸入量和吸入时间恒定,并可对高浓度标本自动稀释,观察分析后自动冲洗。

系统有内置数码相差显微镜和成像系统,可以观察粪便有形成分立体结构和平面结构。计算机数据处理系统通过成像系统进行文字、图像传输,报告检查结果。

(二)免疫学及化学检测原理

通过采集标本在各种快速检测卡上的显色图像,采用自动识别方法实现对粪便隐血试验、病毒学和细菌学等项目的检测。常见的胶体金试剂有:隐血检测试剂、轮状病毒抗原检测试剂、腺病毒抗原检测试剂、幽门螺杆菌抗原检测试剂、转铁蛋白检测试剂等。

三、检测参数与结果

粪便分析仪能检出肠道寄生虫虫卵、幼虫、原虫,血细胞、食物残渣、结晶、真菌等20多个参数,并能在屏幕上显示出数据和图像,图像清晰,可定量报告。

本章小结

粪便检验对许多疾病,特别是寄生虫病、消化系统疾病的诊断以及消化道肿瘤的筛检有重要的临床价值,是临床上最常见的检验项目之一。粪便检验包括一般性状检验、化学和免疫学检验以及显微镜检验等。显微镜检验发现寄生虫或虫卵可诊断相应的寄生虫病。隐血试验对消化道肿瘤的早期筛检及判断消化系统出血具有重要的临床意义,隐血试验的检验方法有化学法和免疫学法等,化学法灵敏度高,但特异性较差,易受食物和药物等因素影响;免疫学法特异性和灵敏度均较好,目前国内外多采用单克隆抗体胶体金试带法;但因上消化道出血常出现抗原性减弱或消失造成免疫学法隐血试验呈假阴性,若联合转铁蛋白检测可提高消化道出血阳性检出率。良性病变时,粪便隐血试验为间断阳性,消化道恶性肿瘤时多为持续阳性,阳性率可达95%。

粪便检验已逐渐由手工法过渡到自动分析,目前粪便分析仪可实现样本自动处理、自动判断识别,对粪便外观、有形成分、免疫学项目等进行定量计数和图文报告。

(刘剑辉)

思 考 题

一、名词解释

粪便隐血试验　夏科 – 莱登结晶

二、在线测试

第七章 脑脊液检验

学习目标

1. 掌握病理性脑脊液颜色、透明度、凝固性变化及相关临床意义;脑脊液细胞计数和蛋白质检验方法及方法学评价。

2. 熟悉脑脊液标本采集、处理要求和检验注意事项;常见中枢神经系统疾病脑脊液实验室检验的特征;脑脊液检验的临床意义。

3. 了解脑脊液检验进展。

4. 能够进行脑脊液常规检验。

5. 会对脑脊液检验结果进行解读。

思维导图

案例分析

患儿,男,18 个月,广东人,8 月 26 日入院。高热伴剧烈头痛 2 天,抽搐 1 次。1 周前,全身乏力、低热、嗜睡。2 天前体温升高,扪头部觉得"发烫",抽搐 1 次遂前来就诊。体格检查:T 38.5℃,P 120 次 /min,R 23 次 /min,BP 120/80 mmHg,嗜睡状态,颈项弯曲有阻力,腱反射(+),锥体束征(+)。实验室检验:外周血象粒细胞总数 11.0×10^9/L,脑脊液无色透明,细胞数 100×10^6/L,糖、氯化物正常,蛋白质轻度增高。

思考题:

1. 患儿所患何病?

2. 为明确诊断,需要做哪些实验室检验?

脑脊液(cerebrospinal fluid,CSF)主要产生于脑室脉络丛,是存在于脑室及蛛网膜下腔和脊髓中央管的一种无色透明液体;为细胞外液。脑脊液对维持中枢神经系统内环境的稳定具有重要的作用,其主要的生理功能有:① 保护脑和脊髓免受外力振荡损伤。② 调节颅内压力变化。③ 供给脑、脊髓营养物质,运走代谢产物。④ 调节神经系统碱储存量、维持脑脊液正常 pH 在 7.31~7.34。⑤ 转运生物胺类物质,参与神经内分泌调节。

脑脊液检验主要包括脑脊液一般性状、化学、有形成分及病原学检验等,中枢神经系统发生感染、肿瘤、外伤等均可引起脑脊液性状和成分改变。通过了解这些改变,从而为中枢神经系统疾病的诊断和鉴别诊断、治疗效果观察和预后判断提供依据。

视频:脑脊液的产生及循环

第一节 标本采集与处理

脑脊液标本采集有一定的创伤性,因此临床应用中必须严格掌握其适应证和禁忌证。脑脊液标本采集适应证和禁忌证见表 7-1。

表 7-1 脑脊液标本采集适应证和禁忌证

适应证	禁忌证
有脑膜刺激征者	颅内高压者(易诱发脑疝)
可疑颅内出血者、中枢神经系统白血病或肿瘤颅内转移者	颅后窝占位性病变者
原因不明的剧烈头痛、昏迷、抽搐或瘫痪者	处于休克、全身衰竭状态者
脱髓鞘疾病者	穿刺部位有化脓性感染者
中枢神经系统疾病椎管内给药治疗、麻醉和椎管造影者	开放性颅脑损伤或脑脊液漏者

脑脊液标本采集前,应向患者或其授权委托人进行必要性的说明、沟通,取得患者或其授权委托人的理解、同意和配合才可以进行,穿刺时患者取侧卧位,穿刺中应尽量避免混入血液。

一、标本采集

(一)标本采集部位

脑脊液标本由临床医师通过腰椎穿刺的方式采集,必要时可从小脑延髓池或侧脑室穿刺采集,穿刺成功后首先进行压力测定。

(二)标本要求

根据检验目的将脑脊液分别收集于 3 支无菌试管中,标本采集量及要求见表 7-2。第一管供化学分析和免疫学检验,第二管供细菌培养,第三管供一般性状及显微镜检验。如遇高蛋白标本时可采用 EDTA-K$_2$ 抗凝;如怀疑为恶性肿瘤,再采集 1 管进行脱落细胞学检验;标本采集后应在检验申请单上注明标本采集的时间和日期。

表 7-2 脑脊液检验标本采集量

检验项目	成人 /ml	儿童 /ml	备注
病原学检验	2	1	尽可能在治疗前或治疗后 36 h 采集
化学及免疫学检验	2~8	1~1.5	除细胞学检验外,化学检验、免疫学检验用上清液

二、标本转运

脑脊液标本采集后,应立即由专人或专用的物流系统运送到实验室。为保证标本输送途中的安全性,应采用封闭的容器转运,避免过度振荡。如发生标本溢洒,应立即采用0.2% 过氧乙酸,或含 2 000 mg/L 有效氯的消毒液,或 75% 乙醇溶液消毒污染区域。

三、标本保存、接收与拒收

脑脊液标本采集后应立即送检,合格脑脊液标本的基本要求是:3 支脑脊液专用收集试管标识清晰、采集量能满足检验项目需求。

实验室工作人员应对送达实验室的标本进行核对和查验,对合格的脑脊液标本予以接收。标本接收后应尽快检验,一般不超过 1 h。如不能及时检验,则将标本保存于2~6℃环境中,并保证在 4 h 内完成检验。标本久置可造成细胞变形或破坏、葡萄糖等物质分解、细菌溶解等,从而影响检验结果的准确性。

如标本存在信息不全、唯一性标识不清、标本外溢明显或量不足,或者存在其他影响检验结果准确性的因素时应予以拒收,记录并及时将标本不合格的情况反馈给送检科室。

四、检验后标本处理

脑脊液内可能含有各种病原微生物,必须视为有潜在感染性的物质。标本的采集、运送、接收、检验及检验后处理等过程要符合实验室生物安全原则,检验过程中要注意个人生物安全防护,检验后标本及容器、检验过程中接触标本的材料皆应按《病原微生物实验室生物安全管理条例》及《医疗卫生机构医疗废物管理办法》的相关规定处理。

第二节　一般性状检验

脑脊液一般性状检验内容主要为:颜色、透明度、凝固性、比重。用肉眼观察颜色、透明度,观察有无凝块或薄膜。收集脑脊液于试管内,静置 12~24 h,正常脑脊液不形成薄膜、凝块和沉淀物。

视频:脑脊液一般性状检验

一、颜色

通过肉眼观察脑脊液的颜色。

(一)参考区间

无色或淡黄色。

(二)临床意义

中枢神经系统发生感染、出血、肿瘤时,脑脊液的颜色可发生异常改变,常见脑脊液颜色变化及临床意义,见表7-3。

表7-3 脊液颜色变化及临床意义

颜色	原因	临床意义
无色		健康人脑脊液、病毒性脑炎、轻型结核性脑膜炎、脊髓灰质炎、神经性梅毒
红色	出血	穿刺损伤出血、蛛网膜下腔出血或脑室出血
黄色	黄变症	陈旧性出血、黄疸、淤滞和梗阻,黄色素、胡萝卜素、黑色素、脂色素增高
乳白色	白细胞增高	脑膜炎奈瑟菌、肺炎链球菌、溶血性链球菌引起的化脓性脑膜炎
淡绿色	脓性分泌物增多	铜绿假单胞菌、肺炎链球菌、甲型链球菌所引起的脑膜炎
褐色或黑色	色素增多	脑膜黑色素瘤

如标本为血性,需区别穿刺性损伤(新鲜出血)或脑及蛛网膜下腔出血(陈旧性出血),两者的鉴别见表7-4。

表7-4 脑脊液新鲜出血和陈旧性出血的鉴别

检验内容	新鲜出血	陈旧性出血
外观	3管标本红色逐渐变淡	3管标本红色均匀一致
凝固性	易凝固	不易凝固
离心后上清液颜色	无色透明	呈红色、淡红色或黄色
红细胞形态	无变化	有皱缩
上清液隐血试验	多为阴性	阳性
白细胞计数	不增高	继发性或反应性增高

二、透明度

透明度结果报告时用"清晰透明""微浑""浑浊"等描述。正常情况为清晰透明,病理情况下可有不同程度的浑浊。

(一)参考区间

清晰透明。

(二)临床意义

脑脊液中白细胞超过 $200 \times 10^6/L$ 或红细胞超过 $400 \times 10^6/L$ 时可致轻微浑浊。细菌、真菌或蛋白质含量增加也可引起浑浊。化脓性脑膜炎患者的脑脊液可呈脓性灰白色浑浊或米汤样浑浊;结核性脑膜炎患者的脑脊液可呈毛玻璃样微浑;病毒性脑炎、神经性梅毒等患者的脑脊液可呈透明外观。健康人的脑脊液可因穿刺损伤带入红细胞而呈轻微浑浊。

三、凝固性

脑脊液结果报告时凝固性可按"无凝块""有凝块""有薄膜""胶胨状"等描述。正常情况下,脑脊液静置 24 h 不形成薄膜、凝块或沉淀。

(一)参考区间

无凝块、无沉淀,放置 12～24 h 后不形成薄膜。

(二)临床意义

当脑脊液内的蛋白质(特别是纤维蛋白原)含量增高超过 10 g/L 时,可出现薄膜、凝块或沉淀。化脓性脑膜炎患者的脑脊液一般在 1～2 h 内形成薄膜、凝块或沉淀;结核性脑膜炎患者的脑脊液放置 12～24 h 后形成薄膜或纤细凝块;蛛网膜下腔梗阻患者的脑脊液由于蛋白质含量明显增高,可呈黄色胶胨状。脑脊液同时出现胶样凝固、黄变症和蛋白质－细胞分离现象(蛋白质明显增高,细胞数正常或轻度增高),称为 Froin-Nonne 综合征,此为蛛网膜下腔梗阻患者的脑脊液的特征。神经性梅毒及脊髓灰质炎患者的脑脊液中可出现絮状小凝块。

四、比重

(一)原理

采用折射仪法。

(二)参考区间

腰椎穿刺:1.006～1.008;脑室穿刺:1.002～1.004;小脑延髓池穿刺 1.004～1.008。

(三)临床意义

比重增高常见于各种颅内炎症;比重降低见于脑脊液分泌增多。

第三节 显微镜检验

脑脊液细胞学检验的方法主要有显微镜计数法和体液细胞分析仪法两种;脑脊液细胞学显微镜检验主要包括脑脊液细胞总数计数、白细胞计数、白细胞分类计数。

视频:脑脊液显微镜检验

一、细胞总数计数

直接计数法适用于比较清亮或微浑的脑脊液,稀释计数法适用于脑脊液细胞过多、浑浊或血性的脑脊液。

(一)方法

1. 直接计数法 对澄清的脑脊液可混匀后用滴管直接充入血细胞计数池或定量计数板,需计数 10 个大方格内红、白细胞数,其总和即为每微升的细胞数,再换算成每升脑脊液中的细胞数。如细胞较多,可计数一大格内的细胞,再 ×10,即得每微升脑脊液中细胞总数。如用升表示,则再乘以 10^6。也可用生理盐水或红细胞稀释液稀释后再进行人工计数,或直接用血细胞分析仪进行计数。

2. 稀释计数法　浑浊或血性的脑脊液,可用生理盐水或红细胞稀释液稀释后再充池计数,计算时乘以稀释倍数后再换算成每升脑脊液中的细胞总数。

(二) 质量保证

1. 为避免脑脊液标本凝固,应尽快送检、尽快检验。遇高纤维蛋白原标本时,可用 $EDTA-K_2$ 抗凝。

2. 脑脊液细胞计数应在标本采集后 1 h 内完成,以免放置过久,细胞变形、破坏或脑脊液凝固,导致计数不准确。

3. 穿刺损伤导致的血性脑脊液,计数细胞总数无意义。

4. 计数时注意新型隐球菌与白细胞、红细胞的区别。新型隐球菌不溶于乙酸,加优质墨汁后可见不着色的荚膜。红细胞加酸后溶解;白细胞加酸后细胞核和细胞质更加明显。

5. 细胞计数时,如发现较多皱缩或肿胀的红细胞,应在报告中予以描述,以帮助临床鉴别陈旧性或新鲜出血。

(三) 方法学评价

直接计数法操作简便、省时,适用于细胞总数不多的脑脊液标本。稀释计数法适用于浑浊的脑脊液标本,但操作相对繁琐,存在稀释误差。

(四) 参考区间

正常人脑脊液中无红细胞,仅有少量白细胞。

(五) 临床意义

见白细胞分类计数。

二、白细胞计数

脑脊液白细胞计数中非血性标本用直接计数法计数,白细胞过多的浑浊或血性标本用稀释计数法计数。

(一) 方法

1. 直接计数法　适用于非血性的脑脊液标本。用微量吸管吸取冰乙酸后再全部吹出,使微量吸管内壁黏附少量冰乙酸,再吸入混匀的脑脊液标本,数分钟后混匀充入血细胞计数板内计数。

2. 稀释计数法　适用于浑浊或血性的脑脊液标本。用白细胞稀释液稀释脑脊液,充池计数白细胞,计数结果应乘以稀释倍数。

（二）质量保证

1. 直接计数时吸管内的冰乙酸要尽量除去,否则会导致结果偏低。

2. 为了排除因出血而带来的白细胞数的影响,可用下式进行校正:

$$\text{WBC}_{(校正)} = \text{WBC}_{(校正)} - \frac{\text{RBC}_{(脑脊液)} \times \text{WBC}_{(血液)}}{\text{RBC}_{(血液)}}$$

（三）方法学评价

直接计数法操作简便、省时,但未考虑吸管内壁黏附的冰乙酸体积。如黏附的冰乙酸量较大,可使结果偏低。如黏附的冰乙酸量太少,可能有一部分红细胞不能被破坏也影响结果准确性。直接计数法适用于细胞总数不多的脑脊液标本。稀释计数法红细胞破坏完全,结果相对准确,但操作相对繁琐。

（四）参考区间

成人:$(0\sim8) \times 10^6/\text{L}$；儿童:$(0\sim15) \times 10^6/\text{L}$；新生儿:$(0\sim30) \times 10^6/\text{L}$。

（五）临床意义

见白细胞分类计数。

三、白细胞分类计数

白细胞分类计数主要有显微镜直接分类、染色分类以及仪器分析 3 种方法。

（一）方法

1. 直接分类法 白细胞直接计数后,在高倍镜下根据细胞核形态分别计数多个核细胞(粒细胞)和单个核细胞(淋巴细胞、单核细胞和间皮细胞),共计数 100 个有核细胞,并以百分数表示多个核细胞和单个核细胞所占的比例。若白细胞少于 100 个,应直接写出单核、多核细胞的具体数字。

2. 染色分类法 如直接分类不易区分细胞时,可将脑脊液离心沉淀,取沉淀物 2 滴,加正常血清 1 滴,推片制成均匀薄膜,置室温或 37℃ 温箱内待干,进行瑞特染色后用油镜分类。如见有不能分类的细胞,应另行描述报告,如中枢神经系统白血病或肿瘤时。最好取 0.5 ml 脑脊液用玻片离心沉淀仪制片后染色、镜检、分类,从而最大限度地获取全部细胞,并保存细胞完整性,脑脊液中找到癌细胞是临床确诊脑膜癌重要的手段。

3. 仪器分析法 血细胞分析仪体液模式可用于脑脊液白细胞分类计数。

（二）质量保证

1. 若为陈旧性标本,细胞发生变形,白细胞直接分类误差较大,应改用涂片染色。

2. 涂片固定时间不能太长,温度不能过高,以免细胞皱缩难以分类；细胞涂片要均匀集中,以利于观察。

3. 染色分类法标本离心时速度不宜太快、时间不宜过长，以减少细胞的破坏和变形。

4. 采用染色分类法时，如见内皮细胞、室管膜细胞应计入分类百分比中；如见肿瘤细胞，则另行描述报告。

5. 若白细胞总数少于 100 个，则直接写出单个核细胞和多个核细胞各自的具体数字。

（三）方法学评价

直接分类法简便、快速，但较难观察清楚细胞内部结构，准确性较差，尤其是陈旧性标本，细胞形态改变大，仅凭高倍镜分类困难，误差较大。染色分类法细胞识别率高，结果准确、可靠，可以发现异常细胞（如肿瘤细胞），为首选方法；但操作较复杂、费时。近年来，部分医院使用高档血细胞分析仪体液模式对脑脊液标本进行白细胞计数和分类计数。虽然该类仪器精密度高、测量快速、可自动化，但影响因素较多，对异常细胞无法识别，如仪器出现报警信息，必须用显微镜计数法进行复核。

（四）参考区间

1. 直接分类法　多为淋巴细胞及单核细胞（7∶3），偶见内皮细胞。

2. 染色分类法

（1）成人：淋巴细胞占 40%～80%，单核细胞占 15%～45%，中性粒细胞占 0～6%。

（2）新生儿：淋巴细胞占 5%～35%，单核细胞占 50%～90%，中性粒细胞占 0～8%。

（五）临床意义

中枢神经系统病变时脑脊液细胞数可增多，其增多的程度及细胞种类与病变的性质有关（表 7-5）。中枢神经系统病毒感染、结核性或真菌性脑膜炎时，细胞轻到中度增加，常以淋巴细胞为主；细菌感染所致化脓性脑膜炎时，细胞数显著增加，以中性粒细胞为主；脑寄生虫病时，可见嗜酸性粒细胞增多；脑室或蛛网膜下腔出血时，脑脊液内可见大量红细胞。

表 7-5　中枢神经系统病变时脑脊液细胞分类计数的变化

疾病	细胞数量	细胞种类
化脓性脑膜炎	↑↑↑	以中性粒细胞为主
结核性脑膜炎	↑↑	早期以中性粒细胞为主，中期中性粒细胞、淋巴细胞和浆细胞并存，后期以淋巴细胞为主
病毒性脑膜炎	↑	以淋巴细胞为主
真菌性脑膜炎	↑	以淋巴细胞为主
肿瘤性疾病	↑或↑↑	红细胞、肿瘤细胞
寄生虫性疾病	↑或↑↑	嗜酸性粒细胞
脑室或蛛网膜下腔出血	↑↑或↑↑↑	以红细胞为主

注：↑表示轻度增加；↑↑表示中度增加；↑↑↑表示明显增加。

第四节 化学检验

一、蛋白质

健康人的脑脊液只含少量蛋白质,约为血浆蛋白含量的1%,主要为清蛋白。脑脊液蛋白质检验对中枢神经系统疾病诊断、鉴别诊断和疗效观察具有重要的意义。脑脊液蛋白质检验有定性试验和定量测定两大类方法。

(一)脑脊液蛋白质定性试验

常用的脑脊液蛋白质定性试验有潘迪试验(Pandy test)、李-文森试验(Lee-Vinson test),硫酸铵试验,其中硫酸铵试验包括罗-琼试验(Ross-Jones test)和诺-爱试验(Nonne-Apelt test)试验。

1. 潘迪试验

(1)原理:脑脊液中的蛋白质与苯酚(俗称石炭酸)结合,形成不溶性蛋白盐而出现白色浑浊或沉淀。

(2)试剂:在热的200 ml蒸馏水中加入20 g苯酚,强力混合后,配制成饱和苯酚溶液,37℃放置48 h。

(3)操作步骤:取10%苯酚溶液2~3 ml放入小试管内,滴加脑脊液1~2滴,静置3 min,以黑纸为背景判断结果。

(4)结果判读:清晰透明,不显雾状为阴性,若出现白色浑浊或沉淀即为阳性。视情况可有清晰透明(-)、轻度白色浑浊(+)、中度白色浑浊(++)、强度白色浑浊(+++),乳样白色浑浊(++++)5种结果。

2. 李-文森试验 磺基水杨酸和氯化高汞均能沉淀脑脊液蛋白质,根据沉淀物的比例不同,可鉴别化脓性脑膜炎和结核性脑膜炎。

3. 硫酸铵试验 主要是利用半饱和硫酸铵沉淀球蛋白,出现白色浑浊或沉淀。罗-琼试验对球蛋白检验特异性高,而诺-爱试验对球蛋白和清蛋白检验特异性均高。

(二)脑脊液蛋白质定量测定

脑脊液蛋白质定量测定主要方法有磺基水杨酸-硫酸钠比浊法、双缩脲法和染料结合法,临床上多采用磺基水杨酸-硫酸钠比浊法。磺基水杨酸为生物碱试剂,能沉淀蛋白质并产生一定的浊度,再与标准浓度管对比进行定量分析。

(三)方法学评价

脑脊液蛋白质定性和定量检验的方法学评价,见表7-6。

表 7-6　脑脊液蛋白质检验的方法学评价

	方法	优点	缺点
定性	潘迪试验	操作简便、快速,易于观察,灵敏度较高,临床上广泛应用	假阳性率较高
	罗-琼试验	检验球蛋白,特异度较高	灵敏度低
	诺-爱试验	检验球蛋白和清蛋白	操作烦琐,特异度低
	李-文森试验	检验球蛋白和清蛋白	操作烦琐,特异度低
定量	邻苯三酚红钼络合显色法	标本用量少,操作快速,灵敏度高,重复性好	试验条件要求高,线性范围窄
	磺基水杨酸-硫酸钠比浊法	操作简便、快速,不需要特殊仪器	标本用量大,重复性差,影响因素较多
	双缩脲法	操作便捷,受蛋白种类影响小	灵敏度较低,特异度低
	免疫学方法	标本用量少,特异度高	检验成本高

(四) 质量保证

1. 定性试验　脑脊液采集过程中,如混入血液,则可使结果出现假阳性。所用器材均应避免污染,防止结果出现假阳性。潘迪试验中所用的苯酚试剂饱和度降低会出现假阴性结果,应定期更换试剂。

2. 定量测定　脑脊液中如含有大量细胞或外观浑浊,应离心取上清液测定;如蛋白质浓度过高,应用生理盐水稀释后重新测定。

(五) 参考区间

1. 定性试验　阴性或极弱阳性。

2. 定量测定　腰椎穿刺液:0.20~0.40 g/L;脑池液:0.10~0.25 g/L;脑室液:0.05~0.15 g/L。

(六) 临床意义

正常脑脊液含有极微量的蛋白质,其中以清蛋白为主,潘迪试验为阴性反应。化脓性脑膜炎、结核性脑膜炎及颅内出血等,均见蛋白质含量增高,且多为球蛋白含量增高,潘迪试验呈阳性反应。脑脊液蛋白质含量增高是血-脑脊液屏障功能障碍的标志,其临床意义见表7-7。

表 7-7　脑脊液蛋白质含量增高的临床意义

病变	临床意义
脑组织炎性病变	脑组织感染时脑膜和脉络丛毛细血管通透性增加,先有清蛋白含量增高,随后球蛋白和纤维蛋白含量也增高。蛋白含量增高程度:化脓性脑膜炎>结核性脑膜炎>病毒性、真菌性脑膜炎

病变	临床意义
神经根病变	梗阻性脑积水、吉兰 - 巴雷综合征（Guillain-Barré 综合征）常有蛋白 - 细胞分离现象
椎管内梗阻	脑与蛛网膜下腔互不相通，血浆蛋白质由脊髓静脉渗出，脑脊液蛋白质含量显著增高（有时达 30～50 g/L），如脊髓肿瘤、转移癌、粘连性蛛网膜炎等
其他	早产儿脑脊液蛋白含量可达 2 g/L，新生儿为 0.8～1.0 g/L，出生 2 个月后逐渐降至正常水平

二、葡萄糖

脑脊液中葡萄糖浓度的高低与血浆葡萄糖浓度、血 - 脑脊液屏障的通透性、葡萄糖酵解程度以及葡萄糖膜转运系统的功能有关。

（一）检验方法

脑脊液葡萄糖测定的方法与血清葡萄糖定量方法相同，主要有葡萄糖氧化酶法和己糖激酶法。

（二）方法学评价

葡萄糖氧化酶法易受一些还原性物质的干扰，特异性较低；己糖激酶法不受轻度溶血、脂血、黄疸、维生素 C 及药物的干扰，特异性、准确性都高于葡萄糖氧化酶法。

（三）质量保证

病理情况下，脑脊液常含有细菌或细胞，故葡萄糖含量测定应在采集标本后及时进行，如果不能及时处理，应加适量防腐剂并低温保存，以抑制细菌和细胞代谢对葡萄糖的消耗，防止假性减低。

（四）参考区间

成人：2.5～4.5 mmol/L；儿童：2.8～4.5 mmol/L。

（五）临床意义

健康人脑脊液葡萄糖含量仅为血糖的 50%～80%，早产儿、新生儿脑脊液葡萄糖含量可比成人略高。脑脊液葡萄糖含量的变化及临床意义见表 7-8。

表 7-8　脑脊液葡萄糖含量的变化及临床意义

葡萄糖含量变化	临床意义
减低	① 化脓性脑膜炎、结核性脑膜炎和真菌性脑膜炎：葡萄糖含量越低，预后越差。② 脑寄生虫病：如脑囊虫病、血吸虫病、肺吸虫病、弓形虫病等。③ 脑肿瘤，尤其是恶性肿瘤。④ 神经性梅毒。⑤ 低血糖等

续表

葡萄糖含量变化	临床意义
增高	① 早产儿或新生儿：主要由于血－脑脊液屏障的通透性较高所致。② 饱餐或静脉注射葡萄糖后，血液葡萄糖含量增高。③ 影响到脑干的急性外伤或中毒。④ 脑出血。⑤ 糖尿病等

三、氯化物测定

脑脊液氯化物含量与血氯浓度、酸碱度、血－脑脊液屏障通透性和脑脊液蛋白质含量有关。

（一）检验原理

脑脊液氯化物测定方法与血清氯化物测定方法相同，目前临床常用的方法有硝酸汞滴定法、硫氰酸汞比色法、离子选择电极法、电量分析法、干化学分析法等。

（二）方法学评价

离子选择电极法变异系数小，准确度和精密度良好，易于自动化，为使用最广泛的常规方法。

（三）质量保证

离子选择电极法的氯电极使用一段时间后，电极上会出现 AgCL 而影响检验结果，应及时擦去或更换电极。

（四）参考区间

成人：120～130 mmol/L；儿童：111～123 mmol/L。

（五）临床意义

脑脊液中氯化物含量受血氯浓度、血 pH、血－脑脊液屏障通透性及脑脊液中蛋白质含量等多种因素影响。在正常情况下，脑脊液中氯化物含量比血液中高 20% 左右。这是由于脑脊液内蛋白质含量较低，为了维持脑脊液和血浆渗透压之间的平衡，故脑脊液中氯化物含量高于血浆，即达到 Donnan 平衡。

1. 氯化物降低

（1）脑部细菌或真菌感染，主要见于化脓性脑膜炎、结核性脑膜炎及真菌性脑膜炎。结核性脑膜炎时，脑脊液中氯化物含量降低尤为明显，比葡萄糖降低出现得还要早，故对结核性脑膜炎与化脓性脑膜炎的鉴别有一定的价值。

（2）低血氯症，见于各种原因，如体内氯化物的异常丢失、摄入氯化物过少等引起血氯降低时，脑脊液中氯化物含量可随之降低。

（3）呕吐、肾上腺皮质功能减退症和肾脏病变。

（4）病毒性脑膜炎、脊髓灰质炎、脑脓肿、神经性梅毒氯化物含量稍降低或正常。

2. 氯化物升高　主要见于尿毒症、脱水、心力衰竭和浆液性脑膜炎等。

四、其他

（一）酶及乳酸测定

脑脊液常见的其他化学检验主要有酶及乳酸测定，其浓度增高的临床意义，见表7-9。

表7-9　脑脊液中主要酶及乳酸浓度增高的临床意义

项目	参考区间	临床意义
天门冬氨酸转氨酶（AST）	<20 U/L	升高见于脑梗死、脑萎缩、中毒性脑病、急性颅脑损伤、中枢神经系统转移癌等
丙氨酸转氨酶（ALT）	<15 U/L	同 AST
乳酸脱氢酶（LD）	<40 U/L	升高见于化脓性脑膜炎、脑组织坏死、蛛网膜下腔出血、脑出血、脑梗死、脑肿瘤、脱髓鞘病急性期等
肌酸激酶（CK）	0.5～2 U/L	升高见于化脓性脑膜炎、结核性脑膜炎、进行性脑积水、继发性癫痫、多发性硬化、蛛网膜下腔出血、脑肿瘤、脑供血不足、慢性硬脑膜下血肿等
腺苷脱氨酶（ADA）	0～8 U/L	升高见于结核性脑膜炎、脑出血、脑梗死、吉兰-巴雷综合征等
神经元特异烯醇化酶（NSE）	(1.14±0.39)U/L	升高见于脑出血、脑梗死、癫痫持续状态等
乳酸	1.0～2.9 mmol/L	升高见于细菌性脑膜炎、脑供血不足、低碳酸血症、脑积水、癫痫发作或持续状态、脑脓肿、急性脑梗死、脑死亡等
溶菌酶	无或含量甚微	升高见于结核性脑膜炎，升高的程度明显高于细菌性脑膜炎，且与病情变化相一致

（二）蛋白电泳

脑脊液蛋白电泳分析可较灵敏发现蛋白质各组分的变化。脑脊液蛋白电泳常用乙酸纤维薄膜电泳法及琼脂糖凝胶电泳法，电泳条件与血清蛋白电泳相同。若采用等电聚焦电泳可提高电泳图谱的分辨率。因脑脊液中蛋白质含量少，在电泳前可将脑脊液标本在高分子聚乙二醇或右旋糖酐透析液中进行浓缩。脑脊液蛋白电泳检验的临床意义，见表7-10。

表7-10　脑脊液蛋白电泳检验的临床意义

项目	参考区间	临床意义
前清蛋白	3%～6%	增高：见于脑积水、舞蹈症、帕金森病等 降低：见于神经系统炎症

续表

项目	参考区间	临床意义
清蛋白	50%～70%	增高：见于脑血管病，如脑肿瘤、脑梗死、脑出血 降低：见于脑外伤急性期
α₁ 球蛋白	4%～6%	增高：见于脑膜炎、脊髓灰质炎等
α₂ 球蛋白	4%～9%	增高：见于脑肿瘤、转移癌、胶质瘤等
β 球蛋白	7%～13%	增高：见于退行性变疾病，如帕金森病、外伤后偏瘫等
γ 球蛋白	7%～8%	增高：见于脑胶质瘤、重症脑外伤、癫痫、多发性硬化、视神经脊髓炎以及急性脑膜炎慢性期

第五节　肿瘤标志物与免疫学检验

一、肿瘤标志物检验

脑脊液其他免疫学及肿瘤标志物检验项目测定的临床意义，见表 7-11。

表 7-11　脑脊液其他免疫学及肿瘤标志物检验项目测定的临床意义

项目	临床意义
髓鞘碱性蛋白	多发性硬化的急性期显著增加，主要作为观察多发性硬化患者疾病活动的指标。神经性梅毒、脑外伤、脑血管意外时也增高
C 反应蛋白	在细菌和非细菌性脑膜炎鉴别诊断中有价值，前者升高程度明显大于后者
S-100 蛋白	中枢神经系统损伤特异性和灵敏度的化学指标
肿瘤标志物	检验脑脊液肿瘤标志物的浓度，如癌胚抗原（CEA）、$β_2$- 微球蛋白（$β_2$-MG）、甲胎蛋白（AFP）、铁蛋白等可用于神经系统肿瘤的辅助诊断

二、免疫球蛋白测定

健康人脑脊液中免疫球蛋白含量极少，病理情况下由于血－脑脊液屏障通透性增加，血中免疫球蛋白进入脑脊液中或中枢神经系统感染时激活免疫细胞分泌免疫球蛋白，引起脑脊液中免疫球蛋白增加。目前，临床上常用免疫比浊法检验脑脊液中免疫球蛋白的含量。免疫比浊法具有灵敏度高、准确性和重复性好，快速且能自动分析等特点。脑脊液中免疫球蛋白检验的临床意义，见表 7-12。

表 7-12　脑脊液中免疫球蛋白检验的临床意义

项目	参考区间	临床意义
IgG	10～40 mg/L	增高：见于神经性梅毒、化脓性脑膜炎、结核性脑膜炎、病毒性脑膜炎、舞蹈症、多发性硬化和神经系统肿瘤等

续表

项目	参考区间	临床意义
IgA	0～6 mg/L	增高：见于化脓性脑膜炎、结核性脑膜炎、病毒性脑膜炎和脑肿瘤等
IgM	0～0.22 mg/L	增高：见于化脓性脑膜炎、病毒性脑膜炎、脑肿瘤和多发性硬化等
IgE	极少量	增高：见于脑寄生虫病等

第六节 病原生物学检验

　　脑脊液病原生物学检验的内容一般包括细菌检验、真菌检验和寄生虫检验；临床上脑脊液病原生物学检验常见项目有革兰氏染色检验细菌、抗酸染色检验结核分枝杆菌、湿片法检验寄生虫，墨汁染色查新型隐球菌。我国三级医院对细菌的检验鉴定已使用质谱仪。脑脊液病原生物学检验的方法及评价，见表 7-13。

表 7-13　脑脊液病原生物学检验的方法及评价

检验内容	检验方法	评价
细菌检验	显微镜检验法	将脑脊液离心后取沉淀物涂片进行革兰氏染色、抗酸染色，可初步判断细菌染色情况和形态特点。该法简单、快速，可以及时获得初步诊断，但阳性率较低
	细菌培养法	排除污染因素，若培养出细菌可确诊为细菌感染，并能确定细菌的种类以及进行药敏试验。缺点是耗时长，不能及时诊断
	ELISA 法	可以检验细菌的抗原和抗体，如检验脑脊液中抗结核分枝杆菌抗体水平，对结核性脑膜炎的诊断及鉴别诊断有较高的价值
真菌检验	显微镜检验法	将脑脊液离心后取沉淀物涂片进行墨汁染色，如发现新型隐球菌，可诊断为新型隐球菌性脑膜炎
	真菌培养法	排除污染因素，若培养出真菌可确诊，并能确定真菌的种类以及进行药敏试验。缺点是耗时长，不能及时诊断
寄生虫检验	显微镜检验法	将脑脊液离心后取沉淀物涂片，发现寄生虫虫卵即可诊断为脑寄生虫病。脑脊液中可发现血吸虫卵、肺吸虫卵、弓形体、阿米巴滋养体等。该法简单、快速、可以确诊，但阳性率较低
	免疫学法	ELISA 法对诊断脑囊虫病具有较高的特异度。梅毒螺旋体荧光抗体吸收试验对神经性梅毒的诊断有较高的灵敏度和特异度

第七节 临 床 应 用

一、脑脊液检验项目

临床上,脑脊液检验项目可分为常规检验项目和特殊检验项目两大类,脑脊液实验室检验项目如表 7-14。

表 7-14 脑脊液实验室检验项目

项目类别	检验项目
常规项目	脑脊液压力测定(由临床医师采集时测定)、细胞总数(红细胞和白细胞)计数、细胞分类计数、脑脊液/血浆葡萄糖比值、总蛋白测定等
特殊项目	培养(细菌、真菌、病毒、结核分枝杆菌)、革兰氏染色、抗酸染色、细菌和真菌抗原、酶(LDH、ADA、CK-BB)乳酸、PCR 法检验结核分枝杆菌和病毒、蛋白电泳、特殊蛋白测定(C反应蛋白、转铁蛋白等)、梅毒试验等

二、临床应用

(一)中枢神经系统感染性疾病诊断与鉴别诊断

1. **化脓性脑膜炎**　脑脊液细胞数明显增多,分类以中性粒细胞为主,蛋白质含量明显增高,葡萄糖和氯化物含量明显降低,细菌涂片可见致病菌,细菌培养阳性可确诊。

2. **病毒性脑膜炎**　脑脊液细胞数轻到中度增多,分类以淋巴细胞为主,蛋白质含量轻度增高,葡萄糖和氯化物含量一般正常,特异性 IgM 抗体检验可用于早期诊断。

3. **结核性脑膜炎**　脑脊液细胞数轻到中度增多,疾病早期以中性粒细胞为主,随着病情的进展变化为以淋巴细胞为主,氯化物含量明显降低,蛋白质含量轻度到中度增高,细菌涂片见抗酸杆菌或结核分枝杆菌培养阳性可确诊。

4. **真菌性脑膜炎**　脑脊液细胞学特点与结核性脑膜炎相似,两者难以区别。临床上最常见的是新型隐球菌感染,细菌涂片墨汁染色阳性或隐球菌乳胶凝集试验阳性。

(二)诊断与鉴别诊断脑血管疾病

头痛、昏迷或偏瘫患者,其脑脊液为血性,首先要鉴别是穿刺损伤出血还是脑出血、蛛网膜下腔出血。若脑脊液为均匀一致的红色,则可能为脑出血、蛛网膜下腔出血;若第一管脑脊液颜色为红色,以后逐渐变清,则多为穿刺损伤出血;若头痛、昏迷或偏瘫患者的脑脊液为无色透明,则多为缺血性脑病。另外,还可以选用 LD、AST、肌酸激酶(CK)等指标诊断或鉴别诊断脑血管病。

（三）辅助诊断脑肿瘤

脑脊液细胞学检验发现肿瘤细胞,有助于中枢神经系统肿瘤的诊断。大约 70% 的恶性肿瘤可转移至中枢神经系统,此时的脑脊液中单核细胞增加、蛋白质含量增高、葡萄糖含量减少或正常。因此,脑脊液细胞计数和蛋白质含量正常,可排除肿瘤的脑膜转移。若白血病患者的脑脊液发现白血病细胞,则可诊断为脑膜白血病。脑脊液涂片或免疫学检验发现肿瘤细胞,则有助于肿瘤的诊断。

（四）诊断脱髓鞘病

脱髓鞘病是一类颅内免疫反应活性增高的疾病,多发性硬化是其代表性疾病。除脑脊液常规检验外,免疫球蛋白、乙酰胆碱酯酶等检验也有重要的诊断价值。

常见中枢神经系统疾病的脑脊液实验室检验特点总结,如表 7-15。

表 7-15　常见中枢神经系统疾病的脑脊液实验室检验特点

疾病	外观	蛋白质	葡萄糖	氯化物	细胞数	细胞分类	病原体
化脓性脑膜炎	浑浊、脓性、有凝块	↑↑	↓↓	↓	↑↑	N 为主	可见致病菌
结核性脑膜炎	雾状微浑,薄膜形成	↑	↓	↓↓	↑	早期:N 为主 后期:L 为主	抗酸染色阳性或结核分枝杆菌培养阳性
病毒性脑炎	清晰或微浑	↑	正常	正常	↑	L 为主	无
乙型脑炎	清晰或微浑	↑	正常	正常	↑	早期:N 为主 后期:L 为主	无
新型隐球菌脑膜炎	清晰或微浑	↑	↓	↓	↑	L 为主	新型隐球菌
脑室及蛛网膜下腔出血	红色浑浊	↑	↑	正常	↑↑	RBC 为主	无
脑肿瘤	清晰	↑	正常	正常	↑	L 为主	无
脊髓梅毒	清晰	↑	正常	正常	↑	L 为主	无

注:↑表示增高或轻度增高;↑↑表示显著增高;↓表示降低或轻度降低;↓↓表示显著降低;N 表示中性粒细胞;L 表示淋巴细胞;RBC 表示红细胞。

本章小结

脑脊液检验的标本需按照顺序收集于 3 管无菌容器中,第一管用于化学和免疫学检验,第二管用于细菌学检验,第三管用于一般性状检验。脑脊液检验包括一般性状检验,化学及其他免疫学检验,显微镜检验等。一般性状检验包括颜色、透明度、凝固性等,中枢神经系统发生感染、出血、肿瘤时,脑脊液的颜色、透明度、凝固性等可发生性状的改变。显微镜检验包括细胞总计数、白细胞计数及分类计数、细胞学检验、病原学检验等。化学检验包括蛋白质、葡萄糖、氯化物等。脑脊液检验对中枢神经系统感染性疾病诊断与鉴别诊断、治疗效果及预后判断都具有重要的价值。

（张咏梅）

思 考 题

一、名词解释

蛋白质 - 细胞分离现象　Froin-Nonne 综合征　潘迪试验　Donnan 平衡

二、在线测试

第八章　浆膜腔积液检验

学习目标

1. 掌握浆膜腔积液一般性状检验项目及临床应用;细胞计数及分类计数的实验室检验方法和质量保证;化学检验的方法学评价与临床应用。

2. 熟悉浆膜腔积液的标本采集与处理;漏出液与渗出液的鉴别要点;浆膜腔积液检验的临床意义。

3. 了解浆膜腔积液漏出液与渗出液的产生机制及原因;浆膜腔积液的检验进展。

4. 能够进行浆膜腔积液常规检验并报告。

5. 会对检验报告进行合理的解释。

思维导图

人体最为重要的浆膜腔包括胸腔、腹腔、心包腔。在正常情况下,浆膜腔内仅含有少量液体,主要起润滑作用,有利于脏器活动,但穿刺不易采集到液体。在病理情况下,大量的液体在浆膜腔内潴留,从而形成浆膜腔积液(serous effusion)。根据积液产生的部位不同,可分为胸腔积液、腹腔积液(腹水)、心包腔积液;根据积液产生的原因及性质不同,可分为漏出液和渗出液,或良性积液与恶性积液。

漏出液是各种理化因素刺激产生的非炎性积液。多为双侧性,常见于各种肾病、充血性心力衰竭、严重的营养不良、晚期肝硬化、肿瘤及静脉栓塞等疾病,形成的主要机制有:① 毛细血管流体静脉压增高;② 血浆胶体渗透压降低;③ 淋巴回流受阻;④ 水钠潴留。与漏出液相比,渗出液(exudate effusion)是炎症病变使血管通透性增加,致使血液中液体成分、大分子物质和细胞等从血管壁渗出,进入组织间隙或浆膜腔而形成的积液。渗出液多为单侧性炎性积液,病因比较复杂,常见于细菌性感染、转移性肺癌、乳腺癌、淋巴瘤、卵巢癌、消化液刺激及外伤等。确定浆膜腔积液的性质,对病因的诊断有着重要的意义。

第一节　标本采集与处理

一、标本采集

由临床医师行浆膜腔穿刺术采集,采集的标本分4管留取,每管 1~2 ml。第一管供细菌学检验(结核分枝杆菌检验留 10 ml),必须置于无菌试管中。第二管供化学及免疫学检验(化学检验宜用肝素抗凝)。第三管供细胞学检验(宜用 EDTA-K$_2$ 抗凝),标本采集后应立即低速离心或用细胞收集器浓集细胞,及时完成细胞检验。如不能及时检验,可加入标本 1/10 量的无水乙醇并置冰箱冷藏保存以固定细胞。第四管不加任何抗凝剂以观察有无凝固现象。

二、标本转运

(一)标本运送

为保证标本运送途中的安全性,须采用封闭容器转运,严禁过度振荡,以防止发生标本溢洒、细胞变形、出现凝块或细菌溶解破坏。标本采集后应立即在 30 min 内送检,否则应将标本置于 4℃ 冰箱内保存。

(二)生物安全

浆膜腔积液内可能含有各种病原生物,应视为潜在生物危害物质,须严格按照国家标准《实验室生物安全通用要求》(GB 19489—2008)对待与处理。标本的采集、运送、检验及处理等过程要符合实验室生物安全原则,要注意个人生物安全防护。

三、标本接收和拒收

实验室工作人员应对送达的积液标本进行核对与查验,采集标本容器的标识清晰,且与检验申请单一致,标本量及采集时间均符合检验项目要求予以接收。标本收到后应及时检验,检验过程中注意个人生物安全防护,浆膜腔积液细胞学检验不得超过 1 h,常规及化学检验必须在采集后 2 h 内完成,否则应将标本冷藏保存。如果进行细胞计数和分类可将标本保存 24 h。

如标本信息不全、条形码标识不清、标本量不足或存在其他影响检验结果准确性的因素时则予以拒收,做好记录并将标本不合格的情况及时反馈给送检科室。

四、标本处理

检验后废弃的积液标本须视为具有生物安全危害的感染性医疗废物,严格按照国家标准《实验室生物安全通用要求》(GB 19489—2008),根据国务院《医疗废物管理条例》(2011 年修订版)和国家卫生行业标准《临床实验室废物处理原则》(WS/T 249—2005)规定,由专人负责处理,使用专用的容器或袋子包装,由专人送到指定的地点集中处理,以免污染环境和造成室内感染。

微课:浆膜腔积液标本的采集与处理

第二节　一般性状检验

一、量

正常胸腔、腹腔、心包腔内均有少量液体起到润滑作用,有利于脏器活动,但穿刺抽不出液体。在病理情况下,浆膜腔内液体增多而形成积液,其量与病变的部位及严重程度相关,可达数百至上千毫升。

二、颜色

肉眼观察浆膜腔积液颜色变化。漏出液颜色较浅,多为淡黄色。渗出液因病因不同而颜色各异,如红色、咖啡色、深黄色脓样或奶酪色、乳白色、黄绿色、棕色等,应如实用文字报告,其意义见表 8-1。

表 8-1　浆膜腔积液常见颜色变化及临床意义

颜色	临床意义
红色	穿刺损伤、结核、肿瘤、内脏损伤、出血性疾病等
黄色	各种原因引起的黄疸
乳白色	丝虫病、淋巴结肿瘤、化脓性感染、肝硬化、腹膜癌等
绿色	铜绿假单胞菌感染
棕色	阿米巴脓肿破溃
黑色	曲霉菌感染
草黄色	尿毒症性心包积液

三、透明度

浆膜腔积液透明度与其所含的细胞、细菌数量和蛋白质浓度等有关。漏出液因其所含细胞、细菌数量及蛋白质浓度少而呈清晰透明或微浑;渗出液因含大量细胞、细菌及蛋白质而呈现不同程度的浑浊,含大量癌细胞时可见有细小颗粒,呈沙粒感。肉眼观察浆膜腔积液透明度变化时可轻摇标本,结果可根据标本情况不同用"清晰透明""微浑""浑浊"报告。

四、凝固性

漏出液一般不易凝固或出现凝块。渗出液由于含有较多的纤维蛋白原和细菌、细胞破坏后释放的凝血活酶,可有凝块形成,但当渗出液中含有大量纤溶酶时,亦可因纤维蛋白降解破坏而不出现凝固现象。肉眼观察浆膜腔积液凝固性时可倾斜浆膜腔积液试管,肉眼观察有无凝块形成,结果可根据标本情况不同用"无凝块""有凝块"报告。

五、比重

浆膜腔积液比重测定常用的有折射计法、比重计法等(其方法同尿液比重)。积液比重的高低取决于所含溶质的数量及种类。漏出液中由于含细胞、蛋白质成分少,所以比重小于 1.015;渗出液中由于含有较多的细胞和蛋白质,故比重常大于 1.018。

第三节　显微镜检验

显微镜检验的内容主要包括细胞计数、有核细胞(包括间皮细胞)分类计数。有关细胞学检查见第十三章相关内容。

一、细胞计数

(一)计数方法

与脑脊液细胞计数方法相同,包括直接计数法和稀释计数法。

1. 直接计数法　适用于清晰透明或微浑的浆膜腔积液。

(1)去除红细胞:在小试管内加入冰乙酸 1～2 滴,转动试管,使内壁黏附少许冰乙酸后倾去,滴加混匀浆膜腔积液 3～4 滴,混匀,放置数分钟,破坏红细胞。

(2)充池:用微量吸管取混匀破坏红细胞后的浆膜腔积液充入 2 个计数池。

(3)计数:静置 2～3 min 后,用低倍镜计数 2 个计数池内四角和中央大方格共计 10 个大方格内的有核细胞数。

(4)计算:10 个大方格内有核细胞总数即每微升浆膜腔积液的有核细胞总数,再换算成每升浆膜腔积液内的有核细胞数。

2. 稀释计数法　适用于浑浊的浆膜腔积液。

(1)稀释破坏红细胞:根据标本内有核细胞多少情况,用白细胞稀释液对标本进行一定倍数稀释,混匀,放置数分钟,破坏红细胞。

(2)充池:用微量吸管取混匀稀释后的浆膜腔积液充入 1 个计数池。

(3)计数:静置 2～3 min 后,用低倍镜计数 1 个计数池内的四角和中央大方格共 5 个大方格内的有核细胞总数。

(4)计算:根据 5 个大方格内的有核细胞总数和稀释倍数计算每升浆膜腔积液的有核细胞数。

(二)质量保证

1. 标本送检应及时,以免积液凝固或细胞破坏而引起结果不准确。

2. 进行细胞计数时,应将积液标本充分混匀,否则影响计数结果。

3. 若因穿刺损伤引起血性积液,在做白细胞计数时应进行校正,校正公式为:

$$白细胞/L（校正）=积液白细胞/L - \frac{积液红细胞/L \times 血液白细胞/L}{血液红细胞/L}$$

（三）方法学评价

与脑脊液细胞计数基本相同。直接计数法操作简便、省时,适用于细胞总数不多的标本。稀释计数法适用于浑浊的标本,但操作相对烦琐,存在稀释误差。

（四）参考值

漏出液<100×10^6/L;渗出液>500×10^6/L。

（五）临床意义

积液中出现少量红细胞,常常因穿刺损伤出血所致,因此积液中出现少量的红细胞对渗出液和漏出液的鉴别意义不大;若积液中出现大量的红细胞,则提示为出血性渗出液,常见于恶性肿瘤、结核病等。浆膜腔积液细胞增高的临床意义见有核细胞分类计数。

二、有核细胞分类计数

（一）计数方法

1. 直接分类法　有核细胞计数后,将低倍镜转变为高倍镜,在高倍镜下根据细胞核的形态,将单个核细胞(包括淋巴细胞、单核细胞、间皮细胞)数与多个核细胞数记录下来,最后用百分比表示。若白细胞<150×10^6/L,可不进行分类计数。

2. 染色分类法　若直接分类区分细胞较难时,可将积液以 1 000 r/min 离心 5 min,取沉淀物制成均匀薄片,置于室温下或37℃恒温箱内尽快干燥,瑞氏或瑞－吉染色后,油镜下分类,分类方法与血液白细胞分类计数方法相同。此时若有异常细胞,应另行描述报告。

（二）质量保证

1. 标本　若标本陈旧、细胞变形时,白细胞直接分类法误差较大,应改用涂片染色。

2. 离心　染色分类法标本离心时速度不宜太快,时间不宜过长,以减少细胞的破坏和变形。

3. 涂片　固定时间不能太长,温度不能过高,以免细胞皱缩难以分类;细胞涂片要均匀集中,以利于观察。

4. 染色　染色分类时,应包括间皮细胞;若见不能分类的异常细胞,则另行描述报告,或做苏木精－伊红染色(HE 染色)、巴氏染色查找肿瘤细胞。

5. 分类　若白细胞总数少于 100 个,则直接写出单个核细胞和多个核细胞各自的具体数字。

（三）方法学评价

直接分类法简便、快速,但较难观察清楚细胞内部结构,准确性较差,尤其是陈旧性标本,细胞形态改变大,仅凭高倍镜分类困难,误差较大。染色分类法细胞识别率高,结果准确可靠,可以发现异常细胞(如肿瘤细胞),为首选方法;但操作较复杂、费时。近年来出现使用血细胞分析仪体液模式对浆膜腔积液标本进行白细胞计数和分类计数。虽然该类仪器精密度高、测量快速、可自动化,但影响因素较多,对异常细胞无法识别,如仪器出现报警信息,必须用显微镜计数法进行复核。

(四)参考值

1. 直接分类法　多为淋巴细胞及间皮细胞。
2. 染色分类法
(1)成人:淋巴细胞占40%～80%,单核细胞占15%～45%,中性粒细胞占0～6%。
(2)新生儿:淋巴细胞占5%～35%,单核细胞占50%～90%,中性粒细胞占0～8%。

(五)临床意义

漏出液一般以淋巴细胞及间皮细胞为主;渗出液根据病因、病情不同而变化,积液中有核细胞分类及临床意义,见表8-2。

表 8-2　积液中有核细胞分类及临床意义

有核细胞分类	临床意义
以多核白细胞为主	提示化脓性炎症(细胞总数常>1 000×10⁶/L)或早期结核性积液
以淋巴细胞增多为主	见于结核性渗出液、病毒感染、系统性红斑狼疮的多发性浆膜炎等
以间皮细胞及组织细胞增多为主	提示浆膜上皮脱落旺盛,可见于淤血、恶性肿瘤等
嗜酸性粒细胞增多	常见于变态反应和寄生虫病所致的积液;也见于多次反复穿刺、人工气胸、术后积液、结核性渗出液的吸收期、霍奇金病、间皮瘤等
腹水有核细胞数量超过500×10⁶/L,以中性粒细胞为主(>50%)	提示为细菌性腹膜炎
癌细胞	恶性肿瘤

第四节　化学检验

浆膜腔积液化学检验内容主要包括蛋白质、葡萄糖、脂类、酶类测定等。

一、黏蛋白定性试验

(一)试验原理

浆膜间皮细胞在炎症刺激下分泌黏蛋白增加,黏蛋白是一种酸性糖蛋白,等电点为

pH 3～5,在稀乙酸溶液中可以产生白色云雾状沉淀,又称李凡他试验(Rivalta test)。

(二) 试剂、器材和标本

冰乙酸、蒸馏水,100 ml 量筒、玻璃长滴管、胶帽、一次性长滴管,浆膜腔穿刺液或模拟标本。

(三) 操作步骤

1. 加试剂　于 100 ml 量筒中加入 100 ml 蒸馏水,再用玻璃长滴管滴加 2～3 滴冰乙酸于前述量筒中,混匀,此时水的 pH 为 3～5,静置数分钟。

2. 加标本　用一次性长滴管垂直滴加待测浆膜腔积液标本 2～3 滴于含有稀乙酸溶液的量筒中。

3. 观察结果　立即在黑色背景下观察有无白色云雾状沉淀生成及其下降程度。

4. 判断结果

(1) 阴、阳性结果判断:清晰、不显雾状或有轻微白色雾状浑浊但在下降过程中消失为阴性。出现白色雾状浑浊并逐渐下沉至量筒底部不消失为阳性。

(2) 阳性强弱程度判断:① 无变化为(-)。② 渐呈白雾状为(±)。③ 可见灰色白雾状为(+)。④ 白色薄云状为(++)。⑤ 白色浓云状为(+++)。⑥ 白色浑浊且有颗粒或块状沉淀为(++++)。

(四) 质量保证

1. 球蛋白不溶于水且可呈云雾状浑浊,若积液中球蛋白含量增高,可引起假阳性结果。

2. 试验时,冰乙酸与蒸馏水应充分混匀,且应在黑色背景下观察结果。

3. 积液中细胞数目较多时,应将积液离心后取上清液进行试验。

(五) 方法学评价

黏蛋白定性试验是一种简单的黏蛋白过筛试验,简便、快速,不需特殊仪器和设备,临床实验室常用,能粗略地区分漏出液和渗出液。本试验与蛋白质总量有关,蛋白质含量在 30 g/L 以下全部为阴性;超过 40 g/L 时全部呈阳性;30～40 g/L 约 80% 为阳性。

要判断浆膜腔积液的性质还需做蛋白质定量、蛋白质电泳分析等其他实验室检验。

(六) 参考值

漏出液:阴性;渗出液:阳性。

(七) 临床意义

渗出液中因含较多的黏蛋白,所以 Rivalta 试验呈阳性;漏出液时结果呈阴性,但腔内漏出液经长期吸收蛋白质浓缩后,也可呈阳性反应。

视频:浆膜腔积液酸碱度测定及黏蛋白定性试验

二、蛋白质定量及其他检验

蛋白质定量及其他检验的临床意义具体见表8-3。

表8-3 浆膜腔积液常用化学成分检验及临床意义

指标	检验方法	临床意义
蛋白质定量	双缩脲法	漏出液:<25 g/L;渗出液:>30 g/L
蛋白电泳	乙酸纤维素薄膜电泳	漏出液:α球蛋白、γ球蛋白低于血浆,清蛋白相对较高 渗出液:与血浆蛋白接近
葡萄糖	葡萄糖氧化酶-过氧化物酶比色法(GOD-POD)、己糖激酶法	漏出液:与血糖接近或略低 渗出液:明显低于血糖,若积液葡萄糖/血糖<0.5,见于风湿性积液、积脓、恶性积液、结核性积液等
胆固醇	胆固醇氧化酶法	腹腔积液胆固醇>1.6 mmol/L,为恶性积液;<1.6 mmol/L,为肝硬化积液
甘油三酯	磷酸甘油氧化酶法	乳糜性积液>1.26 mmol/L,非乳糜性积液<0.57 mmol/L
乳酸脱氢酶(LD)	速率法	漏出液<200 U/L,$LD_{积液}/LD_{血清}$<0.6;渗出液:LD>200 U/L,$LD_{积液}/LD_{血清}$>0.6 渗出液LD活性:化脓性感染积液>恶性积液>结核性积液
腺苷脱氨酶(ADA)	比色法	ADA活性:结核性>恶性>非炎症性积液,>40 U/L应考虑结核性
淀粉酶(AMY)	酶偶联比色法	腹腔积液AMY活性明显增高:见于胰腺炎、胰腺肿瘤等 胸腔积液AMY活性明显增高:见于食管穿孔、胰腺外伤合并胸腔积液
溶菌酶(LZM)	ELISA法	感染性和结核性积液:LZM增高 结核性积液:$LZM_{积液}/LZM_{血清}$>1.0 恶性积液:$LZM_{积液}/LZM_{血清}$<1.0
碱性磷酸酶(ALP)	酶速率法	浆膜表面癌细胞可释放ALP,故$ALP_{积液}/ALP_{血液}$>1.0

第五节 肿瘤标志物与免疫学指标

浆膜腔积液肿瘤标志物及其他一些指标的检验有助于积液性质的判断,具体见表8-4。

表 8-4 浆膜腔积液肿瘤标志物和其他免疫指标的临床意义

指标	临床意义
癌胚抗原(CEA)	增高:CEA>20 μg/L,CEA$_{积液}$/CEA$_{血清}$>1.0 时,有助于恶性积液的诊断(对腺癌所致积液诊断价值最高)
甲胎蛋白(AFP)	增高:腹膜腔积液 AFP>300 μg/L 时,有助于诊断原发性肝癌
糖链抗原 125(CA125)	增高:提示可能卵巢癌转移
组织多肽抗原(TPA)	诊断恶性积液的特异性较高。肿瘤治疗后,若 TPA 再增高,提示肿瘤可能复发
鳞状细胞癌抗原(SCC)	胸腔积液中 SCC 增高对鳞状上皮细胞肺癌有价值,腹水中 SCC 增高与宫颈癌侵犯或转移程度有关
γ- 干扰素(γ-INF)	结核性积液 γ-INF 明显增高;类风湿积液 γ-TNF 降低
肿瘤坏死因子(TNF)	TNF 明显增高:见于结核性积液,也见于风湿病、子宫内膜异位所致腹膜腔积液,但增高程度低
C 反应蛋白(CRP)	<10 mg/L 为漏出液;>10 mg/L 为渗出液
类风湿因子(RF)	积液 RF 效价>1∶320,且高于血清,可作为诊断类风湿积液的依据
铁蛋白	① 恶性积液铁蛋白>600 μg/L,积液铁蛋白 / 血清铁蛋白>1.0,且 LZM 水平不高。② 结核性积液铁蛋白增高,同时 LZM 明显增高
纤维连接蛋白(FN)	恶性腹膜腔积液明显高于非恶性腹膜腔积液

第六节 病原生物学检验

浆膜腔积液病原生物学检验的内容一般包括细菌检验、真菌检验和寄生虫检验,常用的检验内容是细菌检验和寄生虫检验。

一、细菌检验

根据浆膜腔积液一般性状和化学检验结果,如果积液性质为漏出液,则不需做细菌检验;如疑为渗出液则需涂片做革兰氏和抗酸染色、显微镜检验和细菌培养。在正常情况下,积液中是没有细菌的,若在浆膜腔积液中发现细菌,则可以为临床诊断提供病原学依据,有确诊价值。

二、寄生虫检验

浆膜腔积液离心后取沉淀物镜检,观察有无寄生虫及虫卵,若发现寄生虫虫体或虫卵,可为临床诊断提供病原学依据,有确诊价值,如乳糜样积液中可查见微丝蚴,棘球蚴病所致积液中可见棘球蚴的头节和小钩,阿米巴病的积液中可见阿米巴滋养体。

第七节 临床应用

浆膜腔积液检验的目的在于鉴别积液的性质和明确积液的原因。常规检验项目仅限于一般性状、化学和细胞学检验,鉴别积液性质的符合率较低;随着特异性化学和免疫学检验指标的增加,提高了浆膜腔积液性质诊断的符合率。

一、浆膜腔积液检验项目分级

20世纪90年代以来,浆膜腔积液检验已发展到细胞学、生物学、微生物学、免疫细胞化学、流式细胞术、分子生物学等多项指标优化组合检验。除提供鉴别漏出液与渗出液的依据外,还提供鉴别良性和恶性、结核性和化脓性积液的依据。目前,根据诊断需要,将积液检验项目分为3级,见表8-5。

表 8-5　浆膜腔积液检验项目分级

分级	检验项目
一级检验	颜色、透明度、比重、李凡他试验、酸碱度、总蛋白、细胞计数及分类、微生物学检验等
二级检验	CRP、FDP、LD、ADA、AMY、糖蛋白等
三级检验	CEA、AFP、肿瘤特异性抗原、hCG、同工酶、蛋白质组分分析等

二、漏出液和渗出液的鉴别

原因不明的浆膜腔积液,其检验内容主要包括积液的类型与性质。经检验,按类型大致可分为渗出液和漏出液;按性质可分为良性积液与恶性积液。但是,有些浆膜腔积液既有渗出液的特点,又有漏出液的性质,这些积液称为"中间型积液"。因此,判断积液的类型和性质除了依据实验室的检验结果外,还应结合临床其他检验结果,进行综合分析,才能为患者提供更加准确的诊断。漏出液与渗出液的鉴别见表8-6。

表 8-6　漏出液和渗出液的鉴别要点

鉴别点	漏出液	渗出液
病因	非炎症	炎症、肿瘤或理化刺激
外观	淡黄色、浆液性	不定,可为黄色、血性、脓样
透明度	透明、偶见微浑	多为浑浊
比重	<1.015	>1.018
凝固	不凝	常自凝
pH	>7.4	<6.8
Rivalta 试验	阴性	阳性

续表

鉴别点	漏出液	渗出液
总蛋白定量	<25 g/L	>30 g/L
积液/血清总蛋白比值	<0.5	≥0.5
葡萄糖	与血糖相近	可变化,常低于血糖(<3.3 mmol/L)
乳酸脱氢酶(LD)	<200 U/L	>200 U/L
积液/血清 LD 比值	<0.6	>0.6
有核细胞计数	<300×10^6(腹水)	>500×10^6(腹水)
有核细胞分类	以淋巴及间皮细胞为主	不定,急性感染以中性粒细胞为主,慢性期、结核或风湿以淋巴细胞为主
细菌	未找到细菌	可找到病原菌
癌细胞	不定	可找到癌细胞或病理性核分裂
清蛋白梯度	胸腔积液>12 g/L,腹腔积液>11 g/L	胸腔积液<12 g/L,腹腔积液<11 g/L

案例分析

　　患者,女,38 岁,于 2019 年 9 月 8 日始,无明显诱因出现发热、干咳伴胸闷、胸痛、乏力、盗汗,在家自服退热药效果不佳。2019 年 10 月 5 日到市人民医院就诊。体格检查:T 37.8℃,P 85 次/min,R 20 次/min,BP 110/70 mmHg,右下肺叩诊呈浊音,语颤减弱,双肺呼吸音粗,左下肺呼吸音减弱,肝脾未触及。胸腔 B 型超声示:左侧胸腔积液。胸部平片:右下 X 线示向外侧、向上的弧形上缘的积液影。实验室检验:血沉 55 mm/h;血常规:WBC 8.7×10^9/L,淋巴细胞百分比 55%,HGB 120 g/L,PLT 110×10^9/L。

　　请思考:

1. 初步诊断及诊断根据是什么?
2. 需要与哪些病相鉴别?
3. 为明确诊断需要做哪些实验室检验和辅助检验?

三、良性与恶性浆膜腔积液的鉴别

　　浆膜腔积液检验对良性与恶性浆膜腔积液鉴别有一定的价值,尤其是积液中的脱落细胞检验和染色体检验对鉴别良性与恶性浆膜腔积液非常重要,主要鉴别见表 8-7。

表 8-7　良性与恶性浆膜腔积液的鉴别

项目	良性积液	恶性积液
外观	血性少见	血性常见
总蛋白/(g·L^{-1})	多>40	20~40

续表

项目	良性积液	恶性积液
铁蛋白/(μg·L⁻¹)	<500	>500
血清腹水清蛋白梯度/(g·L⁻¹)	>11	<11
纤维连接蛋白/(mg·L⁻¹)	<30	>75
积液 LD/血清 LD	<0.6	>0.6
CEA/(μg·L⁻¹)	<20	>20
积液 CEA/血清 CEA	<1.0	>1.0
ADA/(U·L⁻¹)	>40	<40
积液 ADA/血清 ADA	>1.0	<1.0
溶菌酶/(mg·L⁻¹)	>27	<15
FDP	减低	增高
AFP/(μg·L⁻¹)	<100	>100
细胞学	仅为炎性细胞	多可找到肿瘤细胞
流式细胞仪	良性细胞 DNA 指数<1.0	恶性细胞 DNA 指数>1.0
染色体核型	多数为二倍体细胞(无异常)	多为非整倍体并有畸变(异常)

　　浆膜腔积液是临床常见的体征,可伴随许多疾病而出现,其病因比较复杂,临床实验室检验对积液的性质以及原因的分析,是临床疾病的诊断及鉴别诊断不可缺少的手段之一。随着检验内容的日益增多、检验技术的不断提高,实验室检验对临床的重要性越来越突出。为了更好地为临床服务,实验室人员一定要严格把好质量保证关。其中,胸膜腔积液主要病因为结核性胸膜炎和恶性肿瘤,并且有向恶性肿瘤为主发展的趋势;腹膜腔积液主要病因有肝硬化、肿瘤和结核性腹膜炎等,占 90% 以上;心包膜腔积液主要病因为结核性、非特异性和肿瘤性,结核性仍占首位,但呈逐年降低趋势,而肿瘤性则呈逐年上升趋势。

本章小结

　　本章讲述浆膜腔积液的标本要求、检验项目、检验方法及临床意义等,为临床医师对疾病的诊断提供重要线索和依据。

　　浆膜腔积液检验的标本由临床医师进行采集,分别盛于 4 支无菌试管中,封闭后送检。此处应掌握各管分别用于具体的检验项目,第一管用于细菌学检验,第二管用于化学和免疫学检验,第三管用于一般性状和细胞学检验,第四管用于观察有无凝固现象。前三管需加入适当的抗凝剂抗凝,第四管不加任何抗凝剂。

　　浆膜腔积液的检验内容主要包括:一般性状检验、显微镜检验、化学检验、肿瘤标志物与免疫学指标、病原生物学检验等。其中,一般性状检验包括量、颜色、透明度、凝固性、比重等；显微镜检验一般包括细胞总数计数、有核细胞分类计数；化学检验包括蛋白质、葡萄糖、脂类及酶的测定；肿瘤标志物与免疫学指标主要项目有 CEA、AFP 等；病原生物学检验主要包括细菌、寄生虫检验。根据检验结果可以对积液的性质做出判断和对良、恶性积液进行鉴别。

（李贵敏）

思 考 题

一、名词解释

漏出液　渗出液　李凡他试验

二、在线测试

第九章 阴道分泌物检验

思维导图

学习目标

1. 掌握阴道分泌物一般性状与显微镜检验的项目、方法和临床应用。
2. 熟悉阴道分泌物标本采集与处理要求及分泌物检验的意义。
3. 了解阴道炎自动检验仪检验。
4. 能够进行阴道分泌物常规检验并规范报告。
5. 会合理解释阴道分泌物检验的结果。

阴道分泌物(vaginal discharge)是女性生殖系统分泌的液体,主要由阴道黏膜、宫颈腺体、前庭大腺及子宫内膜的分泌物混合而成,俗称"白带"(leucorrhea)。

阴道分泌物的检验主要包括阴道清洁度判断、细菌性阴道炎的诊断、阴道滴虫、真菌检验及性传播疾病病原体检验等。临床常用于女性雌激素水平的判断和生殖系统炎症、肿瘤及性传播疾病的诊断。

病例分析

女性,28岁,已婚,2天前出现外阴、阴道有下坠和灼热感来就诊。主诉:外阴不适,白带量多,呈灰白色,稀薄均匀,并有尿频、尿痛。体格检查:阴道黏膜充血,有触痛,余无异常。既往无性病史。阴道分泌物实验室检验:pH为5.5,分泌物加2.5 mol/L KOH时有明显的鱼腥气味,阴道清洁度为Ⅳ度。

请思考:

1. 根据以上资料,请做出初步诊断并简述其实验室诊断依据。
2. 为明确诊断,应进一步做哪些实验室检验?

第一节 标本采集与处理

一、采集方法

阴道分泌物由妇产科医师采集,根据不同的检验目的可自不同部位取材。一般采用消毒刮板、吸管、棉拭子自阴道深部或穹隆后部、宫颈管口等部位采集分泌物,浸入盛有生理盐水 1~2 ml 的试管内,立即送检。分泌物制成生理盐水涂片,有湿片不染色法或以95% 乙醇固定,经瑞 - 吉染色、革兰氏或巴氏染色,进行清洁度判断、病原微生物和肿瘤细胞筛查。

二、标本接收与拒收

收到标本后,对标本进行核对,合格后方可接收。采集标本方法不正确,标本量不足,不及时送检,无盐水干结标本拒收,并做好相应记录,同时通知送检科室。

三、检验后标本处理

检验后的阴道分泌物标本不做保存,直接将涂有标本的载玻片和盛有标本的试管放入 10 g/L 漂白粉溶液中浸泡 2 h 后,废液经废水处理系统处理;载玻片和试管需洗涤、高压灭菌后才能重新使用;一次性使用材料按生物安全管理和医疗废物处理办法处理,并做好处理登记。

四、质量保证

标本采集前,患者应停用干扰检验的药物;月经期间不宜进行阴道分泌物检验;检验前 24 h 内禁止盆浴、性交、局部用药及阴道灌洗等。标本采集容器和器材应清洁干燥,不含任何化学药品或润滑剂。采集用于微生物学检验的标本,应无菌操作。标本采集后要防止污染。

第二节 一般性状检验

一、颜色与性状

正常阴道分泌物为白色稀糊状、无气味、量多少不等,其性状与生殖器充血情况及雌激素水平高低有关:① 临近排卵期,白带清澈透明,稀薄似蛋清,量多。② 排卵期 2~3 天后,浑浊黏稠,量减少。③ 行经前,量增加。④ 妊娠期,量较多。⑤ 绝经期后,阴道分泌物减少,因雌激素水平下降,生殖器官腺体萎缩所致。

1. 大量无色透明黏性白带　常见于应用雌激素药物后和卵巢颗粒细胞瘤。

2. 脓性白带

(1) 黄色或黄绿色,味臭,多见于滴虫或化脓性感染。

(2) 泡沫状脓性白带,常见于滴虫阴道炎。

(3) 还见于慢性宫颈炎、老年性阴道炎、幼儿阴道炎、阿米巴性阴道炎、子宫内膜炎、宫腔积脓及阴道异物引发的感染。

3. 豆腐渣样白带　是真菌性阴道炎的特征,患者常伴外阴瘙痒。

4. 血性白带　白带带血、血量不等、有特殊臭味,可见于宫颈息肉、子宫黏膜下肌瘤、老年性阴道炎、慢性重度宫颈炎、阿米巴性阴道炎、恶性肿瘤及使用宫内节育器的副反应等。中老年女性患者,尤其应警惕恶性肿瘤。

5. 黄色水样白带　是病变组织变性坏死所致。常见于子宫黏膜下肌瘤、宫颈癌、宫体癌、输卵管癌等。

6. 灰白色奶油样白带　黏稠度很低,稀薄均匀,见于阴道加德纳菌感染。

二、酸碱度

正常阴道分泌物呈酸性,pH 为 4.0～4.5,pH 升高见于各种阴道炎及绝经后的妇女。

第三节　显微镜检验

一、阴道清洁度

阴道清洁度是指阴道清洁的等级程度,以阴道分泌物中乳酸杆菌、上皮细胞、白细胞和杂菌的数量来判断,是阴道炎症和生育期妇女卵巢功能的判断指标,与雌激素水平和月经周期均有密切关系。阴道清洁度的判断标准,见表 9-1。

表 9-1　阴道清洁度判断标准

清洁度	杆菌	球菌	白细胞或脓细胞(个/HPF)	上皮细胞
Ⅰ度	4+	-	0～5	4+(满视野)
Ⅱ度	2+	-或少许	6～15	2+(1/2视野)
Ⅲ度	-或少许	2+	16～30	-或少许
Ⅳ度	-	4+	>30	-

(一) 检验方法

1. 湿片检验

(1) 制片:生理盐水涂片法,即在盛有生理盐水 1～2 ml 的试管内,来回洗涤取样棉签,取出棉签,将标本涂布于载玻片上,制备大小和厚薄适宜的涂片,加盖玻片。

（2）清洁度判断：先用低倍镜观察，再用高倍镜观察，根据乳酸杆菌与杂菌数量、上皮细胞、白细胞（或脓细胞）的多少来判断，判断标准见表 9-1。

2. 染色标本检验

（1）制片：如前所述，采用生理盐水涂片法制成涂片，自然干燥。

（2）染色：瑞-吉复合染色或革兰氏染色。

（3）镜检：用油镜观察有无致病菌。

（二）质量保证

1. 检验前　载玻片必须干净，生理盐水要新鲜，标本符合要求。

2. 检验中　涂片前先混匀标本，涂片应均匀平铺，不能聚集成滴状，涂片大小、厚薄适宜；先用低倍镜观察全片，选择厚薄适宜的区域，再用高倍镜检验；结果判断和报告标准应一致。

3. 检验后　对可疑或与临床诊断不符的标本应进行复查。

（三）方法学评价

临床常用湿片检验，简便快速，但阳性率较低，重复性较差，易漏检；染色标本检验操作较湿片检验复杂，但阳性率较高，重复性较好。

（四）参考区间

Ⅰ～Ⅱ度。

（五）临床意义

1. 与女性激素的周期变化特点有关　排卵前期，雌激素水平逐渐增高，阴道上皮增生，糖原增多，乳酸杆菌随之繁殖，pH 下降，杂菌消失，阴道趋于清洁。当卵巢功能不足（如经前及绝经期后）或病原体侵袭时，可出现与排卵前期相反的情况，易感染杂菌，导致阴道不清洁，故阴道清洁度的最佳判断时间应为排卵期。

2. 非特异性阴道炎　单纯阴道清洁度差（Ⅲ或Ⅳ度）而未发现病原体。

3. 阴道炎　阴道清洁度差（Ⅲ或Ⅳ度）且查到相应的病原体，如滴虫阴道炎、淋病奈瑟菌阴道炎等。

在临床上不能仅用阴道清洁度作为判断是否存在感染的唯一标准，还应该根据不同疾病的诊断标准和检验结果进行综合分析。

二、阴道毛滴虫

阴道毛滴虫（trichomonas vaginalis，TV）属肉足鞭毛门动鞭纲，毛滴目，毛滴虫属，是一种寄生于阴道的致病性厌氧寄生原虫。虫体直径为 8～45 μm，呈倒置梨形，比白细胞大 2～3 倍，顶端有 4 根鞭毛。后端有 1 根鞭毛，体侧有波动膜，前后鞭毛和波动膜均为其运动器官，其生长最适 pH 为 5.5～6.0，适宜温度为 25～42 ℃。能通过性接触或污染的物品传播，引起滴虫阴道炎。

微课：阴道分泌物病原体检验

299

（一）检验方法

1. 湿片检验
(1) 制片：采用生理盐水涂片法制成涂片，加盖玻片。
(2) 显微镜检验：先用低倍镜观察，再用高倍镜观察虫体形态结构及运动。
2. 染色标本检验
(1) 制片：采用生理盐水涂片法制成涂片，自然干燥。
(2) 染色：瑞特染色或革兰氏染色。
(3) 镜检：用油镜观察虫体形态结构。
3. 其他检验方法　胶乳凝集试验和培养法等。

（二）质量保证

当环境温度低时，标本送检及检验时均应注意保温（37℃），并立即送检；涂片前应充分混匀标本，涂片应均匀平铺，涂片大小、厚薄适宜；如虫体已死，可采用染色标本检验。

（三）方法学评价

湿片检验，简便快速，临床常用，但易受检验时间、温度、涂片厚薄影响，阳性率较低，易漏检；染色标本检验操作较湿片检验复杂，但阳性率较高，重复性较好，易受涂片厚薄及染色的影响；胶乳凝集试验操作简便、快速，灵敏度和特异度较高，但可出现非特异性反应；培养法阳性率高，但操作复杂。

（四）参考区间

阴性。

（五）临床意义

找到阴道毛滴虫是滴虫阴道炎的诊断依据。

案例分析

　　小米和丈夫新婚，甜甜蜜蜜，恩爱有加。但后来，小米出现阴道瘙痒、性欲减退等症，并逐渐加重。丈夫陪小米就诊，医师说她得了滴虫阴道炎，由于早期没有正确诊断与及时处理，病情加重，有了血尿，阴道糜烂。滴虫阴道炎还会使性欲下降，甚至影响生育。

　　请思考：
1. 阴道毛滴虫的生物学特征是什么？
2. 阴道毛滴虫引起阴道炎分泌物一般性状有何特点？

三、真菌

85% 的阴道真菌为白假丝酵母菌,高倍镜下其孢子呈卵圆形,无色透明,单个或成群,常为芽生或呈链状及分枝状假菌丝。当机体抵抗力降低或局部环境改变时,易引起真菌性阴道炎,并可通过性接触传播,阴道分泌物呈凝乳状或呈"豆腐渣"样。诊断真菌性阴道炎以找到真菌为依据。

(一)检验方法

1. 湿片检验
(1)制片:采用生理盐水涂片法制成涂片,加盖玻片。
(2)显微镜检验:先用低倍镜观察白假丝酵母菌假菌丝,再用高倍镜确认假菌丝和观察有无白假丝酵母菌孢子。
2. 染色标本检验
(1)制片:取阴道分泌物涂片,自然干燥。
(2)染色:革兰氏染色。
(3)显微镜检验:先用低倍镜、高倍镜观察全片及有无假菌丝,再用油镜观察革兰氏阳性孢子及确认有无假菌丝。

(二)质量保证

因上皮细胞太多,干扰假菌丝及孢子的检出,可加 1 滴 2.5 mol/L KOH 溶液于涂片上并混匀,将上皮细胞破坏,再进行检验;检验时显微镜光线调暗一些,因真菌菌丝、孢子折光性较强,发现假菌丝时应注意查找孢子。

(三)参考区间

阴性。

(四)临床意义

阴道真菌感染多为白假丝酵母菌感染,当机体抵抗力降低或局部环境改变时,易引起真菌性阴道炎,菌丝的致病性强于孢子,对临床诊断价值更大,在临床中应注意真菌带菌者与感染者的区别,如阴道清洁度正常,阴道分泌物仅见少量孢子,常为带菌状态;如阴道清洁度差,阴道分泌物见大量真菌菌丝和孢子即可诊断为真菌性阴道炎。但镜检真菌阴性时不能完全排除感染,仅凭镜检也不能确定为何种真菌感染,需做真菌培养鉴定。

四、细菌

(一)加德纳菌

阴道加德纳菌(Gardnerella vaginalis,GV)为革兰氏染色阴性或染色不定(有时呈革兰氏染色阳性）的小杆菌,正常时阴道内不见或少见。阴道加德纳菌可与各种厌氧菌、支原体等混合感染,引起细菌性阴道炎。

检验乳酸杆菌和阴道加德纳菌数量变化,可作为细菌性阴道炎诊断的参考。乳酸杆菌为革兰氏阳性大杆菌,菌体长 $5\sim6$ μm,边缘整齐,两端钝圆,呈单个、链状或栅栏状排列。① 在正常情况下:乳酸杆菌为 $6\sim30$ 个/HP 或大于30 个/HP。② 非细菌性阴道炎:乳酸杆菌>5 个/HP,仅见少许阴道加德纳菌。③ 细菌性阴道炎:乳酸杆菌<5 个/HP 或无乳酸杆菌,但阴道加德纳菌、其他细小的革兰氏阳性或阴性细菌大量增多。

线索细胞(clue cell)是阴道鳞状上皮细胞黏附大量加德纳菌及其他短小杆菌后形成。生理盐水涂片后,在高倍镜下可见该细胞边缘呈锯齿状,细胞已有溶解,核模糊不清,其上覆盖有大量加德纳菌及厌氧菌,使其表面毛糙,出现斑点和大量细小颗粒。涂片经革兰氏染色后,显微镜下显示黏附于上皮细胞内的细菌为革兰氏阴性或染色不定的球杆菌(图 9-1)。

细菌性阴道炎临床诊断依据是:① 线索细胞阳性。② 阴道分泌物稀薄均匀。③ 分泌物 pH>4.5。④ 胺试验阳性(即分泌物中加 2.5 mol/L KOH 溶液时出现鱼腥气味)。凡有线索细胞再加上述任意 2 条,细菌性阴道炎的诊断即成立。线索细胞是诊断细菌性阴道炎的首要指标。

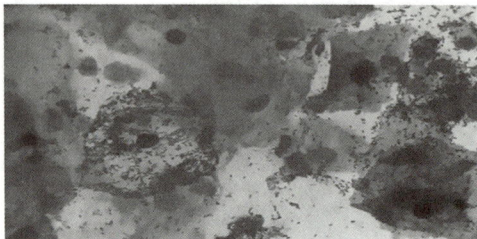

图 9-1　阴道线索细胞

1. 检验方法
(1) 制片:采用生理盐水涂片法制成涂片,自然干燥。
(2) 染色:革兰氏染色。
(3) 镜检:先用低倍镜、高倍镜观察,再用油镜观察是否有革兰氏染色阴性或染色不定(有时呈革兰氏染色阳性)的小杆菌及线索细胞。

2. 质量保证
(1) 涂片:涂片时应充分混匀、厚薄适宜。
(2) 镜检:仔细观察,注意与其他成分相鉴别。

3. 参考区间　阴道加德纳菌:正常阴道内不见或仅见少许;线索细胞:阴性。

4. 临床意义　加德纳菌可以引起细菌性阴道炎、早产、产后败血症等;阴道分泌物中发现线索细胞是诊断加德纳菌性阴道炎的重要指标之一。

(二) 淋病奈瑟菌

淋病奈瑟菌俗称淋球菌,为革兰氏阴性双球菌,直径为 $0.6\sim0.8$ μm,形似肾形或咖啡豆状,常成对凹面相对排列,无芽孢、无鞭毛,有荚膜和菌毛,可引起以泌尿生殖系统黏膜感染为主的化脓性疾病即淋病。

1. 检验方法
(1) 涂片革兰氏染色法:
1) 制片:采用生理盐水涂片法制成涂片,自然干燥。

2）染色：革兰氏染色。

3）镜检：先用低倍镜、高倍镜观察，再用油镜观察是否有革兰氏染色阴性的淋病奈瑟菌存在于中性粒细胞胞质内，或散在于白细胞之外。

（2）培养法：对于涂片检验阴性而可疑的患者，可做淋病奈瑟菌培养。

（3）PCR法：使用淋病奈瑟菌引物，对宫颈分泌物中淋病奈瑟菌进行体外DNA扩增，实时监测淋病奈瑟菌扩增中量的变化，或对扩增终产物进行定量分析，报告淋病奈瑟菌copy/ml的含量。

其他检验方法有直接荧光抗体染色法、淋球菌DNA探针、RNA探针和菌毛探针等。目前，还有各种敏感性强、特异度高、简便快速的非放射性标记的检验系统，已成为淋球菌及其抗药性检验的重要方法。

2. 质量保证

（1）每次染色时应同时用已知的革兰氏阳性菌和阴性菌进行对照试验，以检验染色液的质量。

（2）结晶紫与草酸铵溶液混合不能保存太久，如有沉淀则应重新配制。

（3）采样时，女性拭子插入子宫颈3cm处取样，避免阴道分泌物污染拭子。

（4）对于不能及时送检的标本应常温保存，不可以冷藏。

3. 方法学评价

（1）涂片革兰氏染色法：方法简便，但病情较轻者，涂片中淋球菌较少，形态不典型，又位于细胞之外时，常难以确定。另外，必须从形态上与其他革兰氏阴性双球菌鉴别。

（2）培养法：对于涂片检验阴性而可疑的患者，可做淋病奈瑟菌培养，但培养时间需要1~2天，操作费时。

（3）PCR法：该法可检验到微量淋病奈瑟菌DNA，灵敏度较高，但要防止污染。

4. 参考区间 阴性。

5. 临床意义 阳性见于淋病奈瑟菌阴道炎。

阴道分泌物病原体检验主要还有衣原体、支原体、梅毒螺旋体、人乳头状瘤病毒、单纯疱疹病毒及人巨细胞病毒等，具体检验方法及其内容见《临床微生物学检验技术》。

近年来，阴道分泌物有形成分自动检验系统（图9-2）问世，系统由自动染片机、数码显微镜、信息处理专业软件、阴道分泌物有形成分检验试剂盒共同构成。

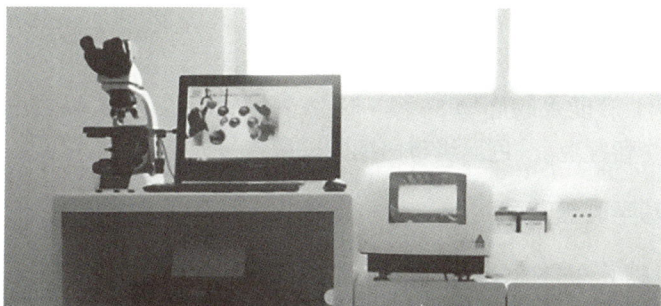

图9-2 阴道分泌物有形成分自动检验系统

阴道分泌物有形成分自动检验系统在化学自动染色基础上结合形态学观察原理研制而成,可对女性阴道分泌物中有形成分进行全面形态学指标检验。具有快速、简便、准确、标准化等诸多优势,但不能取代显微镜检验。适用于检验科、妇产科、生殖科、计划生育科、妇女保健科等科室开展。

第四节　阴道炎自动检验仪检验

女性生殖道感染是全球性重大社会及公共卫生问题,其中,阴道炎是妇科最常见的疾病之一。阴道分泌物检验技术一直采用常规镜检,只能从形态学上对女性生殖道的有益菌和病原菌进行主观评估,无法对女性生殖道微生态的稳定和健康起到重要作用的一些功能性指标进行检验。阴道炎自动检验仪配套阴道炎联合检验试剂盒采用干化学酶技术检验阴道分泌物,用于筛查或辅助诊断阴道炎,但不能取代阴道分泌物显微镜检验。

一、仪器主要组成

仪器由外壳、加样装置、温育装置、样品及检验试剂置放装置、颜色识别装置、打印装置、电源线、控制面板组成。

二、检验指标及检验原理

采用干化学酶技术,根据酶解特异性底物而显色或者添加显色液显色,并且呈色深浅与所含酶的浓度成正比。

(一)过氧化氢

在过氧化物酶存在的前提下,过氧化氢(H_2O_2)分解产生氧,后者能使显色底物发生颜色变化,呈色深度与 H_2O_2 浓度成正比。

(二)唾液酸苷酶

唾液酸苷酶(SNA)能水解 5-溴-4-氯-3-吲哚神经氨酸盐,释放出溴吲哚基,遇特殊物质后起反应呈蓝绿色,呈色深浅与唾液酸苷酶含量成正比。

(三)白细胞酯酶

白细胞酯酶(LE)能水解底物 5-溴-4-氯-3-吲哚乙酸盐,释放出溴吲哚基,遇特殊物质后起反应呈蓝绿色,呈色深浅与白细胞酯酶含量成正比。

(四)β-氨基半乳糖苷酶

β-氨基半乳糖苷酶(NAG)能与底物对(或邻)硝基苯-N-乙酰-β-D-氨基半乳糖苷反应,释放出对(或邻)硝基苯,在碱性条件下显黄色,呈色深浅与 β-氨基半乳糖苷酶含量成正比。

（五）酸碱度

pH 指示剂底物在不同酸碱度时,显示相应的颜色变化。

三、操作步骤

按照不同仪器及试剂盒说明书操作,一般为:试剂复温→样本处理→检验卡及样本上机→选择项目,输入实验号→自动加样→自动温育→NAG 加显色液→自动判读结果→自动打印结果。

四、临床意义

（一）过氧化氢

H_2O_2 的浓度是反映阴道微生态平衡的重要指标,产 H_2O_2 的乳酸杆菌是维系阴道微生态平衡的优势菌,H_2O_2 的浓度高(>2 μmol/L)反映阴道微生态正常,指示阴道处于健康状态;H_2O_2 的浓度低或者没有,则反映阴道微生态平衡被打破,产 H_2O_2 的乳酸杆菌减少,阴道微生态失调。

（二）唾液酸苷酶

SNA 是普雷沃菌、拟杆菌、加德纳菌等细菌性阴道炎致病菌分泌的特异性酶。阳性表明有细菌性阴道炎。

（三）白细胞酯酶

LE 为多形核白细胞释放的酯酶,在健康状态下含量低。机体发生炎症反应时,由于多形核白细胞的趋化性,在炎性病灶聚集并大量释放白细胞酯酶,因此检验阴道 LE 的含量可反映阴道炎症的程度。

（四）β- 氨基半乳糖苷酶

NAG 是白假丝酵母菌、阴道毛滴虫所分泌的特异性酶,正常阴道分泌物中不含此酶,只有在白假丝酵母菌和阴道毛滴虫感染时才能检验到此酶的存在。若 NAG 阳性,即提示有白假丝酵母菌或阴道毛滴虫感染。

（五）酸碱度

pH 是反映阴道微生态平衡的重要指标,正常阴道的 pH 为 4~4.5,菌群失调的阴道 pH>4.5(单纯真菌阴道炎除外),pH 越高,说明阴道微生态失调越严重。滴虫阴道炎时,pH 为 5~6.5(pH 在 5 以下或 pH 在 7.5 以上时阴道毛滴虫不能生存);白假丝酵母菌性阴道炎时,pH<4.5;细菌性阴道炎时,pH>4.5。

五、主要性能

（一）效率高

仪器可同时对几十个阴道分泌物标本进行自动检验，15 min 可检验 20 个标本，实时检验，1～20 个标本随到随检，大大提高了多样本检验的效率。

（二）全自动程度高

自动加样、自动温育、自动判读结果、自动打印报告的全自动操作，智能化程度高。

（三）准确性高

光路采用五通道，每个检验项目都有对应的颜色识别模块，确保判读结果的准确性和重复性。

（四）稳定性好

稳定性好，故障率低。

（五）信息化水平高

可存储不少于 1 000 个病例，可与医院的信息管理系统联网，实现了检验结果的共享及病例信息管理的标准化。可随时进行查询、编辑、输出、打印。

本章小结

本章全面阐述了阴道分泌物检验，包括阴道分泌物标本采集与处理、阴道分泌物一般性状检验、显微镜检验及阴道炎自动检验仪检验等理论知识与基本技能。阴道分泌物检验标本采集后制成生理盐水涂片，有湿片不染色法或经瑞－吉染色等染色法，进行清洁度判断、病原微生物检验和肿瘤细胞筛查等，临床常用于女性雌激素水平的判断和生殖系统炎症、肿瘤及性传播疾病的诊断。

细菌性阴道炎临床诊断依据是：① 线索细胞阳性。② 阴道分泌物稀薄均匀。③ 分泌物 pH>4.5。④ 胺试验阳性。凡有线索细胞阳性再加上述任意 2 条，细菌性阴道炎的诊断即成立。线索细胞是诊断细菌性阴道炎的首要指标。

目前，临床上已常规开展阴道分泌物显微镜检验。阴道分泌物有形成分自动检验、阴道炎自动检验仪检验阴道分泌物临床未普及，其主要用于筛查或辅助诊断阴道炎，但不能取代阴道分泌物显微镜检验。

（谢荣华）

思 考 题

一、名词解释

阴道清洁度　线索细胞

二、在线测试

第十章 前列腺液检验

学习目标

1. 掌握前列腺液一般性状检验、显微镜检验方法。
2. 熟悉前列腺液的标本留取要求，前列腺液显微镜检验的质量控制和临床意义。
3. 了解前列腺液免疫学、生物化学和免疫学检验的方法。
4. 能够进行前列腺液标本的常规检验。
5. 会解释前列腺液检验报告。

前列腺液（prostatic fluid）是由前列腺分泌的不透明淡乳白色，呈微酸性（pH 为 6.3～6.5）的液体，它的分泌受雄激素的控制，每日分泌量为 0.5～2.0 ml，约占精液的 30%，是精液的重要组成部分，其成分较为复杂，主要有以下几种。① 酶：如纤溶酶、β- 葡萄糖苷酶、酸性磷酸酶、乳酸脱氢酶、碱性磷酸酶等。② 脂类：如磷脂、胆固醇。③ 电解质：如锌离子（含量最高）、钾离子、钠离子、钙离子等。④ 免疫物质：如免疫球蛋白、补体及前列腺特异性抗原（prostate specific antigen，PSA）。⑤ 有形成分：如卵磷脂小体、淀粉样颗粒、白细胞及上皮细胞等。⑥ 其他：如精胺、亚精胺、枸橼酸和亮氨酸氨肽酶、柠檬酸等。

前列腺液的生化成分很丰富，对前列腺疾病诊断有意义的包括 pH、锌离子、酸性磷酸酶（ACP）、枸橼酸和亮氨酸氨肽酶等。

临床上前列腺液的检验常用于前列腺炎、前列腺脓肿、前列腺增生、前列腺结石、前列腺结核及前列腺癌等疾病的辅助诊断、疗效观察，也可用于性传播疾病的诊断。

第一节　标本的采集与处理

一、标本采集

前列腺液标本由临床医师行前列腺按摩术后采集。标本量少时可直接涂于载玻片上，量多时弃去第 1 滴前列腺液后，采集于洁净干燥的试管或刻度量筒中。若需用于细菌培养则应无菌采集并立即送检。有明显压痛，如前列腺结核、脓肿、肿瘤或急性前列腺炎的患者，检验前应掌握前列腺按摩禁忌证，禁止或慎重采集标本。为避免检验时白细胞假性增多,患者在检验前需禁欲 3 天以上。

二、标本接收与拒收

在接收被检标本时,应先观察标本是否满足检验要求。如标本量是否充足,送检时间是否及时,是否取到适合检验的标本等。不符合要求的标本应拒绝接收或退回,所有拒收或退回标本均应登记,并及时通知送检科室。

三、标本处理

前列腺液标本不做保存。直接将涂有标本的载玻片或盛有标本的试管投入 10 g/L 漂白粉(次氯酸钙,有效氯含量为 30%~38%)溶液中浸泡 2 h 后,或在 1 000 mg/L 含氯消毒液中浸泡 30 min 后,或 5% 甲酚皂溶液(别名苯酚、煤酚、甲苯酚)中浸泡 24 h 后,或 0.1% 过氧乙酸中浸泡 12 h 后,将废液倒入下水道,排入废水处理系统,载玻片、试管如要反复使用,需洗涤、高压消毒后才能备用。一次性使用材料按生物安全规定分类回收处理,所有处理应做好记录。

微课:前列腺液标本采集与性状检验

第二节　一般性状检验

一、量

将前列腺液收集到刻度试管中,直接读取数值。正常成人前列腺液量为数滴至 2 ml 不等。前列腺液量减少见于前列腺炎。若多次按摩采集不到前列腺液,提示前列腺分泌功能严重不足,常见于某些性功能低下和前列腺的炎性纤维化。分泌量增多,常见于前列腺慢性充血、过度兴奋时。

二、颜色、性状

直接肉眼观察前列腺液的颜色、性状。正常前列腺液为乳白色、稀薄、不透明而有光泽的液体。前列腺病变时可使其颜色、性状发生改变:红色提示出血,见于精囊炎、前列腺炎、前列腺结核、结石及恶性肿瘤等,也可由按摩过重引起;黄色浑浊、脓性黏稠,提示化脓性感染,见于化脓性前列腺炎或精囊炎。

第三节　显微镜检验

一、检验原理

采用非染色直接涂片法或涂片染色法(巴氏染色法、HE 染色法、瑞氏染色法)进行细胞形态检验。前列腺液还可以直接进行革兰氏染色和抗酸染色,来检验病原微生物。

二、操作步骤

（一）直接涂片法

1. 制备涂片　取新鲜前列腺液 1 滴于载玻片上,加盖玻片。
2. 显微镜观察　先用低倍镜观察涂片及有形成分分布情况,再用高倍镜观察 10 个视野内的有形成分(图 10-1),如磷脂酰胆碱小体(卵磷脂小体)、淀粉样小体、前列腺颗粒细胞、白细胞、红细胞、上皮细胞、精子、真菌、滴虫和结石等有形成分的种类、数量和分布情况,并报告结果。

（二）涂片染色法

1. 制备和固定涂片　常规制备前列腺液薄涂片,干燥后置于乙醚乙醇固定液中固定 10 min,甩干。
2. 染色　根据检验目的不同,进行对应的染色。如观察炎症细胞用瑞-吉染液;观察细菌形态用革兰氏染色或抗酸染色;观察肿瘤细胞用 HE 染色等。
3. 显微镜观察　高倍镜下观察各种细胞成分及其形态变化(特别是肿瘤细胞),并报告结果。

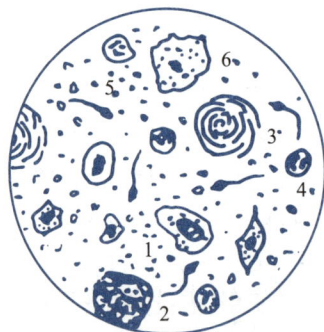

1. 磷脂酰胆碱小体;2. 前列腺颗粒细胞;3. 淀粉样小体;4. 白细胞;5. 精子;6. 上皮细胞。

图 10-1　前列腺液的有形成分

（三）结果判断

1. 磷脂酰胆碱小体判断标准
(1) 1+:磷脂酰胆碱小体平均占高倍镜视野的 1/4。
(2) 2+:磷脂酰胆碱小体平均占高倍镜视野的 1/2。
(3) 3+:磷脂酰胆碱小体平均占高倍镜视野的 3/4。
(4) 4+:高倍镜下磷脂酰胆碱小体均匀布满视野。
2. 细胞　按"尿液细胞"判断标准进行判断。

（四）报告方式

1. 磷脂酰胆碱小体　高倍视野中的量及分布情况。
2. 白细胞　XX/HP。
3. 红细胞　XX/HP。
4. 前列腺颗粒细胞　XX/HP。
5. 如找到精子、上皮细胞应报告。

三、参考区间

1. 磷脂酰胆碱小体　均匀分布满视野,++++。
2. 白细胞　<10 个/HPF。

3. 红细胞 <5 个 /HPF。

4. 前列腺颗粒细胞 ≤1 个 /HPF。

四、方法学评价

非染色直接涂片法操作简便、快速,临床较常用。染色法可辨别细胞结构,适用于细胞学检验。通过革兰氏染色或抗酸染色可以查找标本中的病原微生物,但是检出率较低,不易确定细菌种属,故需做微生物培养进行鉴定。

五、质量保证

检验人员要掌握前列腺液正常和异常有形成分的形态特点,以提高阳性检出率。对有形成分较少或标本量较少的标本,应扩大观察视野。观察磷脂酰胆碱小体时,光线要偏暗,并反复调节显微镜细螺旋,审核报告和复查无误后,才可发出报告。具体质量控制要求见表 10-1。

表 10-1 前列腺液检验的质量控制要求

项目	质量控制要求
标本	采集前列腺液标本后立即送检,以免干涸
前列腺液涂片	厚薄要适宜,染色检验的涂片要薄
显微镜检验	① 先用低倍镜观察全片,然后用高倍镜观察并计数,至少观察 10 个以上高倍镜视野并记录观察结果。② 对有形成分较少或标本量较少的标本,应扩大观察视野。③ 对检验结果有疑问时,及时请上级检验医师验证,复查结果,以达到有效监控目的。④ 非染色直接涂片法发现较大的、形态异常的细胞时,应进行染色检验
统一报告方式	① 高倍镜下磷脂酰胆碱小体满布视野可报告为"＋＋＋＋"。② 高倍镜下磷脂酰胆碱小体占视野的 3/4 时为"＋＋＋"。③ 高倍镜下磷脂酰胆碱小体占视野的 1/2 时为"＋＋"。④ 高倍镜下磷脂酰胆碱小体数量显著减少,分布不均占视野的 1/4 时为"＋"。⑤ 其他成分按尿液有形成分显微镜检验方法报告
注意复检	1 次采集标本失败或检验结果阴性,而指征明确者,可隔 3～5 天再次取材送检

六、有形成分形态及临床意义

（一）磷脂酰胆碱小体

磷脂酰胆碱小体,又称卵磷脂小体,主要成分为磷脂酰胆碱（phosphatidycholine,PC）。其和细胞是前列腺液检验中两个主要的项目。磷脂酰胆碱小体呈圆球形或卵圆形,形似血小板,但略大,大小不均,折光性强,分布均匀。磷脂酰胆碱是青壮年男性前列腺液中的正常成分,当磷脂酰胆碱小体少于正常值的 50% 时,对诊断前列腺炎有重要的参考价值。此外,磷脂酰胆碱还能反映出男性生理功能的状况,如磷脂酰胆碱小体少于正常值的 50%,可有不同程度的男性生理功能异常;少于 30%,则肯定有男性生理功能障碍。所以,磷脂酰胆碱既可作为诊断慢性前列腺炎的参考指标,又可作为判断男性生理功能状态的客观指标。

（二）细胞

细胞包括红细胞和白细胞等。在正常情况下,红细胞偶见,在炎症时,红细胞可显著增多,见于前列腺炎、前列腺结石、前列腺结核或恶性肿瘤。正常前列腺液内白细胞散在,每高倍视野小于 10 个,且分散、不成堆、不成串存在。炎症时由于排泄管引流不按压可见成堆脓细胞或白细胞,如在显微镜下观察每高倍视野超过 10 个白细胞,可作为慢性前列腺炎的特征之一。

前列腺颗粒细胞为体积较大、颗粒较粗的细胞。因脂肪变性或吞噬作用,使细胞质内含有多量磷脂酰胆碱小体状颗粒,部分为吞噬细胞。前列腺颗粒细胞在前列腺炎时常伴大量脓细胞出现,部分老年人的前列腺液中也较多见。

（三）其他有形成分

前列腺液中还可见其他有形成分,淀粉样小体(corpora amylacea)呈圆形或卵圆形,体积大,约为白细胞的 10 倍,形似淀粉颗粒,呈微黄色或褐色的同心圆线纹的层状结构,似洋葱头样,小体中央常含有碳酸钙沉淀物,形成一核状颗粒。对于病原微生物引起的感染,则要经特殊染色后观察其形态。其他有形成分还包括如结石或精子等,一般无临床意义。前列腺液中常见的有形成分形态特点及临床意义见表 10-2。

表 10-2　前列腺液中常见的有形成分形态特点及临床意义

有形成分	形态特点	临床意义
磷脂酰胆碱小体	圆形或卵圆形,大小不均,似血小板,但略大,折光性强;炎症时可成簇分布,可见不明跳跃的微小颗粒浸润,甚至可释放形成空泡	前列腺炎时,分布不均,数量减少;炎症较严重时磷脂酰胆碱小体可被吞噬细胞吞噬而消失
前列腺颗粒细胞	体积大,为白细胞的 3~5 倍,可为吞噬了较多的磷脂酰胆碱颗粒	增多见于老年人和前列腺炎(可增加 10 倍,并伴有大量脓细胞)
淀粉样小体	圆形或卵圆形,体积大,约为白细胞的 10 倍,形似淀粉颗粒,微黄色或褐色。小体中央常含有碳酸钙沉淀物,具有同心圆线纹的层状结构,似洋葱头样	一般无临床意义
红细胞	圆盘状、草黄色	增多见于前列腺炎,前列腺结石、前列腺结核或恶性肿瘤等
白细胞	圆球形	增多见于前列腺炎、前列腺结核
病原生物	经特殊染色后的观察,如抗酸杆菌、革兰氏阴性双球菌、支原体等	相应病原生物引起的感染
滴虫	前列腺滴虫感染患者,可能检出滴虫	前列腺滴虫感染性疾病

本章小结

前列腺液检验是前列腺炎与前列腺肿瘤的辅助诊断方法。本章内容包括前列腺液标本采集与处理、一般性状检验、显微镜检验等理论知识与基本技能。传统的前列腺液常规检验项目结合化学、免疫学成分检验,可为临床上诊断前列腺疾病提供良好的参考指标。另外,为确保检验结果的准确性,要加强前列腺液显微镜检验的质量控制和报告方式规范化,加强复检,并严格控制各种主观因素对结果的影响。

(严家来　李　江)

思　考　题

一、名词解释

磷脂酰胆碱小体　前列腺颗粒细胞　淀粉样小体

二、在线测试

第十一章　精　液　检　验

思维导图

学习目标

1. 掌握精液的一般性状检验和显微镜检验的项目、方法及临床意义。

2. 熟悉精液检验标本采集的方法和处理要求；精液化学检验、免疫学检验及微生物学检验的项目、方法及临床意义。

3. 了解精液分析仪检验的项目及临床意义。

4. 能够进行精液常规检验并报告结果。

5. 会解释精液检验报告单。

第一节　标本采集与处理

精液（seminal fluid）主要由精子（sperm）和精浆（seminal plasma）组成。精子是由睾丸曲细精管的生精细胞在垂体前叶促性腺激素的作用下，经精原细胞、初级精母细胞、次级精母细胞及精子细胞几个阶段的分化演变，最后发育为成熟精子，生成的精子进入附睾，在附睾中成熟与获能，并储存于附睾尾部，占精液的 5% 左右。精浆由男性附属性腺，如精囊、前列腺、尿道球腺和尿道旁腺等分泌的混合液组成，是运送精子的介质，并为精子的存活和运动提供必需的能量和营养物质。

精液主要为水分，占 90% 以上，其余为有形成分，包括精子生殖道脱落的少量上皮细胞、白细胞和未成熟的生精细胞等。精液的化学成分非常复杂，主要含有以下物质。① 蛋白类：如清蛋白、免疫球蛋白、纤维蛋白原、补体成分（C_3）等。② 酶类：如酸性磷酸酶、蛋白酶、乳酸脱氢酶、凝固酶、纤溶酶、枸橼酸酶等。③ 微量元素：如镁、钙、铁、铜、锌等。④ 其他：果糖、枸橼酸及多种激素等。

精液检验的主要目的有：① 评价精子质量和男性生育功能，为男性不育症的诊断和疗效观察提供依据。② 辅助男性生殖系统疾病的诊断及疗效观察。③ 输精管结扎术后的效果观察，手术 6 周后精液内应无精子存在。④ 为人工授精或精子库等提供精子质量报告。⑤ 婚前检验。⑥ 为法医学鉴定提供依据。

动画：精液标本采集和精液显微镜检验

一、标本采集

（一）采集方法

1. 手淫法　由患者手淫将全部精液排入洁净、干燥的容器内。

2. 电按摩法　通过高频振荡刺激阴茎头部使精液排出。

3. 性交中断法　由夫妻双方共同配合,性交射精时留取精子。性交中断法又分戴安全套和不戴安全套。

（二）标本运送

将一次射出的全部精液标本直接排入洁净、干燥的容器内或大口径带刻度的大玻璃试管,记录采集时间并立即送检。

（三）质量保证

1. 患者　检验前需向患者解释精液标本采集和送检方法、禁欲时间(2～7 天)、排尿等说明。如果需要多次采集标本,每次禁欲天数均应尽量一致。进行辅助受孕的精液标本和微生物检验精液标本的采集:必须避免来自精液以外外周皮肤的污染,采集前要冲洗阴茎及外阴,按无菌操作处理。精液质量受多种因素的影响,因此,连续检验 2～3 次有助于获得可靠的基本数据。

2. 房间要求　标本采集应安排在靠近实验室的私密房间内采集。预防精液暴露于温度波动的环境和控制从采集到检验的时间。

3. 医护人员　告之受检者关于精液标本采集的清晰书面和口头指导,应该强调精液标本采集必须完整,以及受检者要报告精液标本任何部分的丢失情况。

4. 标本容器　选用清洁、干燥、大小适宜、对精子无毒性、灭菌的塑料或玻璃带盖容器采集标本;容器在采集前和采集后最好保持在 20～37℃环境中。

5. 标本采集　将第一次射出的全部精液采集于容器内,用于微生物培养的精液必须无菌采集,标本采集后应记录患者姓名或识别号(条码)、标本采集日期和时间、禁欲时间、标本采集是否完整等。如标本不完整,应记录且在检验报告中注明,并于禁欲 2～7 天后重新采集标本检验。对通过手淫法采集精液困难的情况下,可采用避孕套(专用)通过性交法获取精液。

6. 标本送检　标本采集后在 1 h 内送检并测定最为适宜。冬季应控制在 20～37℃条件下送检。

（四）方法学评价

精液检验结果与精液标本采集方法密切相关。精液标本采集方法学评价见表 11-1。

二、标本处理

精液标本可能含有害的病原体(如乙肝病毒、HIV 和疱疹病毒等),应作为生物污染物进行处理。与精液或其他生物样本接触的工作台和非一次性试管均应消毒或灭菌。应采取下述步骤进行。

表 11-1　精液标本采集方法学评价

方法	评价
手淫法	是精液分析的标准和常规采集方法,其优点是可采集到完整的精液并不易被污染;但部分患者不能取得精液
电按摩法	通过高频振荡刺激阴茎头部使精液排出;刺激性较强,在手淫法不能取得精液时采用;需要特殊器材
性交中断法	需夫妻双方配合;容易丢失精子密度最高的初始精液。性交时可以采用戴安全套法,方法易行,但安全套内含有对精子有害物质,可杀灭精子,对精子功能的检验不利。且精液可黏附在安全套上使得精液量损失较多,一般不采用

（一）每日检验后处理

1. 用 0.1%（1 g/L）的次氯酸钠或类似的消毒剂清洁工作台,至少消毒 1 h 或直至次日,然后用水洗净消毒剂。

2. 用 0.1%（1 g/L）的次氯酸钠或类似的消毒剂浸洗各空槽、载玻片或盖玻片整晚,次日用水洗净消毒剂。

（二）对有溢出的处理

1. 如有溢出发生,用 0.1%（1 g/L）的次氯酸钠或类似的消毒剂迅速清洗工作台,消毒 4 h,之后用水洗净消毒剂。

2. 如果样本容器外表面有污染,用 0.1%（1 g/L）的次氯酸钠或类似的消毒剂清洗,之后用水洗净消毒剂。

（三）对含有 HIV 的收集管处理

1. 高压蒸汽灭菌需在至少 101 kPa（一个大气压）下,以 121℃灭活 20 min 以上。
2. 干燥加热灭菌需在 170℃灭活至少 2 h。加热前需加盖,处理之前需要先冷却。
3. 持续煮沸 20～30 min。

第二节　一般性状检验

精液一般性状检验主要包括:精液的外观（颜色、透明度）、精液量、黏稠度、酸碱度、液化时间等。

一、外观

（一）检验原理

采集一次性排出的全部精液,通过肉眼观察其自行液化前、后的颜色和透明度,并分别记录报告。

（二）操作步骤

1. 取刚采集的精液,移入透明的玻璃容器。肉眼观察其颜色与透明度,记录并报告结果。

2. 待精液自行液化后,肉眼观察其颜色与透明度,记录并报告结果。

（三）参考区间

灰白色或乳白色,半透明。

（四）质量保证

1. 应在光线明亮处观察精液外观。

2. 刚射出的精液呈灰白色或乳白色,不透明。应在液化后立即或于射精后 1 h 内进行检验。

3. 颜色及透明度报告时,颜色以灰白色、乳白色、淡黄色、黄色、棕色、鲜红色或暗红色等报告;透明度以透明、半透明或不透明报告。

（五）临床意义

健康人刚排出的精液呈白色或乳白色,不透明。放置一段时间自行液化后的精液呈半透明,稍有浑浊。久未射精或服用某种药物者可略显淡黄色。黄色或棕色脓性精液,见于前列腺炎或精囊炎。鲜红色或暗红色并伴有大量红细胞者为血精,见于精囊炎、前列腺炎、生殖系统结核、肿瘤或结石。

二、量

（一）检验原理

精液完全液化后,采用一次性精液专用采样管可直接读取精液量,或采用小量筒或刻度试管测定全部精液量,以毫升(ml)报告。

（二）操作步骤

1. 直接测量法　取完全液化的全部精液,移入小量筒或刻度试管测定其体积。以精液毫升数报告。

2. 称重法　用事先称重的一次性清洁容器收集标本,再给装有标本的容器称重后减去已经称重的容器重量,根据标本的重量计算其体积。WHO 推荐样本容器称重法检验精液量。

（三）参考区间

一次排精量为 1.5～6 ml。

（四）质量保证

1. 应待精液完全液化后，测量全部精液。

2. 应注意精液标本采集、处理时的质量控制，精液的一次排出量与排精间隔的时间有关，应加以考虑。

3. 不推荐用注射器或是移液器从标本容器中吸取样本然后注入量筒中测量体积，因该方式无法保证不损失样本，从而导致对体积的低估，损失量为 0.3～0.9 ml。

4. 采用称重法时，空样本容器可能具有不同的重量，所以每一容器必须先进行分别称重。称重前用粘贴标签标识其重量或用不褪色标记笔在容器上标明。

（五）临床意义

精液可为精子提供养分和能量，中和阴道酸性分泌物，保护精子活动力，利于精子通过阴道进入子宫和输卵管，是精子活动的介质。精液过少可造成精子生存环境缺陷，精液过多则精子可被稀释而相对减少，均不利于生育。根据精液量的变化可分为精液减少症（oligospermia）、无精液症（aspermia）和精液增多症（polyspermia），其意义见表 11-2。

表 11-2　精液量的变化与临床意义

量的变化	临床意义
精液减少症	若 5～7 天未射精，精液量少于 1.5 ml，视为精液减少。排除人为因素，如采集时部分精液丢失或禁欲时间过短等，病理性减少见于雄激素分泌不足、附属性腺感染等
无精液症	禁欲 3 天后精液量少于 0.5 ml 或数滴，甚至排不出时，见于生殖系统的特异性感染（如淋病、结核）及非特异性炎症等。逆行射精时有射精动作，但无精液排出（逆行射入膀胱）
精液增多症	精液量超过 6.0 ml，常见于附属腺功能亢进；也可见于禁欲时间长者。精液增多可致精子浓度减低，不利于生育。

三、黏稠度

精液黏稠度（semen viscosity）指精液完全液化后的黏度。精液黏稠度直接影响精子的活力，同时反映附属性腺的功能状态。

（一）检验原理

采用玻棒挑取或滴管滴落方法观察完全液化后的精液黏液丝长度。

（二）操作步骤

1. 玻棒法　用玻棒插入完全液化的精液，提起后观察形成黏液丝的长度。该法黏稠度的分级与评价见表 11-3。

2. 滴管法　用口径约 1.5 mm 的塑料吸管缓慢地将完全液化的精液吸入，观察在重力作用下精液形成黏液丝的长度。

表 11-3 玻棒法精液黏稠度的分级与评价

分级	评价
Ⅰ级	30 min 精液基本液化,玻棒提拉精液呈丝状黏液丝
Ⅱ级	60 min 精液不液化,玻棒提拉可见粗大黏液丝,涂片有较明显黏稠感
Ⅲ级	24 h 精液不液化,难以用玻棒提拉起精液,黏稠性很高,涂片困难

(三) 参考区间

玻棒法测定时,黏液丝长度<2 cm;滴管法测定时,精液呈水样,精液形成不连续小滴。

(四) 方法学评价

玻棒法和滴管法操作简便、快速,临床常用,滴管法容易观察结果。

(五) 质量保证

精液黏稠度测定应在精液完全液化后进行,部分不液化标本表现为精液黏稠度不随时间延长而改变,高度黏稠的标本,减轻黏稠的方法与处理不液化精液标本相同。

(六) 临床意义

1. 黏稠度增加 黏稠度高的精液常伴有不液化或液化不良,并伴有凝块。多与附属腺功能异常有关,如前列腺炎、附睾炎。高黏稠度的精液可抑制精子的活动,导致精子穿透力障碍而影响生殖能力。另外,可干扰精子活力、精子密度、精子表面抗体和生化标志物的测定。

2. 黏稠度减低 即新排出的精液呈米汤样,可见于先天性无精囊腺及精子浓度太低或无精子症。

四、酸碱度

(一) 检验原理

用精密 pH 试纸或 pH 计测定液化精液的酸碱度(pH)。

(二) 简要操作

取液化后精液 1 滴,于精密 pH 试纸上均匀展开 30 s 后,浸湿区域的颜色应均匀一致,与标准区带比较读取对应值并记录 pH。也可用 pH 计测试液化精液的 pH。

(三) 参考区间

pH 为 7.2~8.0。

（四）质量保证

1. pH 测定应在精液液化 30 min 到 1 h 内完成,超过 1 h 可因 CO_2 丢失而影响测定结果。
2. 对于黏稠的标本,应采用对于黏稠的标本专用的 pH 试纸进行检验。
3. 细菌的污染可使精液的 pH 升高。
4. 正常情况下选用 pH 范围在 6.0～10.0 的试纸。

（五）临床意义

精液 pH 反映了不同附属性腺分泌液 pH 之间的平衡,主要是酸性的前列腺分泌液和碱性的精囊腺分泌液之间的平衡。

1. pH>8.0 时,见于急性前列腺炎、精囊炎或附睾炎,可能是精囊分泌过多或前列腺分泌过少所致。

2. pH<7.0 并伴有精液量减少,多见于输精管阻塞、射精管和精囊腺缺无或发育不良。

五、液化时间

精液液化时间是指刚排出的精液由胶胨状转变为流动状液体所需要的时间。正常人刚离体的精液在精囊腺分泌的凝固酶作用下立即形成典型的半透明凝块,呈稠厚的胶胨状。室温下在数分钟内,在前列腺分泌的蛋白水解酶(如纤溶酶)的作用下开始液化(变得稀薄),此时可以看到不均匀的凝块在液体中。随着继续液化,精液将变成均匀的水样物,最后只看到很小的凝块,一般在 15 min 内通常都能完全液化,很少超过 60 min。

（一）检验原理

采集精液标本后立即观察是否凝固,然后置于 37℃ 孵育,每隔 5 min 观察一次,记录精液从凝固至完全液化所需的时间。

（二）简要操作

1. 滴管法　接收标本,观察→37℃ 孵育→每隔 5 min 肉眼观察 1 次精液流动状况。观察时用口径较细的滴管吸取精液,若精液很容易被吸取且未见不完全液化的精液条索,停止计时,记录时间。

2. 肉眼观察法　接收标本,观察→37℃ 孵育→每隔 5 min 肉眼观察 1 次精液流动状况。观察时将盛精液的容器倾斜移近光源,观察精液有无"扩散、流动"现象,当精液由胶胨状变为均匀流动状液体时,停止计时,记录时间。

（三）参考区间

液化时间<60 min。

（四）方法学评价

肉眼观察法和滴管法操作简单、实用,临床常用,但前者结果判断因检验者主观因素影响较大。后者结果准确性和重复性受到限制,但优于肉眼观察法。

(五)质量保证

1. **患者** 射精后应立即准确记录排精时间,尽快送检。
2. **液化时间观察** 观察过程中精液应放置在 37℃ 恒温环境,每 5 min 观察 1 次。
3. **结果判断** 正常液化精液可以含有少量不液化的胶胨状颗粒,但无临床意义。黏液丝的出现可能干扰精液分析。
4. **结果报告** 60 min 仍未液化的,报告液化时间大于 60 min。
5. **不液化标本的处理** 若精液不液化,需另行处理,如用机械混匀或用 1 g/L 菠萝蛋白酶消化,这些处理可能对精液检验结果有影响,应记录处理方法,以便做出正确的判断。

(六)临床意义

1. **精液凝固障碍** 见于精囊腺炎或输精管缺陷等。精囊腺炎时,由于蛋白质分泌减少引起精液凝固障碍。
2. **液化不完全** 见于前列腺炎,由前列腺分泌纤溶酶减少所致,可抑制精子活动,从而影响生育能力。精液液化缓慢,超过 1 h 或数小时不液化称为精液延迟液化症。

第三节　显微镜检验

采用普通光学显微镜检验混匀、液化的精液标本,观察未染色精液标本的有形成分和染色后的精子形态。检验内容包括观察精子活动力、凝集情况,计数精子活动率、存活率、密度,观察精子形态和精液中有无黏液丝、有无非精子细胞等。显微镜检查如未发现精子,将标本以 3 000 r/min 离心 15 min 后,取沉淀物重新检验。若仍未见精子,则无须做其他项目检验,可报告离心后未发现精子或报告无精子症。推荐用相差显微镜检验。

一、精子活动力

精子活动力(sperm motility)指精子向前运动的能力,是直接反映精子质量的一项指标。《世界卫生组织人类精液检查与处理实验室手册》(第 5 版)将精子活动力分为 3 级,用百分率表示:前向运动精子(progressive motility,PR)、非向前运动精子(non-progressive motility,NP)、非运动精子(immotility,IM)(表 11-4)。

表 11-4　WHO 精子活动力分级与评价

分级	特点
前向运动精子	精子运动活跃、线性运动或者在较大的范围内运动(不考虑运动的速度)
非前向运动精子	精子运动,但不活跃,如精子在较小的范围内运动,精子头部轻微移位或仅有鞭毛摆动
非运动精子	精子完全不动

《世界卫生组织人类精液检查与处理实验室手册》(第4版)将其分为4级,分别是a级:呈前向运动精子;b级:慢或呆滞的前向运动精子;c级:非前向运动精子;d级:不动的精子。

(一)检验原理

1. 直接涂片法　即显微镜法。液化后的精液滴于载玻片上,显微镜下观察精子运动状态,依据精子活动力分级标准分析精子活动情况并进行分级。

2. 计算机辅助精子分析法(computer-aided sperm analysis,CASA法)　将计算机分析技术和图像处理技术相结合,利用微机控制下的图像采集系统,对精子的动、静态图像进行连续拍摄和分析处理,以获得精子活动力、活动率、精子浓度和运动轨迹等多项参数。

(二)操作步骤

1. 制片　取液化后混匀的精液1滴滴于载玻片上,覆盖盖玻片,放置1 min。
2. 镜检　高倍镜下至少连续观察5个视野,对200个精子进行分级、计数。
3. 计算　以精子总活力百分率和前向运动百分率报告结果。计算各级活动力精子的百分率。

(三)参考区间

1.《世界卫生组织人类精液检查与处理实验室手册》(第5版)　总活力精子(PR+NP)≥40%;前向运动精子(PR)≥32%。

2.《世界卫生组织人类精液检查与处理实验室手册》(第4版)　a级≥25%;a级+b级≥50%。

(四)方法学评价

精子活动力测定主要有显微镜检验、连续摄影法计数和精子质量分析仪法等方法。显微镜检验在小医院检验科应用较多,操作简便,临床常用,但受主观因素影响较大,重复性较差。连续摄影法是WHO推荐的方法,直观、准确度高,但需要高精度设备。精子质量分析仪操作简便,但影响结果的因素多,需要专用仪器。

(五)质量保证

1. 标本
(1) 标本采集后立即送检,注意保温。
(2) 由于脱水、pH和环境温度的改变均会影响精子活力,故应在30 min内完成检验,最大限度不能超过1 h。
(3) 1 h标本不液化,可对标本进行处理,加速液化,再检验活动率,并标注在报告单上。

2. 器材
(1) 推荐使用带有网线和网格的目镜,以限制观察区域,这样使2次计数观察的是载玻片上相同的区域。

（2）应采用符合规格的 22 mm × 22 mm 盖玻片。

3. 温度 精子活动力依赖于环境温度,标本应在 37℃下孵育,并使用预热的载玻片和盖玻片制备标本;在带有加热 37℃载物台的显微镜下进行检验,检验要快速。

4. 混匀 充分混匀,避免气泡产生,可使用宽孔(直径接近 1.5 mm)的一次性无菌塑料吸液管向标本中插入,抽吸 10 次来达到混匀标本的目的,不可用高速涡旋器,以免损伤精子。

5. 制片

（1）制片时精液的体积和盖玻片的尺寸必须标准化,从而保持精子在固定厚度约 20 μm 条件下自由游动(将 10 μl 的定量精液滴在干净载玻片上,盖上 22 mm × 22 mm 的盖玻片,形成近 20 μm 厚度)。

（2）覆盖盖玻片时,依托盖玻片的重量使标本均匀地展开,应注意避免在盖玻片和载玻片之间产生气泡,精液稳定后应尽快进行检验。

（3）等待湿片内精液标本停止漂移后才开始计数(60 s)。

6. 高倍镜计数

（1）计数开始时间应该随机选择,计数要迅速,不要等到精子游到所选区域后才开始计数,防止标本干涸。

（2）一般的标本,建议计数 2 次,如 2 次结果比较接近,取均值报告,如 2 次结果相差较大,需重新制备样本,再进行检验;每个标本至少在 5 个不同的区域计数,所数的精子总数应该不低于 200 个,以避免小样本错误。

（六）临床意义

精子活动力与妊娠率有关,连续检验精子总活力不足 40%,可能为男性不育的原因。精子活动力低下常见于:① 精索静脉曲张、静脉血回流不畅、睾丸组织缺氧等。② 生殖系统非特异性感染以及使用某些药物(抗代谢药、抗疟药、雌激素、氧化氮芥等)。

二、精子活动率

精子活动率(sperm motility rate)是指在显微镜下直接观察活动精子所占精子总数的百分率。

（一）检验原理

将液化后的精液滴于载玻片上,显微镜下观察精子的活动情况,计算活动的精子所占精子总数的百分率。

（二）操作步骤

1. 制片 将混匀完全液化的精液 1 滴滴于载玻片上,加盖玻片,静置 1 min。

2. 镜检 高倍镜下观察 200 个精子中有尾部活动的精子数量(至少 5 个视野),计算精子活动率,记录并报告结果。

（三）参考区间

排精 60 min 内,精子活动率为 80%～90%(至少>60%)。

（四）方法学评价

由于有些不动的精子也可能是活精子,因此本法误差较大,一般只能作为初筛检验方法。

（五）质量保证

同精子活动力检验。若不活动精子过多(>75%),可能为死精子症,应采用体外精子活体染色法进一步确证。

（六）临床意义

精子活动率降低是男性不育的重要因素,当精子活动率低于 60% 时,可使生育力下降。引起精子活动率下降的因素主要有:① 精索静脉曲张。② 生殖系统感染,如淋病、梅毒等。③ 物理因素,如高温环境(热水浴)、放射线因素等。④ 化学因素,如某些药物(抗代谢药、抗疟药、雌激素)、乙醇等。⑤ 免疫因素,如存在抗精子抗体等。

三、精子存活率

精子存活率(sperm vitality)即精子活率,主要用于评估精子膜的完整程度。

（一）伊红染色法

1. 检验原理　活精子膜完整,染料不能通过精子膜进入精子内,加入染料后活的精子不着色;精子死亡后其细胞膜破损,失去屏障作用,染料进入精子内,使精子着色,于高倍镜下观察判断精子死亡情况,计算活精子百分率。

2. 试剂　伊红 Y 染色液(由伊红 Y 和生理盐水溶液组成)。

3. 操作

(1) 湿片法:将新鲜液化精液与伊红 Y 染色液各 1 滴置于载玻片上,混匀后加盖盖玻片,静置 30 s 后,置于高倍镜下观察,计数 200 个精子中不着色精子(活精子)数量及着色精子(死精子)数量,并计算不着色精子(活精子)的百分率。

(2) 干片法:将新鲜液化精液与伊红 Y 染色液各 1 滴置于载玻片上,混匀 1 min 后制备成薄片,待自然干燥后置于高倍镜下观察,计数 200 个精子,并计算不着色精子(活精子)的百分率。

4. 染色结果判断

(1) 如呈白色或淡粉红色的精子头部(细胞膜完整),则为活精子;如呈红色或暗粉红色的精子头部(细胞膜受损),则为死精子。

(2) 如染色仅限于精子颈部区域,剩余的头部未染色,则可认为是"颈部细胞膜不全",认为是存活精子。

（3）如难以辨识浅染的头部，可使用苯胺黑以增加背景的对比度。

（二）低渗膨胀精子活率试验

1. 原理　活精子膜完整，将精子置入低渗的溶液中，由于渗透压的改变，水分可通过精子膜进入精子，由于精子尾部的膜更柔软、疏松，所以精子尾部肿胀、弯曲，用相差显微镜观察，计算出现肿胀精子的百分率，也即精子存活率。

2. 简要操作　取低渗膨胀液 1 ml，37 ℃水浴加热低渗膨胀液（5 min）→加液化精液标本 0.1 ml，混匀→37 ℃孵育（30 min）→取精液涂片、覆盖盖玻片→相差显微镜（200～400 倍）观察、计数。

3. 结果判断　精子尾部未膨胀为死精子，精子尾部膨胀为活精子（图 11-1）。

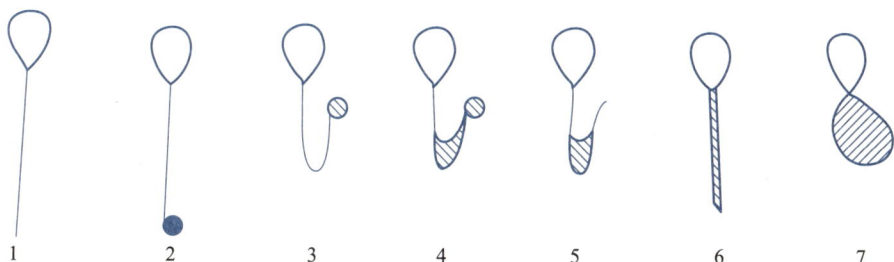

1. 未肿胀；2. 尾尖肿胀；3. 尾尖弯曲肿胀；4. 尾尖肿胀伴弯曲肿胀；5. 尾弯曲肿胀；6. 尾粗短肿胀；7. 尾完全肿胀。

图 11-1　膨胀状态下的人类精子的典型形态变化表现示意

（三）参考区间

存活率 ≥ 58%。

（四）方法学评价

伊红染色法操作简便、快速，适合临床，结果准确，重复性较好。但如果背景对比不佳，淡染精子则分辨不清。低渗膨胀精子活率试验对设备要求高，试验结果与精子功能试验有良好的相关性。

（五）质量保证

1. 检验应在精液液化后（最好在 30 min 内）进行，务必在射精后 1 h 内完成。时间过长，可因脱水及温度的变化对评估结果产生负面影响。

2. 为了减少误差，每个标本至少要数 200 个精子。

3. 每份标本需同时检验两次，并确定差值是否可以接受，否则，应重新制作并进行检验。

（六）临床意义

精子存活率降低是导致男性不育的重要因素之一，当死精子超过 50% 时，即可诊断为死精子症。

四、精子凝集

精子凝集是指活动精子以不同方式,如头对头、尾对尾或混合型相互黏附在一起的现象。活动精子黏附细胞或细胞碎片,或不活动精子之间相互黏附(聚集),不应该记录为凝集。精子凝集严重时,可导致其活动受到限制。WHO 将精子凝集的类型分为 4 级(表 11-5)。

表 11-5　精子凝集程度分级

等级	凝集情况
Ⅰ	零散凝集,每个凝集<10 个精子,有很多自由活动的精子
Ⅱ	中等凝集,每个凝集 10~50 个精子,存在自由活动的精子
Ⅲ	大量凝集,每个凝集>50 个精子,仍有一些自由活动的精子
Ⅳ	全部凝集,所有精子聚集,数个凝集又黏附在一起

(一)检验原理

将精液制成湿片,于显微镜下观察精子凝集类型并分级。

(二)简要操作

混匀标本→涂片(取 10 μl 标本)→覆盖盖玻片→显微镜下观察→记录(凝集类型并分级)。

(三)参考区间

无凝集~Ⅰ级。

(四)方法学评价

该法操作简便,适合临床应用。

(五)质量控制

1. 取样时应充分混匀标本,以免精子在悬浮液中沉降。如果要重复取样,必须再次充分混匀精液。

2. 制得涂片厚度约为 20 μm,这样利于精子自由游动。避免在载玻片与盖玻片之间产生气泡。

3. 精子凝集需在湿片下观察。一旦精液不再漂移,应立即评估新鲜制备的湿片。

4. 不活动精子之间、活动精子与黏液丝、非精子细胞与细胞碎片之间黏附在一起,为非特异性聚集,而非凝集,应注意两者间的区别。

（六）临床意义

1. 存在凝集可能提示为免疫性原因引起的不育,应做进一步检验以明确诊断。
2. 严重的精子凝集能够影响对精子活力和密度的评估。

五、精子计数

精子计数(sperm count)包括两种方式,一种是指计数单位体积内的精子数量,即精子密度。另一种是以精子浓度乘以本次的精液量,即得到 1 次排精的精子总数(即单次排出的精子的绝对数量)。计数方法包括显微镜计数法、计算机辅助精液分析法、精子质量分析仪法等。

（一）检验原理

采用显微镜计数法,根据计数工具不同,分为改良牛鲍计数板、Makler 计数板、Microcell 计数板等。临床多采用改良牛鲍计数板计数,其原理与血细胞显微镜计数法相同。

（二）试剂

精液稀释液(由碳酸氢钠、甲醛及蒸馏水组成,其中碳酸氢钠破坏精液黏稠度,甲醛杀死和固定精子)。

（三）操作步骤

1. 稀释精液　取小试管 1 支,加入精液稀释液 0.38 ml,再加入混匀的液化精液 20 μl,充分混匀。

2. 充池　取混匀后的稀释精液,充入改良牛鲍计数板的计数池内,静置 3～5 min。

3. 计数　以精子头部作为基准进行计数。① 如果中央大方格的每个中方格内精子数少于 10 个,则计数中央大方格所有 25 个中方格内的精子数。② 如果中央大方格的每个中方格内精子数在 10～40 个,则计数中央大方格其中 10 个中方格内的精子数。③ 如果中央大方格的每个中方格内精子数多于 40 个,则计数中央大方格四角和中央 5 个中方格内的精子数。

4. 计算

$$精子数/L = \frac{计数精子数}{计数的中方格数} \times 25 \times 10 \times 20 \times 10^6$$

$$精子总数 = (精子数/L) \times 精液量(ml) \times 10^{-3}$$

计数精子数式中:

$\times 25$:由平均一个中方格的精子数换算成 1 个大方格内精子数;

$\times 10$:由 0.1 μl 精子数换算成 1 μl 精子数;

$\times 20$:精液被稀释的倍数;

$\times 10^6$:由 1 μl 换算成 1 L。

5. 报告方式　精子数:$XX \times 10^9/L$;精子总数:$XX \times 10^6/1$ 次射精。

(四)参考区间

精子密度 $\geqslant 15 \times 10^6/ml$;精子总数 $\geqslant 39 \times 10^6/1$ 次射精。

(五)方法学评价

精子计数的方法学评价,见表 11-6。

表 11-6　精子计数的方法学评价

计数方法	方法学评价
精子显微镜计数法	检验方法简便、成本低,但人为影响因素多,要求控制适当的稀释倍数,严格把握计数规则,不能同时观察精子的活动率和运动轨迹
计算机辅助精液分析法	检验简单、快速,设备成本较高,重复性较好,但易受精液中细胞成分和非精子颗粒物质的影响。可同时测精子的活动率和运动轨迹。精子密度会影响结果,要求控制适当的稀释倍数
精子质量分析仪法	检验简单、快速,重复性较好,设备和检验成本较高,易受光电性能的影响。可同时测精子简单的活动率和运动轨迹。精子密度会影响结果,要求控制适当的稀释倍数

(六)质量保证

1. 标本　精液标本必须完全液化,吸取精液前务必充分混匀标本,吸取精液量必须准确。

2. 涂片　如直接涂片法未发现精子,应离心后取沉淀物进行检验,如两张重复湿片均无精子,则报告"无精子"。

3. 显微镜计数

(1)标本稀释比例适当,每次至少计数 200 个精子。

(2)计数时以头部为基准,应计数结构完整的精子(有头和尾),有缺陷的精子(无头或尾)不计数在内,若数量多时应分开计数并记录。

(3)手工法计数有一定误差,最好重复 2 次稀释和计数,如 2 次计数结果误差较大,应重新制备稀释标本,并进行计数;如 2 次计数结果差异程度不大,则取其平均值。

(4)计数过程应在 10～15 min 内完成。

(七)临床意义

每次排精时精子的总数和精子浓度均与妊娠有关。精子总数是衡量睾丸生成精子的能力及男性生殖道是否通畅的指标。精子密度持续小于 $15 \times 10^6/ml$ 或精子总数持续小于 $39 \times 10^6/1$ 次射精时为少精子症;精液多次检验(连续检验 3 次,离心后沉淀物)仍未见精子时,为无精子症。

精子密度降低或无精子症常见于以下情况。①男性结扎术后:一般结扎术后第 6 周开始检验,每周 1~2 次,连续检验 3 次,均检验不到精子,则表明手术成功。② 睾丸疾病:如精索静脉曲张、睾丸炎症、睾丸畸形、结核、淋病、肿瘤及隐睾等。③ 输精管疾病:如输精管阻塞、输精管先天性缺如和免疫性不育等。④ 其他:应用某些药物,如抗肿瘤药、男性避孕药(如棉酚)等;某些理化因素,如重金属、酒精中毒、热水浴、放射线损害等;逆行射精;老年人等。

六、精子形态

正常精子外形似蝌蚪状,分为头、颈、中段和末段,长约 60 μm(图 11-2)。光学显微镜下很难看到末段,因此可以认为精子由头部(颈部)和尾部(中段和主段)构成。只有头部和尾部都正常的精子才认为是正常的(表 11-7),其他临界形态都应认为是异常形态。计算机系统分析精子形态的正常标准如下。① 头部大小:长 3.7~4.1 μm(中位数为 3.9 μm),宽 2.5~3.2 μm(中位数为 2.8 μm),长宽比 1.3~1.8(中位数为 1.5)。② 中段大小:长 3.3~5.2 μm(中位数为 4 μm),宽 0.5~0.7 μm(中位数为 0.6 μm)。

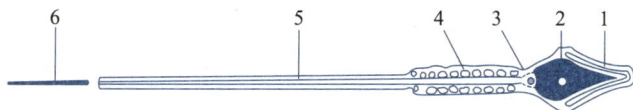

1. 顶体;2. 头部;3. 颈部;4. 中段;5. 主段;6. 尾部。

图 11-2 正常精子形态

表 11-7 正常精子形态

部位	正常形态
头部	呈椭圆形,外形光滑、界限清晰;顶体部分边界清晰,且占头部面积的 40%~70%。顶体区域无大的空泡,小的空泡不超过 2 个,空泡的面积不能超过精子头部的 20%,顶体后区无空泡
中段	细长、规则且长度与头部相等;中段的主轴应与精子头部主轴相延续。胞浆残余体小于 1/3
主段	主段比中段细,均一且长度大致为 45 μm(约为头部长度的 10 倍)。可以有自然弯曲(甚至自身卷曲成环状),但无成角弯折(成角弯折提示有鞭毛破损)

精子形态异常包括精子头部、颈部、中段和尾部各种异常,见表 11-8 和图 11-3。

表 11-8 精子形态异常

部位	异常形态
头部	大头、小头、圆头、双头、多头、无头、锥形头、梨形头、无定形头、空泡样头(>2 个空泡或>20% 头部区域为未染色的空泡),顶体后区有空泡,顶体区域过大或者过小(<40% 或>70% 头部区域),或以上类别任意组合等
颈部和中段	颈部肿胀、颈部弯曲,中段弯曲,中段不规则、增粗、变细等
尾部	无尾、短尾、断尾、长尾、双尾、卷曲尾、发卡形尾等
其他	如胞质小滴异常,通常位于中段的胞质小滴为精子头部大小的 1/3 或更多,精子头、体、尾均有或其中两者有不同程度的异常

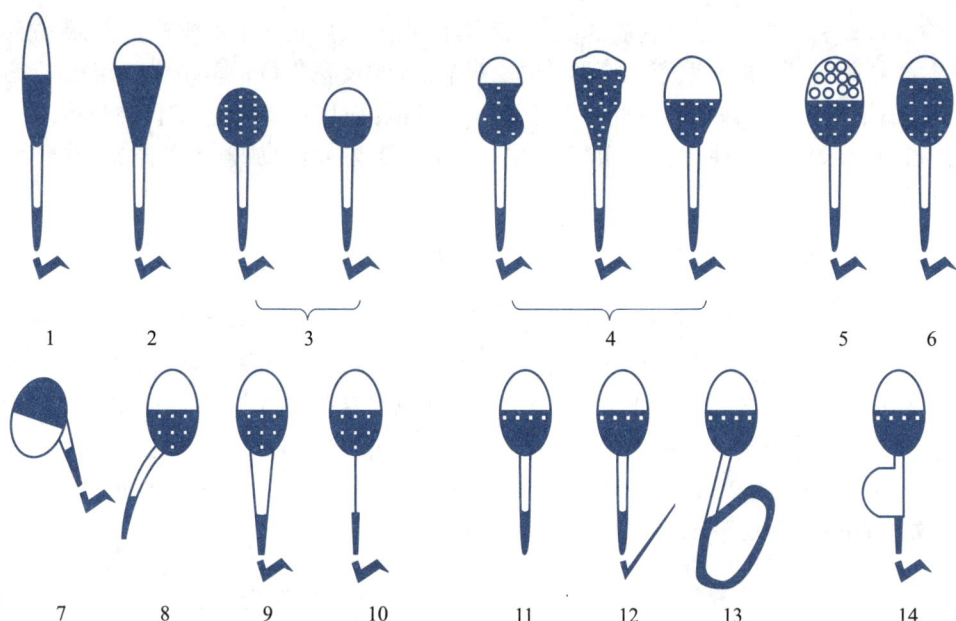

1. 头部锥形；2. 头部梨形；3. 圆；4. 无定形头；5. 有空泡；6. 小顶体区；7. 颈部弯曲；8. 非对称性；9. 中段粗；
10. 中段细；11. 尾部短；12. 尾部弯曲；13. 尾部卷曲；14. 胞质小滴（＞1/3头）。

图 11-3　人类精子异常形态的示意图

（一）检验原理

1. 湿片法　精子计数后，用高倍镜或相差显微镜直接检验精子形态。

2. 染色法　将液化精液涂片，干燥和固定后进行 HE、吉姆萨、改良巴氏、Bryan-Leishman 或 Shorr 染色等。油镜下计数 200 个精子，报告形态正常和异常的精子百分率。

（二）操作步骤

1. 湿片法　精子在高倍镜下计数后，通过高倍镜观察精子形态。

2. 染色法　WHO 推荐使用巴氏染色、Shorr 染色或者 Diff-Quick 染色。简要操作为制备精液涂片→空气干燥→固定、染色→油镜计数 200 个精子形态。

（三）参考区间

正常形态精子 ≥ 30%。

（四）方法学评价

湿片检验操作简便、快速，对于是否准确地识别精子结构，受检验人员技术水平影响，故不推荐使用；涂片染色检验操作相对费时、复杂，但染色后精子结构清楚，易于辨认，结果更为准确，重复性好，为 WHO 推荐采用。

（五）质量保证

1. 湿片检验　检验时光线要偏暗,主要观察精子头部有无异常,为提高检验准确性,至少计数 200 个精子,且最好 2 次计数,取平均值,差异较大时,应重新计数;对于脱落或游离的精子头部,应认为是异常精子形态,游离的精子尾部不计数;只有头部和尾部均正常的精子才认为是正常精子。

2. 涂片染色检验　涂片应厚薄适宜,以免影响着色和透明效果;当精子密度低时($<2\times10^9$/L),需要浓缩精液标本,取沉淀物涂片检验;杂质很多或者黏稠度高的精液标本,需处理后进行涂片或者进行洗涤,以减少背景干扰。

（六）临床意义

畸形精子增多见于感染、外伤、高温、放射线损害、酒精中毒、药物、工业废物、环境污染、激素失调或遗传因素导致睾丸异常、精索静脉曲张等。

七、非精子细胞检验

非精子细胞包括来源于泌尿道和生殖道的上皮细胞、前列腺细胞、白细胞和不成熟的生精细胞,后两者统称为圆形细胞。

生精细胞(spermatogenic cell)即未成熟生殖细胞,是指各阶段发育不完全的生精细胞,如精原细胞、初级精母细胞、次级精母细胞和发育不完全的精子细胞,但精液中很少有精原细胞。

（一）检验原理

精液涂片用巴氏染色可得到很好的染色效果,通常可将精子细胞、精母细胞与白细胞区分开来,但 WHO 推荐采用正甲苯胺蓝过氧化酶染色法,中性粒细胞呈阳性,生精细胞则呈阴性。

（二）参考区间

生精细胞<1%;白细胞$<1.0\times10^9$/L 或<5 个 /HP;偶见红细胞。

（三）临床意义

当睾丸受损时,精液中不成熟的生精细胞增多。当睾丸曲细精管功能受到药物等其他因素影响时,精液中出现较多的未成熟生殖细胞。精液中红细胞、白细胞增多可见于生殖系统炎症、恶性肿瘤、结核等。精液中白细胞$>1.0\times10^9$/L 时称为白细胞精子症,表明生殖系统存在感染。精液中检验到癌细胞,可为生殖系统恶性肿瘤的诊断提供重要的依据。

第四节 精液其他检验

一、化学检验

检验精浆及精子的某些酶和化学成分，可以了解睾丸及附属性腺的分泌功能、代谢状态和病理改变。如枸橼酸、锌、谷氨酰胺转肽酶和酸性磷酸酶能反映前列腺功能；果糖和前列腺素能反映精囊功能；游离左旋肉毒碱、甘油磷酸胆碱和中性 α- 葡萄糖苷酶可反映附睾功能。精液常见化学成分检验见表 11-9。

（一）酸性磷酸酶

酸性磷酸酶（acid phosphatase）广泛存在于机体组织体液中，其在前列腺中最丰富。精浆中的酸性磷酸酶来源于前列腺，其含量高于其他任何体液，是鉴定精液最敏感的方法。酸性磷酸酶活性的高低可反映前列腺的功能。

1. 测定方法 一般采用磷酸苯二钠比色法。酸性磷酸酶在酸性条件下分解磷酸苯二钠，产生游离酚和磷酸，酚在碱性溶液中与 4- 氨基安替比林作用，经铁氰化钾氧化成红色醌类的衍生物，根据颜色深浅可检验酶活力的高低。

2. 参考区间 48.8～208.6 U/ml（磷酸苯二钠法）。

3. 临床意义 前列腺炎时，精浆中酸性磷酸酶活性降低；前列腺癌和前列腺增生时，精浆中酸性磷酸酶活性增高。酸性磷酸酶有促进精子活动的作用，因此，精浆中酸性磷酸酶含量减低，精子活动减弱，可使受精率下降。

（二）乳酸脱氢酶 -X

精液中存在着乳酸脱氢酶（lactate dehydrogenase，LD）的 6 种同工酶，其中乳酸脱氢酶 -X 存在于睾丸初级精母细胞、精子细胞、精子和精浆中，乳酸脱氢酶 -X 对于睾丸组织与精子细胞具有组织特异性，以精子中含量最高，占乳酸脱氢酶 -X 总量的 80%～90%。其为精子运动提供充足能源，是精子能量代谢所必需的酶。乳酸脱氢酶 -X 对精子生成、代谢、获能和受精过程均有重要的作用，是评价睾丸生殖功能的重要指标。

1. 测定方法 采用聚丙烯酰胺凝胶电泳法。乳酸脱氢酶 -X 的电泳位置在 LDH_3 和 LDH_4 之间。其活性测定多采用聚丙烯酰胺凝胶电泳法、酶联染色法及光度计扫描法，求得其相对百分率。

2. 参考区间 乳酸脱氢酶 -X 相对活性 ≥ 42.6%。

3. 临床意义 精液乳酸脱氢酶 -X 活性与精子浓度，特别是活精子浓度呈良好的线性关系。乳酸脱氢酶 -X 减低时生育力下降，见于少精液症或无精液症。

（三）果糖

精浆中果糖主要来源于精囊腺的分泌，是精子活动能量的主要来源，其含量高低直接影响精子的活力,测定精浆中果糖含量对精囊腺功能评判有重要的临床意义。

1. 测定方法及评价

(1) 间苯二酚比色法:精浆中的果糖在90℃的强酸性环境下,与间苯二酚发生反应生成红色化合物,其颜色的深浅与果糖含量成正比。

(2) 吲哚显色法:果糖与溶于浓盐酸的吲哚试剂作用,产生黄色化合物,其颜色深浅与果糖含量成正比。

2. 参考区间

(1) 间苯二酚比色法:9.11~17.67 mmol/L。

(2) 吲哚显色法:≥13 μmol/1 次射精。

3. 临床意义 由于精囊腺果糖的分泌受雄激素水平的影响,所以精浆中果糖的测定是诊断男性不育症、评价精囊腺功能和睾丸内分泌功能的指标之一。

(1) 精囊腺功能的衡量:精囊腺炎症时,果糖含量下降;如果果糖含量为零,应考虑精囊腺缺如。

(2) 鉴别无精子症的病因:目前主要用于鉴别单纯性输精管阻塞和输精管、精囊腺缺如引起的无精子症。前者若精囊腺功能正常,在精浆中仍可测到一定含量的果糖。尽管输精管阻塞,但因果糖分子量小,仍可通过。而后者精浆中几乎测不到果糖。

(3) 间接反映睾丸间质细胞分泌睾酮的功能。

精液化学检验的指标、参考区间及临床意义见表11-9。

表11-9 精液化学检验的指标、参考区间及临床意义

指标	参考区间	临床意义
酸性磷酸酶	磷酸苯二钠比色法:48.8~208.6 U/ml	减低:见于前列腺炎,可使精子活动减弱,受精率下降 增高:见于前列腺癌和前列腺增生
乳酸脱氢酶-X	聚丙烯酰胺凝胶电泳法:相对活性≥42.6%;绝对活性为(1 430±940)U/L	减低:见于少精液症或无精液症
中性 α-葡萄糖苷酶	比色法:≥20 mU/1 次射精	其活性与精子密度、精子活力成正相关,有助于鉴别输精管阻塞、睾丸生精障碍所致的无精子症
果糖	间苯二酚比色法:9.11~17.67 mmol/L 吲哚比色法:≥13 μmol/1 次射精	减低:见于精囊腺炎和雄激素分泌不足 缺如:见于先天性精囊腺缺如、逆行射精等
精子顶体精氨酸酰胺酶	比色法:48.2~217.7 μIU/10⁶	其活性与精子计数、精子顶体完整率成正相关。活性减低可导致不育
枸橼酸	紫外比色法:50 nmol/1 次射精 吲哚显色法:≥13 μmol/1 次射精	与睾酮水平相关,可以评价雄激素分泌状态。显著减少见于前列腺炎
锌	比色法:(1.259±0.313)mmol/L 或 ≥24 μmol/1 次射精 原子吸收光谱法:(2.12±0.0.95)mmol/L 或 (163.02±45.26)mg/L 中子活化法:(2.24±1.45)mmol/L	严重缺锌可致不育症。青春期缺锌,则影响男性生殖器官和第二性征发育。可作为评价男性生殖功能和诊治不育症的指标之一

二、免疫学检验

免疫学因素与不育(孕)有密切关系,占不育(孕)症原因的 10%～20%。人类精子抗原非常复杂,由于男性生殖道存在血－睾屏障(又称血－生精小管屏障),女性生殖道也存在免疫屏障的保护作用,都不会产生相应抗体。当生殖系统炎症、阻塞和免疫系统遭到破坏等病理改变时,可产生自身或同种抗精子抗体。

目前,临床上开展的抗精子抗体检验的标本可以是血清、精浆和宫颈黏液。精液中的抗精子抗体以 IgA 和 IgG 为主,IgA 型抗体可能比 IgG 型抗体更具有临床意义。

(一)抗精子抗体

抗精子抗体(antisperm antibody)是指男性的精子、精浆作为特异性抗原,接触到血液后,引起免疫反应产生的抗体。男女均可罹患,可阻碍精卵结合。抗精子抗体检验方法主要有混合抗球蛋白反应试验、免疫珠试验等。

1. 检验方法

(1) 酶联免疫吸附试验(enzyme linked immunosorbent assay,ELISA):将精子抗原吸附到聚苯乙烯固相载体表面,其固相抗原可与标本中抗精子抗体结合,并与加入的抗人 IgG 酶结合物起反应,形成抗原－抗体－酶结合物免疫复合物,最终在酶底物作用下显色。

(2) 精子凝集试验(sperm agglutination test,SAT):血清、生殖道分泌物中存在的抗精子抗体与精子膜固有抗原结合,使精子出现凝集现象。用试管玻片凝集法或浅盘凝集法观察无凝集,或观察 10 个高倍视野有 6 个以上视野无凝集者为阴性。

(3) 精子制动试验(sperm immobilization test,SIT):抗精子抗体与精子表面抗原相互作用激活补体系统,使精子顶体被破坏,中段细胞膜通透性及完整性受损,致使精子失去活力。精子制动值<2 为阴性。

(4) 混合免疫球蛋白试验(mixed antigloblin reaction,MAR):用混匀未加处理的新鲜精液与包被人 IgG 的胶乳颗粒混合,再向混合液中加入特异的单克隆抗人 IgG 血清。在胶乳颗粒与活动精子之间形成混合凝集,证明精子表面有 IgG 型抗体存在。若 ≥50% 的活动精子同颗粒黏附,表示可能为免疫性不育;10%～50% 的活动精子与颗粒黏附,为可疑免疫性不育。本法为 WHO 推荐用于精子抗体检验的首选方法,但国内临床上应用较少。

(5) 免疫珠试验(immunobead test,IBT):使用兔抗人免疫球蛋白共价结合的聚丙烯酰胺微球,可同时检验 IgA、IgG、IgM 型抗体。将洗涤后的精子悬液与免疫珠悬液混合后,免疫珠会黏附于表面有抗体的精子上。用相差显微镜观察,≥20% 的活动精子被免疫珠黏附时为阳性。

2. 参考区间 阴性。

3. 质量控制 混合免疫球蛋白试验与免疫珠试验两者结果并非完全一致,免疫珠试验与精子凝集试验和制动试验成正相关。如前者试验为阳性,还需要进行酶联免疫吸附试验等加强诊断的正确性。

4. 临床意义 正常情况下,由于血－睾屏障的存在,精子抗原与机体的免疫系统相互隔离,所以不会发生免疫反应。但是当生殖系统炎症、阻塞、外伤等原因将免疫系统平衡破坏时,可导致自身或同种抗精子抗体的产生。抗精子抗体是免疫性不育的主要因素,其在男、女性患者体内都可出现。抗精子抗体是某些免疫性不育患者的辅助诊断指标和疗效观察指标,对病情监测和预后判断提供重要的依据。疗效差和预后不佳与抗精子抗体滴度高、持续时间长有密切关系。

(二)精浆免疫球蛋白测定

正常男性精浆中免疫球蛋白的含量仅为血清的 1%～2%。临床上常用双抗体夹心 ELISA 法或放射免疫分析法进行测定。双抗体夹心 ELISA 法:IgA 为 (90.3 ± 57.7) mg/L, IgG 为 (28.6 ± 16.7) mg/L,IgM 为 (2.31 ± 1.9) mg/L,无 C_3 和 C_4。抗精子抗体阳性者 IgA、IgG 和 IgM 显著高于抗精子抗体阴性者,生殖道感染者分泌型 IgA 增高。

三、微生物学检验

男性生殖道任何部位的感染均可以在精液中检出微生物。常见的有金黄色葡萄球菌、大肠埃希菌、淋球菌、支原体、衣原体等。精液的微生物学检验应在无菌操作的条件下,通过手淫法将采集的精液盛于无菌容器内,常规涂片进行革兰氏染色,亦可于 37℃液化 30 min 后进行细菌培养。

病例分析

患者,男,35 岁,结婚 5 年,未生育,性生活正常。生殖科精液检验:精液量<0.5 ml; pH<6.0;液化时间<30 min;果糖:阴性;精子计数:连续的 3 次结果分别为 10×10^9/L, 11×10^9/L,9×10^9/L。

请思考:
1. 初步诊断及诊断依据是什么?
2. 需要与哪些疾病相鉴别?
3. 为明确诊断还需要做哪些实验室检查和辅助检查?

第五节 精液分析仪

视频:精液分析仪

一、计算机辅助精液分析

(一)检验原理

计算机辅助精液分析(computer-assisted sperm analysis,CASA)是将计算机分析技术和图像处理技术相结合,通过摄像机或录像机与显微镜连接,采集精子的形态图像和运动图像后,经视频输出口输入监测器和计算机图像卡中,根据设定的精子大小和灰度、精子运动的移位及精子运动的有关参数,对图像进行动态处理分析并打印结果。CASA 除了能够客观、准确和定量分析精子总数、活率、活动力等指标外,还能够对精子运动相关的多种参数、精子形态等进行分析。

(二)检验主要参数

CASA 的主要参数及其含义,见表 11-10。

表 11-10　CASA 主要参数及其含义

参数	含义
曲线速度(curvilinear velocity,VCL)	也称轨迹速度,指精子头部实际运动轨迹的平均速度
直线速度(straight-line velocity,VSL)	也称前向运动速度,指精子头部检验时从起始位到终点位之间直线距离的平均速度
平均路径速度(average path velocity,VAP)	精子头部沿其空间平均轨迹的速度,是根据精子运动的实际轨迹平均后计算出来的,不同仪器之间检验结果可不同
直线性(linearity,LIN)	指精子曲线运动轨迹的直线分离度,计算公式为 VSL/VCL
前向性(straightness,STR)	指精子运动平均路径的直线分离度,计算公式为 VSL/VAP
摆动性(wobble,WOB)	精子头部沿其实际运动轨迹的空间平均路径摆动的尺度,计算公式为 VAP/VCL
鞭打频率(beat cross frequency,BCF)	也称摆动频率,指精子头部超越过其平均路径的频率
精子头侧摆幅度(amplitude of lateral head displacement,ALH)	精子头部实际运动轨迹对平均路径的侧摆幅度,可以用最大值或平均值表示,不同仪器间计算方法有所差异
平均移动角度(mean angle of deviation,MAD)	精子头部沿其运动轨迹瞬间转折角度的时间平均绝对值
运动精子密度	每毫升精液中 VAP>0 μm/s 的精子数
多重异常指数(the multiple anomalies index,MAI)	每个精子出现异常数的平均值。所有的头部、颈部和尾部的畸形都应计算在内
畸形精子指数(the teratozoospermia index,TZI)	与 MAI 相似,二者的区别在于 TZI 只记录每个精子的 4 种缺陷:头部、颈部、尾部及是否含有过大的残留胞浆小滴,而不记录是否还存在有其他方面的异常
精子畸形指数(the sperm deformity index,SDI)	由缺陷的精子数目除以总精子数(而非只是异常精子数)。该指数可记录多种精子头部异常的情况,但颈部和尾部的缺陷仅作一次记录
精子形态参数	CASA 系统通常将精子头部和中段分为正常或异常,并且给出精子头部和中段、头部椭圆和规则性以及依赖染色检验的顶体区平均值和标准差或中位数

(三)方法学评价

传统的精液常规分析费时、主观性大,检验结果难以保证。CASA 系统除可以分析精子密度、活率、活动力等指标外,在分析精子的运动能力方面具有独特的优越性。但仪器价格高,其识别精子是根据人为设定的大小和灰度来判断的,准确性受精液中细胞成分和非细胞颗粒物质的影响,目前 CASA 系统的设置还缺乏统一的国际标准,不同厂家和型号的 CASA 系统分析结果缺乏可比性。但精液分析的自动化是今后发展的方向和趋势,随着 CASA 硬件系统和软件系统不断改进,系统设置的标准化不断完善,其广阔的应用前景,将逐步替代人工精液检验方法。

(四)质量保证

1. 温度　因精子运动参数具有温度敏感性,故 CASA 系统必须将标本保持在 37℃环境。

2. 标本　检验精子活动力时,标本密度应控制在 $(2\sim50)\times10^6/ml$。具有高密度(如高于 $50\times10^6/ml$)精子的标本,会增加碰撞的频率,导致出现错误的结果。建议用同源精浆稀释标本。

3. 分析　采用 20 μm 深的两个计数池同时检验。每个计数板检验 6 个视野(共 12 个视野)以得到可靠的结果。每个计数池至少应该检验 200 个精子;追踪精子的时间至少是 1 s,保证 CASA 检验精液的可靠结果。

二、精子质量分析仪

20 世纪 90 年代初,美国学者发明了一种分析精子质量的新技术,并依照此原理制造出了一种新型的精子质量分析仪(sperm quality analyzer,SQA)。1997 年,以色列生产出了 SQA Ⅱ型,通过显示精子的活力指数、精子密度、精子形态等来反映精子的质量。

(一)检验原理

通过光电原理,用光束通过少量精液标本,利用精子运动引起的吸光度(absorbance,A)变化进行测定。吸光度变化包括吸光度频率变化和振幅变化。频率、振幅变化越大,则精子质量越好;反之,则精子质量越差。

(二)检验主要参数

1. 功能精子浓度(functional sperm concentration,FCS)　指同时具有快速前向运动及正常形态的精子数目,单位为 $10^6/ml$。

2. 活动精子浓度(motiles sperm concentration,MSC)　指快速前向运动的精子数目,单位为 $10^6/ml$。

3. 精子活动指数(sperm motility index,SMI)　指在 1 s 内,毛细管载样池中的精子运动所产生的在光源路径上的偏移数目与振幅。

4. 总功能精子浓度(total functional sperm concentration,TFSC)　指精液标本中功能精子的总数,以 FCS 与精液量的乘积表示。

5. 总活动精子浓度(total motiles sperm concentration,TMSC)　指精液标本中活动精子的总数,以 MSC 与精液量的乘积表示。

（三）方法学评价

1. SQA 具有操作快速、简便、重复性好、客观性强等优点,能直接、客观、快速地评价精液的质量。

2. 相比一般人工计数方式检验参数多,如总功能正常的精子数量及精子活力指数。

3. SQA 具有一定的局限性,受影响因素较多。同时精子形态是非染色检验,识别准确度不够,并不能完全取代传统手工显微镜检验。

本章小结

精液检验作为男科学的重要内容,是评价男性生育能力的重要手段。精液标本的规范采集是保障精液检验结果准确的重要内容,临床实验室开展的检验项目主要有以下几种。① 一般性状检验:精液外观、量、黏稠度、酸碱度、液化时间等。② 显微镜检验:精子活动力、精子活动率、精子存活率、精子凝集、精子计数、精子形态、非精子细胞等检验。③ 精液其他检验:酸性磷酸酶、乳酸脱氢酶 -X、果糖、抗精子抗体、精浆免疫球蛋白测定等。随着当今科技的不断发展,计算机辅助精液分析仪、精子质量分析仪等检验新技术也在更新和完善,为男性不育症提供了新的检验手段及内容。

（陈　洋）

思　考　题

一、名词解释

液化时间　精子活动力　精子活动率　精子存活率　异常精子　抗精子抗体

二、在线测试

第十二章 其他体液检验

学习目标

1. 掌握痰液、肺泡灌洗液、关节腔积液和羊水常规检验的内容和方法。
2. 熟悉各种标本留取的要求、检验的质量控制要求及检验项目的临床意义。
3. 了解胃液、十二指肠液检验项目及临床意义。
4. 能够进行痰液、肺泡灌洗液、关节腔积液和羊水的常规检验并报告。
5. 会解释检验报告单。

第一节 痰 液 检 验

痰液（sputum）是肺泡、支气管和气管的分泌物。痰液检验对某些呼吸系统疾病如支气管哮喘、支气管扩张、慢性支气管炎、肺结核、肺吸虫病及肺肿瘤等的诊断、疗效观察和预后判断有一定的价值。

一、标本采集和保存

痰液标本采集方法主要有自然咳痰法、气管穿刺吸取法和经支气管镜抽取法，因后两者操作复杂、有一定痛苦而较少使用，故以自然咳痰法为主要收集方法。

痰液一般性状检验以清晨第一口痰最宜。患者以清水漱口后用力自气管深处咳出，收集于干燥洁净容器内，避免混杂唾液或鼻咽分泌物，并及时送检，以防细胞分解细菌自溶。做细菌培养时，应先用灭菌用水漱口，咳痰后置无菌容器中立即送检。结核分枝杆菌检验需收集 12～24 h 内的痰液。不能及时送检时，可暂时冷藏保存，但不超过 24 h。

二、一般性状检验

痰液一般性状检验包括量、颜色、黏稠度、气味、异物等，有助于诊断和鉴别诊断各种呼吸系统疾病。

（一）量

正常人无痰或仅有少量泡沫痰或黏液样痰。24 h 痰量超过 50 ml 视为痰量增多。增多的量因疾病种类和病情而异。大量增加见于支气管扩张、肺结核、肺内有慢性炎症、肺空洞性病变。肺脓肿或脓胸的支气管溃破时,痰液呈脓性改变。在疾病治疗过程中,若痰量减少,一般提示病情好转;但若发生支气管阻塞而使痰液不能排出时,虽然痰量减少,但病情仍在发展。

(二) 颜色及黏稠度

正常人为无色或灰白色黏液痰。

1. 红色、棕红色　痰中带鲜血,常见于肺癌、肺结核早期或结核病灶扩散。

2. 铁锈色痰　多见于大叶性肺炎、肺梗死。

3. 粉红色稀薄泡沫痰　常为左心功能不全。

4. 黄色、黄绿色　见于肺炎、肺脓肿、支气管扩张、慢性支气管炎、肺结核。黄绿色痰一般提示有铜绿假单胞菌感染。

5. 棕褐色　见于慢性充血性心力衰竭、肺淤血、阿米巴肺脓肿。

6. 灰色、黑色　因吸入大量尘埃或烟雾所致,见于矿工和长期吸烟者。

(三) 气味

正常人的新鲜痰液无特殊气味。血腥味痰见于肺结核、肺癌等;恶臭痰见于肺脓肿、晚期肺癌或支气管扩张等。

(四) 异物

正常痰液中无异物。痰液中可见的异物如下。

1. 支气管管型　灰白或棕红色,为纤维蛋白、黏液、白细胞等在支气管内凝集而成的束状物,常见于慢性支气管炎、纤维蛋白性支气管炎、大叶性肺炎等。

2. 干酪样小块　豆腐渣或干酪样,为肺组织坏死的崩解产物,常见于肺结核、肺坏疽。

3. 库氏曼螺旋体　淡黄色、灰白色富有弹性的丝状物,为小支气管分泌的黏液凝固物,常见于支气管哮喘、喘息性支气管炎等。

4. 硫黄样颗粒　淡黄色、黄色或灰白色,形似硫黄颗粒,为放线菌和菌丝团形成,见于肺放线菌病。

5. 寄生虫　肺吸虫病、肺蛔虫病、阿米巴肺脓肿感染时可检出相应的虫卵、滋养体等。

6. 卡氏肺孢菌　检出卡氏肺孢菌可诊断为真菌性肺炎。

三、显微镜检验

痰液的显微镜检验可直接涂片检验,也可将涂片染色镜检。通过对痰液中有形成分的镜检,可协助诊断多种呼吸系统疾病。正常情况下,痰液中的细胞为少量中性粒细胞、上皮细胞和尘细胞。

1. 红细胞　在血性疾病中可大量出现。

2. 中性粒细胞　增多常见于细菌感染。

3. 嗜酸性粒细胞　增多常见于支气管哮喘、过敏性支气管炎、肺吸虫病等。

4. **上皮细胞**　为唾液中混入的,一般没有临床意义。

5. **尘细胞**　是肺中巨噬细胞吞噬灰尘、烟尘或其他异物形成的,它的出现表明患者痰液标本符合检验要求(图 12-1)。

6. **含铁血黄素细胞**　是肺中巨噬细胞吞噬红细胞形成的,又称为心力衰竭细胞,见于肺淤血、肺梗死和肺出血等。

7. **弹性纤维**　见于肺脓肿、肺癌等。

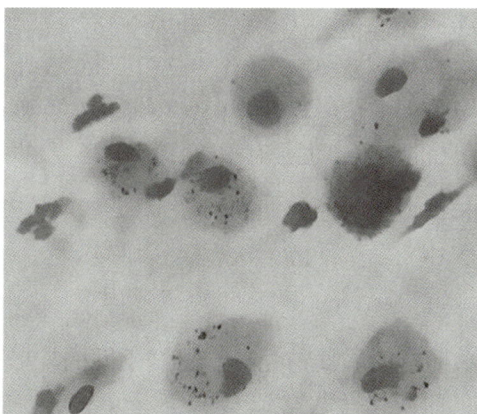

图 12-1　痰液中的尘细胞

第二节　支气管肺泡灌洗液检验

肺泡灌洗液检验是指通过微生物学及化学方法对肺泡灌洗液进行分析并获得检验结果。应用纤维支气管镜对支气管以下肺段进行灌洗后,采集肺泡表面衬液可获得肺泡灌洗液,对其进行实验室检验可为临床诊断、鉴别诊断、治疗效果评价和预后判断提供参考。

一、标本采集与处理

肺泡灌洗液是通过纤维支气管镜获得的,因此应首先排除纤维支气管镜检查的禁忌证,并向患者或其授权委托人说明此检验的必要性,以及肺泡灌洗液获得的方法、可能发生的并发症等,得到其理解及同意后方可进行肺泡灌洗。通常,上清液供做生物化学和免疫学检测,沉淀物做细胞学检验。

二、有形成分分析

1. **有核细胞计数和分类**　中性粒细胞增多见于细菌感染;淋巴细胞增多见于病毒性感染等;嗜酸性粒细胞增多见于支气管哮喘、嗜酸性粒细胞增多性肺炎等。

2. **淋巴细胞亚群分析**　可用单克隆抗体进行淋巴细胞亚群分析。

3. **肿瘤细胞检验**　检验出癌细胞有利于肺部肿瘤的诊断。肿瘤细胞检验有助于诊断呼吸道原发性或继发性恶性肿瘤,也包括周围性肺癌、弥漫性肺恶性肿瘤(如支气管肺泡癌)、小细胞肺癌等。但检验结果受癌类型和肿瘤大小的影响,以腺癌和肺泡癌阳性率最高。

第三节　羊　水　检　验

胚胎发育期间羊膜腔内的液体称为羊水(amniotic fluid)。在妊娠不同时期,羊水来源及其成分均不同。目前,羊水检验被公认为是一种安全、可靠的诊断方法。妊娠不同时期的羊水检验,对产前诊断染色体异常、先天性代谢障碍、神经管缺陷等遗传性疾病,协助诊断与治疗母婴血型不合,检验胎儿成熟度及宫内感染等具有重要意义,对降低围产儿死亡率和减少患遗传性疾病胎儿的出生率也具有重要作用。

一、标本采集与处理

(一)标本采集

由临床医师进行羊水标本的采集与处理。根据不同的检验目的选择适宜的穿刺时间,临床上穿刺抽取羊水的时间选择见表 12-1。

表 12-1　羊水采集的时间

检验目的	采集时间
诊断胎儿遗传性疾病	妊娠 16~20 周
判断母婴血型是否不合	妊娠 26~36 周
判断胎儿成熟度	妊娠晚期(多在 35 周后)

羊水标本采集及送检注意事项:① 采集量一般为 20~30 ml,立即送检。不能立即送检时可于 4℃低温保存,但不要超过 4 h。② 如果标本需做细胞培养和染色体分析,应立即离心,取沉淀物细胞培养后做染色体核型分析。③ 避免使用玻璃容器采集标本,以防细胞黏附在玻璃壁上。④ 做胆红素测定的羊水标本需用棕色容器收集,并避光保存。⑤ 离心后的羊水标本,沉淀物可做脂肪细胞及其他细胞检验;上清液可做化学分析,再冷冻、转运。

(二)标本处理

检验后的羊水标本,应按照《临床实验室废物处理原则》(WS/T 249—2005)的方法,将残余标本与消毒液混合放置一定的时间后再倒掉。

二、一般性状检验

(一)量

正常妊娠时,随着妊娠时间增加,羊水量逐渐增加,可达到保护胎儿的目的。

1. 检测原理　羊水量测量方法有 3 种。

(1) 直接测量法:破膜后直接留取羊水测定其量,但此法对某些疾病不能做出早期诊断。

(2) B 型超声诊断法:测定羊水最大暗区垂直深度(amniotic fluid volume,AFV)和羊水指数(amniotic fluid index,AFI)。

(3) 标记法:将已知剂量的对氨马尿酸钠等标志物注入羊膜腔内,根据标志物的稀释度间接求出羊水量。

2. 参考范围　妊娠 8 周:5 ml;妊娠 10 周:30 ml;妊娠 16 周:170~200 ml;妊娠 20 周:400~500 ml;妊娠 36 周:900 ml;妊娠 40 周:800 ml。足月妊娠:800 ml;过期妊娠:可减少至 300 ml 以下。

3. 临床应用

(1) 妊娠任何时期羊水量>2 000 ml 为羊水过多(polyhydramnios),见于胎儿畸形,如神经管缺陷性疾病;多胎妊娠、孕妇和胎儿疾病,如糖尿病和妊娠高血压综合征等。

(2) 妊娠足月时羊水量<300 ml 为羊水过少(oligohydramnios),见于胎儿泌尿系统发育不全、过期妊娠和胎儿宫内发育迟缓等。

(二) 颜色与透明度

1. 检测原理　目视法观察羊水的颜色和透明度。

2. 参考范围

(1) 妊娠早期:羊水量相对较少,为无色或淡黄色,清晰透明。

(2) 妊娠晚期:由于上皮细胞、胎脂等混入羊水,为乳白色,清晰或稍浑浊。

3. 临床应用　在病理情况下,羊水外观可有多种异常表现。

(1) 黄绿色或深绿色:表示混有胎粪,是胎儿宫内窘迫的表现。

(2) 深黄色:表示胆红素增多,见于胎儿出血症或遗传性红细胞异常等。

(3) 红色:表示有出血,见于穿刺损伤胎儿出血或胎盘早剥。

(4) 棕红色或褐色:表示宫内陈旧性出血,多为胎儿死亡。

(5) 黄色黏稠、可拉丝:表示过期妊娠或胎盘功能减退。

(6) 脓性浑浊或带有臭味:表示宫内有明显感染。

(三) 泡沫试验

1. 检测原理　羊水泡沫试验(foam test),也称振荡试验(shake test),是间接估计羊水中磷脂含量的方法。羊水中肺泡表面活性物质(pulmonary surfactant,PS)饱和磷脂主要为磷脂酰胆碱(phosphatidylcholine,PC)和鞘磷脂(sphingomyelin,S),是维持肺泡稳定,既亲水又亲脂的两性界面物质,在乙醇中振荡后形成泡沫可维持数小时,并在气液界面出现环绕试管边缘的稳定泡沫层。羊水中蛋白质、胆盐、游离脂肪酸及不饱和磷脂虽也能形成泡沫,但可被乙醇消除。妊娠 35~37 周时,羊水中磷脂酰胆碱合成达到高峰,含量上升,而鞘磷脂在整个妊娠期无明显变化,通过检测磷脂酰胆碱和鞘磷脂比值(PC/S)可判断胎儿肺的成熟度。

2. 参考范围　阳性(稀释度为 1:1 和 1:2 的两管液面均出现泡沫)。

3. 临床应用　如两管液面均出现泡沫为阳性,提示 PC/S ≥ 2.0,表示胎儿肺成熟。如仅第 1 管液面出现泡沫,为临界值,提示 PC/S 在 1.5～2.0。如两管液面均未出现泡沫为阴性,PC/S ≤ 1.49,提示胎儿肺未成熟。羊水泡沫试验判断胎儿肺成熟程度准确率可达 98.5%～99.3%。

三、显微镜检验

(一) 羊水板层小体计数

1. 检测原理　采用羊水板层小体计数(lamellar body count,LBC)。羊水中板层小体(lamellar body,LB)是肺泡 II 型细胞胞质中嗜锇染色结构,几乎全部由磷脂构成,是含肺泡表面活性物质的同心层结构,是肺表面活性物质合成与储存的场所,由肺泡 II 型细胞排出后附于胎儿肺泡腔表面,并随肺泡液流入羊水中,随着胎肺成熟,羊水中 LB 数量逐渐增多。

2. 操作步骤　取羊水 1～2 ml,以 500 g 离心力离心 5 min 或不离心,取上清液充入血细胞计数板,在镜下观察并计数板层小体(也可不离心直接测定)。板层小体测定也可在血液分析仪血小板通道计数。

3. 临床应用

(1) 参考范围:LBC 临界值分别如下。① 离心法为(10～46) × 10^9/L。② 不离心法为(38～46) × 10^9/L。

(2) 临床意义:LB 数量能客观反映肺表面活性物质含量,能用以估计胎儿肺成熟度。

(二) 羊水脂肪细胞计数

1. 检测原理　羊水脂肪细胞脱落自胎儿皮脂腺及汗腺,羊水脂肪细胞计数是反映胎儿皮肤成熟程度的指标。随着妊娠进展,胎儿皮脂腺逐渐成熟,羊水中脂肪细胞也逐渐增多。

2. 操作步骤　将羊水涂片用尼罗蓝水溶液染色后,镜下观察计数 200～500 个细胞,计算其中的脂肪细胞阳性率。

3. 临床应用

(1) 参考范围:妊娠 34 周前,羊水脂肪细胞 ≤ 1%;妊娠 34～38 周为 1%～10%;妊娠 38～40 周为 10%～15%;妊娠 40 周以后 >50%。

(2) 临床意义:羊水脂肪细胞 >20% 为胎儿皮肤成熟的指标;10%～20% 为临界值;< 10% 为皮肤不成熟;>50% 为皮肤过熟。

(三) 羊水快速贴壁细胞计数

1. 检测原理　正常羊水细胞需经 4～5 天才能贴壁生长。胎儿畸形,如神经管缺陷及脐疝畸形时,羊水细胞仅需 20 h 即可贴壁生长,称为快速贴壁细胞(rapidly adhering cell,RAC)。原因是神经管缺陷者羊水中细胞为神经组织中吞噬细胞,具有贴壁生长快、活细胞贴壁率高的特点。可通过计算活细胞贴壁率,来判断有无畸形。

2. 参考范围 RAC<4%。

3. 临床意义 RAC 主要用于胎儿畸形的诊断。脐疝畸形的 RAC 为 9%～12%,无脑儿的 RAC 为 100%。

第四节 关节腔积液检验

正常关节腔分泌很少量滑膜液(synovial fluid,SF),在关节运动时起润滑作用,也是关节软骨和关节盘等进行物质交换的媒介。当关节有炎症、损伤等病变时,滑膜液增多,称为关节腔积液。关节腔积液检验结合其他检验对关节病变诊断及鉴别诊断有重要的临床意义,如感染性关节炎、类风湿关节炎、骨关节炎等关节疾病。

一、标本的采集与处理

关节腔积液由临床医师通过无菌操作关节腔穿刺术采集。标本采集后分别置入 3 支无菌试管中,第 1 管用于微生物学检验;第 2 管加肝素抗凝(肝素钠 25 U/ml),用于细胞学及化学检验;第 3 管不加抗凝剂,用于观察有无凝固。不宜选用草酸盐和 EDTA 粉剂作为抗凝剂,以免影响关节腔积液结晶的检验。

标本采集后应及时送检,如需要保存标本,必须离心去除细胞后再保存,因为细胞内酶的释放会改变其中的成分。

视频:关节腔积液标本的采集和一般性状检验

二、一般性状检验

(一)量

正常关节腔液为 0.1～0.3 ml,在关节发生炎症、创伤和化脓性感染时,关节腔液量增多。积液量多少可初步反映关节局部刺激、炎症或感染的严重程度。

(二)颜色

正常关节腔液为无色或淡黄色,在病理情况下,呈不同的颜色变化。

1. 红色 见于穿刺损伤或血友病的病理性出血,如血友病色素性绒毛结节性滑膜炎等。

2. 乳白色 见于结核性关节炎、急性痛风性关节炎或红斑狼疮病。

3. 绿色 见于化脓性关节炎、慢性类风湿关节炎、痛风等。

(三)透明度

正常关节腔液透明清亮。炎症性关节病变时呈不同程度的浑浊,甚至呈脓样;非炎症性病变时可清晰或微浑。

(四)黏稠度

关节腔液因含透明质酸而高度黏稠。关节有炎症时,关节腔产生大量积液,积液稀释,且积液中中性粒细胞释放酶降解透明质酸,使积液黏稠度减低。关节炎症越重,黏稠度越低。重度水肿、外伤性急性关节腔积液,因透明质酸被稀释,即使无炎症,黏稠度也减低。化脓性关节炎伴有大量细胞增加时,黏稠度可增加。

(五)凝块形成

正常关节腔液不含纤维蛋白原和其他凝血因子,因此不凝固。当炎症时,血浆凝血因子渗入关节腔可形成凝块,凝块形成速度、大小与炎症程度成正相关。

微课:关节腔积液显微镜检验

三、显微镜检验

滑膜液的显微镜检验项目包括细胞、结晶和细菌等,镜下进行细胞种类的鉴别、计数或直接发现致病菌,对疾病的诊断和鉴别诊断具有重要的临床价值。

(一)细胞

1. 白细胞计数　正常滑膜液中无红细胞,白细胞数量极少。白细胞计数增高见于各种关节炎。

2. 细胞分类计数　正常滑膜液中单核吞噬细胞约占 65%,淋巴细胞约占 15%,中性粒细胞约占 20%,偶见软骨细胞和组织细胞。病理情况下,例如:① 细菌性关节炎、尿酸性关节炎和类风湿关节炎时中性粒细胞>80%,化脓性关节炎时中性粒细胞可达 95% 以上。② 创伤性、退行性关节炎,关节肿瘤等非感染性关节炎时中性粒细胞常<30%。③ 淋巴细胞增高见于类风湿关节炎、慢性感染、结缔组织病等。④ 单核细胞增高见于病毒性关节炎或血清病、系统性红斑狼疮等。⑤ 嗜酸性粒细胞增高见于风湿与类风湿关节炎、急性风湿热、滑膜转移癌、寄生虫感染、关节造影术后等。

滑膜液中还可见一些其他细胞。① 类风湿细胞:是吞噬有抗原抗体复合物的一种带有折射周边中性粒细胞,胞质中含 10～20 个直径在 0.5～1.5 um 的黑色颗粒,主要分布在细胞边缘,由 IgM、IgG 和补体组成,简称"RA"细胞。多见于类风湿关节炎、痛风及化脓性关节炎。② 狼疮细胞(LE 细胞):可于体内形成,除系统性红斑狼疮外,少数类风湿关节炎的滑膜液中也可找到 LE 细胞。③ 赖特细胞:多见于赖特综合征(Reiter 综合征)患者,也可见于痛风性关节炎等。

(二)结晶

结晶检验为滑膜液检验中的重要内容。滑膜液中常见的结晶有尿酸盐结晶、焦磷酸钙结晶、磷灰石结晶、脂类和草酸钙结晶等,以痛风患者多见。外源性结晶多见于关节手术中手套滑石粉,以及注射皮质类固醇形成的结晶,不同结晶可同时存在。滑膜液中结晶检验主要用于鉴别痛风和假性痛风。

(三)微生物

取滑膜液直接涂片,革兰氏染色,大约 75% 链球菌感染、50% 革兰氏阴性杆菌感染以及 25% 淋病奈瑟菌感染在滑膜液中可能找到病原菌。

四、化学和免疫学检验

滑膜液的化学检验除黏蛋白凝块形成试验外，常因黏稠度高而取样困难，必要时可用透明质酸酶降低其黏度后，再测定化学成分。

1. 黏蛋白凝块形成试验　正常滑膜液的黏蛋白凝块形成良好。如果凝块形成一般或差，说明透明质酸聚合物已有解聚或被稀释，可以见于各种病因引起的炎症，但无鉴别诊断的价值。

2. 蛋白质定量　正常滑膜液中总蛋白质为 10～30 g/L，其中，白蛋白与球蛋白之比约为 4∶1，无纤维蛋白原。炎症时由于滑膜渗出增加，总蛋白、白蛋白、球蛋白和纤维蛋白原等均增加。滑膜液中蛋白质增加量可反映炎症的程度，通常血清铁蛋白含量由低到高依次为：健康人、创伤性关节炎、类风湿关节炎、感染性关节炎。

3. 葡萄糖定量　测定滑膜液中葡萄糖浓度时，应同时测定患者的空腹血糖，正常滑膜液中葡萄糖比血糖稍低，其差值在 0.5 mmol/L 以内，差值如在 2.2 mmol/L 以上时，应考虑为化脓性关节炎，主要是由细菌对葡萄糖消耗所致。

4. 尿酸　滑膜液显微镜检验发现疑似尿酸盐结晶时，可用生化定量方法测定尿酸含量，这对尿酸盐沉积引起的痛风的诊断是有价值的。

第五节　胃液及十二指肠引流液检验

一、胃液检验

（一）胃液采集方法

胃液检验除无管胃液分析外都需要插胃管抽取胃液，但急性上呼吸道炎症需待炎症消退，上消化道出血除诊疗的需要外应待血止后进行。食管狭窄静脉曲张、主动脉瘤、严重高血压、频发心绞痛、心力衰竭、晚期妊娠及身体极度衰弱者均不宜插胃管抽取胃液检验。胃液采集的方法较多，常做的有给试管或刺激剂的分次采集法、检验分泌试验的晨间小时法以及双重组织胺试验等。

（二）一般性状检验

1. 量　应以空腹 12 h 后的胃液进行检验。在日常膳食刺激下，24 h 胃液分泌量为 2.5～3.0 L，其中，夜间分泌量为 400～500 ml。在空腹不受刺激的情况下，24 h 胃液分泌量为 1.2～1.5 L，正常空腹 12 h 的胃液残余量约为 50 ml。在插管成功后，持续负压吸引所得的胃液总量称为检验胃液量，它更能代表标准状态下（清晨空腹未接受任何食物和药物等刺激）胃的分泌功能，正常检验胃液量为 10～100 ml。若大于 100 ml 为增多，常见于：① 胃分泌增多，如十二指肠溃疡、胃泌素瘤等。② 胃排空障碍，如幽门梗阻、胃蠕动功能减退等。③ 十二指肠液反流等。若胃液量小于 10 ml 为减低，主要见于萎缩性胃炎、胃蠕动功能亢进等。

2. **颜色** 正常胃液为无色透明液体,不含血液、胆汁,无食物残渣。① 浑浊灰白色:混有大量黏液所致。② 鲜红血丝:多因插胃管时损伤胃黏膜所致。③ 棕褐色:胃内出血与胃酸作用所致,见于胃炎、胃溃疡、胃癌等。④ 咖啡渣样:胃内有大量陈旧性出血,见于胃癌、胃溃疡及糜烂性胃炎等。⑤ 黄色、黄绿色:混有胆汁,见于插管时引起的恶心、呕吐,以及幽门闭锁不全、十二指肠狭窄等所致的胆汁反流等。

3. **气味** 正常胃液可略带酸味,而无其他臭味。① 发酵味:消化不良或明显的胃液潴留、有机酸(醋酸、乳酸、氨基酸等)增多时可出现发酵味,见于幽门梗阻、胃张力高度缺乏。② 氨味:见于尿毒症。③ 恶臭味:见于晚期胃癌。④ 粪臭味:见于小肠低位梗阻、胃大肠瘘等。

4. **酸碱度** 正常胃液 pH 为 0.9~1.8,可用 pH 试纸或 pH 计测定,pH 在 3.5~7.0 为低酸,大于 7 为无酸。胃酸减低常见于萎缩性胃炎、胃癌,十二指肠液反流也会使 pH 上升。

5. **分层** 胃液放置后可分为 3 层。上层为黏液,中层为胃液,下层为食物残渣等成分。正常胃液分层不明显,上层可能有少许鼻咽分泌的黏液,下层因无食物残渣等基本不存在,仅有中层胃液。胃分泌的黏液黏稠度高,易于识别。胃液增多是慢性胃炎的常见表现。若有食物残渣等出现在下层,可见于胃癌、幽门梗阻等情况。

6. **黏液** 正常胃液中有少量分布均匀的黏液。黏液是由胃黏膜表面上皮细胞、胃腺中的黏液细胞贲腺和幽门细胞分泌的。黏液除有润滑和保护黏膜作用外,还有中和胃酸、缓冲和抵抗胃蛋白酶的消化作用。胃液中出现大量黏液,提示胃有炎症,特别是慢性炎症。黏液一般呈弱碱性,大量增多时也可影响胃液的酸度。

(三)显微镜检验

1. **正常参考值** 可见少量白细胞、柱状上皮细胞、酵母菌;无其他细胞和致病菌。

2. **临床意义**

(1) 红细胞:少量为胃黏膜损伤;多次出现为胃溃疡活动期、胃癌糜烂及其他胃壁损伤。

(2) 白细胞:白细胞增加,>1 000 ×10^9/L 时多属病理现象。完整白细胞示胃酸缺乏,成堆地出现示化脓性炎症。

(3) 上皮细胞:完整的上皮细胞示胃酸缺乏、柱状上皮细胞示胃炎。

(4) 癌细胞:如胃癌时可见癌细胞。

(5) 细菌:胃内容物滞留见大量酵母菌;大量化脓性球菌伴有多量胃黏膜脱落的柱状上皮细胞为患有胃炎;多量八叠球菌常见于胃内有淤积而酸度增高,如胃溃疡、幽门梗阻等。

二、十二指肠液检验

(一)一般性状检验

各引流液流出情况及其性质改变的临床意义如下。

微课:胃液
的成分及其
作用

视频:胃液
检验

1. 无胆汁排出常见于胆总管梗阻,多为胆结石、肿瘤所致。若怀疑因刺激强度不够而无任何胆汁排出时,应再次注入温热的 33% 硫酸镁 50 ml,此时常有胆汁排出。如仍无胆汁排出,可因胆衰竭梗阻、胆囊收缩不良或已做过胆囊摘除术后所致。

2. 在未用硫酸镁刺激前,即已有多量胆汁流出,常因奥迪(Oddi)括约肌松弛、胆囊运动功能过强所致。如胆汁呈绿色或黑褐色时,多见于胆道扩张伴有感染。

3. 排出异常浓厚或稀淡的胆汁,前者可见于胆石症所致的胆汁淤积,后者多见于慢性胆囊炎,浓缩功能低下。

4. 排出的胆汁浑浊,首先考虑可能是胃液混入使胆汁中胆盐沉淀所致。此时加入氢氧化钠溶液可使胆盐溶解而变清。如加入后仍不透明并有较多的白色团絮状物,多见于十二指肠炎和胆道感染。如同时伴有血液,应考虑有急性十二指肠炎、消化性溃疡、肿瘤等的可能。

5. 如出现颗粒沉淀或胆砂(胆砂为暗褐色砂粒状物),提示为胆石症,必要时可做结石的化学分析,判断胆结石的性质,大多胆结石为胆固醇结石。

(二)显微镜检验

正常十二指肠引流液中白细胞偶见,无红细胞,可见来自口腔、食管的鳞状上皮细胞。

十二指肠炎和胆道感染时可见成堆白细胞,并有吞噬细胞。慢性胆道感染时,可见淋巴细胞和浆细胞。十二指肠、肝、胆、胰等部位出血性炎症及肿瘤时,可见少量红细胞,癌细胞可采用离心沉淀染色镜检。十二指肠炎时,可见多量柱状上皮细胞。胆道炎症时,柱状上皮细胞为典型形态,有时可见呈栅栏状排列的脱落细胞群。胆道感染时,可见黏液丝。十二指肠卡他性炎症时,其黏液呈平行排列,附有少量白细胞。患胆管炎,尤其是胆囊颈部炎症时,其黏液丝呈螺纹状排列。胆汁中常见胆固醇结晶体、胆红素结石和胆红素钙结晶,与结石有关。如伴有红细胞存在则结石可能性更大,胆固醇、胆红素钙盐结晶同时出现时,对胆结石诊断更有意义。

(三)临床应用

1. **协助诊断某些寄生虫病** 对可疑有寄生虫感染而又需确诊时,十二指肠引流液检验常可获得理想的结果。如肝吸虫病、阿米巴肝脓肿和胆管蛔虫的诊断等。

2. **判断胆结石性质** 国内最常见胆固醇结石、胆红素结石和胆红素钙结石。对于胆衰竭造影不显影或 B 超检查不能确诊的结石,十二指肠引流液检验是唯一的选择,并且可进一步做胆结石化学成分分析,以确定胆结石的性质。

3. **诊断伤寒带菌者** 胆汁中培养出伤寒杆菌即可诊断为伤寒带菌者。

4. **诊断胰腺疾病** 采用促胰酶素 – 促胰液素试验,观察胰液量、碳酸氢盐和淀粉酶的变化,对诊断慢性胰腺炎、胰腺癌有一定价值。

微课:十二指肠引流液检验

案例分析

患者,男,35 岁。1 个月前感到疲惫、食欲缺乏、发热、咳嗽、咳痰带血丝,拍胸部 X 线发现右肺部有片状阴影,结核菌素试验红肿直径大于 2.0 cm。实验室检验血:RBC 3.6×10^{12}/L,Hb 101 g/L,WBC 4.5×10^9/L,N 50%,L 45%,E 3%,M 2%,PLT 78×10^9/L,PT 22 s,PTA 26%。生化:ALT 65 U/L,AST 158 U/L,GGT 756 U/L,TBIL 220 μmol/L,DBIL 132 μmol/L。

请思考:

1. 该患者可能患的疾病是什么?
2. 该患者进一步最适合的检验是什么?

本章小结

本章内容主要介绍了痰液、支气管肺泡灌洗液、羊水、关节腔积液及胃液和十二指肠引流液的检验。取痰液标本检验时要注意观察痰液的颜色、性状,尽量取拭子上有脓血的部分。各种标本采集的方法,重点是进行镜下血细胞的计数和肿瘤良、恶性的鉴别。检验项目包括一般性状检验和显微镜检验,也可借助一些化学、免疫学手段检验。

痰液检验对某些呼吸系统疾病的诊断、疗效观察和预后判断有一定价值。支气管肺泡灌洗液主要通过纤维支气管镜采集标本,重点是进行镜下有形成分良、恶性的鉴别。羊水检验是一种较为安全、可靠的诊断方法,对产前诊断、评估胎儿成熟度、筛选先天性遗传病和检查宫内感染等有重要价值。关节腔积液检验对于区别不同类型的关节炎有辅助诊断价值。胃液化学检验中胃酸的测定是最重要的内容,胃及十二指肠病变均可影响胃酸的分泌。十二指肠引流液的一般性状检验有助于区分不同引流部位的疾病状态。

(王 红)

思 考 题

一、名词解释

羊水泡沫试验　尘细胞　磷脂酰胆碱和鞘磷脂比值

二、在线测试

第十三章　临床细胞学检验

学习目标

1. 掌握人体正常脱落细胞的形态特征、良性和恶性疾病脱落细胞的形态特征；常用的细胞学标本制片以及染色技术；各系统脱落细胞的诊断特征和临床意义。

2. 熟悉各系统脱落细胞的来源；细胞退化变性、细胞死亡的相关概念；脱落细胞涂片的观察及报告方式。

3. 了解临床细胞学检验的评价，细胞学标本采集的方法，乳腺和淋巴结穿刺技术。

4. 学会各系统脱落细胞学检验的基本方法和基本技术。

5. 具备在临床工作中对各系统细胞形态进行全面系统分析的能力。

思维导图

第一节　细胞学检验基本理论

临床细胞学（clinical cytology）分为脱落细胞学（exfoliative cytology）和细针吸取细胞学（fine needle aspiration cytology，FNAC），是检验医学的一个分支，属于细胞病理学（cytopathology）范畴。临床细胞学就是通过对人体各部位特别是管腔各表面的脱落细胞或对病变器官及肿块通过细针吸取的方式获得的细胞，经过染色后，在显微镜下观察细胞的形态和结构，进行健康和疾病的筛查、诊断和研究，即对无症状个体进行癌前病变的筛检，对有症状或有体征患者进行诊断和鉴别诊断的一门学科。

为实现"早期发现、早期诊断、早期治疗"的目的，临床细胞学（脱落细胞和细针吸取细胞学）检验操作易行，安全性强，设备要求不高，费用低；对患者损伤小，痛苦少，可反复取材检验；诊断迅速，癌细胞检出率较高，尤其适用于大规模防癌普查和高危人群的随访观察。但是由于只能看到少数细胞，不能全面观察病变组织结构，不能确定肿瘤的具体部位，不容易对癌细胞做出明确的分型诊断，所以具有一定的局限性和误诊率。

一、正常细胞学形态

通常情况下，细胞的组织类型、来源和功能可以通过细胞质和细胞核所提供的信息反映出来。一般根据细胞学特点,将细胞分为上皮细胞和非上皮细胞。

(一)上皮细胞

上皮细胞覆盖于人体表面和各种管腔的内表层。根据上皮细胞的功能分为鳞状上皮细胞(squamous epithelia cell)、分泌性腺上皮细胞(glandular cell with secretory function)、纤毛上皮细胞(ciliated epithelia cell)、间皮细胞(mesothelial cell)4 种。

1. 鳞状上皮细胞 鳞状上皮是一种复层的上皮组织,主要分布于皮肤、口腔、咽、喉、食管、肛管、阴道、子宫颈的外口等体表及直接与外界相通的腔道等部位。这种鳞状上皮由排列紧密的上皮细胞组合而成,细胞间主要由桥粒连接。组织学上,复层鳞状上皮从底层至表层可分为基底层、中层和表层 3 部分(图 13-1)。

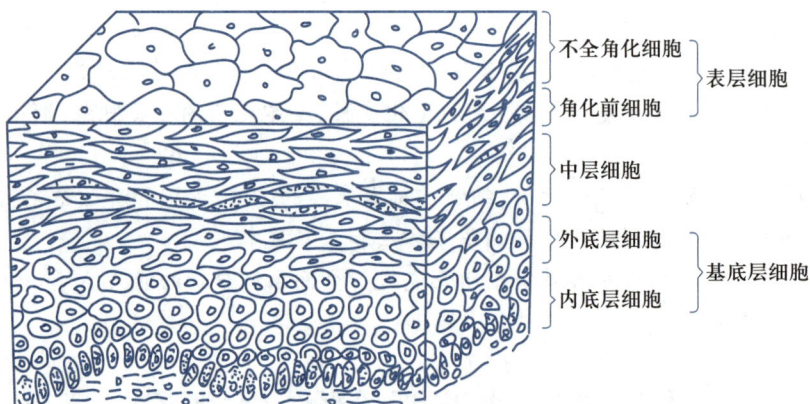

图 13-1 鳞状上皮示意图

(1)基底层细胞(basal cell):分为内底层细胞和外底层细胞。正常涂片中不易见到,在黏膜炎症、溃疡或糜烂时可见。

1)内底层细胞:为一层低柱状或立方形的细胞,位于鳞状上皮的最底层,紧贴基底膜,具有很强的增殖能力,以补充表层脱落的衰老细胞,因此又称为生发层细胞。细胞体积最小,直径为 12~15 μm,核相对较大,直径为 8~10 μm,呈球形,结构疏松;细胞质较少,核质比为 1:(0.5~1);核染色质呈均匀的细颗粒状。

2)外底层细胞:在内底层细胞之外,有 2~3 层。其体积较内底层细胞大,直径为 15~30 μm;细胞核与内底层细胞相似,染色质略疏松;细胞质巴氏染色呈亮绿色或灰色,HE 染色呈暗红色;核质比为 1:(1~2)(图 13-2)。

(2)中层细胞(intermediate cell):位于鳞状上皮中部,由数层多边形细胞组成。细胞呈圆形、菱形、多角形,直径为 30~40 μm;细胞核较小;细胞质巴氏染色呈亮绿色或灰蓝色,HE 染色呈淡红色;核质比为 1:(2~3)(图 13-3)。

(3)表层细胞(superficial cell):位于鳞状上皮的最表面,细胞体积最大,直径为 40~60 μm,呈不规则的多边形。根据细胞角化程度,又分为角化前、不完全角化和完全角化细胞。

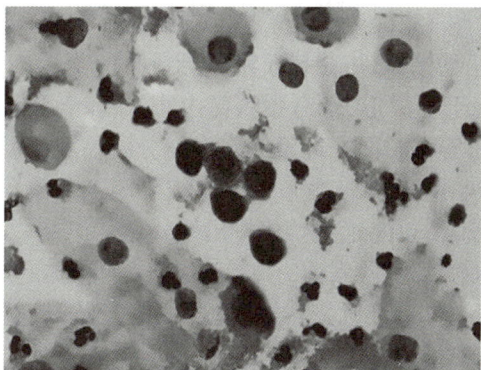

图 13-2 内底层细胞与外底层细胞

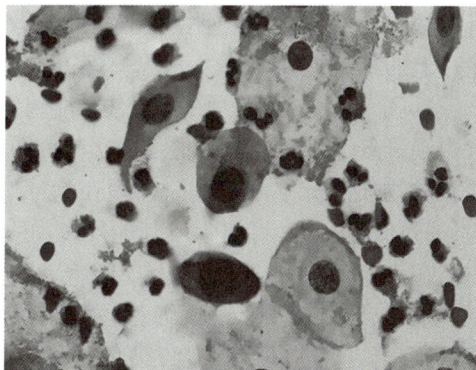

图 13-3 中层细胞

1）角化前细胞：细胞核直径为 6～8 μm，染色较深，但染色后颗粒仍较细致、均匀呈颗粒状；细胞质显著增多，巴氏染色呈浅蓝或浅绿色，HE 染色呈红色；核质比为 1:(3～5)（图 13-4）。

2）不完全角化细胞：细胞核呈明显缩小、深染、皱褶、残破等固缩现象，直径约 4 μm，有时细胞核周边处可见与核着色一致的颗粒；细胞质透明可有卷角，巴氏染色呈粉红色，HE 染色呈粉红色；核质比为 1:5 或以上（图 13-4）。

3）完全角化细胞：细胞核消失，细胞质极薄，有皱褶，卷角。此种细胞为衰老死亡细胞，细胞质内有时可见细菌；巴氏染色呈橘黄色，HE 染色呈浅红色（图 13-5）。

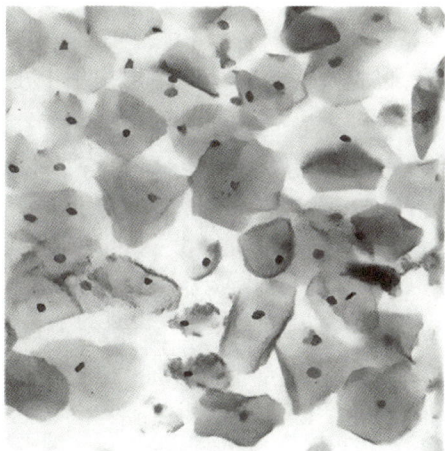

图 13-4 表层角化前细胞与不完全角化细胞

图 13-5 表层完全角化细胞

2. 分泌性腺上皮细胞　分泌性腺上皮细胞主要覆盖在肠道和子宫颈内膜表面形成内陷或腺管，或与表面导管相连形成腺体，或单个散在分布，如呼吸道纤毛上皮中的杯状细胞。

在细胞学涂片中，保存良好的分泌性腺上皮细胞呈立方形或柱状，长为 10～20 μm，宽约 10 μm，具有极性。细胞核平均直径为 8 μm，染色质疏松，多偏位，位于细胞底部，常有小核仁。细胞质呈透明状或浑浊,常含黏液(图13-6)。分泌性腺上皮细胞很难保存,涂片上的细胞边界常消失,形态不完整,细胞质呈淡嗜碱性,由储备细胞更新而来。

3. 纤毛上皮细胞　纤毛上皮细胞主要覆盖于呼吸道、子宫颈峡部内膜、输卵管和子宫内膜。纤毛上皮常由多层细胞组成,纤毛朝向器官腔面。纤毛细胞常与分泌黏液或黏液相关物质的分泌细胞同时出现在涂片中。在呼吸道中,支气管纤毛上皮细胞被黏液覆盖,通过纤毛运动,将灰尘或其他外来物质包裹于黏液中,通过痰液排出体外。

在细胞学涂片中,纤毛上皮细胞为圆锥形,顶端宽平,表面有密集的纤毛,呈淡红色,细胞底端细尖似豆芽根。细胞核位于细胞中下部,呈椭圆形,与细胞长轴平行排列,边缘清晰,常与细胞边界重合;染色质均匀,呈细颗粒状,染色较淡,有时可见1~2个核仁(图13-7)。

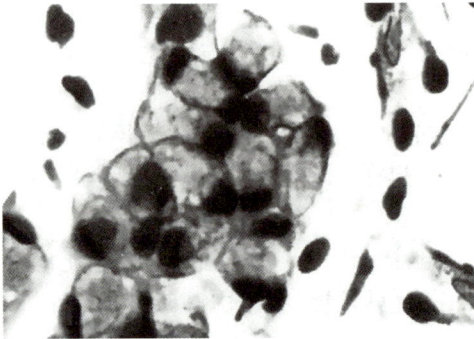

图13-6　子宫颈黏液柱状上皮细胞

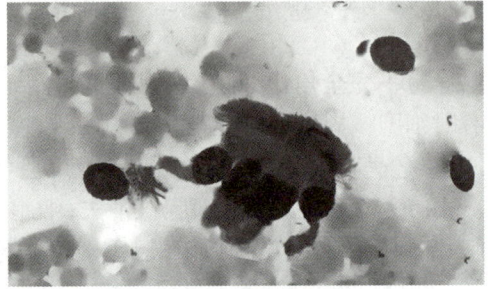

图13-7　支气管纤毛上皮细胞

4. 间皮细胞　间皮细胞主要是指覆盖于胸腔、腹腔及心包腔处的单层扁平上皮细胞。脱落的间皮细胞常单个、成双或成团分布,分为嗜碱性、嗜酸性和退化间皮细胞3种。单个间皮细胞呈圆形或卵圆形,直径为10~20 μm;细胞核呈圆形,位于中央或偏位,常为单个,增生活跃时可见双核,染色质呈细颗粒状,偶见小核仁;细胞质丰富,呈弱嗜碱性或嗜酸性(图13-8)。

(二) 非上皮细胞

细胞涂片中的非上皮细胞又称背景成分,如血细胞、坏死物、黏液、异物等。识别非上皮细胞成分的形态有助于细胞病理学的诊断。

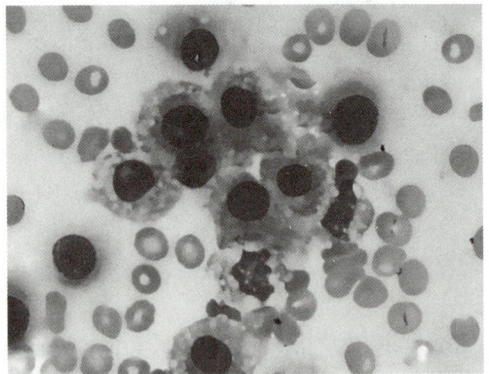

图13-8　腹水中的间皮细胞(巴氏染色 ×1 000)

1. 红细胞　采集标本发生损伤时可见新鲜的红细胞,陈旧性出血可见棕色的含铁血黄素或染成黄色的丝状纤维蛋白。在恶性肿瘤及结核的涂片中,常见大量的红细胞。

2. 中性粒细胞　很容易变形,裸核,细胞边缘不清楚,可成团。常见于急性炎症、癌组织坏死、继发感染及化疗后。

3. 嗜酸性粒细胞　细胞形态同血涂片,常见于寄生虫感染、变态反应等病变。

4. 淋巴细胞　体积较小,呈圆形;核呈圆形,染色深;细胞质少,常呈嗜碱性,常见于慢性炎症、癌肿、结核等。淋巴细胞因胞体大小比较恒定,可作为涂片中的"标尺"。

5. 浆细胞　体积较淋巴细胞大,核常偏位,染色质呈车轮状排列,细胞质因免疫球蛋白积累,部分细胞可形成嗜酸性颗粒或卢梭(Russell)小体,常含有大量粗面内质网。常见于结核及慢性炎症病灶。

6. 巨噬细胞或组织细胞　为血液中的单核细胞进入组织,并在各个组织器官中分化成熟,组织细胞源自巨噬细胞,具有吞噬外来物质的能力,如细菌、真菌、原虫和异物等。在细胞学涂片上,单核巨噬细胞大小不一,细胞核呈圆形、肾形或不规则形;细胞质充满小空泡,并含有颗粒或吞噬碎片;活化的巨噬细胞核常偏位;多核巨噬细胞源自于单核巨噬细胞的融合,胞体巨大,核常偏位,分散在胞质周边,称之为朗格汉斯巨细胞(Langerhans giant cell)或图顿巨细胞(Touton giant cell)。巨噬细胞可因吞噬脂类物质而变成泡沫细胞;吞噬结核杆菌后形成类上皮细胞。

7. 坏死物　涂片中可见红染的絮状、无定形的坏死物,多见于癌性坏死物,其周边为残碎、脱落的核;也可见于结核性坏死物,同时伴有类上皮细胞及多核结核结节。此外,细胞涂片背景中还可见黏液、细菌团、真菌团、植物细胞、棉絮及染料残渣等。

二、上皮细胞退化变性

良性病变是相对于恶性肿瘤病变而言的,组织器官上的细胞可因各种内在因素或在外界环境的作用下造成细胞形态的改变,表现为细胞的变性、死亡、增生、再生、化生以及不典型增生等细胞学变化。

(一)细胞变性

1. 细胞退变　细胞从器官内黏膜表面脱落后,由于得不到血液供应,缺乏营养及膜表面酶的作用或因炎症、放疗、化疗等影响,细胞会发生变性直至死亡,这一过程称为退化变性,简称退变(degeneration)。脱落细胞退变分为肿胀性退变和固缩性退变两种(图 13-9)。

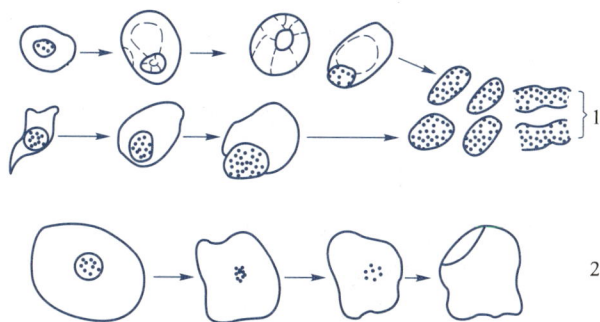

1. 肿胀性退变过程;2. 固缩性退变过程。

图 13-9　上皮细胞退变过程示意图

（1）肿胀性退变：由于细胞内水分明显增加，表现为细胞质肿胀，体积可增大 2～3 倍，细胞质内可出现液化空泡，着色淡；细胞核肿胀，染色质结构不清，呈淡蓝色云雾状。最后细胞质完全溶解消失，肿胀的淡蓝色裸核亦逐渐溶解消失。肿胀性退变多见于急性炎症。分泌性腺上皮细胞、纤毛上皮细胞，以及鳞状上皮中、基底层细胞常表现为肿胀性退变。

（2）固缩性退变：由于细胞脱水，表现为细胞变小、固缩变形，细胞质染成红色，细胞核染色质致密呈深蓝色，细胞核与细胞质之间可形成空隙，称为核周晕。最后细胞破裂成碎片。固缩性退变多见于慢性炎症。鳞状上皮表层细胞常表现为固缩性退变。

2. 多核细胞　在细菌或病毒感染时，间皮细胞、上皮细胞或巨噬细胞均会形成多核细胞。多核巨细胞是上皮细胞（如支气管上皮或腺上皮）通过胞饮作用或细胞核内有丝分裂形成的胞核分裂、胞质不分裂的细胞。其胞体巨大，细胞核常偏位，分散在细胞质周边，可在结核病患者的涂片中见到。

3. 其他细胞　在炎症或肿瘤时，巨噬细胞、上皮细胞、间皮细胞和癌细胞等均会出现吞噬现象，细胞质中可见外来异物、细胞碎片或完整细胞。病变组织中，各类细胞均可见细胞核异常，表现为核皱褶或核沟。在放疗、某些微生物感染（沙眼衣原体）、细胞内脂肪储存时，可见细胞质形成多个大小不一透明的圆形包涵体，内含水分或水溶性物质。

（二）细胞死亡

细胞死亡是细胞生命的终止和消亡，其中，细胞程序性死亡称为凋亡（apoptosis）；而发生在某种特定疾病的死亡称为坏死（necrosis），两者既有联系又有区别。

1. 细胞凋亡　细胞凋亡是指为维持内环境稳定，由基因控制的细胞自主有序的死亡，是一种正常的生理现象，多发生于淋巴细胞，上皮细胞较少见。凋亡细胞首先出现的是细胞体积缩小，然后是细胞核染色质致密、碎裂、降解，最后碎裂成大小一致的小颗粒状，称为核碎裂或凋亡小体；细胞质常皱缩，细胞膜多破裂。细胞凋亡与周围组织炎症无关。

2. 细胞坏死　细胞坏死通常是一个逐渐发展的过程。细胞首先变性，当变性达到不可恢复的界限时，发展到死亡，多发生于各种物理化学损伤（如过热、过冷、细胞化学毒物等）、制片不当或部分癌细胞中。坏死细胞常缺乏典型的形态学表现，先是细胞质空泡形成，细胞核体积增大，核 DNA 降解，细胞核均质化，染色质致密，称为核匀化（nuclear homogenization）或核固缩，然后细胞膜破坏，细胞完整性丧失，最后形成细胞碎片、核碎片或核丝，被核染液（如苏木精）染成蓝色。一般与周围组织的炎症有关。

（三）上皮细胞的增生、再生和化生

1. 增生（hyperplasia）　一般指慢性炎症或理化因素刺激所引起基底层细胞分裂增殖能力增强，数量增多，常伴有体积增大。表现为细胞核大，核染色质呈细颗粒状，可见核仁；细胞质量相对较少，核质比增大；核分裂活跃，可见双核或多核，注意与小细胞癌相鉴别。

2. 再生（regeneration）　是指因炎症、创伤等病理因素引起上皮组织损伤后，由邻近

正常组织的同类细胞分裂增生进行修复的过程。再生上皮细胞未完全成熟,容易脱落。涂片中再生细胞形态与增生的细胞相似,常伴有数量不等的炎症细胞,也可见到增生活跃的基底层细胞。

3. 化生(metaplasia) 是指一种成熟的上皮组织在某些因素的作用下,被另一类型的成熟上皮组织所取代的过程。通常是柱状上皮被鳞状上皮取代,这种过程称为鳞状上皮化生,简称鳞化,常见于炎症、机械创伤等损伤或慢性刺激的过程。如子宫颈或支气管的黏膜上皮被鳞状上皮取代,未成熟的鳞化细胞形态异常,表现为细胞核增大,染色质较粗,核仁明显等,有时具有化生前细胞的特征,如替代的黏液柱状上皮细胞中可含有黏液。一般情况下,当除去病因时,化生上皮可恢复原来的组织结构。化生可以是肿瘤发生的病理基础。

三、良性病变细胞学

(一)炎症性疾病的上皮细胞形态

炎症是组织对损伤的一种常见反应,分为急性、亚急性、慢性和肉芽肿性炎症 4 种类型,前 3 种是按病程分类,后者由特殊病因引起,其局部主要由中性粒细胞、淋巴细胞及巨噬细胞组成,常为慢性病变过程。

1. 急性炎症 在细胞学涂片上,上皮细胞以变性、坏死为主,可见中性粒细胞增多,出现细胞碎片、无结构的呈网状或团块状的纤维蛋白、红细胞和白细胞等坏死物质,伴少量淋巴细胞。

2. 亚急性炎症 比较少见,可见退变的上皮细胞和坏死的细胞碎片,同时存在中性粒细胞、单核细胞、嗜酸性粒细胞和淋巴细胞。

3. 慢性炎症 在细胞学涂片上,上皮细胞以增生、再生和化生等病理性改变为主,伴有淋巴细胞、浆细胞和巨噬细胞等典型变化。巨噬细胞可为单核或多核,有核增大和核染色质增多现象;可见较多成团的增生上皮细胞和成纤维细胞。

4. 肉芽肿性炎症 这是一种特异性炎症的形式,主要细胞成分是上皮样细胞、多核巨细胞和淋巴细胞,中央常有干酪样坏死。常见于结核分枝杆菌、真菌感染等。

(二)上皮细胞不典型增生(细胞核异质)

上皮细胞不典型增生又称细胞核异质(dyskaryosis),是指脱落细胞核的异常,表现为细胞核形态、大小及染色质分布异常,核边增厚等,但细胞质正常(图 13-10)。核异质细胞是处于良性和恶性细胞之间的异常细胞,又称为增生不良细胞或不典型细胞,相当于病理组织学的不典型增生。根据核异质细胞形态改变的程度,分为轻度、中度和重度核异质。

1. 轻度不典型增生(又称轻度核异

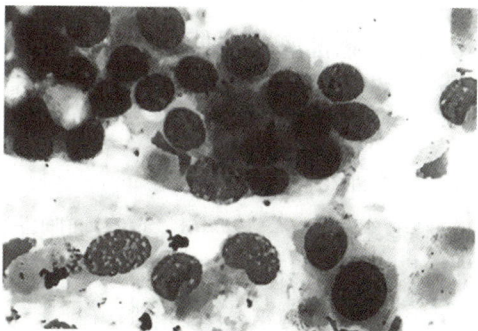

图 13-10 支气管核异质细胞

质）一般多见于鳞状上皮的表层和中层细胞。细胞核较正常约大 0.5 倍，轻中度畸形，染色较深，染色质轻度增粗。由于常在慢性炎症时出现，又称为炎性核异质细胞。

2. 中度不典型增生（又称中度核异质）　细胞分界尚清楚，细胞核中度增大，细胞核大小不一，形态略畸形，染色质浓密不均、深染，核仁增大，核分裂象相对多。

3. 重度不典型增生（又称重度核异质）　细胞核比正常约大 1 倍，有中度以上的畸形，染色质呈粗颗粒状或粗网状，偶见染色质结块，细胞核染色更深，核膜轻度增厚，偶见核仁增大、增多。常由慢性炎症引起，部分可发展为癌，所以又称为癌前核异质。重度核异质细胞常见于鳞状上皮底层细胞和部分中层细胞。细胞质与正常细胞没有明显区别，核质比轻度增大，又称不成熟核异质。重度核异质细胞虽有细胞核的异型性，但其大小、染色及形态变化均未达到恶性肿瘤细胞标准。

（三）良性肿瘤

良性肿瘤（benign tumor）是指细胞异常增殖且呈局限性增生的肿瘤。机体内某些组织的细胞发生异常增殖，可挤压周围组织，但并不侵入邻近的正常组织内。瘤体周围常形成包膜，与正常组织分界明显，用手触摸，推之可移动，手术切除干净后，很少有复发。

1. 上皮源性良性肿瘤细胞　与正常上皮细胞差异很小。细胞多互相黏附，形成扁平的细胞群，细胞边界清晰，呈蜂窝状，细胞质透明，核仁小，有时可见有丝分裂。

2. 间质源性良性肿瘤细胞　与正常间质源性细胞类似，如脂肪细胞、平滑肌细胞或成纤维细胞，见于脂肪瘤、平滑肌瘤和纤维瘤。

临床上某些良性肿瘤如内分泌或神经源性肿瘤、皮肤疣、生殖道或膀胱尖锐湿疣等，在细胞学涂片中，细胞形态明显异常，体积增大，核深染，可见多核，易与癌细胞混淆，细胞学诊断时应注意鉴别。

（四）角化不良

角化不良（dyskeratosis）又称异常角化、细胞内角化或不成熟角化，是指鳞状上皮非角化层，即表层角化前细胞和中、基底层细胞出现一些个别散在的细胞质内角化现象。角化不良细胞呈圆形或不规则形，核染色较深，巴氏染色细胞质呈橘黄色。中、基底层细胞出现角化不良时，可能是癌前病变的表现，亦称癌前角化。老年期和更年期妇女阴道涂片中发现角化不良细胞常有癌变的可能，应高度重视，需定期复查。

四、恶性肿瘤细胞学

（一）概述

原发性恶性肿瘤是体内细胞发生突变后，机体失去对其生长的正常调控，导致异常增生，肿瘤组织呈浸润性生长，肿瘤细胞能侵犯、破坏邻近的组织和器官。肿瘤细胞能克隆性生长并形成转移，侵入淋巴系统或血液，在其他器官形成新的肿瘤。恶性肿瘤根据其来源命名为癌、肉瘤及其他器官特异性肿瘤。

1. 癌　源于上皮组织的恶性肿瘤称为癌。鳞状上皮癌发生于皮肤、食管、肺、子宫颈、阴道、外阴、阴茎等部位。腺癌发生于消化管、肺、子宫体、乳腺、卵巢、前列腺、甲状腺、肝、肾、胰腺、胆囊等部位。

2. 肉瘤 源于中胚层组织的恶性肿瘤称为肉瘤,如构成胃肠道的肌肉细胞、构成骨、结缔组织、脉管、神经的纤维细胞发生的恶性肿瘤。

3. 其他器官特异性肿瘤 其他恶性肿瘤命名具有高度器官特异性,如淋巴系统癌变称为淋巴瘤,神经胶质细胞癌变称为胶质瘤,黑色素细胞癌变称为黑色素瘤等。

(二)细胞学特征

1. 细胞核的变化 肿瘤细胞的恶性特征集中表现在核的形态和结构变化上,因此,对核的观察是判断肿瘤细胞的关键。恶性肿瘤种类繁多,虽然其组织来源不同,但在细胞形态上存在共同特征,借助光学显微镜能识别癌细胞。但良性肿瘤细胞与癌细胞易混淆,与正常细胞类似的癌细胞也很难鉴别,因此具有一定的局限性,必须综合判断,并以涂片中背景细胞对照,慎重做出报告。具体来说,细胞核的变化具有如下几种情形。

(1)细胞核增大:是指由于癌细胞核染色质增生过旺,形成多倍体及非整倍体,故胞核显著增大,为同类正常细胞的1~4倍,有时可达10倍以上。

(2)细胞核畸形:是指癌细胞核除圆形、卵圆形外,还可出现各种畸形,如结节状、分叶状、长形、三角形、不规则形,可有凹陷、折叠。腺癌细胞畸形不明显,核常偏向一侧。

(3)细胞核深染:是指由于癌细胞 DNA 大量增加,染色质明显增多、增粗,染色加深,呈深蓝色似墨滴状。腺癌深染程度不及鳞癌明显。

(4)细胞核仁异常:是指核仁常呈嗜酸性、居中,伴体积增大和数量增多,若见到巨大核仁(直径5~7 μm),即可诊断为恶性。核仁形态异常,可见多个核仁(或3个以上)。癌细胞分化程度越低,核仁异常越明显。

(5)细胞核膜增厚:是指多数癌细胞核膜明显呈不规则增厚。

(6)异常核分裂:是指癌细胞中丝状分裂细胞增多,且常见异常分裂象,如不对称分裂、多极分裂、环状分裂,可出现多核。

(7)细胞裸核:是指由于癌细胞增生过快,营养供给不足,细胞容易退化,胞质溶解消失而呈裸核。腺癌和未分化癌多见。早期裸核尚有癌细胞核的恶性特征,可供诊断参考,退化后期的裸核呈云雾状结构,失去诊断价值。

(8)核胞质比失调:是指癌细胞核显著增大,导致核胞质比增大。癌细胞分化越差,核胞质比失调越明显。

通常情况下,在恶性肿瘤细胞核的改变中,以核增大、核畸形、核深染、核质比失调为主要特征。

2. 细胞质的变化 恶性肿瘤的特征在一定程度上也反映在细胞质的变化上,尤其在进一步判断肿瘤细胞的组织来源和类型时,细胞质状态也是一个重要的参考依据。

(1)量异常:是指细胞质相对减少,分化程度越低,细胞质量越少。

(2)染色加深:是指由于细胞质内含蛋白质较多,HE 染色呈红色,且着色不均。

(3)空泡变异:是指细胞质内常有变性的空泡及包涵体等,腺癌细胞较为突出,常可融为一个大空泡,将核挤向一侧,形成戒指样细胞。

（4）吞噬异物：是指癌细胞的细胞质内常见吞噬的异物，如血细胞、细胞碎片等。偶见胞质内封入另一个癌细胞，称为封入细胞或鸟眼细胞。

3. 细胞大小和排列　单个恶性肿瘤细胞可呈不同程度的畸形变化，如纤维形、蝌蚪形、蜘蛛形及其他异形，细胞分化程度越高，畸形越明显。恶性肿瘤的细胞团中，细胞大小、形态不等，失去极性，排列紊乱，恶性肿瘤细胞增殖快，互相挤压，呈堆叠状或镶嵌状。细针吸取标本的恶性肿瘤细胞常成堆出现。间叶组织发生的肉瘤细胞大小相对一致，散在分布，无成巢倾向。

4. 其他变化　癌细胞常见 2 个或多个核。多核是一种常见现象，也可见于良性细胞，无诊断价值。

恶性肿瘤细胞与核异质细胞的鉴别见表 13-1。

表 13-1　恶性肿瘤细胞与核异质细胞的鉴别

内容要素	恶性肿瘤细胞	核异质细胞
细胞核膜	显著增厚且厚薄不均匀	轻度增厚
细胞形态及大小	形态各异，大小不等	形态、大小基本上一致
细胞核大小各异及畸形	显著或明显	轻度以至于中度
细胞核染色质结构	粗颗粒状或不规则结块状，其间有透明间隙，有时呈墨水滴状	多表现为细颗粒状，少数染色质结块，呈墨水滴状改变
细胞核仁	可见到多个，有时巨大，可达 5 μm 以上	可见 1～2 个，轻度增大
细胞核分裂	经常见	很少见
核胞质比	明显增大	轻度增大或中度增大
细胞质	比较少，嗜碱性，伴有空泡以及吞噬物	细胞质的质和量基本正常

（三）癌细胞的形态特征

1. 鳞癌的特征　由鳞状（复层扁平）上皮或柱状上皮鳞状化生后发生的癌变称为鳞状上皮细胞癌，简称为鳞癌。根据细胞分化程度，可分为高分化鳞癌和低分化鳞癌。

（1）高分化鳞癌：以表层细胞为主。① 胞体较大，常单个散在或数个成团。② 多数癌细胞形态呈多形性，如方形、梭形、多角形、纤维形等。③ 细胞质丰富，细胞质内有角化，染成鲜红色。④ 细胞核深染而粗糙，核畸形明显，核仁不明显（图 13-11）。

（2）低分化鳞癌：以基底层或中层细胞为主，多呈圆形或不规则形，散在或成团分布。成团脱落的癌细胞可堆叠，胞质较少，嗜碱性，胞核居中畸形，染色质呈粗颗粒状，且分布不均，有时可见核仁（图 13-12）。

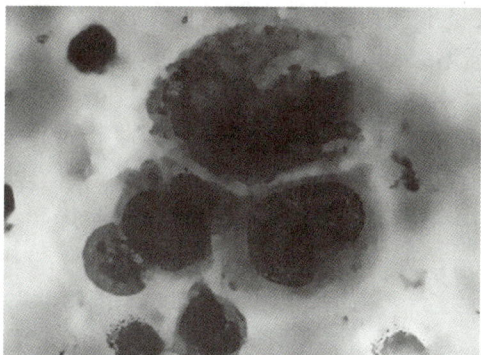

图 13-11 分化好的肺鳞癌细胞

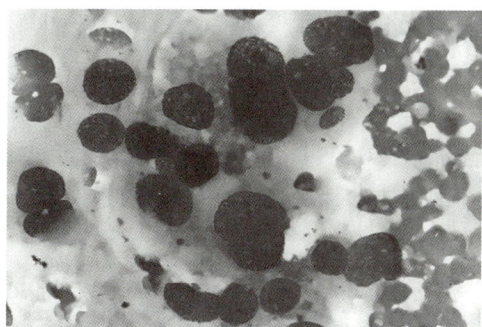

图 13-12 分化差的肺鳞癌细胞

2. 腺癌的特征 腺癌是指由柱状上皮细胞或腺上皮细胞恶变的癌。根据分化程度可分为高分化腺癌和低分化腺癌。

(1) 高分化腺癌:① 癌细胞较大,常呈圆形或卵圆形,单个或成团、成排脱落。成排脱落时可呈不规则柱状,有些成团或成排脱落的癌细胞围成腺腔样结构。② 癌细胞核呈圆形或卵圆形,常偏位,染色质颇丰富,略深染呈粗网状或粗块状,略畸形,核边不规则增厚,常见 1~2 个增大的核仁,直径可达 3~5 μm。③ 细胞质丰富,略嗜碱性,染成暗红色。胞质内可见黏液空泡,呈透明空泡样。有时空泡大,细胞核被挤压于一边呈半月状,称为印戒样细胞(图 13-13)。

(2) 低分化腺癌:① 癌细胞较小,可单个散在,常成团脱落,细胞界限不清,细胞核位于细胞团边缘,使边缘细胞隆起,致整个细胞团呈桑椹状。② 细胞核较小,呈圆形或不规则形,畸形较明显,偏位。染色质明显增多,呈粗块状或粗网状,分布不均,核边缘增厚,有明显核仁。③ 胞质很少,嗜碱性,少数癌细胞的细胞质内可见细小的透明黏液空泡(图 13-14)。

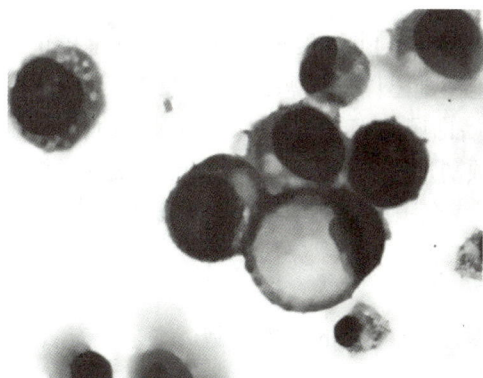

图 13-13 印戒样细胞

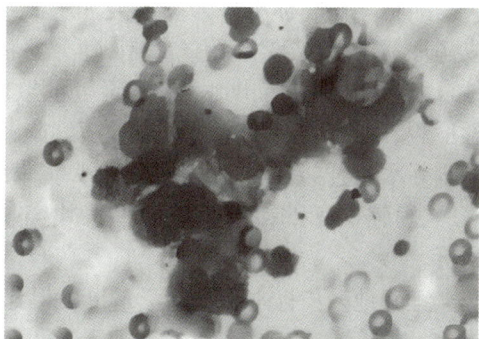

图 13-14 胃分化差的腺癌细胞

3. 未分化癌的特征 各种上皮组织发生的分化极差、恶性程度最高的癌称为未分化癌。从细胞形态难以确定其组织来源。

（1）大细胞未分化癌：① 癌细胞体积较大,呈不规则圆形、卵圆形或长形。② 核较大,呈不规则圆形,大小不等,核畸形明显,染色质增多,呈粗颗粒或粗网状深染,有时可见较大的核仁。③ 细胞质量中等,具有嗜碱性（图 13-15）。

（2）小细胞未分化癌：① 癌细胞体积小,呈不规则圆形或卵圆形。② 核小,比正常淋巴细胞大 0.5～1 倍,呈不规则圆形、燕麦形或瓜子形,核畸形明显,染色极深呈墨水滴样。③ 细胞质少,似裸核,具有弱嗜碱性,核质比大（图 13-16）。

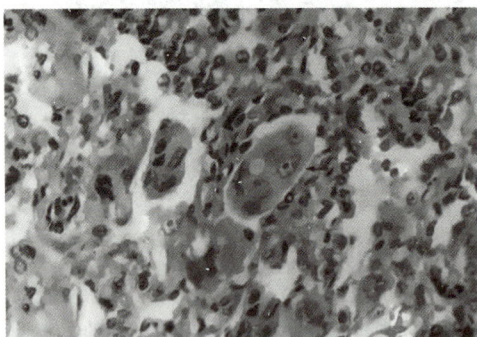

图 13-15　肺大细胞未分化癌细胞

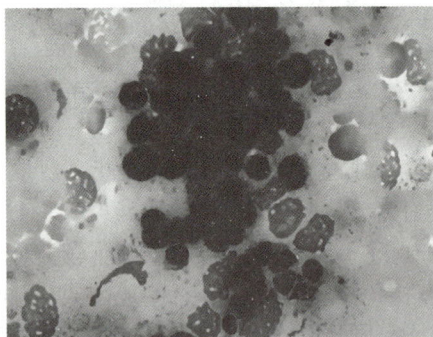

图 13-16　肺小细胞未分化癌细胞

第二节　细胞学检验基本技术

一、标本采集

（一）标本种类与采集方法

细胞学检验标本分为两大类,即脱落细胞和细针穿刺吸取细胞。脱落细胞是指正常或病理情况下,自然脱落的细胞,随分泌物、排泄物排出体外。恶性肿瘤的组织细胞之间黏合力下降,且常有出血、坏死等情况,致使肿瘤细胞更易于脱落。如痰液、尿液脱落细胞学检验,可查到呼吸道、泌尿道肿瘤细胞；子宫颈刮片可查到子宫颈恶性肿瘤细胞。细针穿刺标本通过穿刺抽吸或引流法,从实体性器官或充满液体的器官中获得细胞标本,如肿瘤、浆膜腔积液和脑脊液等；内脏肿块穿刺应在 B 型超声、X 线或 CT 引导下,由临床医师施行。

正确地采集标本是细胞学诊断的基础和关键之一,常用的脱落细胞标本采集方法,见表 13-2。

（二）标本采集注意事项

1. 部位　正确地选择采集部位,在病变区直接采集细胞。

微课:脱落细胞学及细针吸取细胞学检验基本技术

表 13-2　常用的脱落细胞标本采集方法

采集方法	适用范围
自然分泌液采集法	如痰液、尿液及乳头溢液等自然分泌液可直接留取
直视采集法	在肉眼观察下直接采集,如口腔、鼻咽部、阴道、子宫颈等部位可直接采用吸管吸取、刮片刮取或刷洗的方法采集标本;食管、胃、肠道、气管、支气管可借助纤维内镜在病灶处直接刷取细胞涂片
摩擦法	使用摩擦工具在病变处摩擦,将擦取物直接涂片。常用的摩擦工具有海绵球摩擦器、气囊、线网套等。可对食管、胃及鼻咽部等处病灶取材涂片
灌洗法	向腹腔、盆腔(剖腹探查时)或空腔器官灌注一定量生理盐水进行冲洗,使其细胞成分脱落于液体中,收集灌洗液离心制片,进行细胞学检验
细针穿刺抽吸法	对浆膜腔积液、浅表及深部组织器官,如乳腺、淋巴结、肝及软组织等可用细针穿刺抽吸积液及部分病变细胞进行细胞学检验

2. 标本　采集时尽可能避免黏液、血液等干扰物混入。标本采集后尽快制片,防止细胞腐败或自溶。

3. 采集方法　应简便易行,操作应轻柔,减轻患者痛苦,避免引起严重并发症和肿瘤扩散。

二、涂片制备

在细胞涂片制作时载玻片要清洁无油渍,涂片操作要轻巧,避免挤压损伤细胞。对于缺乏蛋白质的标本,可在载玻片上涂一薄层黏附剂(蛋白甘油或血清蛋白),以防染色时细胞脱落。每份标本至少制备两张涂片,以避免漏诊。

(一)直接涂片

1. 推片法　将标本混匀后,取 1 小滴混合液直接推片。适用于血性或细胞成分比较多的液体标本。

2. 涂抹法　用竹签将标本由玻片中心以顺时针方向由内向外转圈涂沫或从玻片一端开始平行涂抹,避免重复。适用于食管刷片、宫颈黏液、痰液等较黏稠的标本。

3. 喷射法　用配有细针头的注射器将标本均匀地喷射在载玻片上。适用于细针穿刺抽吸的少量标本。

(二)印片

用手术刀切开病变组织块,立即用载玻片在新鲜切面轻轻印按即可。此法为活体组织检验的辅助方法。

(三)浓缩涂片

1. 离心法　将液体标本低速离心(以 1 500 r/min 离心 10 min)后,取沉淀物涂片或推片。适用于浆液性积液、尿液或生理盐水灌洗液等标本。

2. 滤膜过滤法　用各种孔径的滤膜,通过施加一定的压力使液体标本中的细胞过滤到滤膜上,制成涂片。适用于大量液体、少量细胞的标本,与离心法相比,能最大限度地获取标本中的细胞。

3. 细胞块法 适用于大多数悬液标本。将标本中的细胞聚集成团,形成与传统组织块类似的细胞块,可制作细胞块切片,用于特殊染色。

4. 液基细胞学技术 此技术优点是涂片上细胞分布均匀、分布范围小、背景清晰,可提高诊断的灵敏度和特异度。这是一种半自动或全自动标本处理新技术,如将阴道或子宫颈分泌物等标本浸入液基细胞试剂中进行处理,去除红细胞,保存固定白细胞、脱落上皮细胞,制备成细胞悬液,再经过滤、离心,清除黏液后制成脱落细胞薄片。

三、涂片固定

固定(fixation)的目的是保持细胞的自然形态,防止细菌导致标本腐败、细胞自溶及丢失。固定液能凝固和沉淀细胞内的蛋白质,破坏细胞内的溶酶体酶,使细胞保持自然形态,结构清晰,容易着色。因此,固定及时,标本新鲜,染色效果才会更佳。细胞学检验常用固定液有乙醚-乙醇固定液和95%乙醇固定液。前者由95%乙醇和乙醚等量混合,渗透性强,固定效果好,适用于巴氏染色及HE染色;后者渗透作用稍差,但制备简单,适用于大规模防癌普查。常用的固定方法有以下两种。

1. 带湿固定 就是涂片后标本尚未干燥即行固定。适用于食管刷片、痰液及子宫颈刮片等较黏稠标本的巴氏染色或HE染色。该法固定细胞结构清晰,色彩鲜艳。

2. 干燥固定 涂片后待其自然干燥,再进行固定。常用于尿液、浆膜腔积液等较稀薄的标本的瑞特染色。固定时间一般为15～30 min。痰液、阴道分泌物、食管刷片等含黏液较多的标本固定时间适当延长;尿液、胸腔积液、腹水等涂片不含黏液,固定时间可酌情缩短。

四、涂片染色

(一)染色方法

染色的主要目的是利用组织和细胞内各种成分化学性质不同,对染料的亲和力不同,使组织和细胞内结构分别着不同的颜色,在显微镜下观察细胞内部结构,做出准确的细胞学诊断。不同染色方法均适用于妇科或非妇科标本的永久性染色。临床上常用的染色方法如下。

1. 常用方法

(1) 巴氏染色:1928年,由Papanicolaou创建并用于阴道涂片诊断宫颈癌的染色方法,简称Pap染色法。巴氏染液主要由苏木精、伊红、俾斯麦棕、亮绿及橘黄G^6等染料组成。苏木精染料为碱性,主要使细胞核内的染色质与细胞质内的核糖体着紫蓝色,伊红、俾斯麦棕、亮绿及橘黄G^6是细胞质染料,可与细胞质中不同化学成分结合,使细胞质呈不同颜色。如鳞状上皮完全角化细胞胞质呈橘黄色;不完全角化细胞的细胞质呈粉红色;而角化前细胞的细胞质呈淡绿色或灰蓝色。

(2) 瑞-吉复合染色法:即Wright-Giemsa染色法,吉姆萨染液由天青、伊红组成。

染色原理和结果与瑞特染色法基本相同。染色时以稀释吉姆萨染液代替缓冲液,按瑞特染色法染 10～15 min。或先用瑞特染色法染色后,再用稀释吉姆萨染液复染。

(3) 苏木精－伊红染色法:即 HE 染色法,染色原理同巴氏染色。染色液只有两种染料:① 伊红为酸性染料,主要使细胞质和细胞外基质中的成分着红色。② 苏木精为碱性染料,主要使细胞核内的染色质与细胞质内的核糖体着紫蓝色。

2. 其他方法　其他染色方法有组织细胞化学染色(过碘酸希夫染色、过氧化物酶染色、三色染色等)、免疫细胞化学染色等,用于识别或鉴别肿瘤细胞的分化程度。

(二) 方法学评价

常用染色法方法学评价,见表 13-3。

表 13-3　常用染色法方法学评价

方法	评价
Pap 染色法	细胞具有多色性的染色效果,色彩鲜艳多样。涂片染色的透明性较好,细胞核结构清晰,细胞质颗粒分明。适用于上皮细胞染色或观察女性激素水平对上皮细胞的影响。缺点是染色程序较复杂
Wright-Giemsa 染色法	操作简便,多适用于血液、骨髓细胞学检验。细胞核染色质结构和细胞质内颗粒较清晰
HE 染色法	染色透明度好,细胞核与细胞质对比鲜明,染色效果稳定。细胞核着紫蓝色,细胞质着淡玫瑰红色,红细胞着朱红色。染色步骤简便。适用于痰液涂片

五、诊断程序

1. 阅片原则

(1) 阅片前:应该严格核对送检报告单与涂片,仔细阅读送检单上填写的所有资料,尤其是临床主要体征,详细了解患者基本情况,以便结合细胞的形态特征及临床表现做出准确、客观的诊断。

(2) 阅片中:要认真、耐心、细致,严格按规定程序观察涂片。初筛时应以低倍视野为主,使用推进器从左向右或从上向下,按一定的顺序观察整张涂片内每一个视野,首先观察涂片内各种细胞成分,发现特殊异常细胞成分时,再转换高倍镜仔细观察,对具有诊断意义的异常细胞,应该用标记笔在其左右或上下方做出标记,或用圆圈标记,以利于进行复查、教学和研究。

2. 诊断依据　检验人员要根据涂片中细胞数量、分布、大小、形态、细胞核和细胞质特征等进行综合性分析,并结合取材部位对具有诊断意义的异常细胞做出合理诊断。

3. 涂片背景　主要包括血细胞、黏液、坏死物及异物等,有助于疾病的分析诊断。涂片中若出现坏死物质,应首先考虑癌的可能,在癌性坏死物中或其周边常可见到残存固缩的癌细胞核;其次考虑为结核,其坏死彻底,坏死物周边可发现多核巨细胞或上皮样细胞。

4. 诊断方法

(1) 直接法:根据细胞学检验,对有特异性细胞学特征的、较易确诊的疾病可直接做出诊断,如淋巴结穿刺涂片检验诊断为"慢性淋巴结炎"。

(2)分级法(gradational method):是常用的一种报告方式,用分级方式来表示细胞学检验发现的变化,可客观地反映真实情况,如女性生殖道细胞学检验。目前,常用的是改良巴氏五级分类法(表13-4)。

表 13-4 改良巴氏五级分类法

分级	细胞特征
Ⅰ级	涂片中未见异常细胞(基本正常)
Ⅱ级	涂片中可见异常细胞但均为良性
Ⅱa	轻度核异质细胞及变形细胞等
Ⅱb	中至重度核异质细胞,属癌前期病变,需要定期复查
Ⅲ级	有可疑癌(恶性)细胞,形态显著异常,难以确定良、恶性,需复查
Ⅳ级	有癌细胞,但形态不够典型或数量极少,需要进一步证实
Ⅴ级	有癌细胞,形态典型且数量较多,如有可能应区分出组织学类型

(3)阴道脱落细胞学报告方式:1988年,由美国国家癌症研究中心(National Cancer Institute,NCI)提出了主要用于阴道脱落细胞检验的伯塞斯达系统(the Bethesda system, TBS)分类法,它是一种描述性诊断,主要包括4个部分:对涂片的满意程度、良性细胞改变、上皮细胞的异常改变、雌性激素水平的评估(见本章第三节中"女性生殖道细胞学检验"相关内容)。

六、质量保证

质量控制是保证细胞学诊断的前提,包括内部质量控制(internal quality control,IQC)和外部质量控制(external quality assurance,EQA)。IQC是对实验室内部操作所采取的控制方法,包括标本采集、涂片制作、涂片观察、继续教育、复核会诊等环节,最重要的是患者的随访。EQA是定期参加区域性能力验证活动,参加自愿的或强制的认证活动。

为提高细胞病理学诊断的准确性,降低假阴性,减少可疑性诊断,杜绝假阳性,必须对细胞检验的每一个环节建立严格的质量保证措施(表13-5)。

表 13-5 细胞学检验质量保证

检验环节	质量保证
标本采集	各类标本中应该出现有效的细胞成分,才算满意的标本采集
涂片制备、固定及染色	制片时操作要轻揉,涂片应厚薄适当、细胞均匀分布;制片后应立即固定,以保持细胞离体前原有的形态质量;苏木精染液每天需进行过滤,否则其沉渣会影响诊断
阅片和诊断	以低倍镜观察为主,发现异常细胞再换用高倍镜仔细观察,与同种细胞进行对比,方可做出诊断;按顺序观察涂片中的每个视野,避免漏视某一区域,发生漏诊
复查	进行经常性抽查和周期性复查,在短时间内修正错误,或多人进行会诊,或请专家会诊
随访	对细胞学诊断阳性或发现异常细胞的病例,进行定期随访观察

七、临床应用

1. 诊断的准确性　目前,临床上脱落细胞学检验简单易行、安全性强;对患者造成的痛苦少,可反复取材检验;诊断迅速,癌细胞检出率较高,特别适用于大规模防癌普查和高危人群的随访观察。近年来,随着细胞免疫学、遗传学、分子生物学的不断发展及聚合酶链式反应、单克隆抗体、流式细胞仪等新技术的应用,使得脱落细胞学诊断由单一的形态学观察逐渐向更深、更高层次发展,提高到分子生物学水平,使人们对肿瘤的起源与原因、肿瘤细胞的化学变化与代谢活动及肿瘤细胞的性质和分化程度有了更深入的了解。在脱落细胞学诊断中,综合应用这些技术,使得肿瘤细胞的分型诊断和良性、恶性肿瘤的鉴别有了更加客观的依据。

2. 取材的局限性　临床上,脱落细胞学取材量较小,以单个细胞或少数细胞为观察对象,缺乏组织学整体结构,有一定的假阴性和极少的假阳性,有时需反复取材。由于不能全面观察病变组织结构,通常不能确定肿瘤的具体部位,有时不易对癌细胞做出明确的组织分型,需要结合活组织检验或 X 线等才能进行确诊。

第三节　各系统细胞学检验

一、女性生殖道细胞学检验

女性生殖道各器官所覆盖的上皮细胞主要有两种,即鳞状上皮细胞(包括阴道、子宫颈外口等部位)和柱状上皮细胞(包括输卵管、子宫腔、子宫颈管等部位)。子宫颈外口鳞状上皮和柱状上皮交界处是子宫颈癌的好发部位。女性生殖道细胞学检验主要是对非角化鳞状上皮细胞、子宫颈管上皮细胞和子宫内膜上皮细胞的检验,对女性生殖道肿瘤的早期防治有着重要的意义。

微课:女性
生殖道恶性
肿瘤细胞
形态

（一）生殖道正常细胞学

1. 鳞状上皮细胞

(1) 表层鳞状上皮细胞:女性月经周期中阴道上皮变化,主要表现在表层角化前细胞和角化细胞所占比率上的变化,此层细胞最能反映雌激素的水平。角化前细胞为扁平大多边形或大方块形,边缘卷曲且薄,直径为 40～60 μm,核小而圆,染色质疏松。角化细胞的细胞质红染,核消失或在细胞中央保持一圆形透明的核影。

(2) 中层鳞状上皮细胞:根据女性生理状态各异,主要分为两种类型。① 非妊娠期中层细胞:由外底层细胞分化而来,细胞体积比外底层细胞大,呈船形或贝壳形、菱形等,核居中央,染色质疏松,胞质丰富、比较薄,且呈半透明,核质比为 1:(3～5)。② 妊娠期中层细胞:阴道上皮细胞受妊娠黄体素的影响,核大偏位,细胞膜增厚,细胞质丰富,内含大量糖原,被称为"妊娠细胞"。常见于妊娠和绝经早期。

(3) 底层鳞状上皮细胞:主要分为内底层细胞和外底层细胞。阴道涂片一般不出现内底层细胞,只是在哺乳期、闭经后阴道高度萎缩或深度糜烂时才会出现(图13-17)。外底层细胞根据其来源及生理状态情况可分为以下3种。

1)宫颈型外底层细胞:该层细胞成群脱落,细胞内含多少不等的糖原,大小不等,临床常见于青壮年妇女的阴道涂片。

2)产后型外底层细胞:该层细胞常多个成群,形态各异,胞质可见空泡,细胞核常被空泡挤压至边缘呈扁长形或皱褶凹陷成瓢形,这种瓢形核为产后细胞特征。临床常见于产妇或晚期流产患者的涂片。

3)萎缩型外底层细胞:该层细胞呈圆形或卵圆形,大小与形态比较相一致,细胞多散在分布,很少成堆脱落。临床常见于原发性无月经或绝经期女性的涂片。

2. 子宫颈管腺上皮细胞　阴道涂片中,子宫颈黏液柱状上皮细胞呈高柱状,比较肥大;细胞核呈圆形,位于细胞底部,染色质细致均匀;细胞质内有空泡。在排卵期分泌旺盛时,常排列成栅栏样或蜂窝状;妇女绝经后,子宫颈管细胞常伴输卵管化生,可见纤毛和终板。

3. 子宫内膜腺上皮细胞　该细胞同样具有黏液细胞和纤毛细胞两种。常成团脱落,胞质极易被破坏,常剩下一群裸核,核较小,大小一致,染色较深,排列紧密并有重叠。临床常见于行经期、行经后期、产后及流产后(图13-18)。

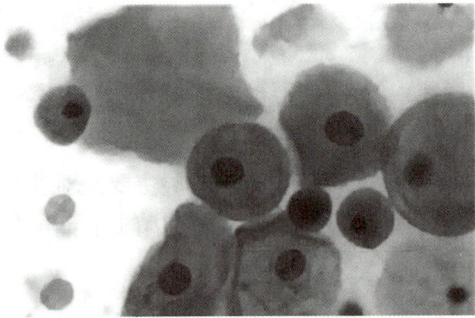

图13-17　各层鳞状上皮细胞

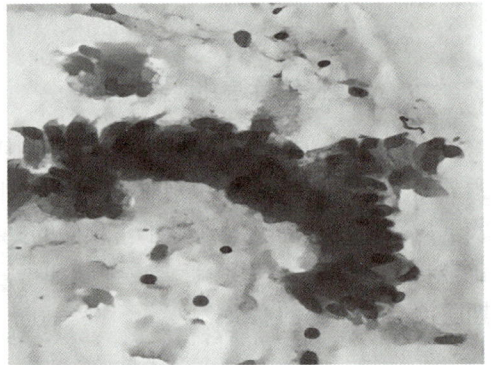

图13-18　子宫内膜细胞

4. 非上皮细胞　非上皮细胞可见血细胞、吞噬细胞以及阴道内常有的寄生细菌。常见的寄生细菌有阴道杆菌、葡萄球菌、链球菌、大肠埃希菌等,还常见真菌、滴虫、精子、黏液和纤维素等。

(二)阴道鳞状细胞与体内雌激素水平的关系

根据阴道涂片上皮细胞的变化可以检验和评价卵巢功能,阴道鳞状上皮细胞的成熟程度和体内雌激素水平表现呈正相关。根据各层鳞状上皮细胞在阴道涂片中所占的比例,将雌激素水平分为8个等级(表13-6)。

表 13-6 阴道脱落细胞形态与雌激素水平的关系

脱落细胞形态	雌激素水平	临床作用
涂片中以内底层细胞为主,可有少数中层细胞	极度低落	见于老年妇女和卵巢切除者
以外底层细胞为主,占40%以上,可见少量中层和表层细胞,白细胞及黏液增多	高度低落	见于绝经期及年轻妇女长期卵巢功能缺如者
以中层细胞为主,伴有少量外底层细胞和表层角化前细胞,可见白细胞和少量黏液	中度低落	见于绝经前及卵巢缺损者
以表层角化前细胞为主。伴有少量中、基底层细胞	轻度低落	是雌激素维持阴道上皮正常厚度的最低水平
均以角化前细胞为主(多在20%以上),伴有部分角化细胞,并夹杂少量角化细胞	轻度影响	见于行经后或接受小剂量雌激素治疗者
以角化前细胞为主,并有30%~40%角化细胞	中度影响	见于排卵前期或接受中等量雌激素治疗者
角化细胞占60%左右,几乎无白细胞,背景清晰	高度影响	见于排卵期或接受大剂量雌激素治疗者
角化细胞持续达60%~70%或角化细胞占90%以上	极度影响	见于卵巢颗粒细胞瘤、卵泡膜细胞瘤、子宫内膜囊性增生、子宫内膜腺癌和子宫肌瘤等

(三) 不同年龄阶段阴道细胞学体征

1. 青春期(puberty) 12~17 岁,卵泡发育逐渐成熟。因青春期内分泌系统尚未稳定,故阴道上皮细胞无明显的周期性改变。

2. 性成熟期(sexual maturation period) 妇女在 18~40 岁,随着卵巢发育成熟,阴道上皮细胞在月经周期内呈周期性变化(表 13-7)。

3. 更年期(climacteric period) 40 岁之后,卵巢功能逐渐衰退,雌激素水平降低,阴道上皮逐渐萎缩,表层细胞减少,中、基底层细胞增多,阴道杆菌大量减少,白细胞、杂菌增多等。

表 13-7 妇女性成熟期阴道脱落细胞形态特征

行经周期变化时间	脱落细胞特征
月经期(一般 3~7 天)	有大量红细胞及成团脱落的子宫内膜细胞,并伴有白细胞和黏液
行经后期(第 5~11 天)	以角化前细胞为主,而角化细胞也开始逐渐增多
排卵前期(第 12~13 天)	角化细胞占 30%~50%,黏液及阴道杆菌增多,中性粒细胞减少
排卵期(第 14~16 天)	以表层细胞为主,角化细胞占 60% 以上,排列分散,见大量阴道杆菌、黏液,白细胞较少,背景清晰
排卵后期(第 16~24 天)	角化细胞减少,以中层细胞为主。细胞成堆聚集,边缘折卷,阴道杆菌减少,白细胞和杂菌增多
行经前期(第 25~28 天)	可见细胞成堆,胞质皱褶,边缘折卷,细胞边界不清。中性粒细胞与黏液增多,可见细胞坏死碎屑、裸核和阴道杆菌崩解碎屑

（四）生殖道良性病变脱落细胞学

1. 慢性子宫颈炎　临床上妇女最为常见的妇科疾病,表现为白带增多、宫颈肥大、糜烂或出现息肉。阴道涂片中有较多的黏液、吞噬细胞、白细胞及细胞碎片,背景"污浊",上皮细胞的核深染、轻度增大,胞质出现空泡,基底层细胞增多,严重患者还可见核异质细胞。

2. 中老年性阴道炎　临床见于绝经后的女性。阴道涂片中以萎缩型的基底层细胞为主,细胞较小且大小不同,核固缩、深染及碎裂,细胞质变薄,伴有多少不等的各种炎症细胞。

3. 滴虫性阴道炎　根据感染程度可见数量不等的炎症细胞和阴道毛滴虫,阴道鳞状上皮的各层细胞均可见。涂片中,青年、中年女性常可见较多的底层细胞;老年妇女可见大量的表层细胞。细胞常发生退化变性,细胞膜模糊不清。

4. 真菌性阴道炎　涂片中以白念珠菌感染最常见。涂片中可见大量真菌孢子和假菌丝,可见脓性背景。

5. 淋病　淋病奈瑟菌是寄生在细胞内的革兰氏阴性双球菌,子宫颈分泌物涂片革兰氏染色后在油镜下可找到细胞内革兰氏阴性双球菌,主要存在于宫颈鳞状上皮的中层和外底层细胞及子宫颈管鳞状化生细胞内;脓细胞内也可见群集的淋球菌。

6. 尖锐湿疣　由人乳头瘤病毒(human papilloma virus,HPV)感染所致,是一种性传播疾病。在非典型鳞状上皮细胞(ASC)与低级别鳞状上皮内病变(LSIL)中常伴有高危HPV感染。涂片中可见3层细胞:第一,挖空细胞(图13-19),即核周具有大空泡环绕;第二,角化不良细胞(图13-20),细胞较小,胞质有角化倾向,巴氏染色呈淡红色,核固缩、深染;第三,湿疣外底层细胞,常为化生型外底层细胞,有1～2个染色较深的核,核染色质结构不清,细胞质呈双嗜性。

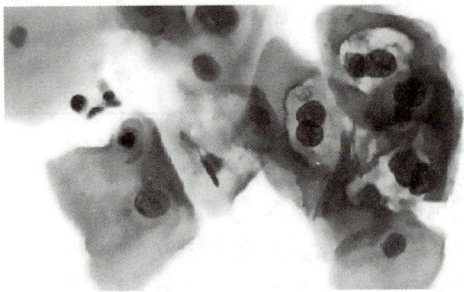

图 13-19　挖空细胞

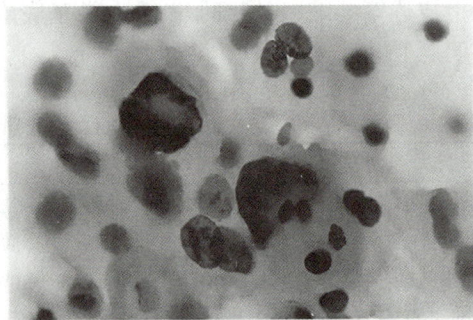

图 13-20　角化不良细胞

（五）生殖系统恶性肿瘤细胞学

1. 鳞状上皮细胞癌前病变和鳞状细胞癌

(1) 低级别鳞状上皮内病变(low-grade squamous intraepithelial lesion,LSIL):多

发生于表层细胞,细胞单个或成片排列,细胞体积大;细胞核增大,至少比中层细胞大3倍,不同程度深染,染色质分布均匀,常呈粗颗粒状,核膜轻度不规则,常见双核和多核;细胞质多且成熟,边界清楚;核质比轻度增大。核周空晕和橘黄色的细胞质为其特征(图13-21)。导致低级别鳞状上皮内病变的原因较多,提示有早期癌变发展可能,需要定期检验。

(2) 高级别鳞状上皮内病变(high-grade squamous intraepithelial lesion,HSIL):病变多为中层、基底层细胞,细胞单个或成片排列,细胞大小不同。细胞质形态多样,可表现为不成熟淡染或化生性浓染,偶见成熟并浓染角化;细胞核增大、深染,因细胞质减少,核质比明显增大;核染色质呈颗粒或块状,分布均匀;核膜不规则,常有明显内凹或核沟,一般偶见或无核仁(图13-22)。高级别鳞状上皮内病变预示细胞已经发生癌前病变,需要做组织活检等来确定疾病严重程度。

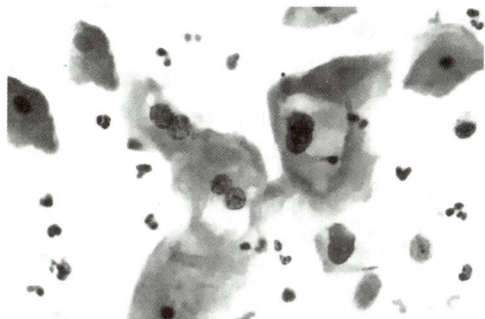

图 13-21 低级别鳞状上皮细胞内病变细胞

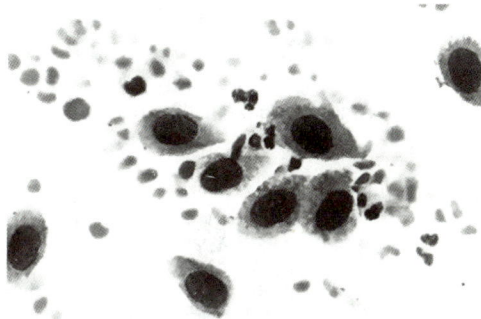

图 13-22 高级别鳞状上皮细胞内病变细胞

(3) 鳞状上皮细胞癌:又称鳞癌,在妇女生殖系统恶性肿瘤中,以子宫颈癌最为常见。子宫颈癌中以鳞状细胞癌居多,约占95%;其次是腺癌,约占5%;未分化癌,临床极少见。子宫颈癌又分为角化型及非角化型两种。其一,角化型子宫颈鳞癌:癌细胞多单个散在,体积大,多形性明显,可呈圆形、纤维形、蝌蚪形、梭形或不规则形;核大而畸形,形态不规则,染色质呈粗颗粒状、块状或固缩结构不清,染色极深;细胞质丰富、有角化,红染。圆形癌细胞常见于早期子宫颈鳞癌(病理切片证实多数为原位癌),应注意与正常内底层细胞形态相似癌细胞的鉴别(图13-23)。其二,非角化型子宫颈鳞癌:癌细胞多成群,异形性大。癌细胞呈圆形或卵圆形,相当于外底层或中层细胞,很少角化;核呈圆形、卵圆形或不规则形,有明显大小和形状的不同,染色质粗糙深染,分布不均,可见单个或多个核仁;细胞质多少不一,嗜碱性;核质比明显增大(图13-24)。

2. 生殖道腺癌 妇女生殖道腺癌,临床上分为子宫颈管原位腺癌、子宫颈管腺癌和子宫内膜腺癌。

(1) 子宫颈管原位腺癌:为高度子宫颈管腺上皮细胞内病变。癌细胞排列成片状、簇状、带状或菊花形,失去蜂窝状结构;细胞核增大,大小不一,呈卵圆或伸长形,深染,排列成栅栏状或羽毛状,染色质呈粗颗粒状,分布均匀,核仁小或不明显;细胞质少,黏液少;核质比增大(图13-25)。

（2）子宫颈管腺癌：涂片上癌细胞可单个散在、片状或成团，合胞体排列常见。细胞质常含细小空泡；细胞核增大，形态多样，染色质分布不均匀，染色质旁区空亮，核膜不规则，可见巨大核仁（图13-26）。

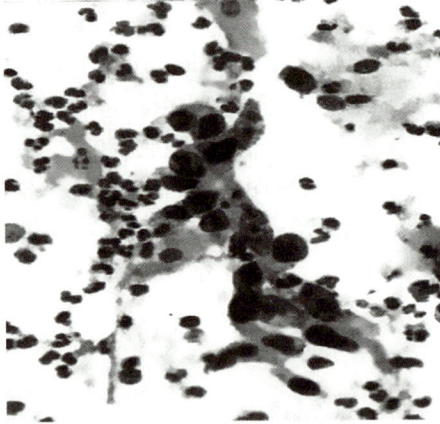

图13-23　角化型鳞癌细胞

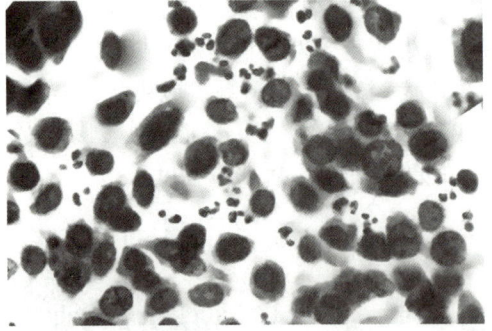

图13-24　非角化型鳞癌细胞

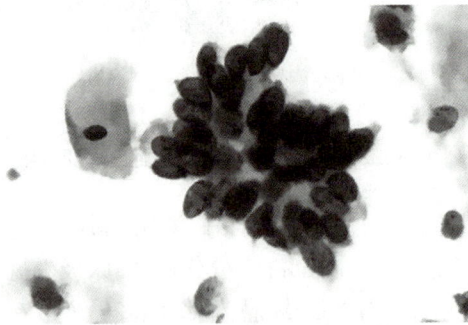

图13-25　子宫颈管原位腺癌细胞

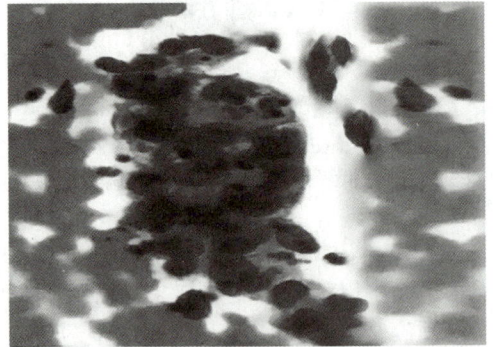

图13-26　子宫颈管腺癌细胞

（3）子宫内膜腺癌：涂片可见癌细胞常单个散在或紧密成小簇状；细胞核轻度增大，大小不一，极性明显消失，中度深染，染色质分布不均匀，核仁小而明显；细胞质少，呈嗜碱性，并常伴有空泡。

（六）宫颈／阴道细胞学检验报告方式

目前，国内多采用TBS分类法的诊断报告格式。TBS分类法将上皮类病变和非上皮类病变区别评估，更准确和全面地判定了宫颈细胞的所有状况。此外，尚可用描述性诊断以克服细胞学诊断的不足，避免漏诊和误诊。诊断报告的主要内容如下。

1. 诊断报告的主要格式

（1）核对患者基本信息：姓名、年龄、末次月经、简单病史、细胞学检验编号和病案号等。

（2）标本质量评估：其一，"满意"指对诊断提供足够有效的细胞成分。其二，"基本满意"指对诊断提供有效的细胞成分。其三，"不满意"指对诊断缺乏足够有效的细胞成分，建议重新取材。

（3）描述标本类型，指明标本为液基涂片、传统涂片还是其他类别，做出准确判断，签名以及报告日期。

2. 报告描述方式　描述相关对诊断能提供依据的细胞成分及其形态特征。

3. 报告描述结果

（1）病菌感染：① 原虫：滴虫性或阿米巴原虫性阴道炎。② 细菌：球菌、杆菌占优势，发现"线索细胞"可提示阴道加德纳菌感染；丝状菌体形态可提示放线菌感染；衣原体形态可提示有衣原体感染。③ 真菌：除污染外，可提示念珠菌或纤毛菌（真菌样菌）感染。④ 病毒：可提示为 HPV 感染，包括鳞状上皮轻度不典型增生，巨细胞病毒及疱疹病毒感染等。

（2）反应性细胞改变：细胞对损伤、炎症、放射治疗和化学治疗的反应性改变。

（3）上皮细胞异常改变：① 鳞状上皮细胞：没有明确诊断意义的非典型鳞状上皮细胞（ASC-US）；低级别鳞状上皮内病变（LSIL）包括 CIN1；高级别鳞状上皮内病变（HSIL）包括 CIN2、CIN3、原位癌；鳞癌。② 腺上皮细胞：没有明确诊断意义的非典型腺上皮细胞（AGC-US）；子宫颈腺癌。③ 其他恶性肿瘤。

（4）根据阴道分泌物涂片，进行雌激素水平评估：雌激素水平与年龄相符；雌激素水平与年龄不相符；雌激素水平难以评估。

二、浆膜腔积液细胞学检验

浆膜由表面的间皮细胞和其下的薄层纤维结缔组织构成。浆膜腔积液细胞学检验不仅是寻找肿瘤细胞，还要分析间皮细胞、炎症细胞及微生物、结晶等有形成分质和量的变化，为临床提供更多有价值的检验信息。

（一）良性积液细胞学

1. 正常间皮细胞　细胞一般呈圆形或卵圆形，直径为 15～20 μm，细胞边界清晰。细胞核相对较大，常居中，核膜明显，核染色质呈细颗粒状，偶见 1～2 个小核仁。细胞质嗜碱性或轻度嗜酸性，可见核周透明、致密带和细胞间透明带，尤其在空气干燥涂片上更加明显（图 13-27）。

2. 退化间皮细胞　正常间皮细胞因脱落时间较长，发生退行性改变。主要表现为肿胀性退变，细胞体积增大，可比正常细胞大 1～4 倍甚至以上，细胞模糊不清，细胞质内有数量不等的液化空泡，若有多个空泡挤压，核可呈不规则多边形，细胞核肿胀增大，细胞膜及染色质结构模糊不清。细胞质呈淡蓝色云雾状，最后胞质和胞核破裂、溶解消失（图 13-28）。

3. 异形间皮细胞　涂片上，慢性炎症、肿瘤或放射线作用等刺激间皮细胞发生形态变化所致。细胞体积增大，直径可达 30～60 μm，呈圆形或卵圆形，细胞边界清楚，单个或成群出现。胞核增大，呈圆形或卵圆形，居中或偏位，染色质略增多，颗粒略变粗，染色略深,分布均匀,核边光滑规则,部分出现轻度不规则切迹。有时可见双核、多核及核分裂象。细胞质丰富浓稠,分布均匀,核质比也比较正常(图13-29)。

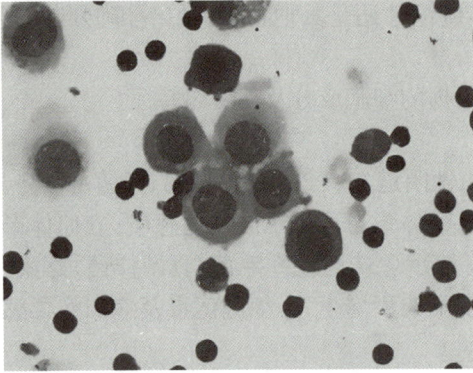

图13-27　正常间皮细胞

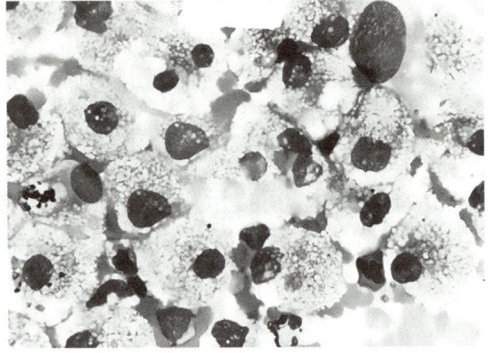

图13-28　退化间皮细胞

4. 非上皮细胞　涂片中可以看到较多的非上皮细胞,如淋巴细胞、中性粒细胞、吞噬细胞、嗜酸性粒细胞、浆细胞及红细胞等。以淋巴细胞最为常见,且以小淋巴细胞为主。因淋巴细胞大小一致,核染色清晰,所以临床上用其作为同一涂片中测量其他细胞大小的"标尺"。

(二)恶性积液细胞学

1. 浆膜腔积液中肿瘤细胞的来源　积液中98%以上的癌细胞是转移性的,原发性恶

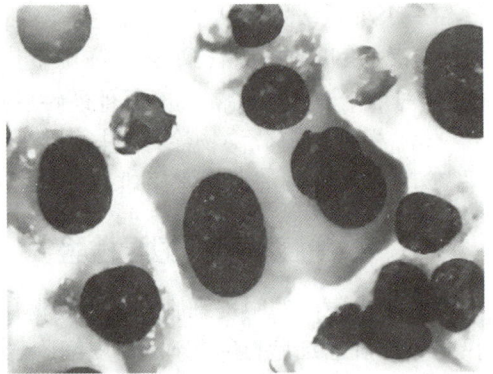

图13-29　异形间皮细胞

性间皮瘤较少见。积液中脱落的癌细胞较少或无癌细胞,只有当肿瘤穿破器官浆膜表面,直接暴露于浆膜腔时,积液内才会出现大量癌细胞。浆膜腔癌性积液中以腺癌细胞为多见,少数为鳞癌和未分化癌。

肿瘤性胸腔积液最常见于原发性肺癌,其次是乳腺癌及原发性恶性间皮瘤等。肿瘤性腹腔积液以胃癌、卵巢癌和大肠癌为多见;其次为胆管癌、胆囊癌和肝癌;肝转移癌、腹腔淋巴结恶性淋巴瘤及原发性恶性间皮瘤等较少见。肿瘤性心包积液主要由原发性中央型肺癌累及心包膜造成;而原发于心包的恶性间皮瘤极罕见。

2. 积液中肿瘤细胞的形态特征

(1)腺癌细胞:根据细胞的大小可分为大细胞腺癌和小细胞腺癌。其形态特点如下。① 单个散在的癌细胞:胞核呈圆形或椭圆形,偏位,染色深,边缘不规则,核仁多且大;细胞质中常含有空泡,常见异常分裂象。② 成团的癌细胞:有的细胞排列紧密,拥挤重叠;有的细胞排列疏松。细胞质中见大小不等的空泡。腺癌细胞有多种排列形式,并形成各种图案,如腺腔样、乳头状、桑葚状、梅花状、菊花团状等。腺癌临床多见,占转移癌的

80% 以上(图 13-30)。

(2) 鳞癌细胞:成团细胞排列紧密,细胞间界限不清,边缘可见绒毛样或毛发状突起,有列队状分布和癌珠状聚集,部分细胞的细胞质嗜酸性。也可见类腺腔样结构,有时很难与腺癌细胞鉴别。该类细胞主要来自食管、直肠、鼻咽喉部、支气管等部位,临床少见,仅占 2%~3%。

(3) 未分化(或低分化)癌细胞:主要表现为排列紧密,细胞较小或大小不一的细胞核畸形明显,细胞质很少,可见成堆裸核样或退化

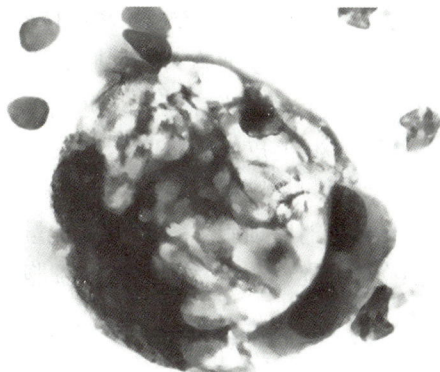

图 13-30 腹水中的腺癌细胞

变性的肿瘤细胞。也可与高分化癌细胞混合存在。该类细胞主要来自肝、肺、卵巢等部位的神经源性肿瘤,在浆膜腔积液中占转移性肿瘤的 5% 左右。

(4) 淋巴瘤细胞:涂片中有核细胞明显增多且散在分布,细胞大小较一致;细胞核较大,部分细胞核不规则、畸形,可见明显凹陷、折叠和花瓣状改变,染色质呈细颗粒状,核仁明显,1~3 个;细胞质偏少,其中可见少量空泡,无颗粒或可见少量紫红色颗粒。流式细胞免疫分析可明确细胞类型。

(5) 白血病细胞:表现为单一的白血病细胞增殖并伴有少量间皮细胞、巨噬细胞、成熟淋巴细胞等背景细胞。细胞散在分布,形态类似外周血或骨髓白血病细胞。

(6) 恶性间皮瘤细胞:瘤细胞以散在分布为主,细胞界限清晰,部分细胞成堆出现。细胞核大小不一,易见巨大核、畸形核、多核、多分叶核及核旁小体等异常改变;细胞质多或明显增多,有空泡变性,着深蓝色。

(7) 癌性染色体(多倍体):普通涂片的癌性染色体常分布在大细胞内,表现为大量散在颗粒或条索状小体,排列疏松、着深紫红色,数目较多时,常充满整个细胞;体积小的肿瘤细胞分裂期染色体数目不多,但细胞质泡沫状或云雾状改变仍较为明显,同样属于癌性染色体。

(8) 其他肿瘤细胞:恶性黑色素瘤、多发性骨髓瘤、滑膜肉瘤、神经母细胞瘤、肾母细胞瘤及平滑肌肉瘤的肿瘤细胞等,较为少见。

三、尿液细胞学检验

我国尿液细胞学检验主要用于诊断泌尿系统的恶性肿瘤。泌尿系统的恶性肿瘤以膀胱癌为多见,其次为肾肿瘤。

(一)泌尿系统正常细胞学

1. 移行上皮细胞 该细胞主要被覆于肾盂、肾盏、输尿管、膀胱及部分尿道,正常尿液中多见。组织学上移行上皮细胞可为分 3 层,即表层、中层和基底层。表层、中层和基底层细胞核染色质均细致而分布均匀。表层细胞体积较大,呈多边形或扁圆形,又称伞细胞或盖细胞,核呈圆形或卵圆形,居中,可见双核或多核。中层细胞介于前两者之间,呈卵

圆形、多边形、梨形或梭形。基底层细胞呈圆形或多边形,核染色质致密且居中。

2. 柱状上皮细胞 该细胞来自尿道中段、前列腺、精囊、子宫颈和子宫体等,尿液中极少见,只有尿道炎症时才可见到。

3. 鳞状上皮细胞 临床多见于女性尿液,多由阴道脱落细胞污染造成,或由膀胱三角区上皮鳞状化生受激素的影响脱落形成。正常尿液中少见。

4. 非上皮细胞 临床可见少量红细胞、中性粒细胞、嗜酸性粒细胞、淋巴细胞、浆细胞、吞噬细胞、多核巨细胞、人巨细胞病毒包涵体、细菌、真菌等。

(二)泌尿系统良性病变细胞学

正常情况下,尿液中上皮细胞量少且形态正常,炎症时细胞数量增多且形态改变。泌尿道炎症有慢性肾盂肾炎、慢性膀胱炎、尿道炎、结核等。泌尿系统炎症感染时,涂片中细胞十分丰富,包括红细胞、中性粒细胞、浆细胞、组织细胞和各种上皮细胞,并且细胞常变性,体积增大,核固缩,细胞质内可有液化空泡。尿道炎常见鳞状上皮细胞增多;慢性肾盂肾炎常见大量多核的移行上皮细胞;慢性膀胱炎常见较多移行上皮细胞和鳞状上皮细胞。

(三)泌尿系统癌变细胞学

泌尿系统恶性肿瘤细胞 95% 以上来自上皮组织,非上皮的肉瘤很少见。一般尿液常规检验中发现体积较大、成堆异常细胞或膀胱镜检验后的血尿标本,浓缩、染色后易发现肿瘤细胞。发生于肾盂、肾盏、输尿管及膀胱的移行细胞癌最为常见,鳞癌和腺癌比较少见。

1. 移行细胞癌细胞 为尿液中最常见的肿瘤细胞,以膀胱癌多见。依细胞分化程度分为 I～III 级,I 级属于早期,分化程度高,细胞的大小、形状和排列与正常移行上皮细胞很相似,仅部分细胞核出现轻度至中度异形。II 级属于中度分化的异形细胞癌,部分细胞呈较典型癌细胞特征,细胞形态多样化,大小不一,核边不规则,呈锯齿或芽突状(图 13-31)。III 级属于低分化移行细胞癌,有较多典型癌细胞,恶性特征明显,细胞单个散在或成团脱落,细胞大小形态各异,排列紊乱。细胞质量多少不等,染红色,有空泡,核质比明显增大。细胞核明显增大,核边不规则,呈锯齿状,大小不一,高度畸形并且深染。

2. 鳞癌细胞 临床上较少见,多见于高分化鳞癌,肿瘤细胞的形态与子宫颈鳞癌相似。

3. 腺癌细胞 临床上少见,多来自肾小管,细胞形态与其他部位腺癌细胞相同。

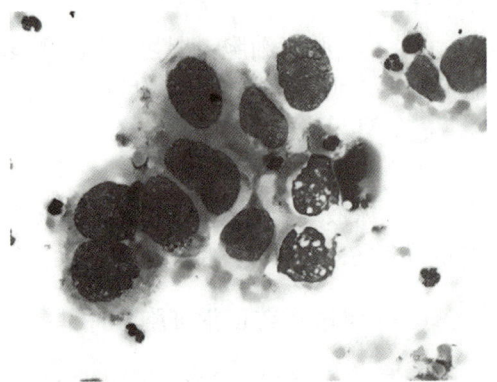

图 13-31 膀胱移行细胞癌细胞 II 级

四、呼吸道细胞学检验

我国肺癌是发病率较高的恶性肿瘤,根据早期临床症状,运用 X 线检验、CT 扫描、痰液涂片检验和纤维支气管镜检验等多种方法,可进行肺癌的早期诊断。肺部脱落细胞学检验简单、易行,可反复取材,可结合肺癌肿瘤标志物作为观察病情的依据,对肺癌的早期诊断及治疗具有非常重大的临床意义。

(一) 呼吸道正常细胞学

1. 呼吸道鳞状上皮细胞 临床上,痰液中的鳞状上皮细胞多来自口腔,主要是表层细胞,中层细胞比较少见。

2. 呼吸系统上皮细胞

(1) 纤毛柱状上皮细胞:在痰涂片中较常见,多来自鼻咽部、气管、支气管等部位。

(2) 杯状细胞:正常人比较少见,慢性炎症时杯状细胞增多。表现为高柱状细胞,胞质内有多量黏液呈泡沫状或空泡状(图 13-32)。

(3) 呼吸道基底层细胞:在气管刷片中容易见到,常成堆出现。在痰液中则少见。

3. 呼吸道炎症细胞

(1) 巨噬细胞:细胞体积较大或大小不一;细胞核呈圆形、卵圆形或肾形,略偏位,染色质细致均匀,偶见核仁;细胞质丰富。吞噬灰尘等杂质时称为尘细胞,细胞质中可见数量不等的黑色或棕黑色颗粒(图 13-33)。肺淤血时吞噬红细胞碎片或血红蛋白,细胞质中可有较多粗大棕色的含铁血黄素颗粒,称为含铁血黄素细胞,又称为心力衰竭细胞。吞噬脂类物质时,细胞质呈泡沫状,称为泡沫细胞。此细胞提示痰液来自下呼吸道,是判断送检痰液标本是否合格的一个重要标志。

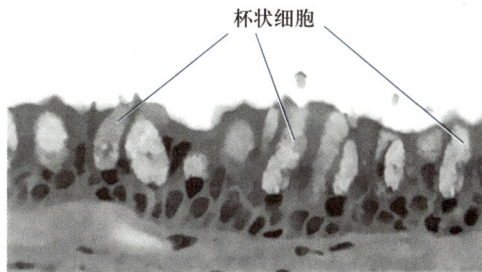

图 13-32　杯状细胞

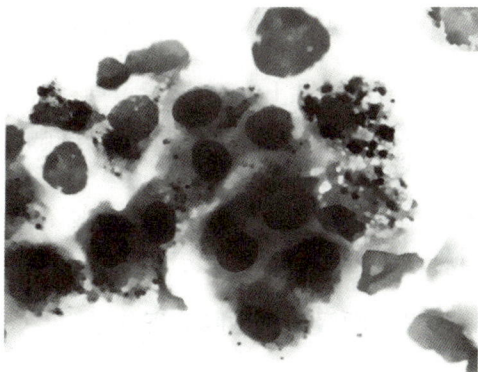

图 13-33　肺尘细胞

(2) 白细胞:主要可见淋巴细胞和中性粒细胞等,支气管哮喘肺部寄生虫感染时涂片中可见大量嗜酸性粒细胞和夏科 – 莱登结晶。

4. 其他细胞 可见细菌、真菌及放线菌,以及阿米巴滋养体、钩蚴、蛔蚴及粪类圆线虫蚴虫等寄生虫。

(二) 呼吸道良性病变细胞学

呼吸道急性或慢性炎症皆可引起上皮细胞形态的变化,如支气管炎、支气管扩张、肺炎及肺结核等。

1. **鳞状化生细胞** 该细胞呈多边形或立方形；细胞核大小一致,呈卵圆形,染色质呈细颗粒状,有些细胞核深染固缩；细胞质很少,嗜酸性,巴氏染色呈橘黄色。在鳞状化生细胞团周边有时可见纤毛柱状细胞。

2. **多核纤毛柱状细胞** 细胞体积大,呈多边形或不规则形,含有 2～30 个或更多的大小一致固缩深染的细胞核,密集成团,很少见核仁；细胞质丰富,嗜酸性,一端有纤毛。多见于支气管冲洗或刷洗液,痰涂片中较少见(图 13-34)。

3. **纤毛柱状上皮细胞退变** 纤毛容易脱落,细胞和纤毛呈横向断裂,形成无核纤毛丛和各种形态的无纤毛的核、细胞质残体；细胞质残体内可见 1 个或多个嗜酸性包涵体。多见于肿瘤、病毒或细菌感染时(图 13-35)。

图 13-34　多核纤毛柱状上皮细胞　　　　图 13-35　纤毛柱状上皮细胞退变

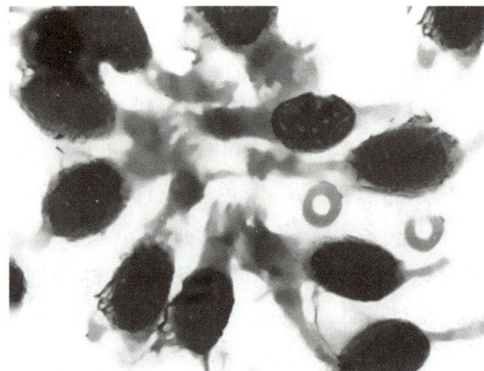

4. **纤毛柱状上皮细胞增生** 腺瘤样增生的乳头状中心可见互相重叠排列紧密的细胞,核大小一致,呈圆形；细胞群内细胞较小,无细胞质；细胞群边缘细胞较大,有明显的细胞质,细胞团表面还可见纤毛。

5. **储备细胞增生** 该细胞常成团脱落。细胞较小,呈立方形或圆形；核呈圆形或卵圆形,偏位,深染,染色质分布较均匀,可见染色质小体；细胞质少,嗜碱性。

(三)呼吸道恶性肿瘤细胞学

肺癌发病率和死亡率在世界各国均大幅度增长,分别居恶性肿瘤的第 2、第 3 位。肺部恶性肿瘤以原发性肺癌为主,其次为转移癌,肉瘤少见。原发性肺癌中鳞癌占 46%,小细胞未分化癌占 30%,腺癌占 16%,类型不明者占 8%。

1. **肺癌**

(1)鳞癌:主要好发于大支气管,痰液细胞学检验阳性率较高。肺鳞癌形态与子宫颈鳞癌形态基本相同。根据癌细胞是否出现角化,进一步分为分化好的鳞癌和分化差的鳞癌,分化好的鳞癌癌巢中多有角化细胞珠形成,分化差的鳞癌细胞异型性明显,无角化现象,多无细胞间桥(图 13-36)。

(2)腺癌:常见于周围型,癌变来源于细支气管上皮细胞,比较少见。分化好的腺癌以成群脱落为主,细胞群大,且细胞互相重叠呈立体结构；分化差的腺癌,单个癌细胞增多,细胞群较小,结构松散,排列成腺腔样。核呈圆形或卵圆形,明显偏位,染色质呈颗粒状,核膜常折叠或呈锯齿状,常见双核或多核细胞。癌细胞一般为圆形、卵圆形或不规则形。

(3)大细胞未分化癌:大细胞未分化癌恶性特征明显,定型诊断并不难。但如定型诊断困难时,需在排除腺癌或鳞癌细胞后,才能做出诊断。癌细胞体积大,核大且不规则,核仁明显,细胞质较多,嗜酸性。多为单个存在,亦可成群出现,成群细胞大小不一,很少重叠。既无鳞癌亦无腺癌的特征。

图 13-36 肺鳞癌细胞

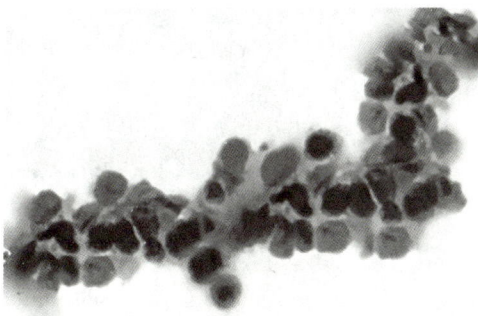

(4)小细胞未分化癌:是肺部常见的恶性程度较高的肿瘤之一。癌细胞体积较小,直径为 8~10 μm,似淋巴细胞样,癌细胞呈圆形、卵圆形、三角形或特殊形态,如燕麦形,一端钝圆另一端尖细。核外形不规则,染色质致密深染,结构不清,似墨水滴状。细胞质很少,略呈嗜碱性,核质比明显增大。癌细胞多拥挤重叠成堆,背景常出现坏死现象,应与退变的淋巴细胞鉴别。小细胞未分化癌多为中央型,较早发生转移(图 13-37)。

2. 肺转移性癌 临床大多数恶性肿瘤患者皆可经过血液转移至肺,且多为晚期。肺转移性癌需要破坏肺支气管才能出现在痰涂片中,所以痰阳性检出率比较低。肺的转移性肿瘤约占肺部肿瘤的 50%,在痰液涂片检验中,最常见的转移癌是食管癌,其次是结肠癌、乳腺癌、淋巴瘤、白血病等。

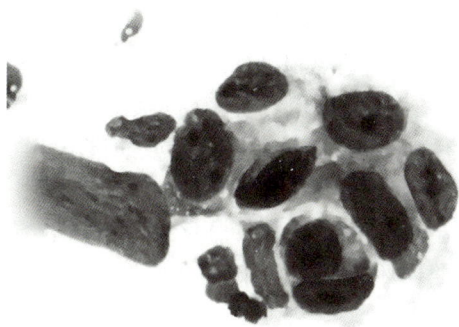

图 13-37 肺燕麦细胞癌

五、淋巴结细针吸取细胞学检验

临床上淋巴结肿大是一种常见的病理现象,最常见的原因有炎症、淋巴瘤及转移性肿瘤等。细针吸取细胞学检验,方法简便、快速、安全,费用低,确诊率较高,在基层医院有较大推广价值。

(一)淋巴结正常细胞学

正常情况下,淋巴结穿刺涂片中,大多数是淋巴细胞,占 85%~95%,多以成熟小淋巴细胞为主,细胞质少,细胞核染色质结块,无核仁。涂片中偶见中性粒细胞、嗜酸性粒细胞及组织细胞等,幼稚淋巴细胞很少,原始淋巴细胞、单核细胞和浆细胞等少见。

(二)淋巴结良性病变细胞学

1. 急性淋巴结炎 多因细菌或药物所致。病变早期涂片中可见大量小淋巴细胞及少量转化型淋巴细胞和散在的组织细胞。急性化脓性炎症时,可见大量中性粒细胞及脓细胞,有时可见退变组织细胞。

2. 慢性淋巴结炎　常由邻近组织慢性炎症所致。涂片中可见大量小淋巴细胞和少量反应性大淋巴细胞,原始或幼稚淋巴细胞少见,一般小于 5%。体表慢性淋巴结炎好发于颈部、颌下和腹股沟。

3. 淋巴结结核　临床上,淋巴结结核有类上皮细胞(上皮样细胞)、郎格汉斯巨细胞、干酪样坏死细胞等,该病病史较长,常有肺结核、肠结核病史。

(1) 类上皮细胞:又称上皮样细胞,是由组织细胞增生并吞噬结核分枝杆菌后变形而成。胞体直径为 20～30 μm,长形或卵圆形。胞质丰富,蓝色或灰红色,细胞界限不明显,多呈数量不一的聚集状,单个散在者较少见。胞核大小不等,呈椭圆形或肾形、哑铃形、棒状,细长略弯似鞋底样者多见,染色质疏松、细致呈网状,有 1～2 个小核仁(图 13-38)。

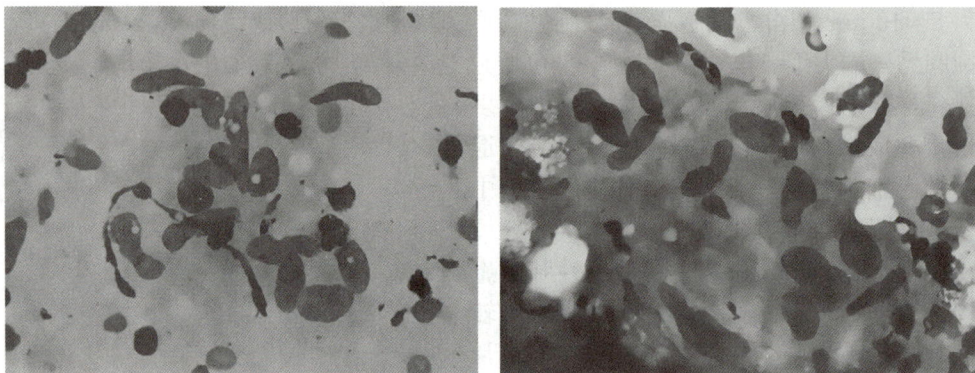

图 13-38　淋巴结核穿刺物中上皮样细胞

(2) 郎格汉斯巨细胞:亦称结核巨细胞,为结核病较为特异的细胞,具有较高的细胞学诊断价值。细胞较大,直径可达 60～90 μm。细胞质丰富,淡蓝色或灰蓝色,边界不清。细胞核可达数十个,呈圆形或卵圆形,形似上皮样细胞的核,通常排列于细胞质的周边,呈花环状或马蹄铁状(图 13-39)。

(3) 干酪样坏死细胞:涂片可见灰蓝色或紫蓝色粉末状的结构均匀样物质,肉眼观察如豆腐渣样。抗酸染色可以找到抗酸阳性杆菌。

(三)淋巴结恶性肿瘤细胞学

淋巴结恶性肿瘤来自于各种淋巴组织或细胞,是一组淋巴结或其他淋巴组织的恶性肿瘤,临床可分为原发性淋巴瘤和淋巴结转移癌两大类。

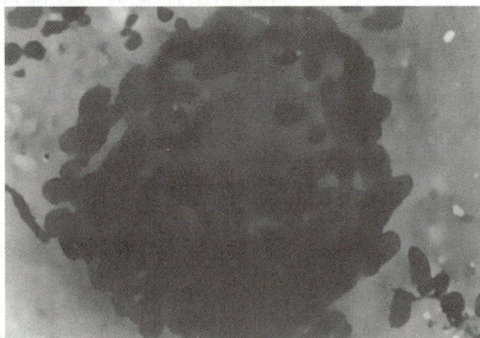

图 13-39　郎格汉斯巨细胞

1. 原发性淋巴瘤　在病理学上,原发性淋巴瘤分成霍奇金和非霍奇金淋巴瘤两大类。

（1）霍奇金淋巴瘤（Hodgkin lymphoma，HL）：临床表现为无痛性淋巴结肿大，90% 病例累及横膈以上的淋巴结，以颈部为主，其次是纵隔和腋窝，各年龄段均有发病。霍奇金淋巴瘤特异的细胞学诊断基于里 - 施细胞（Reed-Sternberg cell，即 R-S 细胞），又称霍奇金细胞。其形态特征为：① 细胞体积大，直径为 40～100 μm，大小不等，呈不规则圆形。② 细胞核巨大，染色质疏松，呈网状或水肿状，核边厚且深染。③ 核仁巨大，超过 5 μm，染成蓝色或淡紫色，周边整齐，核仁周围透亮，在核仁和核边之间有纤细的染色质丝连接。④ 细胞质丰富，染蓝色或淡紫色，常见空泡。R-S 细胞可分为单核、双核、巨核和多核 4 种类型，双核对称者称为"镜影核"。背景细胞可见反应性增生淋巴细胞、粒细胞和组织细胞。

霍奇金淋巴瘤组织中细胞成分较复杂，根据其病理组织学变化，霍奇金淋巴瘤细胞分为淋巴细胞型（主型）、结节硬化细胞型、混合细胞型和淋巴细胞消减型 4 种类型，各种类型细胞成分见表 13-8。

表 13-8　霍奇金淋巴瘤各种类型的细胞成分

类型	淋巴细胞	组织细胞	浆细胞	嗜酸性细胞	R-S 细胞
淋巴细胞主型	3+	+～3+	-	-	+
结节硬化细胞型	+～3+	+～3+	+	+	2+
混合细胞型	2+	2+	+	2+	2+
淋巴细胞消减型	-～+	-～+	+	+～2+	3+

（2）非霍奇金淋巴瘤（non-Hodgkin lymphoma，NHL）：病理学上，是一组细胞形态、免疫表型、生物学规律、发展速度和治疗反应各不相同的多种类型的淋巴瘤。其涂片的共同特点是瘤细胞成分单一、弥散，多以一种细胞成分为主。WHO 基于临床特点，将非霍奇金淋巴瘤分为 B 细胞淋巴瘤、T 细胞淋巴瘤和 NK 细胞淋巴瘤。

2. 淋巴结转移癌（lymph node with metastatic carcinoma）　临床各种癌症的晚期均可表现为淋巴结转移，当癌细胞转移到淋巴结可引起淋巴结肿大变硬，甚至坏死。淋巴结转移癌细胞成堆或散在分布，细胞体积较大，界限不清；细胞核大而畸形，染色质浓集、深染；细胞质较多，染灰蓝色。淋巴结细针吸取细胞学检验对转移癌的诊断价值比较大。

六、乳腺细针吸取细胞学检验

我国妇女乳腺肿瘤以良性居多，但乳腺癌的发病率也相当高，为女性恶性肿瘤的第 2 位，仅次于子宫颈癌。乳腺癌位于体表，较易发现，检验取材简便，采用细针吸取细胞学检验法，对乳腺癌的确诊率高达 90% 以上，但是在乳腺肿块较小、部位较深时，需要结合其他检查方法，才可明确诊断。目前，我国妇女乳腺细针吸取细胞学检验具有一定的临床局限性和历史性。

（一）乳腺正常细胞学

1. 乳腺导管上皮细胞　临床妇女乳腺处于静止期，极少见到脱落的导管上皮细胞。细胞呈圆形或类圆形，多成团或蜂窝状排列；细胞核呈圆形或卵圆形，直径为 15～20 μm，大小较一致,形态规则,染色质均匀呈细颗粒状,不易见核仁;细胞质中等,染色偏蓝,可见空泡。妊娠后期和产后 2 个月,由于受内分泌的影响,导管上皮细胞可呈乳头状瘤样增生;细胞质丰富,常出现空泡,不要误认为是病变细胞;细胞核增大,偏位、深染,可见双核或多核,核仁明显(图 13-40)。

2. 肌上皮细胞 又称双极裸核细胞,细胞大小类似红细胞,呈卵圆形或梭形,两端细尖,裸核,染色质浓集呈颗粒状,胞质极少。肌上皮细胞出现常代表乳腺病变是良性的。

3. 泡沫细胞 该细胞涂片中常见,细胞体积较大,呈类圆形,直径为 15～100 μm,散在或成团;细胞核小、偏位,形状不固定;细胞质丰富,内含较多大小不等的空泡,呈泡沫状。可能为吞噬细胞或导管上皮细胞退化而来(图 13-41)。

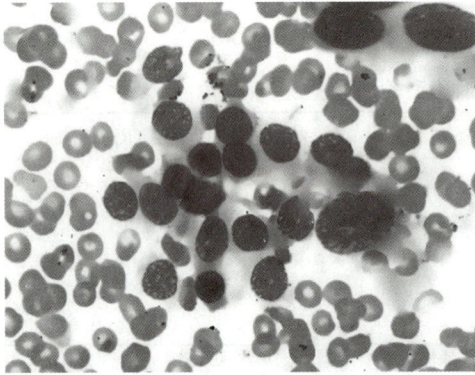

图 13-40 乳腺导管上皮细胞

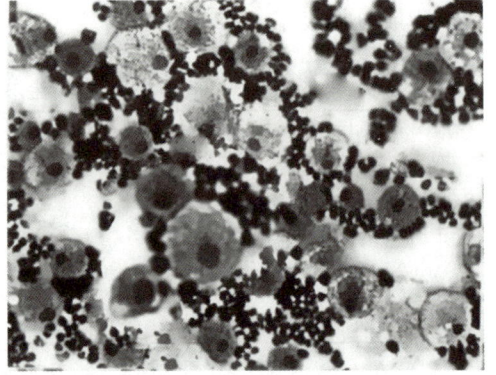

图 13-41 泡沫细胞

4. 巨噬细胞 在非妊娠期正常妇女中,该细胞不多见。其形态与泡沫细胞相似,细胞体呈圆形、卵圆形或不规则形;核呈圆形、卵圆形或豆形,多偏位,染色质为细颗粒状;细胞质丰富,可见空泡及吞噬异物。乳腺炎症或妊娠期增多。

5. 其他细胞 正常乳腺涂片中,可见少数白细胞,无红细胞。当中性粒细胞增多时可能存在急性感染,淋巴细胞增多可能与慢性乳腺炎、分娩前后生理特性有关。

(二)乳腺良性病变细胞学

1. 乳腺炎(mastitis) 乳腺炎是乳腺常见的疾病之一。患者很少有乳头溢液,涂片中主要见炎症细胞、组织细胞、吞噬细胞、泡沫细胞,导管上皮细胞形态正常。慢性炎症时主要为淋巴细胞;结核性乳腺炎可见上皮样细胞和郎格汉斯巨细胞;浆细胞性乳腺炎时可见大量浆细胞;急性脓肿时可见大量中性粒细胞,并有部分退变、坏死。

2. 乳腺增生症(cyclomastopathy) 乳腺增生症是乳腺最常见的疾病,包括乳腺囊性增生、小叶增生、脂肪增生和纤维间质增生。乳腺增生症的特点是穿刺进针较困难,细胞成分不易吸取,穿刺物外观呈灰白色。细胞数量极少,为分化良好的乳腺导管上皮细胞,细胞及细胞核的大小比较一致,核染色质致密呈细颗粒状,核仁不明显。腺上皮细胞散在或成团增生,有时可见泡沫细胞及脂肪细胞。在性成熟期的妇女发病率很高。

3. 乳腺纤维腺瘤(breast fibroadenoma) 乳腺纤维腺瘤是妇女乳腺最常见的良性肿

瘤。纤维腺瘤有圆形结节性肿块,有完整包膜,无乳头溢液,穿刺进针比较困难,标本不容易抽取。乳腺涂片中可以明显见到以下细胞和黏液。

(1)成纤维样细胞:红染呈梭形,核呈卵圆形或梭形,染色较淡,有时可见小核仁。

(2)导管上皮细胞:该细胞的出现一方面表明肿瘤为良性,另一方面有助于纤维腺瘤的诊断。该细胞常成团,排列规则呈典型蜂窝状,细胞核大而圆,染色质细致均匀,核仁明显。细胞间夹有来源于肌上皮细胞或小叶内间质细胞的双核裸核细胞,该细胞无胞质,核呈椭圆形或梭形,两端可呈尖样,有时像麦粒。

(3)黏液:是乳腺纤维腺瘤的重要特征之一,呈淡蓝、淡红云雾状结构。

4. 导管内乳头状瘤(intraductal papilloma) 导管内乳头状瘤临床主要表现为乳头溢液,多是咖啡色透明液体,有时为血性溢液。涂片中以导管上皮细胞为主,细胞常粘连成团,排列整齐,呈乳头状,有感染时可见较多中性粒细胞。瘤细胞与正常乳腺上皮细胞相似,细胞核有时可见轻度异型性。背景为血性,多伴有少量泡沫细胞,结缔组织细胞罕见。

5. 纤维囊性乳腺病(fibrocystic breast disease) 纤维囊性乳腺病临床属乳腺导管异常增生症,目前将其视为癌前病变。可有乳头溢液,一般为浆液性,血性少见。涂片中泡沫细胞增多,可见双核或多核,亦可见排列紧密的导管上皮细胞或大汗腺样化生的导管上皮细胞。

(三)乳腺恶性肿瘤细胞学

乳腺恶性肿瘤中绝大多数为来自乳腺导管及末梢导管上皮的乳腺癌(breast carcinoma),为妇女最常见的恶性肿瘤之一。乳腺癌临床表现为乳腺肿块坚硬固定、界限不清,主要是乳腺导管上皮细胞的癌变,所以基本上都是腺癌。临床上,癌变部位容易穿刺吸取成功,多为血性或灰白色颗粒物。涂片中细胞数量较多,多数为密集成团的癌细胞,细胞分布弥漫,排列紊乱,有相互重叠现象,有时可见特征性形态如乳头状、腺泡状、菊花团样、蜂窝状等;核质比明显增大,可见较多的异常核分裂象;胞体大小相差悬殊,形态异常;核增大,畸形明显,核仁大而明显且数量增多(图13-42)。临床上,乳腺恶性肿瘤如导管癌、小叶癌、乳腺黏液腺癌、乳腺髓样癌、乳腺浸润性导管腺癌、大汗腺癌等。

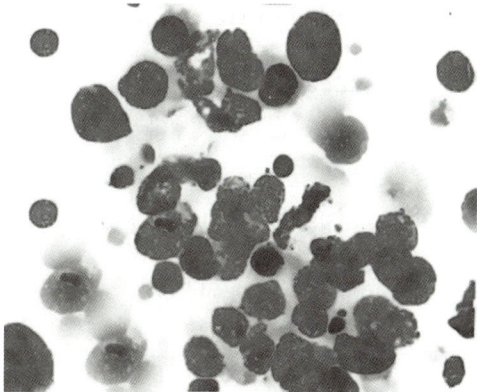
图13-42 乳腺癌细胞

(徐群芳)

本章小结

本章全面阐述了脱落细胞学及细针吸取细胞学,明确了细胞学检验基本理论、细胞学检验基本技术以及呼吸道、生殖道、尿液等六大系统细胞学检验及形态特征。

分析细胞学检验,首先要掌握不同组织正常脱落的细胞种类和形态学特征,以及病理情况下细胞形态学变化特点,尤其是恶性肿瘤细胞的特征,如恶性肿瘤细胞体积和核显著增大,畸形;核染色质明显增多、增粗、深染,核仁增大、增多,核膜增厚;细胞质多少各异,核胞质比增大等。诊断恶性肿瘤细胞的性质与类型时,应结合组织细胞来源、涂片背景、伴随细胞的出现等情况,并与相类似的细胞、核异质细胞等进行鉴别,综合分析做出判断。

采集合格的细胞学标本是准确进行细胞学诊断的前提。根据采集的标本不同,可选用适合的方法进行涂片和染色。目前,检验科所进行的脱落细胞学检验标本和制片主要有浆膜腔积液、尿液等离心取沉淀物涂片,痰液涂片,子宫颈管刷检物、内镜刷检物涂片,活检组织印片等,常采用的染色法为瑞－吉复合染色,有时也用苏木精－伊红染色,除了液基细胞学检验,很少使用巴氏染色。

我国临床上细胞学诊断采用直接法或分级法进行报告。由于 2006 年卫生部颁布的《医疗机构临床实验室管理办法》(卫医发〔2006〕73 号)第十九条明确规定,诊断性临床检验报告应当由执业医师出具,因此,检验科在进行细胞学诊断时应由具有执业医师资格的人员进行,无执业医师资格的人员可对观察到的结果进行描述性报告,尽可能将有意义的诊断报告及检验信息提供给临床使用。

思 考 题

一、名词解释

上皮细胞　核质比　肿胀性退变　固缩性退变　核异质　化生　角化不良

二、在线测试

参 考 文 献

［1］顾兵,郑明华,陈兴国.检验与临床的沟通——案例分析 200 例［M］.北京:人民卫生出版社,2011.

［2］王建中.临床检验诊断学图谱［M］.北京:人民卫生出版社,2012.

［3］全国卫生专业技术资格考试专家委员会.临床医学检验与技术(初级)［M］.北京:人民卫生出版社,2013.

［4］刘成玉,罗春丽.临床检验基础［M］.北京:人民卫生出版社,2014.

［5］张时民.实用尿液有形成分图鉴［M］.北京:人民卫生出版社,2014.

［6］曹元应,严家来.医学检验综合实训［M］.南京:东南大学出版社,2014.

［7］许文荣,林东红.临床检验基础学技术［M］.北京:人民卫生出版社,2015.

［8］尚红,王毓三,申子瑜.全国临床检验操作规程［M］.4 版.北京:人民卫生出版社,2015.

［9］张时民,王庚.血象——外周血细胞图谱［M］.北京:人民卫生出版社,2016.

［10］张纪云,龚道元.全科医师临床检验速查手册［M］.北京:人民卫生出版社,2017.

［11］林筱玲.医学检验技术综合实训［M］.北京:人民卫生出版社,2017.

［12］徐群芳,严家来.输血技术［M］.北京:人民卫生出版社,2018.

［13］吴茅.浆膜积液细胞图谱新解及病例分析［M］.北京:人民卫生出版社,2018.

［14］丁磊.临床基础检验学技术学习指导与习题集［M］.北京:人民卫生出版社,2018.

［15］闫立志.尿液有形成分图谱新解及病例分析［M］.长沙:湖南科学技术出版社,2019.

［16］张纪云,龚道元.临床检验基础［M］.5 版.北京:人民卫生出版社,2020.

［17］张时民.实用尿液有形成分分析技术［M］.2 版.北京:人民卫生出版社,2020.

［18］龚道元,张时民,黄道连.临床基础检验形态学［M］.北京:人民卫生出版社,2020.

［19］吴佳学,严家来.临床实验室管理［M］.北京:中国医药科技出版社,2020.

［20］毛飞,许文荣.临床血液检验学［M］.北京:科学出版社,2020.

郑重声明

高等教育出版社依法对本书享有专有出版权。任何未经许可的复制、销售行为均违反《中华人民共和国著作权法》，其行为人将承担相应的民事责任和行政责任；构成犯罪的，将被依法追究刑事责任。为了维护市场秩序，保护读者的合法权益，避免读者误用盗版书造成不良后果，我社将配合行政执法部门和司法机关对违法犯罪的单位和个人进行严厉打击。社会各界人士如发现上述侵权行为，希望及时举报，我社将奖励举报有功人员。

反盗版举报电话　（010）58581999　58582371

反盗版举报邮箱　dd@hep.com.cn

通信地址　北京市西城区德外大街4号　高等教育出版社法律事务部

邮政编码　100120

读者意见反馈

为收集对教材的意见建议，进一步完善教材编写并做好服务工作，读者可将对本教材的意见建议通过如下渠道反馈至我社。

咨询电话　400-810-0598

反馈邮箱　gjdzfwb@pub.hep.cn

通信地址　北京市朝阳区惠新东街4号富盛大厦1座
　　　　　高等教育出版社总编辑办公室

邮政编码　100029